全国中等卫生学校教材

# 免疫学基础与病原生物学

白惠卿　陈育民　高兴政　编

北京大学医学出版社

**图书在版编目(CIP)数据**

免疫学基础与病原生物学/白惠卿,陈育民,高兴政编.—北京:北京大学医学出版社,2007.7

全国中等卫生学校教材

ISBN 978-7-81071-716-8

Ⅰ.免… Ⅱ.①白…②陈…③高… Ⅲ.①医药学:免疫学—专业学校—教材②病原微生物—专业学校—教材 Ⅳ.R392 R37

中国版本图书馆 CIP 数据核字(2007)第 087158 号

**免疫学基础与病原生物学**

编　　　：白惠卿　陈育民　高兴政

出版发行：北京大学医学出版社(电话：010-82802230)

地　　址：(100191) 北京市海淀区学院路 38 号　北京大学医学部院内

网　　址：http://www.pumpress.com.cn

E - mail：booksale@bjmu.edu.cn

印　　刷：莱芜市圣龙印务有限责任公司

经　　销：新华书店

责任编辑：药　蓉　　责任校对：金彤文　　责任印制：张京生

开　　本：787mm×1092mm　1/16　印张：22　插页：1　　字数：533 千字

版　　次：2007 年 7 月第 1 版　2010 年 2 月第 3 次印刷　印数：9001—12500 册

标准书号：ISBN 978-7-81071-716-8

定　　价：26.50 元

# 前　言

　　《免疫学基础与病原生物学》是中等卫生专业重要的专业基础课程之一。我们根据中等卫生专业的教学计划和教学大纲编写了这本教材。《免疫学基础与病原生物学》共分四篇，免疫学基础、医学微生物学和医学寄生虫学各占一篇，最后一篇为实验指导。我们在认真学习国内外相关教材和文献资料的基础上，根据自身多年的教学经验，并针对国内的教学现状，编写中力求在教材内容上突出"科学性、实用性和先进性"的原则，体现医学职业教育的特色，使之更加符合学生的学习品味，符合社会的要求，适应岗位的需要。本教材编写时力求突出重点、删繁就简、除旧布新、循序渐进、深入浅出、语言规范、通俗易懂。各部分的内容以够用为度，并适当介绍一些本学科的新进展和新成就。在每章的后面我们还附加了思考题，供学生课后检验对重点内容的理解和掌握。

　　将教材编写得尽善尽美是我们的愿望，但由于现代医学免疫学和病原生物学的发展日新月异，本书很难将新理论和新技术全部编入。此外；由于编者水平有限，编写的时间紧迫，书中难免存在不足之处，恳切希望广大师生给予批评指正，多提宝贵意见，以供我们修改完善。

编者

2007 年 6 月

# 目　　录

## 免疫学基础

第一章　免疫学概述 ……………………………………………………………… (3)

第二章　抗原 ……………………………………………………………………… (5)

　第一节　影响抗原免疫原性的因素 …………………………………………… (5)

　第二节　抗原特异性与交叉反应性 …………………………………………… (6)

　第三节　抗原的种类 …………………………………………………………… (8)

　第四节　丝裂原、超抗原和佐剂 ……………………………………………… (9)

第三章　免疫球蛋白与抗体 …………………………………………………… (12)

　第一节　免疫球蛋白分子的结构 …………………………………………… (12)

　第二节　免疫球蛋白的主要生物学功能 …………………………………… (15)

　第三节　各类免疫球蛋白的主要特性和功能 ……………………………… (16)

　第四节　多克隆抗体和单克隆抗体 ………………………………………… (18)

第四章　补体系统 ……………………………………………………………… (20)

　第一节　概述 ………………………………………………………………… (20)

　第二节　补体系统的激活 …………………………………………………… (21)

　第三节　补体的主要生物学作用 …………………………………………… (24)

第五章　主要组织相容性复合体及其编码的抗原系统 …………………… (26)

　第一节　HLA 复合体及其产物 ……………………………………………… (26)

　第二节　HLA-Ⅰ类和Ⅱ类分子的结构 …………………………………… (27)

　第三节　HLA-Ⅰ类和Ⅱ类抗原的分布和主要功能 ……………………… (28)

第六章　免疫系统 ……………………………………………………………… (30)

　第一节　免疫器官与组织 …………………………………………………… (30)

　第二节　免疫细胞 …………………………………………………………… (32)

　第三节　免疫分子 …………………………………………………………… (40)

第七章　适应性免疫应答 ……………………………………………………… (44)

　第一节　概述 ………………………………………………………………… (44)

　第二节　抗原提呈细胞对抗原的加工处理和提呈 ………………………… (45)

　第三节　T 细胞和 B 细胞的激活 …………………………………………… (46)

　第四节　B 细胞介导的体液免疫应答 ……………………………………… (48)

　第五节　T 细胞介导的细胞免疫应答 ……………………………………… (50)

第八章　固有免疫 ……………………………………………………………… (52)

　第一节　组织屏障及其作用 ………………………………………………… (52)

第二节　固有免疫细胞及其主要作用 ·············································· (53)

第三节　固有免疫效应分子及其主要作用 ·········································· (54)

**第九章　超敏反应** ······································································ (57)

第一节　Ⅰ型超敏反应 ································································· (57)

第二节　Ⅱ型超敏反应 ································································· (61)

第三节　Ⅲ型超敏反应 ································································· (64)

第四节　Ⅳ型超敏反应 ································································· (66)

第五节　四型超敏反应的比较 ························································ (67)

**第十章　免疫学防治** ··································································· (69)

第一节　免疫学预防 ··································································· (69)

第二节　免疫治疗 ····································································· (72)

**第十一章　免疫学检测** ································································ (75)

第一节　免疫细胞及其功能的检测 ··················································· (75)

第二节　抗原或抗体的体外检测 ······················································ (76)

## 医学微生物学

**第一章　医学微生物学概述** ·························································· (85)

**第二章　细菌的生物学性状** ·························································· (87)

第一节　细菌的大小与形态 ··························································· (87)

第二节　细菌的结构 ··································································· (88)

第三节　细菌的营养与生长繁殖 ······················································ (93)

第四节　细菌的新陈代谢 ······························································ (95)

第五节　细菌的形态结构检查与人工培养 ·············································· (97)

**第三章　细菌的遗传与变异** ·························································· (99)

第一节　常见的细菌变异现象 ························································· (99)

第二节　细菌遗传变异的物质基础 ··················································· (100)

第三节　细菌变异的发生机制 ························································ (101)

第四节　细菌变异在疾病诊断、治疗和预防中的应用 ··································· (102)

**第四章　细菌的致病性与感染** ······················································· (103)

第一节　细菌的致病性 ······························································ (103)

第二节　细菌的毒力物质 ···························································· (103)

第三节　感染的发生发展与结局 ······················································ (106)

**第五章　病毒的生物学性状** ························································· (109)

第一节　病毒概述 ··································································· (109)

第二节　病毒体的大小与形态 ························································ (110)

第三节　病毒体的结构与化学组成 ··················································· (111)

第四节　病毒的增殖 ································································· (113)

**第六章　病毒的感染与致病机制** ····················································· (115)

第一节　病毒的感染方式……………………………………………（115）

第二节　病毒感染类型………………………………………………（116）

第三节　病毒的致病机制……………………………………………（118）

**第七章　消毒与灭菌**…………………………………………………（121）

第一节　消毒与灭菌的概念…………………………………………（121）

第二节　物理消毒灭菌法……………………………………………（121）

第三节　化学消毒灭菌法……………………………………………（123）

第四节　影响消毒灭菌效果的因素…………………………………（125）

**第八章　致病性球菌**…………………………………………………（127）

第一节　葡萄球菌属…………………………………………………（127）

第二节　链球菌属……………………………………………………（129）

第三节　肺炎链球菌…………………………………………………（132）

第四节　奈瑟菌属……………………………………………………（133）

**第九章　肠杆菌科细菌**………………………………………………（136）

第一节　概述…………………………………………………………（136）

第二节　埃希菌属……………………………………………………（137）

第三节　沙门菌属……………………………………………………（139）

第四节　志贺菌属……………………………………………………（143）

第五节　其他肠道杆菌………………………………………………（144）

**第十章　弧菌属与螺杆菌属**…………………………………………（146）

第一节　弧菌属………………………………………………………（146）

第二节　螺杆菌属……………………………………………………（148）

**第十一章　厌氧性细菌**………………………………………………（150）

第一节　厌氧芽胞梭菌属……………………………………………（150）

第二节　无芽胞厌氧菌………………………………………………（152）

**第十二章　分枝杆菌属**………………………………………………（155）

第一节　结核分枝杆菌………………………………………………（155）

第二节　麻风分枝杆菌………………………………………………（157）

**第十三章　其他致病性细菌**…………………………………………（159）

第一节　人畜共患病病原菌…………………………………………（159）

第二节　军团菌属……………………………………………………（160）

第三节　白喉棒状杆菌………………………………………………（161）

**第十四章　呼吸道病毒**………………………………………………（163）

第一节　流行性感冒病毒……………………………………………（163）

第二节　副粘病毒……………………………………………………（165）

第三节　其他呼吸道病毒……………………………………………（167）

**第十五章　经肠道感染的病毒**………………………………………（169）

第一节　肠道病毒……………………………………………………（169）

第二节　急性胃肠炎病毒……………………………………………（170）

**第十六章　肝炎病毒**…………………………………………………（172）

　　第一节　甲型肝炎病毒·································································(172)

　　第二节　乙型肝炎病毒·································································(173)

　　第三节　丙型肝炎病毒·································································(177)

　　第四节　丁型肝炎病毒·································································(177)

　　第五节　戊型肝炎病毒·································································(178)

　　第六节　其他肝炎病毒·································································(178)

第十七章　疱疹病毒·········································································(180)

　　第一节　概述·············································································(180)

　　第二节　单纯疱疹病毒·································································(181)

　　第三节　EB 病毒········································································(181)

　　第四节　水痘-带状疱疹病毒·······················································(182)

　　第五节　巨细胞病毒·································································(182)

第十八章　逆转录病毒·····································································(184)

　　第一节　逆转录病毒的种类及特性···············································(184)

　　第二节　人类免疫缺陷病毒·························································(184)

　　第三节　人类嗜 T 细胞病毒·······················································(186)

第十九章　其他病毒········································································(188)

　　第一节　狂犬病病毒·································································(188)

　　第二节　黄病毒·········································································(189)

　　第三节　出血热病毒·································································(190)

　　第四节　人乳头瘤病毒·································································(191)

第二十章　其他原核细胞型微生物·················································(192)

　　第一节　支原体·········································································(192)

　　第二节　衣原体·········································································(193)

　　第三节　立克次体·································································(195)

　　第四节　螺旋体·········································································(198)

第二十一章　真菌··········································································(202)

　　第一节　真菌的基本特性·························································(202)

　　第二节　致病性真菌·································································(205)

## 医学寄生虫学

第一章　医学寄生虫学总论·····························································(211)

　　概述····················································································(211)

　　第一节　寄生现象与寄生虫·························································(212)

　　第二节　寄生虫与宿主的相互关系···············································(214)

　　第三节　寄生虫感染的免疫·························································(217)

　　第四节　寄生虫病的流行与防治···············································(219)

第二章　医学原生动物·····································································(222)

　　概述···········································································（222）

　　第一节　阿米巴原虫·····················································（222）

　　第二节　鞭毛虫··························································（227）

　　第三节　孢子虫··························································（234）

第三章　医学蠕形动物······················································（244）

　　第一节　吸虫····························································（244）

　　第二节　绦虫····························································（260）

　　第三节　线虫····························································（272）

第四章　医学节肢动物······················································（289）

　　概述···········································································（289）

　　第一节　昆虫纲··························································（292）

　　第二节　蛛形纲··························································（308）

## 实 验 指 导

免疫学基础实验·······························································（321）

　　实验一　沉淀反应·······················································（321）

　　实验二　凝集反应·······················································（324）

　　实验三　酶联免疫吸附试验——早期妊娠检测··················（326）

医学微生物学实验····························································（327）

　　实验一　细菌的形态与特殊结构观察······························（327）

　　实验二　细菌的人工培养··············································（328）

医学寄生虫学实验····························································（330）

　　实验一　线虫实验·······················································（330）

　　实验二　吸虫实验·······················································（332）

　　实验三　绦虫实验·······················································（335）

　　实验四　原虫实验·······················································（336）

　　实验五　医学节肢动物实验···········································（339）

# 免疫学基础

白惠卿　编

# 第一章 免疫学概述

## 一、免疫与免疫学

免疫（immunity）一词来源于拉丁文 immunis，其原意是免除赋税或差役，在医学上引申为免除瘟疫，即抗御传染病的能力。随着免疫学研究的发展，人们对免疫的概念有了新的认识。现代免疫的概念是指机体免疫系统识别"自己"和"非己"，对自身成分产生天然免疫耐受，对非己异物产生排除作用的一种生理反应；正常情况下，此种生理反应可维持机体内环境稳定，产生对机体有益的保护作用；在有些情况下，免疫超常或低下也能产生对机体有害的结果，如引发超敏反应、自身免疫病和肿瘤等。

免疫学是生命科学的一个重要组成部分，是研究机体免疫系统的组织结构和生理功能的一门学科。免疫学起始于医学微生物学，以研究抗感染免疫为主，现已广泛渗透到医学科学的各个领域，发展成为一个具有多个分支和与其他多个学科交叉融合的生物科学。医学免疫学（medical immunology）是研究人体免疫系统的组成与功能、免疫应答的规律与效应、免疫功能异常所致疾病及其发生机制，以及免疫学诊断与防治的一门生物科学。

## 二、免疫的功能

正常情况下，免疫功能可维持机体内环境相对稳定，具有保护性作用；免疫功能异常时，可产生病理性免疫损伤作用。免疫的功能主要表现在以下三个方面。

1. 免疫防御（immunologic defence） 是机体抗御、清除病原微生物等外来抗原性异物侵袭的一种免疫保护功能，即通常所指的抗感染免疫作用。免疫防御反应异常增高可引发超敏反应；反应过低或缺失，则可引发免疫缺陷病或对病原体高度易感。

2. 免疫自稳（immunologic homeostasis） 是机体免疫系统及时清除体内衰老、损伤或变性细胞，而对自身成分处于耐受状态，以维持内环境相对稳定的一种生理功能。免疫自稳功能失调，可引发自身免疫性疾病。

3. 免疫监视（immunologic surveillance） 是机体免疫系统及时识别、清除体内突变细胞和病毒感染细胞的一种生理性保护作用。免疫监视功能失调，可引发肿瘤或病毒持续性感染。

## 三、免疫的类型与作用特点

根据种系和个体免疫系统的发育过程及免疫应答的效应机制和作用特点，可将机体的免疫分为固有免疫和适应性免疫两种类型。

### （一）固有免疫

固有免疫（innate immunity）又称天然免疫（natural immunity）或非特异性免疫（nonspecific immunity），是机体在长期种系发育和进化过程中逐渐形成的一种天然防御功能。固有免疫经遗传获得，与生俱有，对各种侵入的病原体或其他抗原性异物可迅速应答，产生非特异抗感染免疫作用，同时在特异性免疫应答的启动和效应阶段也起重要作用。固有免疫应答系统主要包括：组织屏障（如皮肤粘膜及其附属成分组成的物理和化学屏障），固有免疫细胞（如吞噬细胞、树突状细胞和 NK 细胞），固有免疫分子（如补体、细胞因子和具有抗菌作用的多肽、蛋白质、酶类物质）等。

### （二）适应性免疫

适应性免疫（adaptive immunity）又称获得性免疫（acquired immunity）或特异性免疫（specific immunity），是机体在生活过程中，接受病原微生物等抗原性异物刺激后产生的，只对相应特定病原体等抗原性异物起作用的防御功能。执行适应性免疫应答的细胞是表面具有特异性抗原识别受体的 T、B 淋巴细胞，此种抗原特异性淋巴细胞被相应抗原激活后，须经克隆扩增，进而分化为效应细胞方能发挥特异性免疫作用。此外，该种 T、B 淋巴细胞在免疫应答过程中可产生免疫记忆，即形成长寿记忆细胞，当再次与相应抗原相遇时能迅速产生应答，发挥免疫作用。

适应性免疫应答又可分为细胞和体液免疫应答两种主要类型。适应（特异）性免疫应答是在病原微生物等非己异物进入体内后，诱导机体免疫系统产生的。进入体内的非己异物能被 T、B 淋巴细胞表面相应抗原受体（TCR/BCR）识别结合并启动特异性免疫应答，该非己异物被称为抗原。抗原性物质进入机体后，可选择性激活表面具有相应抗原受体的 T、B 淋巴细胞，使 T 细胞增殖分化为效应 T 细胞，通过释放细胞因子和细胞毒性介质产生免疫调节和细胞免疫效应；使 B 细胞增殖分化为浆细胞，通过合成分泌抗体产生体液免疫效应。B 细胞介导的免疫应答称为体液免疫应答，T 细胞介导的免疫应答称为细胞免疫应答。

### 思考题

1. 人体免疫系统有何功能与表现？
2. 固有免疫和适应性免疫的作用特点有何区别？

# 第二章 抗 原

抗原（antigen，Ag）通常是指能与 T 细胞抗原受体（TCR）和 B 细胞抗原受体（BCR）特异性结合，导致 T/B 淋巴细胞活化产生正免疫应答，即诱导抗体和/或效应 T 细胞产生，并能与之特异性结合，产生免疫效应或反应的物质。抗原通常具有两种基本特性：①免疫原性（immunogenicity），系指抗原能够刺激机体产生免疫应答，即刺激机体产生抗体和/或效应 T 细胞的能力；②抗原性（antigenicity），系指抗原能与免疫应答产物，即相应抗体和/或效应 T 细胞特异性结合，产生免疫效应的能力，又称免疫反应性（immunoreactivity）。同时具有免疫原性和抗原性的物质称为完全抗原（complete antigen）；本身只有抗原性而无免疫原性的简单小分子物质（如某些多糖、脂类和药物），称为半抗原（hapten）或不完全抗原（incomplete antigen）。半抗原单独作用无免疫原性，当与蛋白质载体结合成完全抗原后，可刺激机体产生针对半抗原的特异性抗体。

## 第一节 影响抗原免疫原性的因素

某种物质是否具有免疫原性，能否作为免疫原诱导机体产生免疫应答，与物质本身的理化性质、机体对该种物质的反应性以及免疫的方式等有着直接的关系。

### 一、异 物 性

正常情况下，机体免疫系统一般不对"自身"成分发生免疫应答，而对"非己"抗原性异物产生免疫应答。免疫学中的"非己异物"不仅包括来自体外的非己抗原性物质，还应包括在胚胎期未与淋巴细胞接触或充分接触过的自身物质和某些结构改变的自身物质。眼晶状体蛋白、甲状腺球蛋白和精子等为人体的自身成分，但因其在胚胎期与自身免疫系统隔绝，所以在外伤、感染等情况下，当上述自身成分（即隐蔽的自身抗原）释放后，可被自身免疫系统视为"非己"成分，而对其产生免疫应答。

抗原性异物免疫原性的强弱与抗原和宿主亲缘关系的远近有关，通常亲缘关系越远，抗原的免疫原性越强；亲缘关系越近，抗原的免疫原性越弱。如鸡卵蛋白对鸭是弱抗原，对哺乳动物（兔）则是强抗原。

### 二、抗原的理化特性

1. 化学性质　具有免疫原性的物质通常是大分子有机物质。蛋白质、糖蛋白和脂蛋白具有良好的免疫原性，多糖和多肽具有一定的免疫原性，脂类与核酸本身正常情况下难以诱导免疫应答。聚合状态比单体的免疫原性强；颗粒性抗原的免疫原性强于可溶性抗原。

2. 分子大小及化学组成与结构　具有免疫原性的物质分子量一般大于 10kD，通常分子量越大，免疫原性越强。大分子有机物质并不一定都具有良好的免疫原性，如明胶分子量可达 100kD，但因其由直链氨基酸组成，在体内易被降解，故免疫原性很弱。若在明胶分子上连接少量酪氨酸等含苯环的芳香族氨基酸，则能显著增强其免疫原性。胰岛素分子量只有

5.7kD，但其结构复杂，含芳香族氨基酸，因此具有免疫原性。

3. 分子构象和易接近性　B细胞可通过其表面BCR直接识别某些抗原分子，启动免疫应答。研究表明，能被BCR直接识别的抗原分子，其表面存在能与BCR互补结合的特殊化学基团（即抗原决定基）。当抗原分子构象发生改变，使表面特殊化学基团隐藏在抗原分子内部，或难以被BCR接近时，此种抗原分子的免疫原性即显著减弱甚至消失。如图2-1所示：抗原分子可因决定抗原特异性的氨基酸残基所处侧链位置或侧链间距的不同，而产生不同的免疫原性。

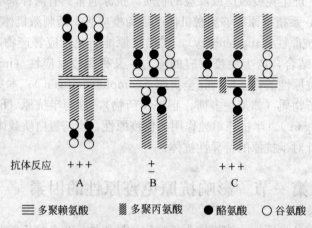

多聚赖氨酸　　多聚丙氨酸　●酪氨酸　○谷氨酸

图 2-1　抗原的氨基酸残基位置和间距与免疫原性的关系

此外，机体的年龄、性别和健康状态，抗原剂量、免疫途径、免疫次数及其间隔时间，以及免疫佐剂的选择等，均可影响抗原的免疫原性。抗原剂量要适中，太低和太高均易诱导产生免疫耐受；免疫途径以皮内最佳、皮下次之、腹腔和静脉效果较差，口服则可能诱导产生免疫耐受；免疫间隔时间要适当，过频和间隔过长均不利于获得良好的免疫效果。

## 第二节　抗原特异性与交叉反应性

抗原特异性是指抗原诱导机体产生免疫应答及其与免疫应答产物，即相应抗体和/或效应T细胞相互作用的高度专一性。抗原的特异性是由抗原分子中的抗原决定基所决定的。

### 一、抗原决定基的概念与特点

抗原决定基是指抗原分子中决定抗原特异性的特殊化学基团，又称表位，通常由5～17个氨基酸残基或5～7个多糖残基/核苷酸组成。抗原决定基（表位）是T细胞受体（TCR）、B细胞受体（BCR）和抗体识别结合的基本单位，它们之间的相互作用具有高度特异性。抗原决定基（表位）性质、位置以及立体构象等均决定了抗原的特异性（表2-1）。

**表 2-1 不同酸基对半抗原-抗体反应特异性的影响**

| 免疫血清<br>（抗体） | 半抗原 | | | |
| --- | --- | --- | --- | --- |
| | 苯胺<br>NH$_2$ | 对氨基苯甲酸<br>NH$_2$ ... COOH | 对氨基苯磺酸<br>NH$_2$ ... SO$_3$H | 对氨基苯砷酸<br>NH$_2$ ... AsO$_3$H$_2$ |
| 苯胺抗体 | +++ | — | — | — |
| 对氨基苯甲酸抗体 | — | ++++ | — | — |
| 对氨基苯磺酸抗体 | — | — | ++++ | — |
| 对氨基苯砷酸抗体 | — | — | — | ++++ |

## 二、抗原决定基的类型

根据抗原决定基的结构特点可分为顺序决定基和构象决定基两类。顺序决定基又称线性决定基，是指一段序列相连续的氨基酸片段。线性决定基经抗原提呈细胞（APC）加工处理后，能以抗原肽-MHC 分子复合物的形式表达于 APC 表面，供 T 细胞识别，又称为 T 细胞表位。构象决定基是指序列上不相连续的多肽或多糖通过空间构象形成的具有三维结构的决定基。构象决定基通常位于抗原分子表面，是 B 细胞（通过 BCR）和抗体识别结合的抗原表位。

## 三、抗原的结合价

抗原的结合价（antigenic valence）是指抗原表面能与抗体分子结合的功能性抗原决定基的数目。天然抗原为大分子物质，由多种和多个抗原决定基组成，是多价抗原，此类抗原既含 T 细胞表位又有 B 细胞表位。肺炎球菌荚膜多糖水解产物和半抗原只有一个功能性抗原表位，为单价抗原。

## 四、共同抗原与交叉反应

天然抗原分子结构复杂具有多种功能性抗原表位，每种 B 细胞表位都能诱导机体产生一种与之相对应的抗体。不同的抗原物质具有不同的抗原表位并各具有特异性，但在不同的抗原物质上，也可存在某种相同或相似的抗原表位，这种具有相同或相似抗原决定基的不同抗原分子，称为共同抗原或交叉抗原。由共同抗原刺激机体产生的抗体，不但能与诱导它们产生的抗原特异性结合，而且也能与含有相同或相似抗原表位的其他抗原发生反应，此反应称为交叉反应（图2-2）。

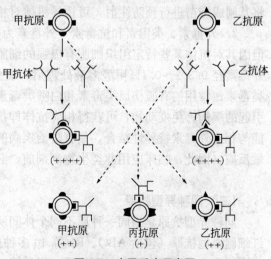

图 2-2 交叉反应示意图

# 第三节 抗原的种类

抗原的种类繁多，尚无统一的分类方法，一般常用以下几种方法分类。

## 一、根据抗原性能分类

根据抗原的性能（即免疫原性和抗原性），可将抗原分为完全抗原和不完全抗原两类。

## 二、根据诱导抗体产生是否需要T细胞辅助分类

### （一）胸腺依赖性抗原

胸腺依赖性抗原（thymus dependent antigen，TD-Ag）又称T细胞依赖性抗原，简称TD抗原。此类抗原既有T细胞表位，又有B细胞表位，它们刺激B细胞产生抗体需要Th细胞辅助。绝大多数天然抗原都是TD抗原，如各种病原体、异种或同种异体细胞和血清蛋白等。

### （二）胸腺非依赖性抗原

胸腺非依赖性抗原（thymus independent antigen，TI-Ag）又称T细胞非依赖性抗原，简称TI抗原。此类抗原由单一重复B细胞表位组成，它们刺激B细胞产生抗体无需Th细胞辅助。如细菌脂多糖（LPS）、细菌荚膜多糖、聚合鞭毛素等。

## 三、根据抗原与机体的亲缘关系分类

### （一）异种抗原

异种抗原是指来自其他物种的抗原性物质。与医学有关的异种抗原主要有以下几种：

1. 病原微生物　如细菌、病毒、立克次体、衣原体和螺旋体等，虽然结构简单，但其化学组成复杂，是含有多种抗原表位的蛋白复合体。病原微生物对人体有很好的免疫原性，将其制成疫苗进行预防注射，可诱导机体对相应病原体感染产生有效免疫保护作用。

2. 外毒素、类毒素和抗毒素　外毒素为蛋白质，可刺激机体产生相应的抗体即抗毒素，但因其对机体某些特定组织细胞有极强的细胞毒作用，因此不能直接用外毒素制备抗毒素。外毒素经0.3%～0.4%甲醛溶液处理后，丧失其毒性作用，仍保留原有免疫原性，即成为类毒素；常用的有破伤风类毒素和白喉类毒素等。用类毒素给人接种，可预防由相应外毒素引起的疾病；免疫动物，可获得相应抗体即抗毒素。抗毒素源于动物免疫血清，作为抗体，能与相应外毒素特异性结合，具有防治疾病的作用；作为异种蛋白，有可能诱导机体产生超敏反应。因此，临床应用此类生物制剂前，必须做皮肤过敏试验。

### （二）同种异型抗原

同种异型抗原是指同一种属不同个体间所具有的抗原性物质。人类同种异型抗原主要有红细胞血型抗原（包括ABO、Rh等40多种血型抗原）、人类主要组织相容性抗原（详见第五章）和免疫球蛋白同种异型抗原（详见第三章）等。

### （三）自身抗原

自身抗原是指能够诱导机体发生自身免疫应答或自身免疫性疾病的自身组织成分，主要包括隐蔽或改变的自身抗原。

1. 隐蔽抗原 是指正常情况下，体内与免疫系统相对隔绝即从未与免疫细胞接触过的某些自身组织成分，如精子、眼晶状体蛋白等。在外伤、感染或手术不慎等情况下，隐蔽抗原释放、进入血液或淋巴液后，被相应淋巴细胞识别，即可产生针对隐蔽抗原的自身免疫应答或引发自身免疫性疾病。

2. 改变/修饰的自身抗原 在病原微生物感染和某些物理（如辐射）和化学（如药物）因素影响下，自身组织结构发生改变，形成新的抗原表位或使隐蔽性抗原决定基暴露成为功能性表位时，即可刺激机体产生免疫应答，重者可引发自身免疫性疾病。如服用甲基多巴类药物后，引起的自身免疫性溶血性贫血等。

### （四）异嗜性抗原

异嗜性抗原是指一类存在于人、动物、植物和微生物之间的共同抗原。如 A 族溶血性链球菌的细胞膜与人肾小球基底膜和心肌组织具有共同抗原。当 A 族溶血性链球菌感染后，刺激机体产生的抗体有可能与人肾和心肌组织中的共同抗原发生交叉反应，引起肾小球肾炎或心肌炎；大肠杆菌 $O_{14}$ 型脂多糖与人结肠粘膜有共同抗原存在，有可能引发溃疡性结肠炎。

## 四、白细胞分化抗原

白细胞分化抗原（leukocyte differentiation antigen）是指不同谱系血细胞在其正常分化成熟的不同阶段及活化过程中，出现或消失的细胞表面标志。白细胞分化抗原种类繁多，分布广泛，除表达于白细胞外，还表达于不同分化阶段的红细胞系、巨核细胞/血小板谱系，以及非造血细胞，如血管内皮细胞、成纤维细胞、上皮细胞和神经内分泌细胞等。这些细胞膜表面的抗原分子可用相应单克隆抗体检测鉴定，最初研究人员多采用自己制造、命名的特异性抗体对白细胞分化抗原进行分析和鉴定，故同一分化抗原可能有多个不同的名称。为此，人类白细胞分化抗原国际协作组会议决定：应用以单克隆抗体鉴定为主的聚类分析法，将来自不同实验室的单克隆抗体所识别鉴定的同一白细胞分化抗原归为同一分化群（cluster of differentiation，CD），即以 CD 代替以往的命名。目前人类 CD 的序号已从 CD1 命名到 CD247。

## 第四节 丝裂原、超抗原和佐剂

### 一、丝裂原

丝裂原又称有丝分裂原，是指能够非特异多克隆刺激 T/B 淋巴细胞发生有丝分裂的物质。植物血凝素（PHA）和刀豆蛋白 A（ConA）是人和小鼠的 T 细胞丝裂原；脂多糖（LPS）是小鼠的 B 细胞丝裂原；美洲商陆（PWM）是人和小鼠 T、B 两种淋巴细胞共有的丝裂原。

# 二、超抗原

超抗原（superantigen，SAg）是一类主要由细菌外毒素和某些病毒蛋白产物组成的抗原性物质。如金黄色葡萄球菌肠毒素 A-E、链球菌致热外毒素、热休克蛋白（HSP）、人类免疫缺陷病毒（HIV）gp120 等。此类抗原作用不受 MHC 限制，无抗原特异性，只需极低浓度（1～10 ng/ml），即可激活多克隆淋巴细胞（约占淋巴细胞总数的 2%～20%），产生强烈的免疫应答，故称超抗原。超抗原无需抗原提呈细胞（APC）加工处理，能以完整蛋白的形式直接与 APC 表面 MHC-Ⅱ类分子肽结合槽外侧某些保守氨基酸结合，同时又能与 T 细胞表面抗原受体（TCR）β 链可变区（$V_\beta$）外侧结合，不受 MHC 分子限制（图 2-3）。

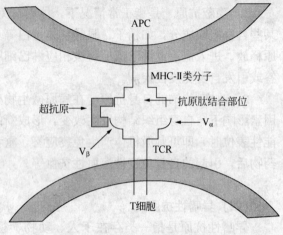

**图 2-3　超抗原作用机制示意图**

# 三、佐　剂

佐剂（adjuvant）是指先于抗原或与抗原同时注入体内后，能够增强机体对抗原免疫应答能力或改变免疫应答类型的物质。

## （一）佐剂的种类

佐剂的种类很多，主要包括：①生物性佐剂，如卡介苗、短小棒状杆菌、百日咳杆菌、细菌脂多糖、分枝杆菌的胞壁酰二肽和细胞因子等；②无机化合物佐剂，如氢氧化铝和明矾；③人工合成佐剂，如多聚肌苷酸：胞苷酸（polyI：C）和多聚腺苷酸：鸟苷酸（polyA：U）。目前用于人体的佐剂主要包括氢氧化铝、明矾、polyI：C、胞壁酰二肽和细胞因子。

弗氏不完全佐剂和弗氏完全佐剂是动物实验中最常使用的佐剂。弗氏不完全佐剂是由液体石蜡（或植物油）和羊毛脂（或吐温）混合而成，使用时与水溶液抗原充分乳化，使抗原与佐剂形成油包水乳剂；在上述不完全佐剂中加入死分枝杆菌（如卡介苗）就成为弗氏完全佐剂。

## （二）佐剂的作用机制和应用

1. 佐剂的作用机制

（1）改变抗原的物理性质，延长抗原在体内的滞留时间，更加有效地刺激免疫应答。

（2）刺激单核吞噬细胞，增强它们对抗原的处理和提呈能力。

（3）刺激淋巴细胞增殖分化，增强和扩大免疫应答能力。

2. 佐剂的主要用途

（1）增强特异性免疫应答，用于预防接种和动物抗血清的制备。

（2）作为非特异性免疫增强剂，用于抗肿瘤和慢性感染的辅助治疗。

## 思考题

1. 影响抗原免疫原性的因素有哪些？
2. 决定抗原特异性的物质基础是什么？
3. TD 抗原与 TI 抗原有何主要区别？
4. 自身物质在何种情况下可以成为自身抗原？

# 第三章 免疫球蛋白与抗体

免疫球蛋白（immunoglobulin，Ig）是指具有抗体活性或化学结构与抗体相似的球蛋白。免疫球蛋白在血清中主要以 γ 球蛋白的形式存在，可分为分泌型（secreted Ig，SIg）和膜型（membrane Ig，mIg）两种类型，前者主要存在于血液和组织液中，具有抗体的各种功能；后者作为抗原识别受体表达于 B 细胞膜表面。

抗体（antibody，Ab）是 B 细胞识别抗原后增殖分化为浆细胞所产生的一类能与相应抗原特异性结合的球蛋白。抗体主要存在于血液和组织液内，也可存在于其他体液如呼吸道粘液、小肠粘液、唾液以及乳汁中。抗体具有多种生物学功能，是介导体液免疫的重要效应分子。它们能与相应抗原（如病原体、毒素）特异性结合，发挥抗感染作用，也可在其他免疫分子和细胞参与下产生免疫效应。

## 第一节 免疫球蛋白分子的结构

### 一、免疫球蛋白的基本结构

免疫球蛋白的基本结构（即 Ig 单体）是由两条相同的长链和两条相同的短链通过链间二硫键连接组成的一个四肽链分子。以 IgG 为例，免疫球蛋白分子的基本结构及功能区组成如图 3-1 所示。

**（一）重链和轻链**

1. 重链　免疫球蛋白的两条长链因分子量大而称之为重链（heavy chain，H 链）。根据 H 链结构和抗原性的不同，可分为五类，即 $\mu$、$\gamma$、$\alpha$、$\delta$ 和 $\epsilon$ 链；它们与轻链组成的 Ig 分别称为 IgM、IgG、IgA、IgD 和 IgE。

2. 轻链　免疫球蛋白的两条短链因分子量小而称之为轻链（light chain，L 链）。L 链经二硫键连接在 H 链的氨基端（N 端）。根据 L 链的结构和抗原性不同，可将免疫球蛋白分为 $\kappa$ 和 $\lambda$ 两型。

**（二）可变区与恒定区**

免疫球蛋白 H 链近 N 端 1/4 或 1/5 区段内和 L 链近 N 端 1/2 区段内，约 110 个氨基酸残基的组成和排列顺序多变，称为可变区（variable region，V 区）；其余近羧基端（C 端）的氨基酸残基组成和排列顺序相对稳定，称为恒定区（constant region，C 区）。H 链和 L 链的 V 区分别称为 $V_H$ 和 $V_L$。H 链和 L 链的 C 区分别称为 $C_H$ 和 $C_L$。

**（三）超变区和骨架区**

在 $V_H$ 和 $V_L$ 中各有 3 个氨基酸组成、排列顺序及构型更易变化的特定区段，称为超变区（hypervariable region，HVR），分别以 HVR1、HVR2 和 HVR3 表示。这 3 个超变区分

别位于 $V_H$ 区内第 29～31、49～58、95～102 位氨基酸的区域内和 $V_L$ 区内第 28～35、49～56、91～98 位氨基酸（图 3-2）。可变区中超变区之外的氨基酸组成和排列顺序变化小，称为骨架区（framework region，FR），$V_H$ 和 $V_L$ 内各有 4 个骨架区，分别用 FR1、FR2、FR3 和 FR4 表示。

### （四）铰链区

铰链区位于 $C_H1$ 与 $C_H2$ 之间。该区富含脯氨酸，易伸展弯曲，可改变 Ig 构型，使其适合与抗原分子表面不同距离的抗原表位结合，或能同时与两个抗原分子表面相应的抗原表位结合；也利于暴露 Ig 分子上的补体 C1q 结合点而激活补体。

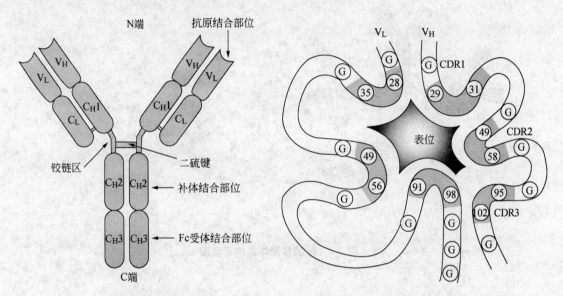

图 3-1　IgG 分子结构示意图　　　　图 3-2　抗体超变区与抗原表位结合示意图

## 二、免疫球蛋白的功能区及其主要功能

### （一）免疫球蛋白的功能区

免疫球蛋白分子的重链和轻链可折叠为几个球状结构域，这些球状结构域因具有不同的生物学功能而称为免疫球蛋白的功能区。Ig 轻链有 $V_L$ 和 $C_L$ 两个功能区；IgG、IgA 和 IgD 的重链有 $V_H$、$C_H1$、$C_H2$ 和 $C_H3$ 四个功能区；IgM 和 IgE 的重链有五个功能区，即多一个 $C_H4$ 功能区。

### （二）各功能区的主要作用

1. $V_H$ 和 $V_L$ 能特异结合抗原，其中 HVR（CDR）是与抗原表位互补结合的部位。
2. $C_H$ 和 $C_L$ 具有 Ig 同种异型遗传标志。
3. IgG 的 $C_H2$ 和 IgM 的 $C_H3$ 具有补体 C1q 结合位点，可参与补体经典途径的激活。
4. IgG 的 $C_H2$ 可介导 IgG 通过胎盘。
5. IgG，单体 IgA 的 $C_H3$ 和 IgE 的 $C_H2$、$C_H3$ 能与多种免疫细胞表面相应受体结合，并由此介导免疫细胞产生不同的生物学效应。

# 三、免疫球蛋白的其他成分

## （一）连接链

连接链（joining chain，J链）是一条富含半胱氨酸的多肽链，分子量约为20kD，由浆细胞合成。其主要功能是将单体Ig分子连接成为多聚体（图3-3）。血液中IgM是由IgM单体分子通过二硫键和J链连接组成的五聚体；分泌型IgA（SIgA）为IgA二聚体，由J链连接，并与分泌片非共价键结合。

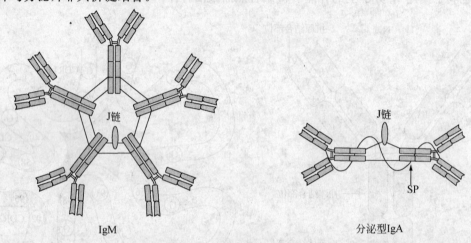

**图3-3 Ig的多聚体结构示意图**

## （二）分泌片

分泌片（secretory piece，SP）又称分泌成分（secretory component，SC）是一种含糖的肽链，由粘膜上皮细胞合成分泌，是分泌型IgA的一个重要组成部分（图3-3）。分泌片的主要生物学作用是：①通过与IgA二聚体结合，介导SIgA从粘膜下转运至粘膜表面；②保护SIgA铰链区，使其不被蛋白酶水解。

# 四、免疫球蛋白的水解片段

## （一）木瓜蛋白酶水解片段

如图3-4所示木瓜蛋白酶水解IgG，可将其重链于铰链区链间二硫键近氨基端（N端）处断裂，获得三个片段：即两个完全相同的抗原结合片段（fragment antigen binding，Fab），和一个可结晶片段（fragment crystallizable，Fc）。每个Fab段由一条完整的轻链和部分重链（$V_H$和$C_H1$）组成。该片段具有单价抗体活性，只能与一个相应的抗原表位结合，因此它们与相应抗原结合后不能形成大分子免疫复合物。Fc段主要由IgG的$C_H2$和$C_H3$功能区组成，是IgG分子与相应免疫效应细胞（表达IgG Fc受体）结合相互作用的部位。

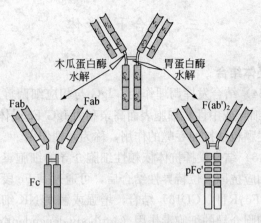

**图 3-4　IgG 的酶解片段示意图**

### (二) 胃蛋白酶水解片段

如图 3-4 所示，用胃蛋白酶水解 IgG，可将其重链于铰链区链间二硫键近羧基端（C 端）处断裂，获得一个大分子片段和若干小分子片段。大分子片段是由铰链区内链间二硫键连接的两个 Fab 片段组成，故称 $F(ab')_2$ 片段。该片段具有双价抗体活性，与相应抗原结合后可形成大分子复合物，发生凝集或沉淀反应。小分子片段称 pFc′，无生物学活性。根据上述酶解特性，用胃蛋白酶水解破伤风抗毒素等抗体制剂，可大大减少临床使用时可能引起的超敏反应。

# 第二节　免疫球蛋白的主要生物学功能

免疫球蛋白（抗体）分子是体液免疫应答中最重要的免疫分子，它具有多种生物学活性，其 V 区可与相应抗原特异性结合，C 区可介导一系列生物学效应，包括激活补体、结合 Fc 受体而发挥调理介导细胞毒和超敏反应等。

## 一、特异性识别结合抗原

免疫球蛋白可变区内的超变区是与抗原表位互补结合的区域。在体内免疫球蛋白通过其 V 区与细菌毒素或病原体结合后，可产生中和毒素、中和或抑制病原体生长的作用；在补体和吞噬/杀伤细胞参与下，通过其恒定区介导可产生溶菌、调理吞噬和杀伤等生物学效应。在体外免疫球蛋白通过其 V 区与抗原结合后，可引起各种抗原-抗体反应。一个完整的 IgG 分子可结合两个抗原决定基，其结合价为二价；IgM 分子为五聚体，理论上为十价，但由于空间位阻每个单体只能结合一个抗原决定基，故结合价为五价；双体 IgA 的结合价为四价。

## 二、激活补体系统

IgG1～3 和 IgM 与相应抗原结合后，可因构象改变使其位于 $C_H2/C_H3$ 功能区内的补体 C1q 结合位点暴露，从而导致补体经典途径激活；IgG4、IgA 的凝聚物可激活补体旁路途径。补体激活可产生溶菌效应和由补体裂解产物 C3b 介导的调理作用。

## 三、结合 Fc 受体

### （一）与 IgG 的 Fc 受体结合

1. 与 FcγRⅠ（CD64）结合发挥调理作用　IgG 与相应细菌等颗粒性抗原特异性结合后，通过其 Fc 段与巨噬细胞或中性粒细胞表面高亲和力 IgG Fc 受体即 FcγRⅠ（CD64）结合，促进吞噬细胞对上述颗粒性抗原吞噬的作用，称为调理作用。

2. 与 FcγRⅢ（CD16）结合发挥抗体依赖性细胞介导的细胞毒作用　IgG 类抗体与肿瘤或病毒感染细胞表面相应抗原表位特异性结合后，可通过其 Fc 段与 NK 细胞表面相应的低亲和力 IgG Fc 受体即 FcγRⅢ（CD16）结合，增强或触发 NK 细胞对靶细胞的杀伤破坏作用，即为抗体依赖性细胞介导的细胞毒作用（antibody dependent cell-mediated cytotoxicity，ADCC），简称 ADCC 效应。巨噬细胞和中性粒细胞表面的 FcγRⅠ也可介导 ADCC 效应。

### （二）与 IgA 的 Fc 受体结合

单体 IgA 类抗体与相应细菌等颗粒性抗原特异性结合后，通过其 Fc 段与巨噬细胞或中性粒细胞表面的 IgA Fc 受体即 FcαR 结合，促进吞噬细胞对上述颗粒性抗原吞噬的作用，也是发挥调理作用。

### （三）与 IgE 的 Fc 受体结合介导Ⅰ型超敏反应

IgE 为亲细胞性抗体，可通过其 Fc 段与肥大细胞和嗜碱性粒细胞表面相应 Fc 受体（FcεRⅠ）结合，而使上述细胞致敏。致敏细胞通过表面特异性 IgE 抗体与相应抗原（变应原）结合后，可脱颗粒，释放生物活性介质，引起Ⅰ型超敏反应。

## 四、穿过胎盘屏障和粘膜

人 IgG 类抗体是唯一能够从母体通过胎盘转运到胎儿体内的免疫球蛋白。研究表明，母体内 IgG 类抗体可通过其 Fc 段，选择性地与胎盘母体一侧的滋养层细胞表面的相应受体（FcRn）结合，进而通过胎盘进入胎儿血循环中。上述自然被动免疫机制，对新生儿抗感染具有重要意义。此外，分泌型 IgA 可通过分泌片介导穿越呼吸道、消化道等粘膜上皮细胞，到达粘膜表面发挥重要抗感染免疫作用。

# 第三节　各类免疫球蛋白的主要特性和功能

## 一、IgG

IgG 主要存在于血液和组织液中，约占血清 Ig 总量的 75%～80%，血清半衰期较长，约 23 天；是再次体液免疫应答产生的主要抗体，具有重要的抗感染免疫作用；抗毒素、抗病毒和大多数抗菌抗体均为 IgG。IgG 是唯一能够通过胎盘的抗体，在新生儿抗感染中起重要作用。IgG 在婴儿出生后 3 个月开始合成，3～5 岁接近成人水平，40 岁后逐渐下降；IgG 有 4 个亚类，其中 IgG1～3 与相应抗原结合后，可激活补体经典途径，IgG4 凝聚物可激活补体旁路途径；IgG 具有亲细胞特性，可通过其 Fc 段与表面具有相应受体（FcR）的吞噬细胞和 NK 细胞结合，从而产生促进吞噬的调理作用和 ADCC 效应；IgG 可通过其 Fc 段与葡萄球菌蛋白 A（SPA）结合，借此可纯化抗体或用于免疫学诊断。

## 二、IgM

IgM 分为膜结合型和血清型两种类型，膜结合型 IgM（mIgM）为单体 IgM，表达于 B 细胞表面，构成 B 细胞抗原受体（BCR）。血清中 IgM 是由五个单体 IgM 通过二硫键和连接链（J 链）相连组成的五聚体（图 3-3），分子量居五类 Ig 之首，又称巨球蛋白；IgM 不能通过血管壁，主要存在于血液中，约占血清 Ig 总量的 10%，其抗原结合价（>5）、补体激活能力、促进杀菌与溶菌、调理吞噬及凝集作用等都强于 IgG，具有高效抗感染免疫作用；若人体缺乏 IgM，可导致致死性败血症。IgM 是种属进化和个体发育过程中最早产生的抗体，它们可在胚胎晚期生成（其余各类 Ig 均在出生后数月才能产生），脐带血 IgM 升高，提示胎儿宫内感染；IgM 也是初次体液免疫应答中最早产生的抗体，血清中某种病原体特异性 IgM 水平升高，提示近期发生感染，有助于感染性疾病的早期诊断；ABO 天然血型抗体为 IgM，类风湿因子多为 IgM 类抗体。

## 三、IgA

IgA 有血清型和分泌型两种类型：血清型 IgA 主要为单体 IgA，约占血清 Ig 总量的 10%~15%。分泌型 IgA（SIgA）是由 J 链连接的 IgA 二聚体与一个分泌片借二硫键共价结合组成（图 3-3）。

SIgA 主要存在于呼吸道、消化道、泌尿生殖道粘膜表面，以及乳汁、唾液和泪液等外分泌液中，是参与粘膜局部免疫的主要抗体。分泌型 IgA 形成及其对粘膜表面的转运过程如图 3-5 所示，粘膜下浆细胞形成的 IgA 二聚体，能与粘膜上皮细胞基底侧表面多聚免疫球蛋白受体（polymeric Ig receptor，pIgR）结合，然后在胞吞转运过程中，pIgR 在蛋白水解酶作用下与膜脱离，其细胞外部分（即分泌片）仍与 IgA 二聚体结合形成分泌型 IgA，并通过胞吐作用将其分泌到粘膜表面。新生儿易患呼吸道、消化道感染性疾病，可能与其自身 SIgA 合成低下有关。但通过母乳，新生儿/婴儿可从乳汁中被动获得抗感染所需的 SIgA。因此应大力提倡母乳喂养。

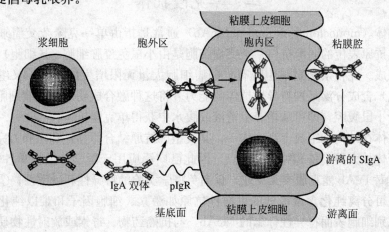

**图 3-5 SIgA 的形成示意图**

## 四、IgD

IgD 分为血清型和膜结合型两种类型，二者均以单体形式存在。血清型 IgD 含量低，仅为血清 Ig 总量的 0.2%；其铰链区较长，易被蛋白酶水解，故半衰期短，仅为 3 天，其生物学功能目前还不清楚。膜结合型 IgD（mIgD）作为抗原受体表达于 B 细胞表面，是 B 细胞分化成熟的标志：即未成熟 B 细胞只表达 mIgM，成熟 B 细胞同时表达 mIgM 和 mIgD。此种成熟 B 细胞是未曾接受过抗原刺激的 B 细胞，又称初始 B 细胞（naive B cell）。

## 五、IgE

IgE 是种属进化过程中最晚出现的 Ig，也是正常人血清中含量最低的 Ig，仅占血清 Ig 总量的 0.003%；但在过敏性疾病或寄生虫感染患者血清中，特异性 IgE 含量显著增高。IgE 分子量约 190 kD，含糖量高达 12%。IgE 主要由呼吸道如鼻咽、扁桃体、支气管和胃肠道粘膜固有层中的浆细胞产生，这些部位正是变应原入侵和超敏反应的好发部位。IgE 为亲细胞性抗体，可通过其 $C_H2$ 和 $C_H3$ 与肥大细胞、嗜碱性粒细胞表面相应高亲和力受体结合而使上述细胞致敏，并由此导致 I 型超敏反应的发生。

# 第四节　多克隆抗体和单克隆抗体

## 一、多克隆抗体

用抗原免疫动物后获得的免疫血清（抗血清）为多克隆抗体。在含有多种抗原表位的抗原物质刺激下，体内多种具有相应抗原受体的 B 细胞克隆被激活，因而可产生多种针对相应不同抗原表位的抗体，这些由不同 B 细胞克隆产生的抗体混合物称为多克隆抗体（polyclonal antibody，PcAb）。事实上，一般条件下饲养的动物，在用某种抗原免疫之前，体内存在的同种型抗体本身就是多克隆的。因此即使选用具有单一抗原表位的抗原免疫动物，所获得抗血清中的抗体仍然是多克隆抗体。简言之，正常动物血清中的抗体均为多克隆抗体。多克隆抗体特异性不高，易出现交叉反应，因此在实际应用中受到了限制。

## 二、单克隆抗体

单克隆抗体（monoclonal antibody，McAb）通常是指由单一克隆杂交瘤细胞产生的只识别某一特定抗原表位的同源抗体。杂交瘤细胞是由小鼠免疫脾细胞（B 细胞）与小鼠骨髓瘤细胞融合而成。此种杂交瘤细胞既有骨髓瘤细胞大量无限增生的特性，又继承了免疫 B 细胞（浆细胞）合成分泌某种特异性抗体的能力。将这种融合成功的杂交瘤细胞株体外培养扩增或接种于小鼠腹腔，即可从培养上清液或腹水中获得单克隆抗体。

单克隆抗体在结构和组成上高度均一，其类型、抗原结合特异性和亲和力完全相同，此外还具有易于体外大量制备和纯化等优点，因此已广泛应用于医学、生物学各领域。例如：①用 McAb 代替 PcAb 能克服交叉反应，提高免疫学实验的特异性和敏感性；②用 McAb 作亲和层析柱，可分离纯化含量极低的可溶性抗原如激素、细胞因子和难以纯化的肿瘤抗原等；③制备识别细胞表面特异性标志的 McAb，与抗癌药物、毒素或放射性物质偶联，构建生物导弹，用于肿瘤临床治疗。

## 思考题

1. 以 IgG 为例阐述免疫球蛋白的基本结构和各功能区的功能。
2. 免疫球蛋白或抗体具有哪些生物学活性？
3. 各类免疫球蛋白的理化和生物学特性有何区别？
4. 多克隆抗体和单克隆抗体是如何制备的？各有何特点？

# 第四章 补体系统

## 第一节 概　述

### 一、补体系统的组成

补体系统（complement system）是由人或脊椎动物血清与组织液中的一组不耐热可溶性蛋白和表达于细胞表面的一组膜蛋白所组成的。根据功能，可将补体系统 30 余种蛋白分子分为补体固有成分、补体调节蛋白和补体受体三类。

#### （一）补体固有成分

补体固有成分是指存在于体液中，参与补体激活酶促级联反应的补体成分，包括 C1～C9，B 因子，D 因子，P 因子，甘露聚糖结合凝集素（mannan-binding lectin, MBL），MBL 相关的丝氨酸蛋白酶-1、2（MASP-1、2）等。

#### （二）补体调节蛋白

补体调节蛋白是指存在于体液中和细胞膜表面的调节控制补体活化的蛋白分子。体液中可溶性补体调节蛋白包括 C1 抑制物、I 因子、C4 结合蛋白、H 因子、S 蛋白和过敏毒素灭活因子等；膜结合调节蛋白包括促衰变因子、膜辅助因子蛋白和同源限制因子等。

#### （三）补体受体

补体受体是指存在于某些细胞表面，能够介导补体活性片段或补体调节蛋白发挥生物学效应的受体分子。补体受体主要包括：Ⅰ 型补体受体（CR1，即 C3bR/C4bR）、Ⅱ 型补体受体（CR2，即 C3dR/C3dgR）、Ⅲ 型补体受体（CR3，即 iC3bR）、Ⅳ/Ⅴ 型补体受体（CR4/CR5）、C1q 受体、H 因子受体和 C3a/C5a 受体。

在正常生理条件下，补体固有成分通常均以酶原或非活化形式存在于体液中，只有被某些物质激活后，才能按一定顺序呈现酶促级联反应，并在激活过程中产生多种具有不同生物学活性的片段和复合物。这些产物可介导产生多种生物学效应，如促进吞噬和细胞溶解等作用，可增强机体免疫防御功能。但在一定条件下，补体过度激活也能引发严重的过敏性炎症反应或产生病理性免疫损伤。

### 二、补体系统的命名

补体（complement）通常以符号"C"表示。参与补体经典激活途径的固有成分，按其被发现的先后分别命名为 C1、C2、C3、C4、C5、C6、C7、C8 和 C9；补体系统的其他成分以英文大写字母表示，如 B 因子、D 因子、P 因子、I 因子；补体调节蛋白多以其功能命名，如 C1 抑制物、C4 结合蛋白、促衰变因子等；补体活化后的裂解片段，以该成分的符号后面附加小写英文字母表示，如 C3a、C3b 等；具有酶活性的成分或复合物在其符号上画一横线"一"表示，如 C̄1、C4b2b、C3bBb；灭活的补体片段在其符号前加英文字母 i 表示，如 iC3b。

## 三、补体的生物合成和理化性质

补体固有成分绝大多数由肝细胞合成，少量由单核吞噬细胞、肠粘膜上皮细胞和内皮细胞等产生。补体固有成分均为球蛋白，其血清含量相对稳定，约占血浆球蛋白总量的 10%，其中 C3 含量最高。补体性质不稳定，易受多种理化因素影响，如 56℃作用 30 分钟即被灭活，在 0～10℃条件下，活性只能保持 3～4 天，故补体应保存在 -20℃以下。此外，紫外线照射、机械震荡、酒精、胆汁或某些添加剂等也均可使补体破坏。

# 第二节 补体系统的激活

## 一、经典激活途径

经典激活途径是以抗原-抗体复合物为主要激活物，使补体固有成分以 C1、C4、C2、C3、C5～C9 顺序发生酶促级联反应，产生一系列生物学效应的补体活化途径。

### （一）参与经典激活途径的成分

1. 激活物　主要是 IgG1～3 或 IgM 与相应抗原结合形成的抗原-抗体复合物。

2. C1　C1 是识别结合抗原-抗体复合物的补体组分，由一个 C1q 分子与两个 C1r 和两个 C1s 分子借 $Ca^{2+}$ 连接维系而成的大分子复合物。C1q 由六个相同的花蕾状亚单位组成，各亚单位氨基端（N 端）聚合成束，羧基端（C 端）为球形结构，是与免疫球蛋白补体结合点结合的部位。

### （二）经典激活途径的激活过程

经典激活途径的激活过程可分为识别、活化和攻膜三个阶段。

1. 识别阶段　在 IgG1～3/IgM 类抗体与相应抗原结合后，抗体分子构型改变而使其 $C_H2/C_H3$ 区的 C1q 结合点暴露，C1 通过其 C1q 两个或两个以上球形结构与上述抗体分子中相应补体结合点"桥联"结合，可使 C1q 构型改变，从而导致与之相连的 C1r 和 C1s 相继活化。活化的 C1s 具有丝氨酸蛋白酶活性（以 C̄1s 表示），可依次使 C4 和 C2 裂解。如图4-1所示，一个 IgM 分子与抗原特异性结合后，即可激活 C1；对 IgG 分子而言，则至少需要两个紧密相邻的 IgG 分子与抗原特异性结合，方可激活 C1。

2. 活化阶段　C̄1s 首先裂解 C4，生成 C4a 和 C4b 两个片段。其中小片段 C4a 释放至液相，具有过敏毒素活性；大片段 C4b 共价结合至相邻细胞或免疫复合物表面。在 $Mg^{2+}$ 存在的条件下，C2 可与细胞或免疫复合物表面结合的 C4b 结合，继而被 C̄1s 裂解，其小分子裂解片段 C2a 释放至液相，大片段 C2b 与 C4b 结合在细胞或免疫复合物表面，形成 C4b2b 复合物，此即经典途径 C3 转化酶。

C3 转化酶（C4b2b）中的 C4b 可与液相中 C3 结合，C2b 具有丝氨酸蛋白酶活性，可裂解 C3 产生 C3a 和 C3b 两个片段。其小分子裂解片段 C3a 释放至液相，具有过敏毒素活性和

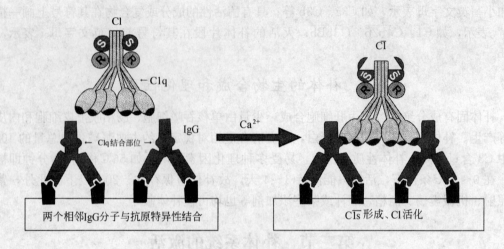

**图 4-1　抗原-抗体复合物活化 C1 示意图**

趋化能力；大片段 C3b 可与细胞或免疫复合物表面的 $\overline{C4b2b}$ 结合，形成 $\overline{C4b2b3b}$ 复合物，此即经典途径 C5 转化酶。

3. 攻膜阶段　攻膜阶段是补体酶促级联反应中的最后一个反应阶段。三条补体激活途径在此阶段的反应过程完全相同（图 4-2）。

在 C5 转化酶（$\overline{C4b2b3b}$/ $\overline{C3bnBb}$）作用下，C5 裂解为 C5a 和 C5b 两个片段。其中小分子 C5a 释放至液相，具有过敏毒素活性和趋化作用；大分子 C5b 松散结合在细胞或免疫复合物表面，并依次与 C6、C7 结合形成 $\overline{C5b67}$ 复合物。该复合物具有高度亲脂性，能插入细胞膜脂质双层的疏水端，进而与 C8 高亲和力结合，形成 C5b678 复合物。此时，细胞膜出现损伤。在此基础上，C5b678 复合物可进一步促进 C9 聚合（约 12~15 个 C9 分子）形成 C5b6789 复合物，此即膜攻击复合物（membrane attack complex，MAC）。MAC 在细胞膜上形成亲水性孔道，能使水和电解质通过，而不让蛋白质类大分子逸出，最终可因胞内渗透压改变，而使细胞溶解破坏。

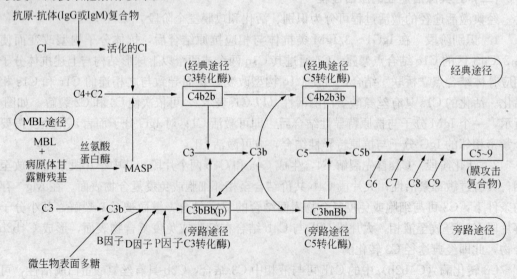

**图 4-2　补体激活途径示意图**

## 二、甘露聚糖结合凝集素激活途径

甘露聚糖结合凝集素（MBL）激活途径是指由血浆中 MBL 直接与多种病原微生物表面的 N-氨基半乳糖或甘露糖残基结合后，使补体固有成分以 MASP-1、MASP-2、C4、C2、C3、C5～C9 顺序发生酶促级联反应的补体活化途径（图 4-2）。

### （一）参与 MBL 激活途径的成分

1. 激活物　主要是表面含有 N-氨基半乳糖或甘露糖残基的病原微生物。

2. MBL　是在感染早期，由炎症细胞因子（IL-1、IL-6、TNF）刺激肝细胞合成分泌的一种急性期蛋白。MBL 与 C1q 类似，与病原微生物表面 N-氨基半乳糖或甘露糖残基结合后，其构象发生改变，能与血浆中 MBL 相关的丝氨酸蛋白酶 1、2（MBL-associated serine protease 1、2，MASP-1、2）结合，并使之活化。

### （二）MBL 激活途径的激活过程

MBL 与表面含有 N-氨基半乳糖或甘露糖残基的病原微生物结合后，构象改变与血浆中 MASP-1 和 MASP-2 结合并使之活化。活化的 MASP-2 类似于 $\overline{C1s}$，可裂解 C4 和 C2 形成 C3 转化酶（$\overline{C4b2b}$），活化的 MASP-1 能直接裂解 C3 生成 C3b，参与或增强旁路途径的酶促级联反应。

## 三、旁路激活途径

旁路激活途径是指在 B 因子、D 因子和 P 因子参与下，直接由微生物或外源异物激活 C3，以 C3、C5～C9 顺序发生酶促级联反应的补体活化途径（图 4-2）。

### （一）参与旁路激活途径的成分

1. 激活物　主要是革兰阴性菌的脂多糖、革兰阳性菌的肽聚糖和磷壁酸、酵母多糖、葡聚糖，及 IgG4、IgA 或 IgE 凝聚物等。

2. B 因子、D 因子与 P 因子　B 因子是由 Blum（1959）首先发现，为 93 kD 的单链糖蛋白，在结构和功能上与 C2 极为相似。B 因子对激活物表面的 C3b 具有较高的亲和力。D 因子为单链丝氨酸蛋白酶，在体液中浓度较低，主要以活化形式（$\overline{D}$）存在。$\overline{D}$ 可将 C3bB 复合物中的 B 因子裂解为一个小片段 Ba 和一个大片段 Bb，Bb 具有丝氨酸蛋白酶活性。P 因子又称备解素（properdin），以高亲和力与 $\overline{C3bBb}$ 结合后可加固 C3b 与 Bb 间的结合，使其稳定性和活性大大增强。

### （二）旁路激活途径的激活过程

生理条件下，体内自发产生或在经典/MBL 途径中产生的液相 C3b 不稳定，在 H 因子和 I 因子作用下迅速失活，终止级联反应；少数结合于邻近自身组织细胞表面的 C3b，可被细胞表面 DAF、MCP 等补体调节蛋白降解灭活，终止级联反应。当旁路途径激活物进入体内后，可为液相 C3b 提供一个稳定结合的表面。激活物（细菌细胞）表面结合的 C3b 不易降解，在 $Mg^{2+}$ 存在的条件下能与 B 因子结合形成 C3bB 复合物。体液中的 $\overline{D}$ 可将 C3bB 复合物中的 B 因子裂解，小片段 Ba 释放至液相中，大片段 Bb 仍与 C3b 结合在一起形成 C$\overline{3bBb}$复合物,此即旁路途径 C3 转化酶。C$\overline{3bBb}$复合物不稳定,与 P 因子结合后可成为稳定态 C3 转化酶(C$\overline{3bBb}$(p))。在 C3 转化酶作用下,C3 裂解为 C3a 和 C3b 两个片段,其中小片段 C3a 释放至液相,具有过敏毒素和趋化作用;大片段 C3b 有些又能与病原体等激活物结合,在 B 因子和 D 因子参与下,形成更多的 C$\overline{3bBb}$复合物(C3 转化酶),此即旁路激活的正反馈放大效应;有些能与 C$\overline{3bBb}$(p)复合物结合形成 C$\overline{3bnBb}$(p)复合物,此即旁路途径 C5 转化酶。C$\overline{3bnBb}$(p)与 C$\overline{4b2b3b}$(经典途径 C5 转化酶)的活性完全相同,以同样的方式完成后续补体活化的酶促级联反应。

## 四、补体系统三条激活途径的比较

补体系统三条激活途径有共同之处,又有各自的特点,其比较见表 4-1。

**表 4-1  补体系统三条激活途径的比较**

| 比较项目 | 经典途径 | 旁路途径 | MBL 途径 |
|---|---|---|---|
| 激活物 | 抗原-抗体(IgG1～3/IgM)复合物 | 细菌脂多糖、肽聚糖、酵母多糖、凝聚的 IgA/IgG4 等 | 病原微生物表面甘露糖残基 |
| 补体固有成分 | C1～C9 | B 因子、D 因子、P 因子、C3、C5～C9 | MBL、MASP-1、MASP-2、C2～C9 |
| 所需离子 | $Ca^{2+}$、$Mg^{2+}$ | $Mg^{2+}$ | $Ca^{2+}$ |
| C3 转化酶 | C$\overline{4b2b}$ | C$\overline{3bBb}$(p) | C$\overline{4b2b}$ |
| C5 转化酶 | C$\overline{4b2b3b}$ | C$\overline{3bnBb}$(p) | C$\overline{4b2b3b}$ |
| 作用 | 在特异性体液免疫的效应阶段发挥作用 | 参与非特异性免疫,在感染早期发挥作用 | 参与非特异性免疫,在感染早期发挥作用 |

# 第三节  补体的主要生物学作用

补体系统是执行非特异性免疫应答的效应分子,同时也参与特异性免疫反应。补体激活过程中产生的裂解片段,可介导多种生物学效应;膜攻击复合物在细菌/细胞表面形成,可介导溶菌和细胞溶解效应。

## 一、溶菌和细胞溶解作用

补体激活产生的膜攻击复合物在细菌/细胞表面形成穿膜亲水通道,可产生溶菌和细胞溶解作用。病原微生物感染机体后,可经:①直接激活旁路途径,立即产生抗感染免疫效应;②急性期蛋白产生后,通过 MBL 激活途径,产生抗感染免疫效应;③特异性抗体产生后,通过经典激活途径,产生抗感染免疫效应。补体旁路途径激活在机体早期抗感染免疫过程中具有重要意义,MBL 途径和经典途径激活后,可产生更为有效的抗感染免疫反应。

补体激活产生溶菌作用或使肿瘤和病毒感染的靶细胞溶解破坏,对机体有益;在某些特定条件下,若使正常组织细胞溶解破坏,则产生对机体有害的结果。

## 二、调 理 作 用

补体激活过程中产生的 C3b、C4b 和 iC3b 是一类与 IgG 抗体不同的非特异性调理素。

它们与细菌或其他颗粒性抗原结合后，可被具有 CR1、CR2、CR3 的吞噬细胞识别结合，从而在细菌/颗粒性抗原与吞噬细胞之间形成"桥梁"，使吞噬细胞能够更为有效地发挥吞噬作用。此即补体介导的调理作用。

## 三、免疫粘附与清除免疫复合物作用

可溶性抗原-抗体复合物激活补体后，可与补体裂解片段 C3b/C4b 结合，形成抗原-抗体-C3b/C4b复合物。红细胞或血小板通过表面的 CR1 与上述免疫复合物结合即产生免疫粘附后，可随血流将免疫复合物转运至肝或脾内，被吞噬细胞吞噬清除。

## 四、炎症介质作用

补体裂解片段 C3a 和 C5a 又称过敏毒素（anaphylatoxin），它们能与肥大细胞或嗜碱性粒细胞表面相应受体（C3aR/C5aR）结合，而使上述靶细胞脱颗粒，释放组胺等一系列血管活性介质，引发过敏性炎症反应。C5a 对表达相应受体的中性粒细胞具有趋化作用，可诱导中性粒细胞表达粘附分子，并使之活化，显著增强其吞噬杀伤能力。这对机体早期抗感染免疫具有重要意义。C2a 具有激肽样作用，能使小血管扩张，通透性增加，引起炎症性充血和水肿。

## 五、参与特异性免疫应答

补体活化产物可通过不同的作用机制，参与特异性免疫应答。如：①C3b/C4b 介导的调理作用，可促进抗原提呈细胞对抗原的摄取和提呈，有助于特异性免疫应答的启动；②抗原-C3d 复合物可使 B 细胞表面 BCR 与辅助受体 CD21/CD19/CD81 复合物交联，促进 B 细胞活化（CD21 即 CR2，为 C3d 受体）；③滤泡树突状细胞通过表面 CR1（C3bR）/CR2（iC3bR），可将抗原-抗体-C3b/iC3b 复合物长期滞留于淋巴结皮质区内，可诱导记忆 B 细胞形成。

## 思考题

1. 补体系统由哪些成分组成？
2. 补体的激活可通过哪些途径？这些激活途径有何异同？
3. 补体在什么情况下才发挥生物学活性作用？有何作用？

# 第五章 主要组织相容性复合体及其编码的抗原系统

在人和同种不同品系动物个体间进行组织器官移植时，可因两者组织细胞表面同种异型抗原存在差异而发生排斥反应。这种代表个体差异性引起移植排斥反应的同种异型抗原称为组织相容性抗原（histocompatibility antigen，HA）或移植抗原（transplantation antigen，TA）。HA 包括多种复杂的抗原系统，其中能引起强烈而迅速排斥反应的抗原系统称为主要组织相容性抗原（major histocompatibility antigen，MHA）系统。不同动物的 MHA 系统有不同的命名，小鼠的 MHA 系统称为 H-2 系统（histocompatibility-2 system）；人的 MHA 因首先在白细胞表面发现，故称人类白细胞抗原（human leucocyte antigen，HLA）。编码 MHA 的基因是一组紧密连锁的基因群，称为主要组织相容性复合体（major histocompatibility complex，MHC）。MHC 具有极其丰富的多态性。人类的 MHC 称为 HLA 复合体，位于第 6 号染色体上。

## 第一节 HLA 复合体及其产物

HLA 复合体位于第 6 号染色体短臂上，长度为 3600~4000 kb，至少含有 100 余个基因座位，其产物为 HLA。根据各位点基因及其编码产物结构和功能的不同，可将 HLA 复合体分为 I 类基因区、II 类基因区和介于 I 与 II 类基因区之间的 III 类基因区（图 5-1）。

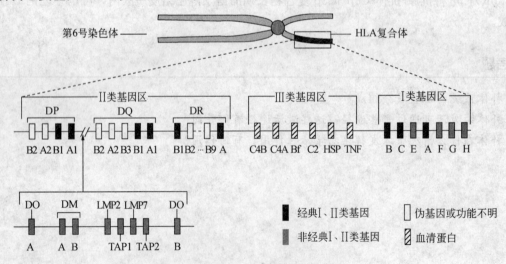

图 5-1 人类 HLA 复合体结构示意图

## 一、I 类基因区基因及其产物

I 类基因区的基因可分为经典和非经典的 I 类基因。经典的 I 类基因包括 HLA-A、

HLA-B、HLA-C，每个基因座位上存在多个等位基因，它们均具有高度的多态性。Ⅰ类基因编码的产物称 HLA-Ⅰ类抗原或Ⅰ类分子。实际上Ⅰ类基因仅编码Ⅰ类分子（HLA-A、B、C）的重链（α链）。而Ⅰ类分子的轻链即 $\beta_2$ 微球蛋白（$\beta_2$ microglobulin，$\beta_2$M），是由位于第 15 号染色体非 HLA 基因编码的。Ⅰ类分子的主要功能是结合、提呈内源性抗原肽。非经典的Ⅰ类基因包括 HLA-E、F、G、H 等基因，又称 HLA-Ⅰb 基因，其中有些基因（HLA-E、G）为免疫功能相关基因，有些基因功能不明，有些是伪基因。

## 二、Ⅱ类基因区基因及其产物

Ⅱ类基因区又可分为 HLA-DP、DQ、DR、DO、DM 五个亚区，经典的Ⅱ类基因包括 HLA-DP、DQ、DR 三个亚区的基因；非经典的Ⅱ类基因包括 HLA-DO 和 DM 两个亚区（位于 HLA-DP 和 DQ 亚区之间）的基因。它们也具有高度的多态性。

HLA-DP、DQ、DR 每个亚区至少含有四个基因座位，其中有些座位上的基因是伪基因。DPB1 基因编码 DPβ 肽链，DPA1 基因编码 DPα 肽链，二者非共价键相连组成 HLA-DP 抗原。DQB1 基因编码 DQβ 肽链，DQA1 基因编码 DQα 肽链，二者非共价键相连组成 HLA-DQ 抗原。DRA 基因编码 DRα 肽链，DRB1 基因编码 DRβ 肽链，二者非共价键相连组成 HLA-DR 抗原。HLA-DP、DQ、DR 抗原统称经典的 HLA-Ⅱ类分子。Ⅱ类分子的主要功能是结合、提呈外源性抗原肽。

HLA-DM 亚区包括 DMA 和 DMB 两个基因座位。HLA-DO 亚区包括 DOA 和 DOB 两个基因座位，分别位于 DM 亚区的两侧。在 HLA-DMB 和 DOB 基因座位之间还有低分子量多肽（low molecular weight polypeptide，LMP）和抗原加工相关转运体（transporter associated with antigen processing，TAP）的基因。这些基因编码的产物（HLA-DM、HLA-DO、LMP2、LMP7、TAP1 和 TAP2）主要参与抗原的加工处理和转运。

## 三、Ⅲ类基因区基因及其产物

Ⅲ类基因区的基因位于Ⅱ类与Ⅰ类基因区之间，包括编码血清补体成分如 C4、C2、B 因子和编码 TNF 和热休克蛋白 70（heat shock protein70，HSP70）等其他血清蛋白的基因。

# 第二节　HLA-Ⅰ类和Ⅱ类分子的结构

## 一、HLA-Ⅰ类分子的结构

HLA-Ⅰ类分子是由一条重链（Ⅰ类基因编码的 α 链）和一条轻链（$\beta_2$M）借非共价键连接组成的异二聚体糖蛋白分子。α 链为多态性跨膜糖蛋白，其胞外部分含有 $\alpha_1$、$\alpha_2$ 和 $\alpha_3$ 三个结构域。$\beta_2$M 为非多态性的非跨膜蛋白。HLA-Ⅰ类分子的结构可分为抗原肽结合区、免疫球蛋白样区、跨膜区和胞质区四部分（图 5-2）。抗原肽结合区位于 α 链的 N 端，由 $\alpha_1$ 和 $\alpha_2$ 结构域组成，呈凹槽状结构。免疫球蛋白样区由 $\alpha_3$ 结构域和 $\beta_2$M 组成，$\alpha_3$ 结构域是 Tc 细胞表面 CD8 分子识别结合的部位。胞质区即 α 链的羧基末端约 30 个氨基酸残基位于胞质中，其性质恒定，均含有可形成磷酸化的氨基酸序列，可能与细胞内外信号的传递有关。

## 二、HLA-Ⅱ类分子的结构

HLA-Ⅱ类分子是由Ⅱ类基因编码的 α 链（34 kD）和 β 链（29 kD）以非共价键结合组成的异二聚体糖蛋白分子。α 链和 β 链均为跨膜蛋白，其胞外区也分为抗原肽结合区、免疫球蛋白样区、跨膜区和胞质区四部分（图 5-2）。抗原肽结合区位于 α 链和 β 链 N 端，由 $\alpha_1$ 和 $\beta_1$ 结构域组成，呈凹槽状结构。免疫球蛋白样区由 $\alpha_2$ 和 $\beta_2$ 结构域组成，$\alpha_2$ 与 $\beta_2$ 结构域交界处是 Th 细胞表面 CD4 分子识别结合的部位。胞质区内氨基酸残基数少于Ⅰ类分子，其功能可能与跨膜信号的传递有关。

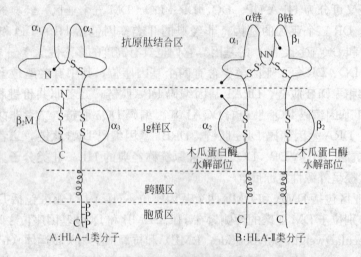

图 5-2　HLA-Ⅰ类分子与Ⅱ类分子结构示意图

# 第三节　HLA-Ⅰ类和Ⅱ类抗原的分布和主要功能

## 一、HLA-Ⅰ类和Ⅱ类抗原的分布

经典 HLA-Ⅰ类抗原广泛分布于人体各种组织有核细胞及血小板和网织红细胞表面，而在神经细胞、成熟红细胞和滋养层细胞表面尚未检出。HLA-Ⅱ类抗原主要存在于树突状细胞、巨噬细胞和 B 细胞等抗原提呈细胞，以及胸腺上皮细胞和某些活化的 T 细胞表面，在血管内皮细胞和精子细胞上也有少量表达。HLA-Ⅰ类和Ⅱ类抗原亦可出现于血清、唾液、精液和乳汁等体液中，称为分泌型或可溶型 HLA-Ⅰ类和Ⅱ类抗原。

## 二、HLA-Ⅰ类和Ⅱ类抗原的主要生物学功能

### （一）抗原提呈作用

HLA-Ⅰ类和Ⅱ类分子均有结合、提呈抗原的作用。在抗原提呈细胞（APC）内，HLA-Ⅰ类和Ⅱ类分子的抗原肽结合槽分别与内源性和外源性抗原肽结合，形成抗原肽-HLA-Ⅰ类和Ⅱ类分子复合体。后者经转运表达于 APC 表面，可被 CD8[+]T 细胞和 CD4[+]T 细胞识别结合，启动特异性免疫应答。

## （二）制约免疫细胞间的相互作用

在免疫应答过程中，T 细胞通过表面抗原受体与 APC 表面 MHC-Ⅱ类或Ⅰ类分子提呈的抗原肽结合；但 T 细胞只能识别自身 MHC 分子提呈的抗原肽，而不能识别非己 MHC 分子提呈的抗原肽。而且 APC 与 CD8$^+$ T 细胞之间的相互作用受 MHC-Ⅰ类分子限制，APC 与 CD4$^+$ T 细胞之间的相互作用受 MHC-Ⅱ类分子限制。此种细胞间相互作用的限制性称为 MHC 限制性。

## （三）诱导胸腺内前 T 细胞分化

胸腺深皮质区 CD4$^+$ CD8$^+$ "双阳性" 前 T 细胞与胸腺皮质上皮细胞表面 MHC-Ⅰ类或Ⅱ类分子结合相互作用后，可分化发育为 CD8$^+$ 或 CD4$^+$ "单阳性" 未成熟 T 细胞。

## （四）引发移植排斥反应

在同种异基因组织器官移植时，HLA-Ⅰ类和Ⅱ类抗原作为同种异型抗原，可刺激机体产生特异性效应 T 细胞（CD8$^+$ TC/CD4$^+$ Th1）和相应抗体。这些免疫效应细胞和分子与移植细胞相互作用，可通过细胞毒等杀伤作用使供体组织细胞破坏，引发移植排斥反应。

## 思考题

1. HLA-Ⅰ类分子和Ⅱ类分子的结构与分布有何异同？
2. HLA 有哪些主要生物学功能？

# 第六章 免疫系统

免疫系统由免疫器官、免疫细胞和免疫分子三部分组成（表6-1）。

表 6-1    机体免疫系统的组成

| 免疫系统 | 免疫系统各组成部分的成分 |
|---|---|
| 免疫器官 | 中枢免疫器官：骨髓、胸腺、腔上囊或法氏囊（鸟、禽类）；<br>外周免疫器官：脾、淋巴结、粘膜相关淋巴组织、皮肤相关淋巴组织 |
| 免疫细胞 | 造血干细胞、T细胞、B细胞、NK细胞、树突状细胞、单核吞噬细胞、中性粒细胞、嗜酸性粒细胞、嗜碱性粒细胞、肥大细胞、红细胞、血小板等 |
| 免疫分子 | 分泌型分子：免疫球蛋白与抗体、补体、细胞因子；<br>膜型分子：T细胞受体（TCR）、B细胞受体（BCR）、MHC分子、CD分子、粘附分子、免疫球蛋白受体、补体受体、丝裂原受体、病毒受体、细胞因子受体等 |

## 第一节    免疫器官与组织

免疫器官可分为中枢免疫器官和外周免疫器官。人和哺乳动物的骨髓与胸腺为中枢免疫器官，淋巴结、脾和粘膜相关的淋巴组织等为外周免疫器官。

### 一、中枢免疫器官

中枢免疫器官是免疫细胞发生、分化、发育和成熟的主要场所。

1. 骨髓（bone marrow）  是由骨髓基质细胞、多能造血干细胞和毛细血管网络构成的海绵状组织。骨髓基质细胞包括网状细胞、成纤维细胞、血窦内皮细胞、巨噬细胞和脂肪细胞等，这些细胞可表达和分泌多种与细胞分化发育有关的膜分子和细胞因子。骨髓是造血器官，可生成多能造血干细胞，是各种血细胞的发源地，也是人和哺乳动物B细胞分化发育成熟的器官。

2. 胸腺（thymus）  胸腺是T细胞分化、发育、成熟的中枢免疫器官。来自骨髓的始祖T细胞在胸腺基质细胞及其产生的胸腺激素和细胞因子作用下，能够分化发育成熟为具有免疫活性的T细胞。

胸腺为实质性器官，表面有结缔组织被膜包裹，被膜伸入胸腺实质，将其分为若干小叶，小叶由皮质和髓质组成。皮质又分为浅皮质区和深皮质区。浅皮质区主要包括胸腺皮质上皮细胞（抚育细胞）和大淋巴细胞即早期胸腺细胞（始祖T细胞），二者密切接触形成多细胞复合体。始祖T细胞在胸腺皮质上皮细胞及其产生的激素和细胞因子的作用下分化发育。深皮质区主要含树突状细胞和小淋巴细胞即未成熟T细胞。这些未成熟T细胞在胸腺皮质内大多死亡，只有约5%进入胸腺髓质继续分化成熟。胸腺髓质主要包括巨噬细胞、并指状细胞和中等大小的T淋巴细胞，即成熟T细胞。

# 二、外周免疫器官

外周免疫器官是成熟 T、B 细胞寄居和接受抗原刺激后产生免疫应答的主要场所。

1. 淋巴结（lymph nodes）　淋巴结是由致密结缔组织被膜包被的实质性器官，可分为皮质和髓质两部分（图 6-1）。皮质又可分为靠近被膜的浅皮质区和靠近髓质的深皮质区（副皮质区）。浅皮质区含有淋巴滤泡，为 B 细胞密集形成的团状结构，还有滤泡树突状细胞及少量巨噬细胞和 Th 细胞，故称为 B 细胞区或胸腺非依赖区。接受抗原刺激后，淋巴滤泡内可出现生发中心。深皮质区为弥散的淋巴组织，主要由 T 细胞组成，富含并指状细胞及少量巨噬细胞，故称为 T 细胞区或胸腺依赖区。髓质区由髓索和髓窦组成，内含 B 细胞、浆细胞、T 细胞和大量吞噬细胞。

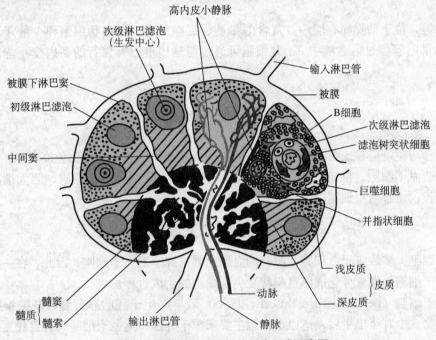

图 6-1　淋巴结的结构及其细胞组成示意图

2. 脾（spleen）　是体内最大的外周免疫器官，具有造血、贮血和过滤作用。脾没有输入淋巴管和淋巴窦，淋巴细胞可通过血循环直接进入脾。脾中 B 细胞约占 55%，T 细胞约占 35%，巨噬细胞约为 10%。

脾为实质性器官（图 6-2），主要由红髓和白髓两部分组成，红髓量多，包绕白髓。白髓由动脉周围淋巴鞘和鞘内淋巴滤泡组成。动脉周围淋巴鞘是包绕在脾中央小动脉周围的弥散淋巴组织，主要含 T 细胞、树突状细胞和少量巨噬细胞，为胸腺依赖区。淋巴滤泡分布于淋巴鞘内，主要由 B 细胞和少量巨噬细胞组成，为胸腺非依赖区。

## （三）粘膜相关的淋巴组织

粘膜相关的淋巴组织是广泛分布于呼吸道、肠道及泌尿生殖道粘膜固有层中的无被膜淋巴组织，又称粘膜免疫系统。其中弥散分布的称为弥散淋巴组织，内含活化的 B 细胞、浆细胞、T 细胞和巨噬细胞等；形成完整淋巴滤泡的称为淋巴聚集体，如扁桃体、小肠派氏小

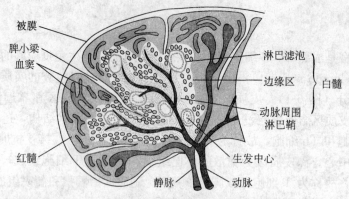

图 6-2　脾的结构示意图

结和阑尾等，位于粘膜固有层中，富含 B 细胞、巨噬细胞、树突状细胞和少量 T 细胞，其内有输出淋巴管通过，血液中 T、B 细胞可通过与输出淋巴管伴行的高内皮小静脉进入小结。

# 第二节　免疫细胞

所有参与免疫应答或与免疫应答有关的细胞及其前体细胞，统称为免疫细胞。免疫细胞主要包括造血干细胞、淋巴细胞、单核吞噬细胞、树突状细胞、粒细胞、肥大细胞、红细胞、血小板、血管内皮细胞以及许多基质细胞等。

## 一、造血干细胞及其免疫细胞的生成

免疫细胞大多数属于血细胞，所有的血细胞都来源于造血干细胞。因此，在一定意义上讲，造血干细胞的发育分化成熟过程就是免疫细胞的生成过程。

造血干细胞（hemopoietic stem cell, HSC）最早产生于胚胎卵黄囊，妊娠 4 周出现于胚肝；妊娠 5 个月至出生后，造血干细胞主要来源于骨髓。造血干细胞具有自我更新和分化两种潜能，在造血组织微环境中，可增殖分化为各种功能不同的血细胞，因此又称多能造血干细胞（multipotential hemopoietic stem cell）。

人类造血干细胞表面主要标志为 CD34 和 CD117。应用 CD34 单克隆抗体可从骨髓、胚肝或脐血中分离、富集造血干细胞。造血干细胞表面 CD34 的表达水平随其成熟而逐渐下降，成熟血细胞通常不表达 CD34 分子。此外，在骨髓基质细胞、大部分内皮细胞和胚胎成纤维细胞表面也能表达 CD34 分子。CD117 是干细胞因子受体（SCF-R），可识别结合多种干细胞因子，对不同分化阶段干细胞的分化发育具有重要诱导和促进作用。

多能造血干细胞具有自我更新和分化两种潜能。在骨髓基质细胞构成的微环境中，多能造血干细胞首先分化为定向多能干细胞，即髓样干（祖）细胞和淋巴样干（祖）细胞（图 6-3）。髓样干细胞在骨髓中又可分化发育为有核红细胞、巨核细胞、粒-单核细胞前体、嗜碱性粒细胞前体、嗜酸性粒细胞前体；这些未成熟血细胞在骨髓中进一步分化，最终分化发育成熟为红细胞、血小板、中性粒细胞与单核细胞（组织中的巨噬细胞）、嗜酸性粒细胞和嗜碱性粒细胞（组织中的肥大细胞），释放入血。一部分淋巴样干细胞在骨髓中，可分化为始祖 B 细胞（pro-B cell），最终发育为成熟的 B 细胞。另一部分淋巴样干细胞经血液进入胸腺，分化为始祖 T 细胞（pro-T cell），最终分化发育为成熟的 T 细胞和 NK 细胞。此外，淋巴样干细胞和粒-单核细胞前体均可分化发育为树突状细胞（dentritic cell，DC），前者称为淋巴系树突状细胞，后者称为髓系树突状细胞。

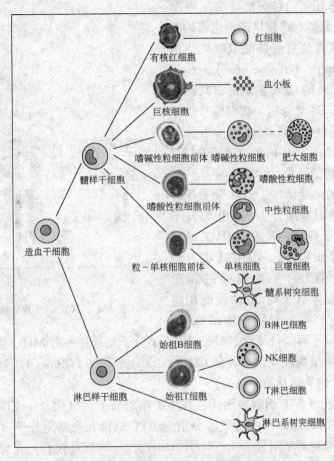

**图 6-3　造血干细胞的分化发育过程示意图**

## 二、淋 巴 细 胞

淋巴细胞是由多能造血干细胞分化为淋巴样干细胞后，在不同的部位分化发育成熟的十分复杂不均一的细胞群体，它包括许多形态相似而功能不同的细胞群。淋巴细胞主要有 T 淋巴细胞、B 淋巴细胞和 NK 细胞三大类。

**（一）T 淋巴细胞**

T 淋巴细胞是来自骨髓的始祖 T 细胞，在胸腺内微环境作用下，分化发育成熟的淋巴细胞，故称胸腺依赖性淋巴细胞（thymus dependent lymphocytes），简称 T 淋巴细胞或 T 细胞。

1. T 细胞表面分子及其功能

（1）TCR- CD3 复合物：T 细胞受体（T cell receptor，TCR）是 T 细胞表面特异性识别抗原的受体。TCR 是由 α、β 或 γ、δ 两条糖肽链借链间二硫键连接组成的异二聚体。

TCRαβ 异二聚体由胞外、跨膜和胞内区三部分组成（图 6-4），每条肽链胞外区均有可变区（V 区）和恒定区（C 区），胞内区短小，没有传递信号的作用，但跨膜区含带正电荷的氨基酸残基，借此能与跨膜区带负电荷的氨基酸残基、胞内区含免疫受体酪氨酸活化基序（immune receptor tyrosine-based activation motif, ITAM）的 CD3 多肽链非共价结合，组成 TCRαβ-CD3 复合物，获得信号转导的能力。CD3 分子由 γ、δ、ε、ζ 和 η 五种肽链组成，五种肽链的胞浆内均含有 ITAM，可参与活化信号的转导。

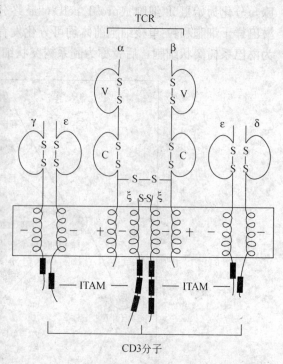

图 6-4　TCR-CD3 复合物结构示意图

（2）TCR 的辅助受体：①CD4 分子是一种跨膜糖蛋白，是识别结合 MHC-Ⅱ类分子的受体，也是人类免疫缺陷病毒（HIV）的受体。②CD8 分子是识别结合 MHC-Ⅰ类分子的受体。当 $CD4^+/CD8^+$ T 细胞通过表面 TCRαβ-CD3 复合受体分子与 APC 表面相应抗原肽- MHC-Ⅱ/Ⅰ类分子复合物结合时，其表面 CD4/CD8 分子可与抗原肽- MHC-Ⅱ/Ⅰ类分子复合物中的 MHC-Ⅱ类分子（$β_2$ 结构域）/Ⅰ类分子（$α_3$ 结构域）结合，使 $CD4^+/CD8^+$ 分子和 TCRαβ-CD3 复合分子之间形成桥联，从而产生 T 细胞活化第一信号。

（3）协同刺激分子：T 细胞表面还存在一些粘附分子，如 CD28、CD2（淋巴细胞功能相关抗原 2，LFA-2）、LFA-1 等分子能分别与 APC 表面相应粘附分子 B7-1/B7-2（CD80/CD86），LFA-3，细胞间粘附分子-1、2（ICAM-1、2）等互补结合，介导产生协同刺激信号即 T 细胞活化第二信号，其中 CD28 分子的作用最为重要。CD2 还能与绵羊红细胞结合，故又称绵羊红细胞受体。此外，T 细胞表面的 CD40L 即 CD40 配体（CD154），能与 B 细胞表面 CD40 分子结合，诱导产生 B 细胞活化第二信号。

（4）丝裂原受体：T 细胞表面具有植物血凝素（PHA）受体、刀豆蛋白 A（ConA）受体和与 B 细胞共有的美洲商陆（PWM）受体。接受相应丝裂原刺激后，T 细胞可发生有丝分裂，转化为淋巴母细胞。在体外用 PHA 刺激人外周血 T 细胞，观察其增殖分化程度可检测机体细胞免疫功能状态，此即淋巴细胞转化试验。

2. T 细胞亚群及其功能　T 细胞是具有高度异质性的细胞群体，根据其表面标志、功能特点和分化情况可分为不同的亚群。

（1）根据 TCR 肽链组成情况的不同，可将 T 细胞分为 αβT 细胞和 γδT 细胞两大类。前者是执行特异性免疫应答的 T 细胞，后者为执行非特异性免疫应答的 T 细胞。

（2）根据成熟 T 细胞是否接受过抗原刺激或接受抗原刺激后的分化情况，可将其分为初始 T 细胞、效应 T 细胞和记忆 T 细胞三类。初始 T 细胞是指从未接受过抗原刺激的成熟 T 细胞。效应 T 细胞是指接受抗原刺激后，经克隆扩增和分化，能够发挥免疫效应的终末 T 细胞。记忆 T 细胞是指接受抗原刺激后，在增殖分化过程中停止分化，成为静息状态的长寿 T 细胞。该种 T 细胞当再次与相应抗原相遇后，可迅速扩增分化成熟为效应 T 细胞，产生免疫效应。

（3）根据 T 细胞表面 CD 分子表达情况及其功能特点，可将 T 细胞分为 CD4+ Th 细胞和 CD8+ CTL 细胞。CD4+ Th 细胞参与细胞免疫应答，并对 CD8+ CTL 和 B 细胞的活化、增殖具有重要辅助作用。CD4+ Th 细胞不能直接识别结合天然抗原分子，只能识别结合表达于 APC 表面的抗原肽-MHC-Ⅱ类分子复合物，并通过不同的分化途径参与细胞和/或体液免疫应答。

根据 CD4+ Th 细胞分泌细胞因子种类和功能的不同，可将其分为 CD4+ Th1 细胞和 CD4+ Th2 细胞。①CD4+ Th1 细胞分泌以 IL-2、IFN-γ、TNF-β 和 IL-12 等 Th1 型为主的细胞因子，主要参与细胞免疫应答，可介导炎症反应和迟发型超敏反应，具有抗病毒和胞内寄生菌的作用，又称炎症性 T 细胞；②CD4+ Th2 细胞分泌以 IL-4、5、6、10 和 IL-13 等 Th2 型为主的细胞因子，主要参与体液免疫应答，可刺激和促进 B 细胞增殖分化产生抗体，并可诱导 B 细胞发生 IgE 类别转换，促进速发型超敏反应的发生。

CD8+ CTL 识别抗原受 MHC-Ⅰ类分子限制，即只能识别结合 APC 或靶细胞表面 MHC-Ⅰ类分子提呈的抗原肽。其主要作用是特异性杀伤肿瘤和病毒感染的靶细胞，同时也可分泌细胞因子，参与免疫调节。当 CD8+ CTL 与靶细胞表面相应抗原肽-MHC-Ⅰ类分子复合物特异性结合后，可通过以下作用机制产生细胞毒作用：①脱颗粒释放穿孔素和颗粒酶，使靶细胞溶解破坏或发生凋亡；②高表达 FasL 和分泌大量 TNF-α 诱导靶细胞凋亡。

**（二）B 淋巴细胞**

B 淋巴细胞是由哺乳动物骨髓或禽类法氏囊中始祖 B 细胞分化成熟而来，故称骨髓/囊依赖性淋巴细胞（bone marrow/bursa of fabricius dependent lymphocyte），简称 B 淋巴细胞或 B 细胞。

1. B 细胞表面分子及其功能

（1）BCR-Igα/Igβ 复合物：B 细胞受体（B cell receptor，BCR）是表达于 B 细胞膜表面的免疫球蛋白（mIg），是 B 细胞表面特异性识别抗原的受体。未成熟 B 细胞表面的 BCR 为 mIgM；成熟 B 细胞表面的 BCR 为 mIgM 和 mIgD。BCR 是一个四肽链组成的完整的 Ig 分子（图 6-5）。BCR 胞外区肽链 N 端为可变区，其内各有三个超变区，是与相应抗原或抗原肽-MHC-Ⅱ类分子复合物特异性识别结合的部位。BCR 识别结合抗原的方式与 TCR 不同，BCR 可直接识别结合抗原分子表面的构象表位，而 TCR 只能识别结合 APC 表面由 MHC 分子提呈的抗原肽。BCR 胞内区短小，没有传递抗原刺激信号的作用。但 BCR 疏水性跨膜区含带正电荷的氨基酸残基，借此能与跨膜区带负电荷的氨基酸残基、胞内区含 ITAM 结构域的 Igα/Igβ 异二聚体非共价结合，组成 BCR-Igα/Igβ 复合物，获得信号转导能力。

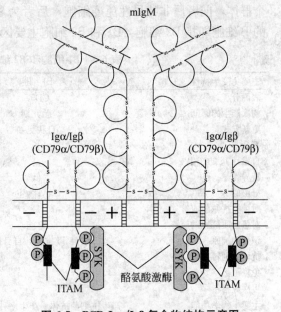

图 6-5　BCR-Igα/Igβ 复合物结构示意图

Igα/Igβ异二聚体是由 CD79a 和 CD79b 两条肽链，通过链间二硫键连接组成的跨膜蛋白。当 B 细胞通过表面 BCR- Igα/Igβ 复合受体分子交联结合抗原后，可使 Igα/Igβ 异二聚体胞内区 ITAM 磷酸化，进而诱导 B 细胞活化。

(2) BCR 辅助受体：CD19-CD21-CD81 复合物是 B 细胞表面的 BCR 辅助受体。CD19 分子在 B 细胞谱系发育的各个阶段和活化 B 细胞表面均可表达（浆细胞除外），是 B 细胞特有的表面标志。CD21 分子是补体 C3 裂解产物 C3d 的受体，CD19 与 CD21 紧密相连，其胞内区含有 ITAM 结构域，可转导活化信号。B 细胞通过表面 BCR-Igα/Igβ 复合体分子与免疫复合物中抗原分子表面相应抗原决定基结合后，同时 CD19-CD21-CD81 复合物中的 CD21（C3dR）与免疫复合物中的 C3d 结合，使 B 细胞表面 BCR 与 BCR 辅助受体桥联，从而产生 B 细胞活化第一信号。

(3) 协同刺激分子：B 细胞表面的协同刺激分子，如 CD40 可与活化 $CD4^+$ Th 细胞表面的 CD40L（CD154）结合，产生 B 细胞活化第二信号；B7-1/B7-2（CD80 和 CD86），LFA-3 和 ICAM-1、2 等可与 $CD4^+$ Th 表面 CD28、LFA-2 和 LFA-1 等结合，诱导产生 T 细胞活化第二信号。

(4) 补体受体：CR1（CD35）和 CR2（CD21）主要表达于 B 细胞、滤泡树突状细胞和吞噬细胞表面。活化 B 细胞表面高表达 CD35，是识别结合 C3b 和 C4b 的受体，与相应配体结合可促进 B 细胞活化。CD21 是识别结合 C3d 和 EB 病毒的受体。

(5) FcγRⅡ（CD32）：FcγRⅡ是表达于 B 细胞、吞噬细胞和朗格汉斯细胞表面的中亲和力的 IgG Fc 受体。B 细胞可通过 FcγRⅡ与抗原-抗体复合物中的 IgG Fc 段结合，这有助于 B 细胞对抗原的捕获，并促进 B 细胞活化。

(6) 丝裂原受体：小鼠 B 细胞表面具有脂多糖（LPS）受体，人 B 细胞表面具有葡萄球菌 A 蛋白（SPA）受体和美洲商陆（PWM）受体，接受相应丝裂原刺激后，可发生有丝分裂，转化淋巴母细胞。

2. B 细胞的亚群　根据分布、表面标志和功能特征，可将 B 细胞分为 B1 和 B2 细胞两个群体，前者属非特异性免疫细胞，后者为参与特异性体液免疫应答的 B 细胞，通常所说的 B 细胞即指 B2 细胞。B1 和 B2 细胞主要区别见表 6-2。

表 6-2　B1 细胞和 B2 细胞的主要免疫学特性区别

| 主要免疫学特性 | B1 细胞 | B2 细胞 |
|---|---|---|
| 表面分子 | $CD5^+$ | $CD5^-$ |
| 初次产生的时间 | 胎儿期 | 出生后 |
| 更新方式 | 自我更新 | 骨髓产生 |
| 寿命 | 长 | 短 |
| 自发性 Ig 的产生 | 高 | 低 |
| 特异性 | 低 | 高 |
| 分泌的 Ig 类型 | IgM 为主 | IgG 为主 |
| 对糖类抗原的应答 | 是 | 可能 |
| 对蛋白质抗原的应答 | 可能 | 是 |
| 识别的抗原 | 细菌 TI 抗原，自身抗原 | TD 抗原 |
| 抗体类别转换 | — | ++ |
| 免疫记忆 | — | ++ |
| 再次应答 | — | ++ |
| 主要生物学功能 | 产生抗细菌抗体、产生多种自身抗体、产生致病性自身抗体 | 介导针对大多数抗原的抗体 |

### （三）自然杀伤细胞

自然杀伤细胞（nature killer cells，NK 细胞）是不同于 T、B 淋巴细胞，不表达特异性抗原受体，在自然情况下就可发挥杀伤肿瘤细胞作用的第三类淋巴细胞。NK 细胞胞浆内有许多嗜苯胺颗粒，故又称为大颗粒淋巴细胞。

1. NK 细胞的来源及分布　NK 细胞主要来源于骨髓造血干细胞，其分化成熟依赖骨髓及胸腺的微环境。NK 细胞主要分布于脾、肝和外周血，淋巴结及其他组织内也有少量 NK 细胞存在。

2. NK 细胞表面的膜型分子

（1）CD 分子：NK 细胞可表达多种 CD 分子，如部分 NK 细胞表面具有 CD2、CD3、CD8 等，与 T 细胞的特性相似，缺乏自身特有的标志。目前一般将表面 CD3$^-$、CD56$^+$、CD57$^+$、CD16$^+$ 的淋巴细胞鉴定为 NK 细胞。

（2）Fc 受体：NK 细胞表面具有 IgG 的 Fc 受体（FcγRⅢ）即 CD16 分子，NK 细胞通过 FcγRⅢ间接识别被 IgG 致敏的靶细胞，发挥抗体依赖的细胞介导的细胞毒（antibody dependent cell-mediated cytoxicity，ADCC）作用。

（3）NK 细胞识别靶细胞的受体：NK 细胞表面具有可激发 NK 细胞杀伤作用的杀伤细胞活化受体（killer activatory receptor，KAR）和能够抑制 NK 细胞杀伤作用的杀伤细胞抑制受体（killer inhibitory receptor，KIR）。KAR 的膜外区能广泛识别并结合分布于自身组织细胞、病毒感染细胞和某些肿瘤细胞表面的糖类配体，其胞浆区含有免疫受体酪氨酸活化基序（ITAM），可介导活化信号的转导。KIR 的胞浆区含有免疫受体酪氨酸抑制基序（immunoreceptor tyrosine-based inhibitory motif，ITIM），当 KIR 与其配体即自身 MHC-Ⅰ类分子或自身肽：MHC-Ⅰ类分子复合物结合后，胞浆内 ITIM 发生磷酸化，启动负调节信号，阻断 NK 细胞活化，抑制其杀伤活性。正常情况下，KIR 介导的抑制性作用占主导地位，表现为 NK 细胞失活，对自身组织细胞产生耐受。在某些情况下如病毒感染细胞、肿瘤细胞表面 MHC-Ⅰ类分子表达减少、缺失或结构发生改变，同种异体移植的细胞表达异型 MHC 分子等，均可使 KIR 的识别受阻，从而使 KAR 的作用占主导地位，表现为 NK 细胞活化，导致靶细胞溶解破坏或发生凋亡及移植排斥反应等。

3. NK 细胞杀伤靶细胞的机制　①通过释放穿孔素和颗粒酶导致靶细胞溶解；②经 Fas/FasL 途径引起靶细胞凋亡；③释放细胞因子如 NK 细胞毒因子和 TNF 等，与靶细胞表面相应受体结合而杀伤靶细胞；④经 FcγRⅢ介导 ADCC 作用而杀伤靶细胞。

4. NK 细胞的生物学功能　NK 细胞不需抗原预先致敏，不受 MHC 限制，可直接非特异性杀伤靶细胞，包括肿瘤细胞、病毒或细菌感染细胞以及机体某些正常细胞，从而发挥抗肿瘤、抗感染的作用。NK 细胞是机体内担当免疫监视功能的最重要的因素。活化的 NK 细胞可分泌 IFN-γ、TNF、IL-2 等细胞因子参与免疫调节作用。

## 三、抗原提呈细胞

抗原提呈细胞（antigen presenting cell，APC）是指能摄取、加工、处理抗原，并将抗原提呈给抗原特异性淋巴细胞的一类免疫细胞。专职 APC 主要包括单核吞噬细胞、树突状细胞和 B 细胞（表 6-3），该类 APC 表达 MHC-Ⅱ类分子和参与 T 细胞活化的协同刺激分子。

表 6-3  专职性 APC 的类别、分布及主要特征

| 细胞名称 | 简称 | 体内分布 | 吞噬作用 | MHC-Ⅱ类分子 | FcR | C3bR | Birbeck颗粒 |
|---|---|---|---|---|---|---|---|
| 树突状细胞 | DC | | | | | | |
| 朗格汉斯细胞 | LC | 表皮颗粒层及基底层、胃肠上皮层 | + | ++++ | + | + | + |
| 间质树突状细胞 | | 心、肝、肾、肺等非淋巴组织间质 | - | ++++ | ? | ? | + |
| 单核吞噬细胞 | Mφ | 全身组织、器官 | + | ++/- | + | + | - |
| B 淋巴细胞 | B | 外周血、淋巴结、脾 | - | ++ | - | - | - |

## （一）单核吞噬细胞

单核吞噬细胞又称为单核吞噬细胞系统（mononuclear phagocyte system，MPS），包括骨髓中的前单核细胞、外周血中的单核细胞（monocyte，Mo）和组织内的巨噬细胞（macnophage，MΦ）。

1. 单核吞噬细胞的分化发育成熟过程  MPS 均来源于骨髓的髓样干细胞，髓样干细胞进一步分化为粒-单系干细胞、单核母细胞、前单核细胞及单核细胞，单核细胞不断进入血流，在血液中单核细胞仅存留数小时至数日，即穿越血管内皮细胞移行至全身各组织器官，发育成熟为巨噬细胞。定居在组织器官中的巨噬细胞能存活数天至数月不等。不同组织器官的巨噬细胞具有不同的名称，如皮肤与结缔组织的组织细胞、肝的枯否（Kupffer）细胞、骨的破骨细胞、神经组织小胶质细胞、关节的滑膜 A 型细胞、淋巴结与脾的巨噬细胞等。

2. 单核吞噬细胞的表面分子  单核吞噬细胞（尤其是巨噬细胞）能表达多种表面分子，如：①MHC-Ⅰ、Ⅱ类分子；②协同刺激分子 LFA-1、ICAM-1、CD40 等；③调理性受体 FcγRⅠ（CD64）、FcαR、CR（CD35）等；④非调理性的模式识别受体，如甘露糖受体、清道夫（清除）受体、Toll 样受体等；⑤细胞因子受体等。这些表面标志不仅参与细胞粘附及对颗粒抗原的摄取、提呈，也介导相应配体触发的跨膜信号转导，促进细胞活化和游走。

3. 单核吞噬细胞产生的酶及分泌产物  单核吞噬细胞能产生各种溶酶体酶、溶菌酶和髓过氧化物酶等，还能产生和分泌多种生物活性物质，如多种细胞因子、补体成分、激素样产物、凝血因子、反应性氧中间产物、反应性氮中间产物，以及前列腺素、白细胞三烯、血小板活化因子等。这些酶类和分泌产物与其杀灭被吞噬的病原体、参与炎症、参与免疫应答及免疫调节作用等功能有关。

4. 单核吞噬细胞的主要生物学功能

（1）吞噬消化作用：巨噬细胞具有强大的吞噬功能，可将病原体等大颗粒抗原异物摄入胞内，形成吞噬体，再与溶酶体融合形成吞噬溶酶体，经氧依赖和氧非依赖系统，在多种酶的作用下，杀灭和消化病原体等异物。体内巨噬细胞一般处于静止状态，病原体或细胞因子等可激活巨噬细胞，如有抗体与补体参与，巨噬细胞的吞噬消化作用则大大增强。

（2）抗原提呈作用：巨噬细胞是重要的 APC，可摄取、加工处理、提呈抗原并激发免疫应答。

（3）免疫调节作用：巨噬细胞可通过提呈抗原，产生和分泌多种细胞因子（如 IL-1、IL-3、IL-12、TNF-α、IFN-α 等）、某些神经肽及激素（ACTH）等介导免疫细胞活化，增强并产生免疫效应分子，发挥正调节作用。过度活化的巨噬细胞可分泌前列腺素、TGF 等

抑制免疫细胞活化和增殖，发挥负调节作用。

（4）抗肿瘤作用：充分活化的巨噬细胞能有效杀伤肿瘤细胞。其机制是巨噬细胞可分泌TNF-α、NO、反应性氧中间产物及蛋白水解酶等，可直接杀伤或抑制肿瘤细胞生长；如有抗肿瘤抗体存在，可与巨噬细胞表面 FCR 结合，介导 ADCC 效应，增强其抗肿瘤作用。

此外，巨噬细胞还具有致炎症，调节生血、止血以及组织修复和再生等生物学作用。

### （二）树突状细胞

树突状细胞（dendritic cell，DC）是体内具有许多树突状或伪足样突起的、功能最强的一类专职性 APC。DC 可通过胞饮作用摄取抗原异物或通过树突捕获和滞留抗原异物，其抗原提呈能力远强于巨噬细胞、B 细胞等其他 APC，它是唯一能刺激初始 T 细胞增殖、激发初次免疫应答的 APC。

1. 树突状细胞的来源、分化发育与迁移　DC 主要来源于造血干细胞，但可分为由淋巴样干细胞分化而来的淋巴系 DC 和由髓样干细胞或单核细胞前体分化而来的髓系 DC 两大类（图 6-3）。它们可分别分化发育成各种类型的 DC 并定居于不同的组织，发挥不同的生物学功能。大多数来源于骨髓的 DC，由骨髓进入外周血，再分布到全身各组织。DC 的分化发育过程可分为前体期、未成熟期、迁移期和成熟期。来源于骨髓的 DC 前体，经血循环进入非淋巴组织，分化为未成熟的 DC，定居于上皮组织、胃肠道、生殖和泌尿管道、气道以及肝、心、肾等实质脏器的间质。未成熟 DC 具有很强的摄取、处理和加工抗原的能力，但提呈抗原的能力很弱。在微环境中炎性因子和抗原刺激下，未成熟 DC 能从非淋巴组织进入次级淋巴组织并逐渐发育成熟。成熟 DC 主要存在于淋巴结、脾及派氏集合淋巴结。在 DC 成熟过程中，其捕获和处理抗原的能力逐渐降低，而提呈抗原的能力明显增强，协同刺激分子表达水平增高，产生 IL-1 等细胞因子的能力增强。

2. 树突状细胞的分布、分类及其表面分子　DC 广泛分布于脑以外的全身各组织和器官，但数量较少。根据其分布部位不同可分为：①分布于淋巴组织中的滤泡 DC、并指状 DC 和胸腺 DC 等；②分布于表皮、粘膜上皮组织中的朗格汉斯细胞和实质脏器的间质 DC 等；③分布于血中的 DC 等。分布在不同部位和处于不同分化阶段的 DC 具有不同的生物学特征。成熟的 DC 高表达 MHC-Ⅰ类和 MHC-Ⅱ类分子、协同刺激分子（B7、CD40、ICAM-Ⅰ）以及 CD4、FcR、C3bR 等，其细胞表面标志是 CD1a、CD11c 及 CD83。在外周淋巴器官内，成熟 DC 能有效地将抗原提呈给初始 T 细胞并使之激活。

3. 树突状细胞的生物学功能

（1）抗原提呈功能：DC 可通过多种途径捕获抗原，如：①经吞饮作用摄取抗原；②经受体介导内吞作用摄取抗原，FcR 可结合抗原-抗体复合物，甘露糖受体可结合甘露糖化的抗原；③经吞噬作用非特异性吞入较大颗粒或分子复合物等；④FDC 可经 FcR 和 C3bR 捕获并滞留抗原于细胞表面。抗原被 DC 摄入后，经加工、处理，被提呈给 T 细胞，启动特异性免疫应答。

（2）调节免疫应答：DC 能分泌多种细胞因子如 IL-1、IL-6、IL-8、IL-12、TNF-α、IFN-α、GM-CSF 及多种趋化性细胞因子等，参与调节免疫细胞的分化、发育、活化及移行等。DC 能诱导 CD8$^+$CTL 及 B 细胞的发育。未成熟 DC 或体外用 IL-10 等处理的 DC 能诱导免疫耐受。

# 四、其他免疫细胞

## （一）中性粒细胞

是体内除巨噬细胞外另一类重要的吞噬细胞，胞质内有大小两种颗粒，大颗粒数量较少，常称为嗜天青颗粒，其实质是溶酶体。小颗粒量多，含有乳铁蛋白、溶菌酶、胶原酶、碱性磷酸酶和阳离子蛋白等。两种颗粒均能与吞噬体融合，参与抗原的消化处理。中性粒细胞表面具有 FcγR、CR，可介导免疫调理作用，具有高度的趋化性和非特异性吞噬功能。中性粒细胞在 IL-8 趋化下，在炎症急性期最先到达炎症局部，对入侵的病原微生物发挥吞噬、杀伤和清除作用，同时释放各种水解酶、阳离子蛋白等，造成炎症损伤。

## （二）嗜酸性粒细胞

嗜酸性粒细胞表面有 FcγR、FcεR、CR，胞质内含有嗜酸性颗粒，其中含有碱性蛋白、阳离子蛋白、过氧化物酶等。也有溶酶体，含有组胺酶、芳基硫酸酯酶 B 和磷脂酶 D 等，对肥大细胞释放的活性介质有灭活作用。嗜酸性粒细胞可经表面受体与寄生虫-抗体/补体复合物结合，释放阳离子蛋白杀伤虫体，发挥抗寄生虫感染免疫作用。

## （三）嗜碱性粒细胞和肥大细胞

嗜碱性粒细胞和肥大细胞二者极为相似，其表面具有 FcεR I，胞质内含有嗜碱性颗粒，其中含有大量肝素、组胺和各种酶。前者分布于血液中，后者主要分布于粘膜和皮下疏松结缔组织中。二者均是参与 I 型超敏反应的重要效应细胞（详见第九章）。嗜碱性粒细胞和肥大细胞表面还有过敏毒素（C3a、C5a）受体。因此，可以直接接受 C3a、C5a 刺激，通过脱颗粒释放一系列生物活性介质而引起相应的临床症状。

## （四）血小板

血小板表面具有 FcγR II、FcεR II、C3bR，血小板内含有许多颗粒，其内含组胺等血管活性介质。趋化因子和某些粘附分子可刺激血小板活化发生粘附和聚集，并释放血管活性介质，与 III 型超敏反应的发生密切相关。此外，血小板具有免疫粘附作用，参与心血管疾病的发病过程。

## （五）红细胞

红细胞表面具有 CR1，除有携带和运输气体（$O_2$ 和 $CO_2$）的功能外，还能经 CR1 粘附抗原-抗体-补体复合物，促进吞噬细胞对抗原的清除。由于红细胞在血液中的数量很大，因此，红细胞在清除免疫复合物、抗感染方面发挥着重要的作用。

# 第三节　免疫分子

免疫分子包括分泌型和膜型两大类多种分子（表 6-1），本节仅介绍细胞因子。

## 一、细胞因子的概念与种类

细胞因子（cytokines，CK）是指由多种细胞，特别是免疫细胞产生的一类具有多种生物学活性的小分子多肽或糖蛋白。

根据结构和生物学功能，目前多数学者认为可将细胞因子分为六类，即白细胞介素、干扰素、肿瘤坏死因子、集落刺激因子、趋化性细胞因子和生长因子。

1. 白细胞介素（interleukin，IL） 是指主要由白细胞产生的、能介导白细胞间或白细胞与其他细胞间相互作用的细胞因子。从 1979 年在第二届淋巴因子国际会议上白细胞介素正式命名，现已报道有 23（IL-1～IL-23）种之多。

2. 干扰素（interferon，IFN） 是最早发现的细胞因子，因其具有干扰病毒感染和复制的能力故名。根据来源和理化性质可将干扰素分为 α、β、γ 三种类型。其中 IFN-α 和 IFN-β 主要由白细胞、成纤维细胞和病毒感染的组织细胞产生，又称Ⅰ型干扰素；IFN-γ 主要由活化的 T 细胞和 NK 细胞产生，又称Ⅱ型干扰素。

3. 肿瘤坏死因子（tumor necrosis factor，TNF） 能使肿瘤细胞发生出血坏死的细胞因子。分为 TNF-α 和 TNF-β 两种。TNF-α 主要由脂多糖（lipopolysaccharide，LPS）或卡介苗（BCG）活化的单核/巨噬细胞产生，亦称恶液质素；TNF-β 主要由抗原或有丝分裂原激活的 T 细胞和 NK 细胞产生，又称淋巴毒素（lymphotoxin，LT）。

4. 集落刺激因子（colony stimulating factor，CSF） 是指能够选择性刺激多能造血干细胞和不同发育阶段造血干细胞定向增生分化、形成某一谱系细胞集落的细胞因子。

5. 生长因子（growth factor，GF） 是一类可介导不同类型细胞生长和分化的细胞因子。

## 二、细胞因子的共同特性

### （一）细胞因子的理化与合成分泌特性

1. 细胞因子的理化特性 绝大多数细胞因子为低分子量（<25kD）多肽或可溶性糖蛋白。多数细胞因子以单体形式存在，少数细胞因子如 IL-5、IL-10、IL-12、M-CSF 和 TGF-β 等以双体形式存在，TNF 为三聚体。

2. 细胞因子的合成分泌特性 细胞因子的合成分泌是一个短暂自限的过程。细胞接受刺激后，立即启动细胞因子基因转录及蛋白质合成，但转录过程持续时间短暂，刺激终止后合成也随之终止。因此，细胞因子合成分泌具有自限性。

### （二）细胞因子来源和产生特性

1. 细胞因子来源与产生的多源性 体内多种细胞都可生成，归纳起来主要有以下三类：①免疫细胞，主要包括 T 淋巴细胞、B 淋巴细胞、NK 细胞、单核吞噬细胞、粒细胞、肥大细胞等；②非免疫细胞，主要包括血管内皮细胞、成纤维细胞、上皮细胞；③某些肿瘤细胞，如骨髓瘤细胞、宫颈癌细胞株（WEHI-3）和白血病细胞系如 Jurkat 细胞等。

2. 细胞因子来源与产生的多向性 接受某种抗原或有丝分裂原刺激后，一种细胞可分泌多种细胞因子；几种不同类型的细胞也可产生一种或几种相同的细胞因子。

### （三）细胞因子作用特性

1. 旁分泌或自分泌作用 细胞因子作用于邻近细胞或产生细胞因子的细胞本身，因此绝大多数细胞因子只在局部产生作用。生理条件下，少数细胞因子如 IL-1、TNF-a、TGF-

β、EPO 和 M-CSF 等也可通过内分泌（endocrine）方式作用于远处的靶器官和靶细胞。

2. 高效性　细胞因子与相应受体结合具有很高的亲和力，只需极少量（pmol/L 水平）就能产生明显生物学效应。

3. 多效性　细胞因子对靶细胞的作用是抗原非特异性的，且不受 MHC 限制。一种细胞因子可对多种靶细胞作用，产生多种生物学效应。

4. 作用的复杂性　几种不同的细胞因子可对同一种靶细胞作用，产生相同或相似的生物学效应，即具有重叠性。某些细胞因子之间的作用可表现为协同效应、相加效应或拮抗作用。细胞因子间可通过合成分泌的相互调节、受体表达的相互控制、生物学效应的相互影响而组成细胞因子网络。如一种细胞因子可诱导或抑制另外一些细胞因子的产生；某些细胞因子可调节自身或其他细胞因子受体在细胞表面的表达。

## 三、细胞因子的主要生物学作用

### （一）参与和调节免疫应答

免疫细胞间存在错综复杂的调节关系，细胞因子是传递这种调节信号必不可少的信息分子。如在免疫应答过程中 T、B 淋巴细胞的活化、增殖、分化离不开巨噬细胞及 Th 细胞产生的 IL-1、IL-2、IL-4 及 IL-6 等细胞因子的作用。细胞因子可通过细胞因子网络对免疫应答发挥双向调节作用。

### （二）介导炎症反应发挥抗感染作用

IL-1、IL-8、IFN-γ 及 TNF-α 等细胞因子能够促进单核吞噬细胞和中性粒细胞等炎性细胞聚集，并可激活这些炎性细胞和血管内皮细胞使之表达粘附分子和释放炎症介质，引起或加重炎症反应。此外，IL-1 和 TNF-α 还可直接作用于下丘脑体温调节中枢引起体温升高。

### （三）抗病毒和对肿瘤细胞的作用

有些细胞因子可直接作用于组织细胞或肿瘤细胞，发挥抗病毒和抗肿瘤的效应。如 IFN 作用于正常组织，使之产生抗病毒蛋白，可抑制病毒在细胞内的复制，阻止病毒感染和扩散。TNF 具有直接抑瘤和杀瘤作用。有些细胞因子可通过活化效应细胞如 NK、LAK、TIL 细胞等而发挥对靶细胞的杀伤。

### （四）刺激造血功能

有些细胞因子可刺激造血干细胞，在不同发育分化阶段促进其分化。如 IL-3 早期刺激造血干细胞增殖分化，GM-CSF 刺激晚期粒系干细胞、单核系干细胞和红系干细胞等造血细胞增殖分化。G-CSF 对粒系干细胞，M-CSF 对单核系干细胞及 EPO 对红系干细胞，IL-6、IL-11 对巨核系干细胞发生作用。

### （五）诱导细胞凋亡

激活诱导的细胞凋亡是一种重要的免疫应答负调节机制。IL-2 可诱导抗原活化的 T 细胞发生凋亡，进而限制免疫应答的强度，避免免疫损伤的发生。这种 IL-2 依赖性诱导活化细胞凋亡的机制如果受损则易发生自身免疫性疾病。此外，TNF 可诱导肿瘤细胞的凋亡。

**思考题**

1. T 细胞表面具有哪些重要的表面分子？
2. B 细胞表面具有哪些重要的表面分子？
3. 重要的 T 细胞亚群有哪些？各有何主要功能？
4. NK 细胞是如何杀伤靶细胞的？NK 细胞有何主要生物学功能？
5. 单核吞噬细胞有何主要生物学功能？
6. 根据功能可将细胞因子分为哪几类？
7. 细胞因子具有哪些共同特性？
8. 细胞因子具有哪些主要生物学作用？

# 第七章  适应性免疫应答

## 第一节  概  述

### 一、适应性免疫应答的概念

适应性免疫应答又称特异性免疫应答（specific immune response）是指体内抗原特异性 T/B 淋巴细胞接受抗原刺激后，自身活化、增殖、分化为效应细胞，产生一系列生物学效应的全过程。免疫应答的重要生物学意义是通过识别"自身"与"非己"，有效排除体内抗原性异物，以保持机体内环境的相对稳定。但在某些情况下，免疫应答也可对机体造成损伤，引起超敏反应或其他免疫性疾病。此种免疫应答为病理性免疫应答。

### 二、适应性免疫应答的类型

根据参与免疫应答细胞种类及其效应机制的不同，可将适应性免疫应答分为 B 细胞介导的体液免疫应答和 T 细胞介导的细胞免疫应答两种类型。在某些特定条件下，抗原也可诱导机体免疫系统对其产生特异性不应答状态，即形成免疫耐受，又称负免疫应答。

### 三、适应性免疫应答的基本过程

适应性免疫应答可人为地分为三个阶段：①识别活化阶段：是指抗原提呈细胞（APC）加工处理、提呈抗原，及抗原特异性 T/B 淋巴细胞识别抗原后在细胞间共刺激分子协同作用下，启动活化的阶段，又称抗原识别阶段。②增殖分化阶段：是指抗原特异性 T/B 淋巴细胞接受相应抗原刺激后，在细胞间粘附分子和细胞因子协同作用下，活化、增殖，进而分化为免疫效应细胞，即效应 T 细胞和浆细胞的阶段。③效应阶段：是浆细胞分泌抗体和效应 T 细胞释放细胞因子和细胞毒性介质后，在固有免疫细胞和分子参与下产生免疫效应的阶段。

### 四、适应性免疫应答的主要特性

适应性免疫应答的主要特性如下：①识别"自身"与"非己"的特性：抗原特异性 T、B 淋巴细胞通常对自身正常组织细胞产生天然免疫耐受，对非己抗原性异物产生免疫排斥反应；②特异性：机体接受某种抗原刺激后，只能产生该种抗原特异性的免疫应答，相应的免疫效应分子（抗体）和效应 T 细胞只能对该种抗原和表达此种抗原的靶细胞产生作用，而不能对其他抗原产生反应；③记忆性：在抗原特异性 T/B 淋巴细胞增殖分化阶段，有部分 T、B 淋巴细胞中途停止分化，成为静止状态的免疫记忆细胞。当机体再次接触相同抗原时，这些长命免疫记忆细胞可迅速增殖分化为免疫效应细胞，产生相应体液和/或细胞免疫效应。

## 第二节 抗原提呈细胞对抗原的加工处理和提呈

抗原提呈细胞（APC）加工处理的抗原可分为两类：一类是通过吞噬或吞饮等作用，被抗原提呈细胞从细胞外摄入胞内的抗原，如细菌和某些可溶性蛋白等，称之为外源性抗原；另一类是在细胞内产生的抗原，如病毒感染细胞内产生的病毒抗原和基因突变产生的肿瘤抗原等，称之为内源性抗原。

### 一、外源性抗原加工处理和提呈途径

外源性抗原加工处理和提呈途径简称外源性途径，又称溶酶体途径或 MHC-Ⅱ类途径。APC 对外源性抗原的加工处理和提呈过程（图 7-1）简述如下：①外源性抗原被 APC 摄入胞浆形成内体，即吞噬体；②内体与溶酶体融合形成早期内体/溶酶体；③外源性抗原在内体/溶酶体内被蛋白水解酶降解成小分子多肽片段（抗原肽）形成晚期内体/溶酶体；④在内质网中，新合成的 MHC-Ⅱ类分子通过其抗原肽结合槽与恒定链中的Ⅱ类相关恒定链短肽（CLIP）结合，形成恒定链／MHC-Ⅱ类分子复合体。该复合体形成后，可阻止内质网中的内源性抗原肽与 MHC-Ⅱ类分子结合；⑤恒定链／MHC-Ⅱ类分子复合体在恒定链引导下形成分泌囊泡。内含恒定链／MHC-Ⅱ类分子复合体的分泌囊泡通过高尔基体经糖基化修饰后，进入胞浆与晚期内体/溶酶体融合，在蛋白酶作用下恒定链降解，但 CLIP 仍结合在 MHC-Ⅱ类分子抗原肽结合槽内；⑥在 HLA-DM 分子协助下，首先将 CLIP 与 MHC-Ⅱ类分子解离，然后使外源性抗原肽与空载 MHC-Ⅱ类分子结合，形成抗原肽/MHC-Ⅱ类分子复合体；⑦通过胞吐作用与细胞膜融合，使抗原肽/MHC-Ⅱ类分子复合体表达于 APC 表面，供 CD4[+] T 细胞识别。

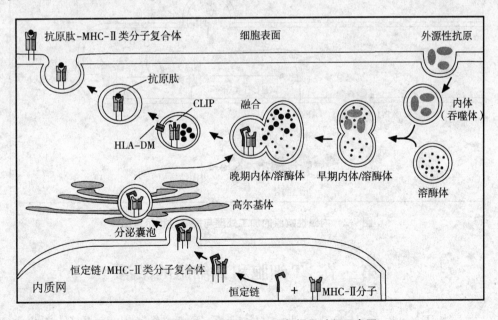

**图 7-1 外源性抗原的加工处理与提呈过程示意图**

## 二、内源性抗原加工处理和提呈途径

内源性抗原的加工处理和提呈途径简称内源性途径，又称胞质溶胶途径或 MHC-Ⅰ 类途径。抗原提呈细胞对内源性抗原的加工处理和提呈过程（图 7-2）简述如下：①细胞内合成的蛋白质抗原（内源性抗原）由胞浆进入蛋白酶体；②在蛋白酶体中被低分子量多肽 2 和 7（LMP2 和 LMP7）降解为内源性抗原肽；③内源性抗原肽进入胞浆与内质网膜上抗原加工相关转运体 1 和 2（TAP1 和 TAP2）结合，使之结构改变、孔道开放，从而导致抗原肽进入内质网腔；④MHC-Ⅰ 类分子 α 链在内质网中合成后，即与钙联蛋白结合，保证 $\beta_2$ 微球蛋白（$\beta_2$M）与 α 链结合形成 MHC-Ⅰ 类分子，并使之与进入内质网的抗原肽"对接"成功，组成抗原肽-MHC-Ⅰ 类分子复合体；⑤抗原肽-MHC-Ⅰ 类分子复合体以分泌囊泡形式，通过高尔基体经糖基化修饰后表达于 APC 表面，供 CD8[+]T 细胞识别。

MHC 对抗原的提呈存在交叉提呈现象，即在某些情况下，外源性抗原可由 MHC-Ⅰ 类分子提呈，而内源性抗原也能由 MHC-Ⅱ 类分子提呈。但这种交叉提呈不是抗原提呈的主要形式。

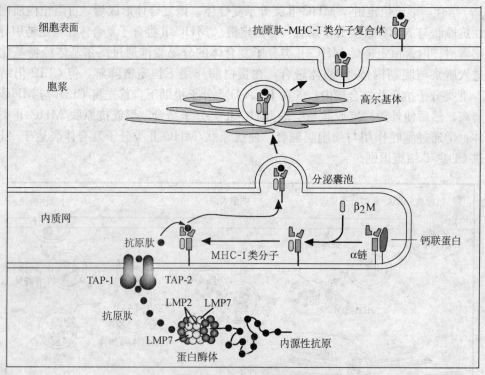

图 7-2　内源性抗原的加工处理与提呈过程示意图

## 第三节　T 细胞和 B 细胞的激活

### 一、T 细胞与 APC 的相互作用和 T 细胞活化信号的产生

在适应性免疫应答过程中，T 细胞表面 TCR 不能直接识别结合游离的抗原分子，只能识别结合表达于 APC 表面的抗原肽-MHC 分子复合物。TCR 不仅识别 MHC 分子提呈的抗

原肽，同时还要识别 APC 表面提呈抗原肽的 MHC 分子。CD4$^+$Th 细胞在外周免疫器官与树突状细胞（DC）相遇后，二者先通过表面粘附分子（CD28 与 B7 分子，LFA-1 与 ICAM-1、2，CD2 与 LFA-3）间的相互作用，发生非特异可逆性结合；而后 CD4$^+$Th 细胞通过表面 TCR-CD3 复合受体分子，从 DC 表面众多抗原肽-MHC-Ⅱ类分子复合物中挑选出相应的抗原肽-MHC-Ⅱ类分子复合物，并在与之特异性结合后，通过 CD3 分子将抗原刺激信号转至胞内。同时 CD4 和 CD8 分子与 DC 表面提呈抗原肽的 MHC-Ⅱ/Ⅰ类分子结合，这不仅可增强 CD4$^+$Th/ CD8$^+$CTL 细胞表面 TCR-CD3 复合受体分子与 DC 表面抗原肽-MHC-Ⅱ/Ⅰ类分子复合物的结合力度，而且能使 CD4$^+$Th/ CD8$^+$CTL 细胞膜表面 TCR-CD3 复合受体分子与 CD4/ CD8 辅助受体分子聚集，从而诱导和加速 T 细胞活化第一信号的产生。

APC 对 CD4$^+$Th 细胞和 CD8$^+$CTL 细胞的激活作用如图 7-3、4 所示：①CD4$^+$Th 细胞/CD8$^+$CTL 细胞通过表面 TCR-CD3 复合受体分子与 APC 表面相应抗原肽-MHCⅡ/Ⅰ类分子复合体特异性结合后，在 CD4/CD8 辅助受体分子协助下，诱导产生 T 细胞活化第一信号；②在活化第一信号产生基础上，CD4$^+$Th 细胞和 CD8$^+$CTL 细胞通过表面 CD28 等共刺激分子与 APC 表面 B7 等共刺激分子间的相互作用，可诱导产生共刺激信号即 T 细胞活化第二信号，使 CD4$^+$Th/ CD8$^+$CTL 活化。

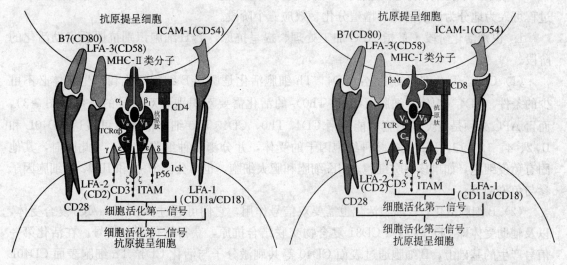

**图 7-3  CD4$^+$Th 细胞活化信号产生的过程**     **图 7-4  CD8$^+$CTL 细胞活化信号产生的过程**

## 二、B 细胞与 Th 细胞的相互作用及其活化信号的产生

在外周免疫器官中，B 细胞可通过 BCR-Igα/Igβ 复合受体分子，直接识别结合滤泡树突状细胞（FDC）表面储备的抗原和抗原-C3d 复合物启动免疫应答。B 细胞作为专职 APC，通过表面 BCR-Igα/Igβ 复合受体分子识别结合可溶性 TD 抗原后，可经外源性途径将 T 细胞识别的线性抗原表位，以抗原肽-MHC-Ⅱ类分子复合体的形式表达于 B 细胞表面，供相应 CD4$^+$Th 细胞识别。CD4$^+$Th 细胞表面 TCR-CD3 复合受体分子和 CD4 与 B 细胞提呈的抗原肽-MHC-Ⅱ类分子复合体结合相互作用后，可产生 T 细胞活化第一信号。在此基础上，B 细胞表面 B7 和 ICAM-1 等共刺激分子与 CD4$^+$Th 细胞表面 CD28 和 LFA-1 等相应共刺激分子结合，产生共刺激信号即 T 细胞活化第二信号，使 CD4$^+$Th 细胞激活。活化 CD4$^+$Th 细

胞可表达 CD40L 和多种细胞因子的受体,同时分泌 IL-2、4、5 和 IFN-γ 等多种细胞因子,参与对 B 细胞活化、增殖和分化的诱导。B 细胞作为免疫应答细胞,其表面 BCR-Igα/Igβ 复合受体分子识别结合抗原或抗原-C3d 复合物后,在 CD19-CD21-CD81 复合受体协助作用下,可产生活化第一信号;通过表面 CD40 和 ICAM-1 等共刺激分子与活化 CD4$^+$Th 细胞表面相应 CD40L 和 LFA-1 等共刺激分子结合相互作用,可诱导产生共刺激信号即 B 细胞活化第二信号,使 B 细胞活化。活化 B 细胞可表达多种细胞因子受体,同时分泌多种细胞因子,参与免疫调节,为其进一步增殖分化做好准备。

## 第四节  B 细胞介导的体液免疫应答

TD 和 TI 抗原均可诱发体液免疫应答,这两类抗原分子结构组成特征不同,它们刺激机体产生体液免疫应答所需的免疫细胞种类和免疫应答特点也不尽相同。

### 一、TD 抗原诱导的体液免疫应答

TD 抗原诱导的体液免疫应答至少需要抗原提呈细胞、CD4$^+$Th 细胞和 B 细胞参加,其过程可人为地分为识别活化、增殖分化、效应三个阶段。

1. 识别活化阶段  是指 APC 加工处理、提呈抗原,T/B 细胞识别抗原后启动活化的阶段。

(1) CD4$^+$Th0 细胞的活化:CD4$^+$Th 细胞活化是诱导 B 细胞活化和产生抗体必不可少的条件。CD4$^+$初始 T 细胞(CD4$^+$Th0)的活化需要双识别和双信号的作用(图 7-3),而且 APC 必须是树突状细胞才能激活 CD4$^+$Th0,CD4$^+$Th0 细胞活化后可表达 CD40L 和 IL-2、4、12、13,IFN-γ 等多种细胞因子的受体,并分泌多种细胞因子。与此同时,其他固有免疫细胞,如单核吞噬细胞、NK 细胞和肥大细胞,也可分泌 IL-4 和 IL-12 等细胞因子参与免疫调节。

(2) B 细胞活化:B 细胞活化也需要双信号作用,它们可通过 BCR-Igα/Igβ 复合受体,以及辅助受体即 CD21-CD19-CD81 复合物交联结合抗原,获得活化第一信号。在活化第一信号产生的基础上,B 细胞通过表面 CD40 等共刺激分子与活化 CD4$^+$Th 细胞表面 CD40L 等共刺激分子互补结合,诱导产生 B 细胞活化第二信号;活化 B 细胞可表达多种细胞因子的受体,为其增殖分化做好准备,同时也可分泌多种细胞因子参与免疫调节。

2. 增殖分化阶段  是指活化 T、B 淋巴细胞,在细胞因子作用下增殖分化的阶段。活化 CD4$^+$Th0 细胞通过与以 IL-4 为主的细胞因子结合后,可增殖分化为 CD4$^+$Th2 细胞,并经克隆扩增,产生大量以 IL-4、5、6、10 和 13 为主的 Th2 型细胞因子,为活化 B 细胞增殖分化做好物质准备。活化 B 细胞在活化 CD4$^+$Th0 细胞和 CD4$^+$Th2 细胞产生的 IL-2、4、5、6 等细胞因子作用后,可进一步增殖分化为浆细胞。浆细胞是具有合成分泌抗体功能的效应 B 细胞。在不同细胞因子作用下,浆细胞可合成分泌不同类型的抗体,发挥体液免疫效应(图 7-5)。在 B 细胞分化阶段,有部分 B 细胞停止分化,成为长命记忆 B 细胞。该种记忆 B 细胞再次与相同抗原接触后,可迅速增殖分化为浆细胞,合成分泌抗体产生免疫效应。

3. 效应阶段  是指浆细胞分泌免疫球蛋白(抗体)发挥免疫保护作用或引起免疫病理损伤的阶段。

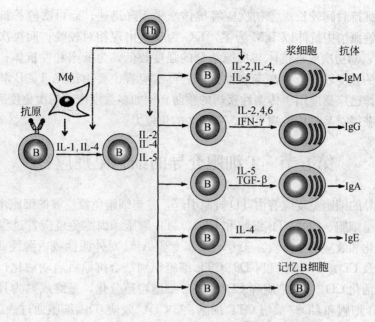

**图 7-5 B 细胞活化增殖分化及产生抗体的过程示意图**

## 二、TI 抗原引起的体液免疫应答

由 TI 抗原引起的体液免疫应答则无需 Th 细胞和抗原提呈细胞参与，可直接刺激 B 细胞产生抗体。目前已知，$CD5^+$ B1 细胞可对 TI 抗原产生免疫应答，且不受 MHC 限制，主要产生 IgM 类抗体，没有免疫记忆，也不发生 Ig 类别转换。

## 三、抗体产生的一般规律——初次应答和再次应答

抗原初次进入机体引发的体液免疫应答称为初次应答。初次应答后，机体再次接受相同抗原刺激产生的体液免疫应答称为为再次应答或回忆应答。初次应答与再次应答抗体产生的特点（图 7-6）具有如下区别：①初次应答所需潜伏期较长；而再次应答明显缩短；②初次应答抗体含量低；而再次应答抗体含量迅速大幅度上升；③初次应答抗体持续时间较短；而

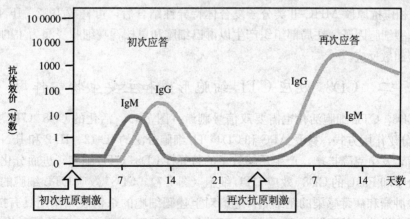

**图 7-6 初次与再次应答抗体产生的一般规律示意图**

再次应答抗体维持时间较长；④初次应答抗体水平下降迅速；而再次应答抗体水平下降缓慢；⑤初次应答血清中抗体以 IgM 为主，IgG 为辅且出现相对较晚；而再次应答血清中抗体以 IgG 为主；⑥初次应答抗体与抗原结合的强度较低，为低亲和性抗体；而再次应答抗体与抗原结合的强度较高，为高亲和性抗体。再次应答主要由记忆 T、B 淋巴细胞介导产生，其应答规律已广泛应用于传染性疾病的预防。例如多数疫苗在初次免疫后，均需进行再次免疫，以便获得对某种传染病更强、更持久的免疫力。

## 第五节　T 细胞介导的细胞免疫应答

T 细胞介导的细胞免疫应答由 TD 抗原引起，参与细胞免疫应答的细胞主要包括专职和非专职抗原提呈细胞、CD4$^+$ Th 细胞和 CD8$^+$ CTL 细胞。细胞免疫应答过程也可分为识别活化、增殖分化和效应三个阶段：①专职或非专职 APC 对外源性或内源性 TD 抗原加工处理与提呈，以及 CD4$^+$ Th 细胞和 CD8$^+$ CTL 细胞识别结合抗原后启动活化；②在不同细胞因子诱导下，活化 CD4$^+$ Th 细胞和 CD8$^+$ CTL 细胞增殖分化，最终成熟为具有免疫功能的 CD4$^+$ 效应 Th1 细胞和 CD8$^+$ 效应 CTL 细胞；③CD4$^+$ 效应 Th1 细胞通过表面 TCR-CD3 复合受体分子与 APC 表面相应抗原肽-MHC-Ⅱ类分子复合物结合相互作用后，可分泌 IL-2、IFN-γ、TNF-α/β 等细胞因子，产生免疫效应；CD8$^+$ 效应 CTL 细胞通过表面 TCR-CD3 复合受体分子与靶细胞表面相应抗原肽-MHC-Ⅰ类分子密切结合相互作用后，可释放穿孔素、颗粒酶和 FasL 对靶细胞产生细胞毒性作用（图 7-7）。

### 一、CD4$^+$ 效应 Th1 细胞的形成和主要生物学作用

如前所述，CD4$^+$ 初始 T 细胞（CD4$^+$ Th0）在两种信号刺激下启动活化（图 7-3），表达 IL-2、4、12 和 IFN-γ 等多种细胞因子的受体，同时产生 IL-2、4、12 和 IFN-γ 等多种细胞因子。与此同时，接受抗原刺激和 CD4$^+$ Th0 细胞反馈刺激的 DC 活化，其表面 MHC 分子和共刺激分子表达增加，并产生 IL-1、IL-12、IFN-γ 和 TNF-α 等多种细胞因子，参与免疫调节。活化 CD4$^+$ Th0 细胞通过表面 IL-12、IL-2 等细胞因子的受体，经旁分泌和自分泌方式，接受以 IL-12 和 IL-2 为主的细胞因子的作用后，增殖分化为具有免疫效应功能的 CD4$^+$ 效应 Th1 细胞。当 CD4$^+$ 效应 Th1 细胞再次通过表面 TCR-CD3 复合受体、CD4 分子与 DC 表面相应抗原肽-MHC-Ⅱ类分子复合体特异性结合后，可释放 IL-2、IFN-γ 和 TNF-α/β 等 Th1 型细胞因子，在局部组织产生以淋巴细胞和单核吞噬细胞浸润为主的慢性炎症反应或迟发型超敏反应。

### 二、CD8$^+$ 效应 CTL 细胞形成和主要生物学作用

初始 CD8$^+$ CTL 细胞活化也需要双信号刺激（图 7-4）。活化的 CD8$^+$ CTL 细胞经旁分泌和/或自分泌作用方式，接受 APC 和 CD4$^+$ Th 细胞分泌的 IL-12、IL-2 和 IFN-γ 等细胞因子的刺激后，发生克隆扩增，产生足够数量的特异性 CD8$^+$ CTL 细胞，进而分化、成熟为高表达粘附分子和 FasL 的 CD8$^+$ 效应 CTL 细胞（图 7-7）。CD8$^+$ 效应 CTL 细胞的主要生物学作用是清除肿瘤和病毒感染的靶细胞。它们对上述靶细胞的杀伤破坏作用具有抗原特异性，并受 MHC-Ⅰ类分子的限制。CD8$^+$ 效应 CTL 细胞经表面 TCR-CD3 复合受体分子和粘附分子（LFA-1、CD2 等），与靶细胞表面相应抗原肽-MHC-Ⅰ类分子复合物和粘附分子

（ICAM-1、2，LFA-3 等）密切结合、相互作用后，可通过：①脱颗粒释放穿孔素和颗粒酶，使靶细胞溶解破坏和发生凋亡；②表达 FasL 和分泌 TNF-α 等细胞因子，诱导靶细胞凋亡等作用方式，产生细胞毒效应（图 7-7）。

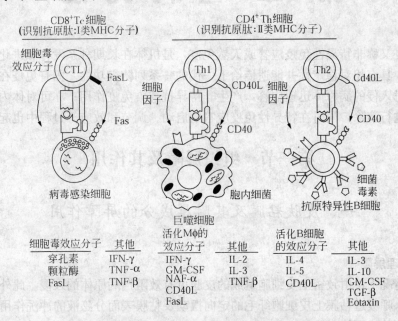

图 7-7　效应 T 细胞及其产生的效应分子示意图

　　CD8⁺ 效应 CTL 细胞杀伤、破坏靶细胞后，可与之分离，继续攻击杀伤表达相应抗原的靶细胞。通常一个 CD8⁺ 效应 CTL 细胞在几小时内，可连续杀伤数十个靶细胞。这种由 CD8⁺ 效应 CTL 细胞介导的特异性细胞毒作用，在清除病毒感染、抗肿瘤免疫监视和同种移植物排斥过程中具有重要意义。

## 思考题

1. 简述适应性免疫应答的基本过程和主要特点。
2. 抗原提呈细胞对外源性抗原和内源性抗原的加工处理与提呈过程有何异同？
3. 简述 TD-Ag 诱导体液免疫应答的过程。
4. 再次应答和初次应答有何主要区别？在医学实践中有什么意义？
5. 简述 CD4⁺ 效应 Th1 细胞和 CD8⁺ 效应 CTL 细胞的主要生物学作用。

# 第八章　固　有　免　疫

固有免疫又称非特异性免疫应答或天然免疫，是机体在长期种系发育和进化过程中逐渐建立起来的、具有相对稳定性并能遗传给下一代的一系列防御功能。固有免疫在个体出生时就具备，可对入侵的病原体迅速应答，产生非特异抗感染免疫作用；亦可对体内损伤、衰老或畸变细胞进行清除，同时在特异性免疫应答的启动、调节和效应等过程中也起重要作用。

## 第一节　组织屏障及其作用

### 一、皮肤粘膜及其附属成分的屏障作用

#### （一）物理屏障

在正常情况下，由致密上皮细胞组成的皮肤可有效阻挡病原体的入侵。此外，上皮细胞的迅速更新、呼吸道粘膜上皮细胞纤毛的定向摆动及粘膜表面分泌液的冲洗作用，均有助于清除粘膜表面的病原体。

#### （二）化学屏障

是指由皮肤和粘膜分泌的多种杀菌、抑菌物质所发挥的抗感染作用，主要包括皮脂腺分泌的不饱和脂肪酸，汗腺分泌的乳酸，胃液中的胃酸以及唾液，泪液，呼吸道、消化道和泌尿生殖道粘液中的溶菌酶、抗菌肽和乳铁蛋白等。

#### （三）生物屏障

寄居在皮肤和粘膜表面的正常菌群，可通过与病原体竞争结合上皮细胞和营养物质的作用方式，或通过分泌某些杀菌、抑菌物质对病原体产生抵御作用。如临床不适当长期大量应用广谱抗生素，可因消化道正常菌群大部分被杀伤或抑制，致使耐药性金黄色葡萄球菌或白色念珠菌大量生长，而引发葡萄球菌性肠炎或白色念珠菌性肠炎；口腔中的唾液链球菌能产生 $H_2O_2$，对白喉杆菌和脑膜炎球菌具有杀伤作用；肠道中大肠杆菌产生的细菌素对某些厌氧菌和革兰阳性菌具有抑制和杀伤作用。

### 二、血　脑　屏　障

由软脑膜、脉络丛的毛细血管壁和包在壁外的星形胶质细胞形成的胶质膜组成。其结构致密，能阻挡血液中的病原体和其他大分子物质进入脑组织及脑室，从而对中枢神经系统产生保护作用。婴幼儿时期血脑屏障尚未发育完善，故易发生中枢神经系统感染。

### 三、胎　盘　屏　障

由母体子宫内膜的基蜕膜和胎儿的绒毛膜滋养层细胞共同构成。正常情况下，胎盘屏障

可防止母体内病原体和有害物质进入胎儿体内，从而保护胎儿免遭感染。妊娠早期（三个月内）胎盘屏障尚未发育完善，此时孕妇若感染风疹病毒和巨细胞病毒等，可导致胎儿畸形或流产。

## 第二节  固有免疫细胞及其主要作用

### 一、吞 噬 细 胞

#### （一）吞噬细胞的种类与特征

吞噬细胞主要包括中性粒细胞和单核吞噬细胞两大类。这些细胞可及时清除侵入体内的病原微生物，在机体早期抗感染免疫过程中发挥重要作用。

1. 中性粒细胞  占血液白细胞总数的 $60\%\sim70\%$，来源于骨髓，胞浆中含有初级和次级两种颗粒。初级颗粒较大，即溶酶体颗粒，内含髓过氧化物酶、酸性磷酸酶和溶菌酶；次级颗粒较小，内含碱性磷酸酶、溶菌酶、防御素和杀菌渗透增强蛋白等。中性粒细胞具有很强的趋化作用和吞噬功能，当病原体在局部引发感染时，它们可迅速穿越血管内皮细胞进入感染部位，对入侵的病原体发挥吞噬杀伤和清除作用。中性粒细胞表面具有 FcγRⅠ、FcαR 和 CR，可通过调理作用促进和增强其吞噬杀菌作用。中性粒细胞寿命短，发挥吞噬杀菌效应后裂解破坏。

2. 单核吞噬细胞  包括血液中的单核细胞和组织中的巨噬细胞。单核细胞约占血液中白细胞总数的 $3\%\sim8\%$，胞质中富含溶酶体颗粒，其内含有过氧化物酶、酸性磷酸酶、非特异性酯酶和溶菌酶等多种酶类物质。单核细胞在血液中仅停留 $12\sim24\,h$，然后进入组织器官发育成熟为巨噬细胞。单核吞噬细胞具有极强的吞噬与杀伤能力，可吞噬和杀伤多种病原微生物，既可直接识别结合具有病原相关分子模式的各种病原体，又可在抗体和补体参与下，经调理作用增强其吞噬和杀伤的功能，更有效地发挥抗感染作用。另外，巨噬细胞能清除体内衰老损伤或凋亡的细胞，被某些细胞因子活化后能有效杀伤肿瘤细胞、分泌细胞因子促进炎症反应、参与免疫调节。

#### （二）吞噬细胞对病原体等抗原性异物的杀伤消化和清除

感染发生时，在局部某些细菌或其产物（如 LPS）、某些补体裂解片段（如 C3a、C5a）和促炎细胞因子（如 IL-1、IL-8、MCP-1、TNF）等作用下，吞噬细胞可穿越血管内皮细胞和组织间隙，迁移募集至炎症部位，对侵入的病原微生物形成"围歼"之势。这些聚集在炎症部位的吞噬细胞可通过表面模式识别受体（PRR）与病原微生物表面相应配体（病原相关分子模式）结合，或通过表面调理性受体与结合有 IgG、单体 IgA 和 C3b 的病原微生物结合，经吞噬或吞饮作用将病原体等摄入胞内形成吞噬体，通过氧依赖和氧非依赖杀菌系统杀伤病原体，并在多种水解酶的作用下，将其消化降解。

1. 氧依赖性杀菌系统  包括反应性氧中间物（ROI）和反应性氮中间物（RNI）作用系统：①ROI 系统是在吞噬作用激发下，细胞在短时间内耗氧量显著增加，这一现象称为呼吸爆发，随即激活细胞膜上还原型辅酶Ⅰ（NADH 氧化酶）和还原型辅酶Ⅱ（NADPH 氧化酶），使分子氧活化，生成超氧阴离子（$O_2^-$）、游离羟基（$OH^-$）、过氧化氢（$H_2O_2$）

和单态氧（$^1O_2$）等反应性氧中间物。这些反应性氧中间物具有很强的氧化和细胞毒作用，可有效杀伤病原微生物，同时对机体组织细胞也有一定的损伤作用。在中性粒细胞和单核细胞中，$H_2O_2$ 又能与氯化物、髓过氧化物酶（MPO）组成 MPO 杀菌系统，活性氯化物能使氨基酸脱氨基、脱羟基，生成毒性醛类物质，产生强大杀菌作用。但巨噬细胞不具备 MPO 杀菌系统。②RNI 系统是巨噬细胞活化后产生的一氧化氮合成酶在还原型辅酶 II（NAD-PH）或四氢生物蝶呤存在条件下，催化 L-精氨酸与氧分子反应，生成胍氨酸和 NO，NO 对细菌、肿瘤细胞等具有杀伤和细胞毒性作用。

2. 氧非依赖杀菌系统　是指不需氧分子参与的杀菌系统，主要包括：①吞噬体或吞噬溶酶体形成后，糖酵解作用增强，乳酸累积可使 pH 降至 3.5～4.0，此种酸性环境具有杀菌、抑菌作用；②在酸性条件下，溶酶体内的溶菌酶能使革兰阳性菌胞壁肽聚糖破坏而产生杀菌作用；③产生的防御素可在菌细胞脂质双层中形成"离子通道"，导致菌细胞裂解破坏。

## 二、NK 细 胞

NK 细胞是执行免疫监视作用的重要效应细胞。它们无需抗原预先致敏，就可直接杀伤某些肿瘤细胞、病毒或胞内寄生菌感染的靶细胞；也可通过 ADCC 效应定向杀伤 IgG 抗体特异性结合的肿瘤细胞和病毒感染的靶细胞。NK 细胞可被 IFN-γ、IL-12 和 IL-18 等细胞因子激活，活化 NK 细胞不仅细胞毒作用显著增强，而且还可通过分泌 IFN-γ、IL-2 和 TNF 等细胞因子发挥免疫调节作用。

## 三、γδT 细 胞

γδT 细胞主要分布于粘膜和上皮组织。其表面的抗原受体缺乏多样性，识别的抗原种类有限，主要是某些病原微生物或感染/突变细胞表达的共同抗原，如感染后产生或表达于感染细胞表面的热休克蛋白、CD1 提呈的脂类抗原、某些磷酸化抗原和病毒蛋白等。它们对抗原的识别也与 αβT 细胞不同，即可直接识别结合某些完整的多肽抗原，且不受 MHC 限制。γδT 细胞是皮肤粘膜局部抗病毒感染的重要效应细胞，对肿瘤细胞也有一定的杀伤作用，其杀伤机制与 $CD8^+CTL$ 基本相同。此外，活化 γδT 细胞还可通过分泌多种细胞因子参与免疫调节。

## 四、B1 细 胞

B1 细胞主要存在于腹腔、胸腔和肠壁固有层，具有自我更新能力。B1 细胞抗原受体缺乏多样性，抗原识别谱较窄，主要识别某些细菌表面共有的多糖类抗原。B1 细胞接受相应多糖抗原刺激后，48 小时内即可产生以 IgM 为主的低亲和性抗体，然后通过激活补体，早期有效地清除病原微生物。B1 细胞在增殖分化和抗体产生过程中不发生 Ig 类别转换，也不产生免疫记忆。

# 第三节　固有免疫效应分子及其主要作用

## 一、补 体 系 统

补体系统是参与固有免疫应答的最重要的一类免疫效应分子。当多种病原微生物突破屏障结构侵入机体后，可通过旁路途径和 MBL 途径迅速激活补体系统，并由此而产生溶菌或溶解病毒作用。此外，某些补体活化产物（如 C3a、C5a）具有趋化和致炎作用，可吸引吞噬细胞、肥大细胞到达感染部位，发挥吞噬杀菌作用和引起炎症反应；有些补体活化产物（如 C3b、C4b）具有调理和免疫粘附作用，可促进吞噬细胞对病原体的吞噬清除。上述作用是在特异性抗体产生之前，即病原体侵入机体后迅速产生的，因此，在机体早期抗感染免疫应答中具有十分重要的意义。当机体产生抗病原体的特异性抗体后，与侵入体内的病原体结合，也可通过经典途径激活补体，产生溶菌和促进病原体清除等抗感染免疫效应。

## 二、细 胞 因 子

病原体感染机体后，可刺激免疫细胞和感染的组织细胞产生多种细胞因子，引起一系列免疫反应。如病毒感染细胞、活化的 NK 细胞等可产生干扰素，诱导机体产生抗病毒蛋白，干扰病毒蛋白合成，抑制病毒增殖或扩散；亦可激活 NK 细胞和巨噬细胞，杀伤破坏病毒感染的靶细胞。活化的单核吞噬细胞可产生 IL-1、IL-6、TNF 和趋化性细胞因子 IL-8、MCP-1 等，这些细胞因子：①使局部血管扩张，通透性增强，同时促进吞噬细胞和局部血管内皮细胞表达粘附分子，增强二者之间的粘附作用，为炎性细胞的外渗创造了条件；②介导炎性细胞聚集于感染部位，并使之活化，增强其吞噬杀伤能力；③刺激骨髓干细胞生成并释放大量中性粒细胞入血，以提高机体抗感染免疫应答能力；④刺激肝细胞合成分泌多种急性期蛋白，其中 C-反应蛋白（CRP）和甘露聚糖结合凝集素（MBL）作为一种分泌型模式识别受体（PRR）能与某些病原微生物表面相应配体（PAMP）结合，并通过激活补体产生调理作用和溶菌效应；⑤IL-1、IL-6 和 TNF 作为内源性致热原，可作用于下丘脑体温调节中枢引起发热。巨噬细胞经细菌脂多糖和某些细胞因子如 IFN-γ 和 GM-CSF 等作用激活后，能有效杀伤肿瘤细胞；INF-γ、IL-1 和 IL-12 能促进 NK 细胞增殖并使之活化，可有效增强其杀瘤作用。

## 三、防 御 素

防御素是一组耐受蛋白酶的一类富含精氨酸的小分子多肽，对细菌、真菌和某些有包膜病毒具有直接杀伤作用。人和哺乳动物体内存在的 α-防御素为阳离子多肽，主要由中性粒细胞和小肠潘尼（氏）细胞产生。其杀伤机制：①通过与病原体带负电荷的成分如革兰阴性菌的脂多糖、革兰阳性菌的磷壁酸和病毒包膜脂质等的静电作用，使病原体膜屏障破坏、通透性增加，导致病原体死亡；②诱导病原体产生自溶酶，干扰 DNA 和蛋白质合成；③具有致炎和趋化作用，可增强吞噬细胞对病原体的吞噬杀伤和清除作用。

## 四、溶 菌 酶

溶菌酶是一种不耐热的碱性蛋白质，广泛存在于各种体液、外分泌液和吞噬细胞溶酶体中。溶菌酶能够裂解革兰阳性菌细胞壁中 N-乙酰葡萄糖胺与 N-乙酰胞壁酸之间的 β-1,4 糖苷键，使细胞壁的重要组分肽聚糖破坏，从而导致菌细胞溶解破坏。革兰阴性菌由于在其肽聚糖外还有脂多糖和脂蛋白包裹，所以对溶菌酶不敏感。但在相应抗体和补体存在条件下，革兰阴性菌也可被溶菌酶溶解破坏。

# 五、乙型溶素

乙型溶素是血清中一种对热较稳定的碱性多肽，在血浆凝固时由血小板释放，故血清中乙型溶素的浓度显著高于血浆中的水平。乙型溶素可作用于革兰阳性菌的细胞膜，产生非酶性破坏效应，但对革兰阴性菌无效。

## 思考题

1. 参与固有免疫的细胞有哪些？各有何主要作用？

# 第九章 超 敏 反 应

超敏反应（hypersensitivity）是指机体的免疫系统在对抗原发生免疫效应时所发生的一种以机体生理功能紊乱或组织细胞损伤为主的特异性免疫应答。超敏反应是一类异常的病理性应答，其结果可引起机体多种临床疾病，称为超敏反应性疾病。免疫效应与炎症密切相关，是免疫应答的正反两个方面，免疫效应越强烈炎症损伤就越严重。

根据超敏反应发生机理和临床特点可将其分为四型：Ⅰ型超敏反应，即速发型超敏反应，又称过敏反应；Ⅱ型超敏反应，即细胞毒型或细胞溶解型超敏反应；Ⅲ型超敏反应，即免疫复合物型或血管炎型超敏反应；Ⅳ型超敏反应，即迟发型超敏反应。

## 第 一 节  Ⅰ型超敏反应

Ⅰ型超敏反应又称过敏反应（anaphylaxis）或变态反应（allergy），主要由特异性 IgE 抗体介导产生，可发生于局部，亦可发生于全身。参与的效应细胞主要是肥大细胞和嗜碱性粒细胞，它们释放组胺等生物活性介质而引发Ⅰ型超敏反应性疾病。其特征主要是：①致敏机体再次接触变应原后发生；②反应发生快，消退亦快；③患者通常出现生理功能紊乱，而不发生严重的组织细胞损伤；④具有明显个体差异和遗传背景；临床将接受某些抗原刺激后，易产生特异性 IgE 抗体的患者，称为特应性素质个体。

### 一、参与Ⅰ型超敏反应的主要成分和细胞

#### （一）变应原及其特征

变应原是指能够选择性诱导机体产生特异性 IgE 抗体应答，引起过敏反应的抗原物质。天然变应原大多为相对分子量较小（10～20 kD）的可溶性蛋白质抗原；某些药物或化学物质其本身没有免疫原性，但进入体内后，可作为抗原表位与组织蛋白结合而获得免疫原性，成为变应原。能引起Ⅰ型超敏反应的变应原常见的有植物花粉颗粒、真菌或其孢子、尘螨或其排泄物、昆虫或其毒液、异种动物血清、动物皮屑或羽毛，以及牛奶、鸡蛋、鱼虾、蟹贝等食物和青霉素、链霉素、先锋霉素、磺胺、普鲁卡因、有机碘化合物等药物与化学物质。变应原通常经呼吸道、消化道及皮肤粘膜等途径进入体内诱导特异性 IgE 或 IgG4 抗体产生，使机体处于致敏状态。

#### （二）抗体

参与Ⅰ型超敏反应的抗体主要是 IgE，其次为 IgG4。IgE 为亲细胞性抗体，能与肥大细胞和嗜碱性粒细胞表面的 IgE Fc 受体（FcεR）结合，使该细胞处于致敏状态。正常人血清中 IgE 含量很低，而在过敏患者体内，特异性 IgE 含量异常增高。IgE 主要由鼻咽、扁桃体、气管和胃肠道粘膜下固有层的浆细胞产生，这些部位也是变应原易于侵入引发过敏反应的部位。

（三）细胞

1. 肥大细胞和嗜碱性粒细胞　肥大细胞广泛分布于呼吸道、胃肠道、泌尿生殖道粘膜下层和皮肤血管周围的结缔组织中。嗜碱性粒细胞主要分布于外周血中，数量较少。两种细胞的胞质内含有大量的嗜碱性颗粒，颗粒内含有丰富的生物活性介质，如组胺等；细胞表面具有高亲和性 IgE Fc 受体（FcεR I），当 IgE 与这些细胞表面的 FcεR I 结合后，再与相应变应原结合，使 FcεR I 桥联就可启动细胞活化，导致脱颗粒、释放生物活性介质（图9-1），产生相应临床效应。FcεR II 与 IgE 的亲和力仅为 FcεR I 的 1%，可分布于 B 细胞、肥大细胞、嗜碱性粒细胞、嗜酸性粒细胞、巨噬细胞、NK 细胞、血小板与树突状细胞等表面。

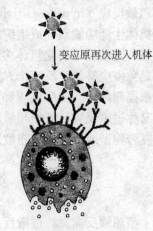

变应原再次进入机体

细胞脱颗粒

**图 9-1　FcεR 桥联介导肥大细胞活化脱颗粒示意图**

2. 嗜酸性粒细胞　主要分布于呼吸道、消化道和泌尿生殖道粘膜组织中，在血中仅有少量存在，其特征是胞浆内富含嗜酸性颗粒。该细胞通常不表达 FcεR I，当它们被某些细胞因子如 IL-3、IL-5、GM-CSF 或血小板活化因子（PAF）激活后，可表达 FcεR I，并使表面 C3bR 及 FcγR 表达增加，从而导致细胞脱颗粒，释放一系列生物活性介质，如嗜酸性粒细胞阳离子蛋白、主要碱性蛋白、嗜酸性粒细胞衍生的神经毒素和嗜酸性粒细胞过氧化物酶、嗜酸性粒细胞胶原酶等，这些物质可杀伤或引起组织细胞损伤。也可释放与肥大细胞和嗜碱性粒细胞释放的脂类介质，如 LTs、PAF 等。

（四）生物活性介质及其主要作用

1. 颗粒内预先形成储备的介质及其作用

（1）组胺：是引起即刻相反应的主要介质，其主要作用是：①可使小静脉和毛细血管扩张、通透性增强，血中大分子物质渗出，从而导致局部充血水肿，甚至可致休克；②可使支气管、胃肠道、子宫、膀胱等处平滑肌收缩，特别是支气管平滑肌对组胺更为敏感；③能引起胃酸大量分泌，也可刺激唾液腺、泪腺及胰、肠、支气管等部位腺体分泌增加；④刺激神经末梢可引起皮肤发红和瘙痒。

（2）激肽原酶：可使血浆中激肽原（$\alpha_2$-球蛋白）生成激肽，其中缓激肽（9肽）的作用最强。激肽的作用有：①毛细血管扩张，通透性增强；②支气管、子宫以及肠道平滑肌收缩；③吸引嗜酸性和中性粒细胞等向局部趋化；④刺激神经末梢引起疼痛。

2. 细胞内新合成的介质及其作用

（1）白三烯（leukotrienes，LTs）：是细胞活化过程中由细胞膜磷脂在磷脂酶作用下，形成花生四烯酸经脂氧合酶途径形成的介质，通常由 LTC4、LTD4 和 LTE4 混合组成。它们是引起晚期相反应的主要介质，其主要作用是：使支气管平滑肌强烈而持久的收缩；使毛细血管扩张通透性增强；促进粘膜、腺体分泌增强。

（2）前列腺素 $D_2$（prostaglandin $D_2$，$PGD_2$）：$PGD_2$ 是细胞膜磷脂在磷脂酶作用下，形成花生四烯酸经环氧合酶途径形成的介质。其主要作用是刺激支气管、胃肠和子宫平滑肌收缩，使血管扩张通透性增加，增强腺体分泌。

（3）血小板活化因子（platelet activating factor，PAF）：是烃基化磷脂在磷脂酶 $A_2$ 和乙酰转移酶作用后形成的产物。主要参与晚期相反应，可凝聚和活化血小板使之释放组胺、5-羟色胺等血管活性胺类物质，增强和扩大 I 型超敏反应。

（4）细胞因子：如 IL-4 和 IL-13 可扩大 $CD4^+$ Th2 细胞应答和促进 B 细胞发生 IgE 类别转换；IL-3、IL-5 和 GM-CSF 可促进嗜酸性粒细胞生成和活化。

## 二、I 型超敏反应的发生过程和发生机制

### （一）致敏阶段

变应原进入机体后，可选择诱导变应原特异性 B 细胞产生 IgE 抗体应答。IgE 类抗体与 IgG 类抗体不同，它们可在不结合抗原情况下，以其 Fc 段与肥大细胞和嗜碱性粒细胞表面相应受体（FcεR I）结合，而使机体处于对该变应原的致敏状态（图 9-2）。表面结合特异性 IgE 的肥大细胞/嗜碱性粒细胞，称为致敏肥大细胞/嗜碱性粒细胞，简称致敏靶细胞。游离状态的 IgE 抗体半衰期仅为 2～3 天，当与肥大细胞/嗜碱性粒细胞表面 FcεR I 结合后，其半衰期可维持数月甚至更长，如长期不接触变应原，致敏状态可逐渐消失。

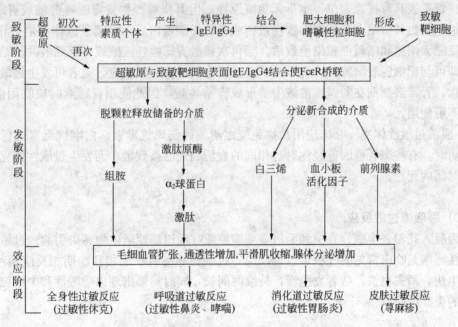

**图 9-2 I 型超敏反应发生过程与机制示意图**

### （二）激发阶段

是指相同变应原再次进入机体后，通过与致敏肥大细胞/嗜碱性粒细胞表面 IgE 抗体特异性结合，使之脱颗粒释放生物活性介质的阶段。多价变应原与致敏靶细胞表面两个或两个以上相邻 IgE 抗体结合，使膜表面 FcεR I 交联，启动致敏靶细胞活化脱颗粒，释放组胺、激肽原酶、白三烯、前列腺素 $D_2$、血小板活化因子等生物活性介质（图 9-2）。

### （三）效应阶段

是指生物活性介质作用于效应组织和器官，引起局部或全身过敏反应的阶段（图9-2）。根据效应发生的快慢和持续时间的长短，可分为早期相反应和晚期相反应两种类型。

1. 早期相反应　也叫即刻相反应，通常在接触变应原后数秒钟内发生，可持续数小时。该种反应主要由组胺引起。临床上可表现为皮肤红斑、丘疹、水肿和瘙痒，支气管哮喘，腹痛腹泻，严重时可发生休克。

2. 晚期相反应　也叫延迟相或迟缓相反应，发生在变应原刺激后6～13小时，可持续数天。该种反应主要由新合成的脂类介质如白三烯、血小板活化因子和某些细胞因子引起。这些因子吸引嗜酸性粒细胞和中性粒细胞浸润，这些细胞及其产生的酶类物质和脂类介质进一步加重炎症，表现为受累部位出现红斑、硬结、发热、瘙痒和烧灼感。

## 三、临床常见的Ⅰ型超敏反应性疾病

### （一）全身性过敏反应

1. 药物过敏性休克　以青霉素引发最为常见，此外头孢菌素、链霉素、普鲁卡因等也可引起。青霉素具有抗原表位，本身无免疫原性，但其降解产物青霉噻唑醛酸或青霉烯酸，与体内组织蛋白共价结合形成青霉噻唑蛋白或青霉烯酸蛋白后，可刺激机体产生特异性IgE抗体，使肥大细胞和嗜碱性粒细胞致敏。当再次接触青霉噻唑醛酸或青霉烯酸共价结合的蛋白时，即可与靶细胞表面特异性IgE分子交联结合而触发过敏反应，重者可发生过敏性休克甚至死亡。青霉素制剂在弱碱性溶液中易形成青霉烯酸，因此使用青霉素时应临用前配制，放置后不可使用。

2. 血清过敏性休克　临床应用动物免疫血清如破伤风抗毒素、白喉抗毒素进行治疗或紧急预防时，有些患者可因曾经注射过相同的血清制剂已被致敏，而发生过敏性休克，重者可在短时间内死亡。

### （二）呼吸道过敏反应

常因吸入花粉、尘螨、真菌和毛屑等变应原或呼吸道病原微生物感染引起。过敏性鼻炎和过敏性哮喘是临床常见的呼吸道过敏反应。过敏性哮喘有早期相和晚期相反应两种类型，前者发生快，消失也快；后者发生慢，持续时间长，同时局部出现以嗜酸性和中性粒细胞浸润为主的炎症反应。

### （三）消化道过敏反应

少数人进食鱼、虾、蟹、蛋、奶等食物后可发生过敏性胃肠炎，出现恶心、呕吐、腹痛和腹泻等症状，严重者也可发生过敏性休克。此种过敏反应可能与患者胃肠道粘膜表面分泌型IgA含量减少和蛋白水解酶缺乏有关。

### （四）皮肤过敏反应

主要包括荨麻疹、特应性皮炎（湿疹）和血管性水肿。这些皮肤过敏反应可由药物、食物、肠道寄生虫或冷热刺激等引起。

## 四、Ⅰ型超敏反应防治原则

### (一) 变应原皮肤试验

查明变应原,避免与之接触是预防Ⅰ型超敏反应发生最有效的方法。临床检测变应原最常用的方法是皮肤试验。即将易引起过敏反应的药物、生物制品或其他可疑变应原稀释后(青霉素 25U、抗毒素血清 1:100、尘螨 1:100 000、花粉 1:10 000),取 0.1ml 在受试者前臂内侧作皮内注射,观察 15~30 分钟。若局部皮肤出现红晕、风团直径>1cm 为皮试阳性。

### (二) 脱敏治疗

1. 异种免疫血清脱敏疗法 抗毒素皮试阳性但又必须使用者,可采用小剂量(0.1ml→0.2ml→0.3ml)、短间隔(20~30 分钟)多次注射抗毒素的方法(24 小时内,将治疗剂量的抗毒素全部注入体内)进行脱敏治疗。其机制可能是小剂量变应原进入体内与有限数量致敏靶细胞作用后,释放的生物活性介质较少,不足以引起明显临床症状,同时介质作用时间短,无累积效应。因此短时间内小剂量多次注射抗血清可使体内致敏靶细胞分期分批脱敏,以至最终全部解除致敏状态。此时大量注射抗血清就不会发生过敏反应。但此种脱敏是暂时的,经一定时间后机体又可重新恢复致敏状态。

2. 特异性变应原减敏疗法 对已查明而难以避免接触的变应原如花粉、尘螨等,可采用小剂量、间隔较长时间、反复多次皮下注射相应变应原的方法进行减敏治疗。其机制可能是改变抗原进入途径,诱导机体产生大量特异性 IgG 类抗体,使 IgE 抗体产生减少;而 IgG 类抗体与相应变应原结合,可影响或阻断变应原与致敏靶细胞的相互作用。

### (三) 药物防治

1. 抑制生物活性介质合成和释放的药物 ①阿司匹林可抑制前列腺素等介质生成;②色甘酸钠可稳定细胞膜,阻止致敏靶细胞脱颗粒;③肾上腺素、异丙肾上腺素和前列腺素 E 可激活腺苷酸环化酶促进 cAMP 合成,使胞内 cAMP 浓度升高,抑制靶细胞脱颗粒和释放生物活性介质;④甲基黄嘌呤和氨茶碱可抑制磷酸二酯酶阻止 cAMP 分解,使胞内 cAMP 浓度升高,抑制靶细胞脱颗粒和释放生物活性介质。

2. 生物活性介质拮抗药 ①苯海拉明、扑尔敏、异丙嗪等为抗组胺药物,可通过与组胺竞争结合效应器官细胞膜上组胺受体而发挥抗组胺作用;②乙酰水杨酸为缓激肽拮抗剂;③多根皮苷酊磷酸盐对白三烯具有拮抗作用。

3. 改善效应器官反应性的药物 ①肾上腺素既可解除支气管平滑肌痉挛,又可使外周毛细血管收缩升高血压,在抢救过敏性休克时为首选药;麻黄碱雾化吸入可解除支气管平滑肌痉挛;②莨菪、颠茄、654-2、阿托品、普鲁苯辛等可解除胃肠道平滑肌痉挛和抑制腺体分泌;③葡萄糖酸钙、氯化钙、维生素 C 等既可解除平滑肌痉挛,又能降低毛细血管通透性和减轻皮肤与粘膜的炎症反应。

## 第二节 Ⅱ型超敏反应

Ⅱ型超敏反应是由 IgG 或 IgM 类抗体与靶细胞表面相应抗原结合后,在补体、吞噬细胞和 NK 细胞参与作用下，引起的以细胞溶解或组织损伤为主的病理性免疫反应。Ⅱ型超敏反应又称细胞毒型或细胞溶解型超敏反应。

## 一、Ⅱ型超敏反应的发生机制

### （一）靶细胞及其表面抗原

正常组织细胞、改变的自身组织细胞和被抗原或抗原表位结合修饰的自身组织细胞，均可成为Ⅱ型超敏反应中被攻击杀伤的靶细胞。靶细胞表面的抗原主要包括：①正常存在于血细胞表面的同种异型抗原，如 ABO 血型抗原、Rh 抗原和 HLA 抗原；②外源性抗原与正常组织细胞之间具有的共同抗原，如链球菌胞壁成分与心脏瓣膜、关节组织糖蛋白之间的共同抗原；③感染和理化因素所致改变的自身抗原，结合在自身组织细胞表面的药物抗原表位或抗原-抗体复合物。

### （二）抗体、补体和效应细胞的作用

参与Ⅱ型超敏反应的抗体主要是 IgG 和 IgM 类抗体。这些抗体具有 C1q 结合点，与靶细胞表面相应抗原结合后，可通过激活补体或通过补体裂解产物 C3b 介导的调理作用，使靶细胞溶解破坏。IgG 抗体与靶细胞表面相应抗原结合后，其 Fc 段可与效应细胞（巨噬细胞、中性粒细胞和 NK 细胞）表面 FcγR 结合，对靶细胞产生调理吞噬和/或 ADCC 作用，使之溶解破坏（图 9-3）；抗细胞表面受体的自身抗体与细胞表面相应受体结合，可导致靶细胞功能亢进或功能低下。

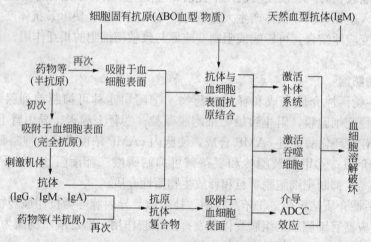

**图 9-3　Ⅱ型超敏反应的发生机制示意图**

## 二、临床常见的Ⅱ型超敏反应性疾病

### （一）输血反应

多发生于 ABO 血型不符的输血。如将 A 型供血者的血误输给 B 型受血者，由于 A 型血红细胞表面有 A 抗原，受者血清中有天然抗 A 抗体，两者结合后激活补体可使红细胞溶解破坏引起溶血反应。

## （二）新生儿溶血症

1. **母子间 Rh 血型不合引起的新生儿溶血症** 母亲为 Rh$^-$，由于输血、流产或分娩等原因接受 Rh$^+$ 红细胞刺激后，产生 Rh 抗体（IgG）。当体内产生 Rh 抗体的母亲妊娠或再次妊娠且胎儿血型为 Rh$^+$ 时，母体内的 Rh 抗体便可通过胎盘进入胎儿体内，与胎儿 Rh$^+$ 红细胞表面 Rh 抗原结合使之溶解破坏，引起流产或发生新生儿溶血症。如在产后 72 小时内给母体注射 Rh 抗体及时清除进入母体内的 Rh$^+$ 红细胞，可有效预防再次妊娠时发生新生儿溶血症。

2. **母子间 ABO 血型不符引起的新生儿溶血症** 母亲为 O 型、胎儿为 A 型或 B 型时，分娩时可有少量胎儿红细胞进入母体内，A 或 B 血型物质刺激母体产生抗 A 或抗 B 抗体（IgG）。当体内产生抗 A 或抗 B 抗体（IgG）的母亲（O 型）再次妊娠（胎儿仍为 A 型或 B 型）时，抗 A 或抗 B 抗体（IgG）就可通过胎盘进入胎儿体内，使红细胞溶解破坏，引起新生儿溶血症。其发生率较高，但症状较轻。这是因为胎儿体内除红细胞外，在其血清或某些组织中也存在 A、B 血型物质，它们能够与红细胞竞争结合 IgG 类血型抗体，使新生儿溶血症减轻。目前 ABO 血型不符引起的新生儿溶血症尚无有效的预防办法。母体内 IgM 类天然血型抗体不能通过胎盘屏障进入胎儿体内，与新生儿溶血症的发生无关。

## （三）自身免疫性溶血性贫血

服用甲基多巴类药物或某些病毒如流感病毒、EB 病毒感染后，能使红细胞膜表面成分发生改变，从而刺激机体产生抗红细胞自身抗体。这种抗体与自身改变的红细胞特异性结合，可引起自身免疫性溶血性贫血。

## （四）药物过敏性血细胞减少症

青霉素、磺胺、安替比林、奎尼丁和非那西丁等药物抗原表位能与血细胞膜蛋白或血浆蛋白结合获得免疫原性，从而刺激机体产生药物抗原表位特异性的抗体。这种抗体可与红细胞、粒细胞或血小板等血细胞表面结合或吸附的药物结合，或先与药物结合形成抗原-抗体复合物后再与具有 IgG Fc 受体的红细胞、粒细胞或血小板结合，从而引起药物溶血性贫血、粒细胞减少症和血小板减少性紫癜。

## （五）肺出血-肾炎综合征

又称 Goodpasture 综合征，临床以肺出血和进行性肾功能衰竭为特征，严重者可死于肺出血和尿毒症。病因尚未确定，其发生机制可能是：病毒或细菌感染能使肺泡基底膜抗原发生改变，刺激机体产生 IgG 类抗肺泡基底膜自身抗体，而肺泡基底膜和肾小球基底膜有共同抗原成分，抗肺泡基底膜自身抗体不但能与肺泡基底膜也能与肾小球基底膜结合，并由此而激活补体，形成膜攻击复合物，使细胞溶解破坏；同时在吞噬细胞和 NK 细胞作用下，可通过调理吞噬和 ADCC 效应使肺泡和肾小球基底膜发生损伤。

## （六）甲状腺功能亢进（Graves 病）

是一种特殊的 II 型超敏反应，即抗体刺激型超敏反应。该病患者体内可产生针对甲状腺细胞表面甲状腺刺激素（thyroid stimulating hormone，TSH）受体的自身抗体。该种抗体与甲状腺细胞表面 TSH 受体结合可刺激甲状腺细胞合成分泌甲状腺素，引起甲状腺功能亢进，而不是使甲状腺细胞破坏。因此将此类超敏反应归属为特殊的Ⅱ型超敏反应。

# 第三节　Ⅲ型超敏反应

Ⅲ型超敏反应是由中等大小可溶性免疫复合物沉积于局部或全身毛细血管基底膜后，通过激活补体并在血小板、嗜碱性、中性粒细胞参与作用下，引起的以充血水肿、局部坏死和中性粒细胞浸润为主要特征的炎症反应和组织损伤（图 9-4）。Ⅲ型超敏反应又称免疫复合物型或血管炎型超敏反应。

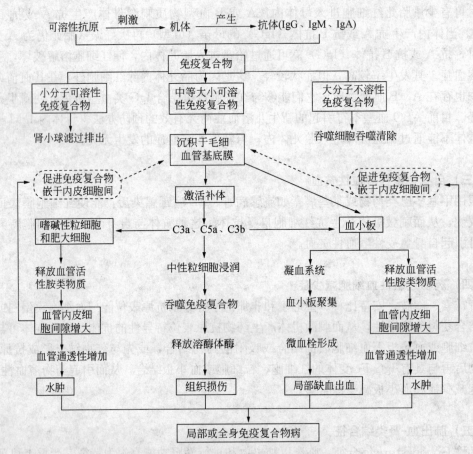

图 9-4　Ⅲ型超敏反应的发生机制示意图

# 一、Ⅲ型超敏反应的发生机制

### （一）中分子可溶性免疫复合物的形成

可溶性抗原与相应抗体结合，可形成抗原-抗体复合物即免疫复合物。当抗原与抗体比例适中时，可形成大分子免疫复合物，易被吞噬细胞吞噬清除；当抗原或抗体过剩时，可形成小分子可溶性免疫复合物，易通过肾小球滤出。当抗原（或抗体）量略多于抗体（或抗原）时，可形成中等大小分子免疫复合物，随血液循环播散，并可能沉积在不同组织部位，引起Ⅲ型超敏反应。

### （二）中分子可溶性免疫复合物的沉积

中等大小分子免疫复合物不易被单核吞噬细胞吞噬清除，也不能通过肾小球基底膜随尿液排出体外，因此有可能沉积于血管基底膜上，造成组织损伤。以下几个方面可导致循环免疫复合物在血管基底膜上的沉积。

1. 血管活性胺类物质的作用　①免疫复合物可直接与血小板表面 FcγR 结合，使之活化释放组胺等炎性介质；②激活补体产生的 C5a/C3a 和 C3b，能使肥大细胞、嗜碱性粒细胞和血小板活化，释放组胺等炎性介质。上述血管活性胺类物质可使血管内皮细胞间隙增大，这不仅可增加血管通透性，而且有助于免疫复合物在血管内皮细胞间隙的沉积。

2. 局部解剖和血流动力学因素的作用　肾小球基底膜和关节滑膜等处的毛细血管迂回曲折，血流缓慢且易产生涡流；同时该处毛细血管内血压较高，约为其他部位毛细血管的 4 倍，因此可促进中等大小分子可溶性免疫复合物沉积到血管内皮细胞间隙之中。

### （三）免疫复合物沉积后引起的组织损伤

1. 补体的作用　免疫复合物可激活补体系统产生过敏毒素，使嗜碱性粒细胞和肥大细胞脱颗粒，释放组胺等炎性介质引起局部水肿；同时吸引中性粒细胞聚集在免疫复合物沉积的部位，引起组织损伤。

2. 中性粒细胞的作用　局部聚集的中性粒细胞，在吞噬免疫复合物过程中，可通过释放蛋白水解酶、胶原酶、弹性纤维酶和碱性蛋白等，使血管基底膜和周围组织细胞发生损伤。

3. 血小板的作用　免疫复合物和 C3b 可使血小板活化产生 5-羟色胺等血管活性胺类物质，导致血管扩张通透性增强引起充血和水肿。同时可使血小板聚集并通过激活凝血机制形成微血栓，造成局部组织缺血、出血和组织坏死。

## 二、常见的Ⅲ型超敏反应性疾病

### （一）局部免疫复合物病

1. Arthus 反应　Arthus（1903）用马血清经皮下反复免疫家兔数周后，当再次注射马血清时可在注射局部出现红肿、出血和坏死等剧烈炎症反应。此种现象被称为 Arthus 反应。

2. 类 Arthus 反应　①可见于胰岛素依赖型糖尿病患者。局部反复注射胰岛素后可刺激机体产生相应 IgG 类抗体，若此时再注射胰岛素，即可在注射局部出现红肿、出血和坏死等与 Arthus 反应类似的局部炎症反应；②长期吸入某种真菌孢子或含有动植物蛋白的粉尘，可刺激机体产生相应 IgG 类抗体。当上述抗原物质与相应抗体在肺泡和肺泡间质内结合形成免疫复合物时，可引起肺部的急性炎症反应，临床称之为超敏反应性肺炎。

### （二）全身性免疫复合物病

1. 血清病　通常在初次大量注射抗毒素（马血清）后 1～2 周发生，其主要临床症状是发热、皮疹、淋巴结肿大、关节肿痛和一过性蛋白尿等。这是由于患者体内已经产生抗抗毒素的抗体而抗毒素尚未完全排除，二者结合形成中分子可溶性循环免疫复合物所致。有时应用大剂量青霉素、磺胺药等也可引起类似血清病样的反应。

2. 链球菌感染后肾小球肾炎 一般发生于 A 族溶血性链球菌感染后 2～3 周。此时体内产生抗链球菌抗体，它们与链球菌可溶性抗原结合形成循环免疫复合物，沉积在肾小球基底膜上，可使肾脏损伤引起免疫复合物型肾炎。由免疫复合物引起的肾炎也可在其他病原微生物如葡萄球菌、肺炎双球菌、乙肝病毒或疟原虫感染后发生。

# 第四节　Ⅳ型超敏反应

Ⅳ型超敏反应是由效应 T 细胞与相应抗原作用后引起的以单个核细胞浸润和组织细胞损伤为主要特征的炎症反应。此型超敏反应发生较慢，当机体再次接受相同抗原刺激后，通常需经 24～72 小时方可出现炎症反应，因此又称迟发型超敏反应。此型超敏反应与效应 T 细胞和吞噬细胞及其产生的细胞因子或细胞毒性介质有关，与抗体和补体无关。

## 一、Ⅳ型超敏反应的发生机制

### （一）效应 T 细胞的形成

引起Ⅳ型超敏反应的抗原主要有胞内寄生菌、某些病毒、寄生虫和化学物质。这些抗原性物质经抗原提呈细胞（APC）加工处理后，能以抗原肽-MHC Ⅱ/Ⅰ类分子复合物的形式表达于 APC 表面，使具有相应抗原受体的 $CD4^+$ 初始 T 细胞和 $CD8^+$ CTL 细胞活化。这些活化 T 细胞在 IL-13 和 IFN-γ 等细胞因子作用下，有些增殖分化为效应 T 细胞，即 $CD4^+$ 效应 Th1 细胞和 $CD8^+$ 效应 CTL 细胞；有些中途停止分化，成为静息状态的记忆 T 细胞。

### （二）效应 T 细胞介导的炎症反应和细胞毒作用

效应 T 细胞再次与相应抗原接触时，可通过释放一系列细胞因子和/或细胞毒性介质引起炎症反应或迟发型超敏反应（图 9-5）。抗原特异性记忆 T 细胞接受相应抗原刺激后，可迅速增殖分化为效应 T 细胞，增强扩大炎症效应或迟发型超敏反应。

1. $CD4^+$ Th1 细胞介导的炎症反应和组织损伤 $CD4^+$ Th1 效应细胞与抗原提呈细胞表面相应抗原作用后，可通过释放 IFN-γ、TNF-β、IL-2、IL-3 和 GM-CSF 等细胞因子，产生以单核细胞和淋巴细胞浸润为主的炎症反应。

（1）IL-3 和 GM-CSF：可刺激骨髓生成单核细胞，使外周巨噬细胞数量增加。

（2）TNF-β：可活化局部血管内皮细胞，使其表面粘附分子表达增高，同时分泌 IL-8 和 MCP-1 等趋化性细胞因子，从而促使血液中吞噬细胞和淋巴细胞与血管内皮细胞粘附，进而迁移外渗，聚集在抗原存在部位，参与炎症反应。局部高浓度 TNF-β 也可直接对周围组织细胞产生细胞毒作用，引起组织损伤。

（3）IFN-γ：可激活单核吞噬细胞，增强其吞噬杀伤功能，并能诱导单核吞噬细胞合成分泌 IL-1、6、血小板活化因子，前列腺素和溶酶体酶等一系列前炎症细胞因子和炎性介质，引发迟发型超敏反应产生病理性免疫损伤。

（4）IL-2：可促进抗原特异性 T 细胞增殖，具有增强和扩大迟发型超敏反应的作用。

2. $CD8^+$ CTL 细胞介导的细胞毒性作用 $CD8^+$ CTL 细胞与靶细胞表面相应抗原结合作用后，可通过释放穿孔素和颗粒酶等介质，使靶细胞溶解破坏或发生凋亡；也可通过其表面 FasL 与靶细胞表面 Fas 结合或通过分泌大量 TNF-α，使靶细胞发生凋亡。事实上，Ⅳ型超敏反应的发生机制与细胞免疫应答的机制完全相同，只是前者在免疫应答过程中给机体带来明显或严重的损伤，而后者产生对机体有利的结果。

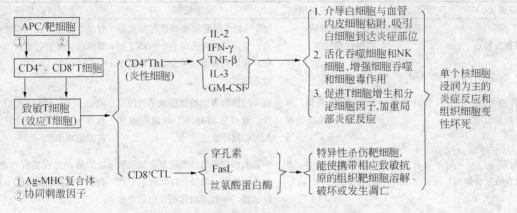

**图 9-5  4 型超敏反应的发生机制示意图**

## 二、临床常见的Ⅳ型超敏反应性疾病

### （一）传染性迟发型超敏反应

胞内寄生菌、病毒和某些真菌感染可使机体发生Ⅳ型超敏反应。由于该种超敏反应是在感染过程中发生的，故称传染性迟发型超敏反应。结核病人肺空洞形成、干酪样坏死和麻风病人皮肤肉芽肿形成，以及结核菌素皮试引起的局部组织损伤均与迟发型超敏反应有关。

### （二）接触性皮炎

是机体经皮肤接受抗原刺激后，当再次接触相同抗原时发生的以皮肤损伤为主要特征的Ⅳ型超敏反应。引起接触性皮炎的抗原有油漆、染料、农药、化妆品、药物（如磺胺、青霉素）和某些化学物质（如二硝基氯/氟苯）等。这些小分子抗原表位能与表皮细胞内角蛋白结合形成完全抗原，从而刺激机体产生小分子抗原表位特异性的效应 T 细胞。此时机体再次接触相应抗原即可发生接触性皮炎，患者局部皮肤出现红肿、皮疹、水泡，严重者可出现剥脱性皮炎。

此外，同种异体移植排斥反应和某些自身免疫性疾病的发生机制均与Ⅳ型超敏反应有关。

## 第五节  四型超敏反应的比较

临床上常见的超敏反应性疾病可以根据其发生机制而分为四种类型，四种类型超敏反应的特点与区别见表 9-1。但实际情况往往很复杂，有些超敏反应性疾病可由多种免疫损伤机制引起。如链球菌感染后肾小球肾炎主要是由Ⅲ型超敏反应引起，也可由Ⅱ型超敏反应所致。同一抗原可在不同条件下引起不同类型的超敏反应。如青霉素所致的超敏反应通常以过敏性休克、荨麻疹、哮喘等Ⅰ型超敏反应为主；亦可引起局部类 Arthus 反应和关节炎等Ⅲ型超敏反应；当长期大剂量静脉注射时还可发生由Ⅱ型超敏反应引起的溶血性贫血；反复多次局部涂抹则可造成由Ⅳ型超敏反应引起的接触性皮炎。此外由青霉素引起的Ⅰ、Ⅲ 和Ⅱ、Ⅳ混合型超敏反应的病例也偶有发生。

表 9-1 四型超敏反应的比较

| 型别 | 免疫类型 | 参与的分子与细胞 | 发生机制 | 常见疾病举例 |
|---|---|---|---|---|
| Ⅰ型（速发型） | 体液免疫 | IgE，肥大细胞，嗜碱性粒细胞 | IgE与肥大细胞和嗜碱性粒细胞结合；变应原与IgE结合，FcεRⅠ桥联，脱颗粒释放活性介质，作用于效应器官 | 过敏性休克，支气管哮喘，荨麻疹，食物过敏 |
| Ⅱ型（细胞毒型） | 体液免疫 | IgG，IgM，补体，巨噬细胞，NK细胞等 | 抗体与细胞表面的抗原或半抗原结合，通过激活补体、调理吞噬和ADCC发挥效应 | 输血反应，新生儿溶血，自身免疫性溶血性贫血，粒细胞减少症 |
| Ⅲ型（免疫复合物型） | 体液免疫 | IgG，IgM，补体，中性粒细胞 | 中等大小的可溶性免疫复合物沉积于毛细血管，激活补体，吸引中性粒细胞，释放溶酶体酶，引起炎症反应；血小板聚集，血栓形成，导致缺血和出血 | 血清病，免疫复合物型肾炎，类风湿性关节炎 |
| Ⅳ型（迟发型） | 细胞免疫 | CD4⁺ Th1 细胞 CD8⁺CTL细胞 | 抗原刺激T细胞致敏，相同抗原使效应T细胞活化，直接杀伤靶细胞或释放细胞因子，活化巨噬细胞，引起炎症反应 | 传染性超敏反应，接触性皮炎 |

## 思考题

1. 青霉素是如何引起Ⅰ型超敏反应的？请简述其发生机制。
2. 链球菌感染后肾小球肾炎的发病机制可以是Ⅲ型超敏反应，也可以是Ⅱ型超敏反应，请简述其原因。
3. 在我国为什么由母子Rh血型不符所致的新生儿溶血症状重、发生率低？由母子ABO血型不符引起的新生儿溶血发生率高而症状轻？
4. 四型超敏反应各有何特点？

# 第十章　免疫学防治

免疫学防治是以免疫学的基本理论为依据，应用免疫制剂或免疫调节剂来诱导或调节机体的免疫功能，从而达到预防和治疗疾病的目的。随着免疫学理论与技术的飞速发展，免疫学防治已从治疗控制传染性疾病的传播，扩展到了肿瘤、自身免疫性疾病、免疫缺陷病、超敏反应性疾病和器官移植等许多疾病防治。

## 第一节　免疫学预防

### 一、人工免疫的概念和种类

**（一）人工免疫的概念**

人工免疫是依据机体在自然情况下获得特异性免疫力的方式，采用人工的方法使机体获得特异性的免疫力，以达到预防疾病目的。

**（二）人工免疫的种类**

1. 人工主动免疫　是给机体接种疫苗或类毒素等抗原物质，刺激机体主动产生特异性免疫力的方法。又称人工自动免疫。

2. 人工被动免疫　是给机体输入抗体，使机体立即获得免疫力的方法。

人工免疫的比较如表 10-1。

**表 10-1　人工免疫的比较**

| 比较项目 | 自动免疫 | 被动免疫 |
| --- | --- | --- |
| 注入物质 | 疫苗、类毒素等抗原制剂 | 抗毒素、丙种球蛋白等抗体或细胞因子 |
| 免疫力出现时间 | 慢，1~4 周后生效 | 快，注入后立即生效 |
| 免疫力维持时间 | 长，数月~数年 | 短，2~3 周 |
| 用途 | 主要用于预防 | 主要用于治疗或紧急预防 |

### 二、用于人工主动免疫的生物制品

**（一）疫苗**

疫苗（vaccine）是用细菌、病毒、立克次体等病原微生物制成的用于预防传染病的生物制品。

1. 灭活疫苗（死疫苗）　是选用免疫原性强的病原体，经人工培养后，用理化方法灭活而制成。由于死疫苗进入机体后不能生长繁殖，故对机体的免疫作用弱，要获得强而持久的免疫效果，需经多次接种，且量要大。死疫苗能诱导机体产生特异性抗体，不能通过内源性抗原提呈途径诱导产生效应 CTL，故不具有细胞免疫效应，免疫效果有一定的局限性。

但死疫苗具有稳定、易保存等特点。常用的死疫苗有伤寒、乙脑、百日咳、霍乱、流感、狂犬病、钩体病疫苗等。

2. 减毒活疫苗 用人工变异或从自然界筛选获得的减毒或无毒的活的病原微生物制成的制剂，称为减毒活疫苗。活疫苗接种如同隐性感染，进入机体后可生长繁殖，在体内存留时间长，因此，对机体免疫作用强，除诱导体液免疫外，还可诱导细胞免疫，且接种量小，一般只需接种一次，但活疫苗稳定性差，不易保存，有回复突变的可能性。免疫缺陷者和孕妇一般不宜接种活疫苗。常用的活疫苗有卡介苗、麻疹、风疹、脊髓灰质炎疫苗等。死疫苗与活疫苗的比较如表 10-2。

**表 10-2　死疫苗与活疫苗的比较**

| 区别点 | 死疫苗 | 活疫苗 |
| --- | --- | --- |
| 制剂特点 | 死，强毒株 | 活，无毒或弱毒株 |
| 接种量及次数 | 量较大，2～3 次 | 量较小，1 次 |
| 保存及有效期 | 易保存，有效期约 1 年 | 不易保存，4℃冰箱内数周 |
| 免疫效果 | 较低，维持数月～2 年 | 较高，维持 3～5 年甚至更长 |

3. 新型疫苗 近年来，随着免疫学、生物化学、分子生物学技术的发展，研制出许多高效、安全且廉价的新型疫苗。

(1) 亚单位疫苗：去除病原体中与激发保护性免疫无关甚至有害的成分，提取病原体中可刺激机体产生保护性免疫的抗原成分制备而成的疫苗即为亚单位疫苗。如从乙肝病毒表面抗原阳性者血浆中提取表面抗原，可制成乙型肝炎亚单位疫苗；提取百日核杆菌的丝状血凝素（FHA）等保护性抗原成分，可制成无细胞百日咳亚单位疫苗，其内毒素含量仅为全体疫苗的 1/2000，副作用明显减少，而免疫效果相同。

(2) 合成疫苗：将能诱导机体产生保护性免疫的人工合成的抗原肽结合于载体上（常用脂质体），再加入佐剂而制成的疫苗即为合成疫苗。制备合成疫苗，首先要获得病原微生物中具有免疫保护作用有效组分的氨基酸序列，然后按此序列合成。其优点是：一旦合成即可大量生产，且无血源性疫苗传染的可能性。若所合成的多肽同时含 B 细胞和 T 细胞识别表位，即可诱导体液免疫与细胞免疫。T 细胞对抗原表位的识别受 MHC 的限制，由于 HLA 具有高度多态性，因此，疫苗的设计应充分考虑群体中 T 细胞表位概况，以期对大范围群体产生保护作用。目前，借助计算机演绎法可预测 T 细胞识别的表位，为研制抗原肽疫苗提供了重要手段。合成肽分子小，免疫原性弱，常需交联载体才能诱导免疫应答。

(3) 结合疫苗：人们早已用细菌荚膜多糖制成疫苗，但其属于 T 细胞非依赖性抗原，可直接使 B 细胞产生 IgM 类抗体，既不产生记忆细胞，也无免疫球蛋白的类别转换，故免疫效果较差。近年来将荚膜多糖的水解物连接于白喉类毒素，制成结合疫苗，使其成为 T 细胞依赖性抗原，引起 T、B 细胞联合识别，B 细胞产生 IgG 类抗体，提高了免疫效果。目前已获准使用的结合疫苗有 b 型流感杆菌、脑膜炎奈瑟菌和肺炎链球菌疫苗。

(4) 基因工程疫苗：①重组抗原疫苗：重组抗原疫苗是利用 DNA 重组技术制备的只含保护性抗原的纯化疫苗。此类疫苗不含活的病原体和病毒核酸，安全有效，成本低廉。如目前使用的乙型肝炎疫苗即为乙肝病毒表面抗原重组疫苗，口蹄疫疫苗和莱姆病疫苗也属此类。②重组载体疫苗：重组载体疫苗是将编码具有保护性免疫的抗原基因（目的基因）与载体（减毒的细菌或病毒株）重组后导入宿主细胞，目的基因的表达产生大量相应抗原。目前常用的载体是痘苗病毒，已用于甲型和乙型肝炎、麻疹、单纯疱疹等疫苗的研制。此外，利用脊髓灰质炎病毒、伤寒 Ty21a 疫苗株为载体的口服霍乱疫苗和痢疾疫苗也在研制中。③DNA疫苗：用编码有效免疫原的基因重组直接接种，使机体表达保护性抗原并获得特异性免疫。DNA 疫苗的优点是：制备技术相对简单、耗费较低；在体内可持续表达，存在时间长，免疫效果较好。DNA 疫苗可能是疫苗发展的方向。④转基因植物疫苗：将目的基因导入食用植物（如番茄、马铃薯、香蕉等）细胞基因组中，植物可食用部分将稳定表达目的基因产物，人和动物通过摄食而获得免疫。此类疫苗尚在初期研制阶段。

### （二）类毒素

用 0.3%～0.4% 甲醛处理细菌外毒素，使其失去毒性保留免疫原性，即成类毒素。类毒素接种机体后可诱导产生抗毒素，从而中和外毒素的毒性。常用的类毒素有白喉、破伤风类毒素，这两种类毒素常与百日咳死疫苗混合制成白百破三联疫苗。

## 三、计 划 免 疫

计划免疫（planed immunization）是根据特定传染病的疫情监测和人群免疫状况分析，按照规定的免疫程序有计划地进行人群免疫接种，以提高人群免疫水平，达到控制以至消灭相应传染病的重要措施。免疫程序的制定是实施计划免疫的重要内容，严格按照程序接种是有效控制传染病的重要手段。免疫程序包括儿童基础免疫及成人和特殊职业、特殊地区人群的免疫程序。儿童基础免疫程序包括每一个儿童接种疫苗种类、次数、年龄及月龄、间隔时间、剂量等。我国卫生部 1985 年规定儿童需接种卡介苗、百日咳-白喉-破伤风混合制剂（白百破）、三价脊髓灰质炎活疫苗和麻疹疫苗，目前我国实施的儿童计划免疫程序见表10-3。成人免疫程序尚在规划中。国外将上述制剂的儿童接种及孕妇接种两针破伤风类毒素的计划称为扩大免疫规划（expanded programme on immunization，EPI）。EPI 是世界卫生组织提出的 2000 年人人享有卫生保健总目标的重要组成部分，要求全球接种率达到90%。

**表 10-3　我国推荐的儿童免疫程序**

| 年龄 | 疫苗 | 年龄 | 疫苗 |
|------|------|------|------|
| 出生时 | 卡介苗、乙肝疫苗 | 6 个月 | 乙肝疫苗 |
| 1 个月 | 乙肝疫苗 | 8 个月 | 麻疹疫苗 |
| 2 个月 | 三价脊髓灰质炎疫苗$_1$ | 1.5～2 岁 | 白百破$_4$ |
| 3 个月 | 三价脊髓灰质炎疫苗$_2$ 白百破$_1$ | 4 岁 | 三价脊髓灰质炎疫苗$_4$ |
| 4 个月 | 三价脊髓灰质炎疫苗$_3$ 白百破$_2$ | 7 岁 | 卡介苗、麻疹疫苗、白喉破伤风二联疫苗 |
| 5 个月 | 白百破$_3$ | 12 岁 | 卡介苗（农村） |

注：三价脊髓灰质炎疫苗$_2$中的下标数字 2 表示该疫苗的第 2 次接种；卡介苗接种 1 次、三价脊髓灰质炎疫苗接种 3 次、白百破疫苗接种 3 次、麻疹疫苗接种 1 次为基础免疫，以后为加强免疫，上述四种疫苗可以在不同部位同时接种

## 四、预防接种注意事项

给机体注射疫苗、类毒素来预防传染病的人工主动免疫又称预防接种。

### （一）预防接种的副反应

接种后可引起局部红肿、疼痛，甚至附近淋巴结肿大以及发热、头痛、乏力、全身不适等副反应，严重者可发生Ⅰ、Ⅲ、Ⅳ型超敏反应。轻度不适可自然消退，重者需要对症处理。

### （二）预防接种的禁忌证

遇有下列情况不宜免疫接种：①免疫功能缺陷，特别是细胞免疫功能低下者；②高热、严重心血管疾病、肝肾病、活动性结核、活动性风湿热、急性传染病、甲亢、严重高血压、糖尿病及正在应用免疫抑制剂者；③妊娠期及月经期；④湿疹及其他严重皮肤病者不宜作皮肤划痕法接种。

### （三）其他注意事项

做好宣传发动工作，制定接种计划，明确接种对象与人数，准备好用品器材；严格按规定进行，实行一人一针一管，防止交叉感染；接种一般应在传染病流行季节前1～2个月进行，同一时期尽量不要接种两种以上的疫苗，以免互相产生干扰作用，影响免疫效果；预防过敏性休克的发生。

# 第二节 免 疫 治 疗

## 一、以抗体为基础的免疫治疗

### （一）抗毒素

是用类毒素免疫动物制备的免疫血清，具有中和相应外毒素的作用。常以类毒素免疫马，取其血清分离纯化精制而成，主要用于治疗或紧急预防外毒素所致的疾病。该制剂对人来说是异种蛋白，使用时应注意超敏反应的发生，应先作抗毒素皮试，阳性者可采用脱敏疗法。常用的有破伤风抗毒素、白喉抗毒素，分别用来治疗破伤风、白喉。

### （二）抗病毒血清

用病毒免疫动物取血清精制而成。目前对病毒尚缺乏特效的药物进行治疗，在某些病毒病的早期或潜伏期，可考虑使用抗病毒血清治疗。如抗狂犬病病毒血清与狂犬病疫苗同时用于被狂犬严重咬伤的人可以防止发病。抗病毒血清在使用前也要作皮试。

### （三）人特异性免疫球蛋白

人特异性免疫球蛋白来源于恢复期病人及含高效价特异性抗体供者血浆，或接受类毒素和疫苗免疫者的血浆。该制剂具有高效价、维持时间长、不易发生超敏反应等优点，常用于特定微生物感染、过敏体质及丙种球蛋白疗效不佳的疾病。如高效价的人乙肝免疫球蛋白（HBIg）对接触乙肝病毒后8天内注射能有效预防病毒感染；人抗破伤风免疫球蛋白治疗破伤风的疗效优于马血清制备的抗毒素疗效，且不引起超敏反应。

### （四）人免疫球蛋白制剂

从正常人血浆或健康产妇胎盘血中提取制成，分别称人血浆丙种球蛋白和胎盘丙种球蛋白。由于多数成人隐性或显性感染过麻疹、脊髓灰质炎、甲型肝炎等多种病原体，血清中含有一定量的相应抗体，但因不同地区及人群的免疫状况不同，使不同批号制剂所含抗体种类和效价有差异。肌内注射制剂主要用于预防上述疾病；静脉注射制剂须经特殊精制，主要用于原发性或继发性免疫缺陷病的治疗。

## 二、以细胞为基础的免疫治疗

### （一）肿瘤细胞疫苗

将经过处理具有免疫原性但无致瘤性的肿瘤细胞输给肿瘤患者，使机体产生抗肿瘤免疫效应，可用于治疗肿瘤。

### （二）过继免疫治疗

如给肿瘤患者输入体外激活扩增的特异肿瘤浸润淋巴细胞（TIL）、非特异性淋巴因子激活的杀伤细胞（LAK）或细胞因子诱导的杀伤细胞（CIK）可起到一定的治疗作用。但应考虑供者与受者之间 HLA 型别是否相同，否则输注的细胞会被迅速清除，或者发生移植物抗宿主反应等。

### （三）造血干细胞移植

造血干细胞是各类血细胞的共同祖先、具有多向分化能力和自我更新能力的细胞群体。目前认为造血干细胞表面具有 CD34 分子，它们存在于骨髓、脐血及外周血中，但数量很少。造血干细胞移植：取患者自身或异体骨髓或脐血输入患者，移植物中的多能干细胞可在体内定居、增殖、分化，使患者恢复造血功能和形成免疫力。造血干细胞移植可用于治疗再生障碍性贫血、白血病以及某些免疫缺陷病和自身免疫病等。进行造血干细胞移植要注意供、受者的 HLA 型别应相同。

## 三、免疫增强剂与免疫抑制剂的治疗

免疫增强剂与免疫抑制剂可以非特异性地增强或抑制免疫功能，前者可用于抗感染、免疫缺陷、抗肿瘤治疗，后者可用于自身免疫性疾病、超敏反应、移植排斥反应的治疗。常用的免疫增强剂与免疫抑制剂见表 10-4。

表 10-4　免疫增强剂与抑制剂种类

| 免疫增强制剂 | | 免疫抑制剂 | |
|---|---|---|---|
| 制剂类别 | 常用制剂 | 制剂类别 | 常用制剂 |
| 细胞因子制剂 | IL-2、TNF、IFN | 抗生素 | 环孢素 A、FK-506 |
| 微生物制剂 | 卡介苗、短小棒状杆菌、脂磷壁酸 | 单克隆抗体制剂 | 抗 T 细胞及其亚群单抗、抗 MHC 单抗、 |
| 化学制剂 | 左旋咪唑、西咪替丁 | | 免疫毒素、抗 IL 抗体和抗 IL 受体抗体 |
| 多糖类制剂 | 茯苓多糖、人参多糖 | 激素 | 肾上腺皮质类固醇 |
| | | 烷化剂与抗代谢药 | 环磷酰胺与硫唑嘌呤、氟尿嘧啶 |

## 思考题

1. 试比较人工自动免疫与人工被动免疫的不同。
2. 可通过哪些措施提高机体的免疫力？
3. 我国的计划免疫在保证儿童健康方面具有哪些重要意义？
4. 人工免疫在传染病的预防、治疗中有何重要作用？

# 第十一章 免疫学检测

免疫学检测是应用免疫学原理及检测技术，对抗原、抗体、细胞因子、免疫细胞及其功能等的测定。免疫学检测技术具有特异性高、敏感性强、操作简便、反应快速、可以自动化等特点。随着免疫学、免疫化学、分子与细胞生物学、生物化学等相关学科的发展，免疫学检测技术不断发展和完善，已渗透到生命科学的各个领域，在揭示许多生命活动规律和疾病本质方面，以及临床疾病的诊断、发病机制的研究、疗效评价、预后判断和防治等方面提供了新的手段和模式；还可以检测以往难以测定的体内各种微量激素和酶等。免疫学检测可从细胞、分子和相关基因三个水平进行测定，检测技术和方法日新月异、种类繁多，本章仅介绍临床常用的免疫学检测技术及其原理、方法和实用意义。

## 第一节 免疫细胞及其功能的检测

### 一、免疫细胞数量检测

#### （一）T 细胞数量检测

现在常通过检测 T 细胞表面的 CD 抗原来了解外周血 T 细胞数量和亚群的变化。其检测方法是：分离外周血单个核细胞（PBMC），分别与小鼠抗人 CD3、CD4 和 CD8 的单克隆抗体进行结合，再用荧光素标记的兔抗鼠 IgG 做间接免疫荧光染色，在流式细胞仪上自动检测或在荧光显微镜下观察结果。细胞膜上发黄绿色斑点状荧光的细胞为阳性细胞。计数 $100\sim200$ 个淋巴细胞，计算出阳性细胞百分率。外周血 T 细胞亚群平均正常值为：$CD3^+$ $60\%\sim80\%$，$CD4^+55\%\sim60\%$，$CD8^+20\%\sim30\%$，$CD4^+/CD8^+$ 比值一般为 $2:1$。

#### （二）B 细胞数量检测

目前多通过检测 mIg 来了解成熟 B 细胞的数量。将人单个核细胞用荧光素标记的兔抗人免疫球蛋白作直接免疫荧光染色，显荧光细胞为 $mIg^+$ 细胞，即 B 细胞。正常人外周血 $mIg^+$ 细胞一般为 $8\%\sim12\%$。

### 二、免疫细胞功能检测

#### （一）T 细胞功能检测

1. T 淋巴细胞转化试验　T 淋巴细胞在体外受到特异性抗原或非特异性有丝分裂原刺激后，能转化为 DNA 合成增加、体积增大、代谢旺盛、并能进行有丝分裂的淋巴母细胞。临床上常用植物血凝素（PHA）使 T 细胞转化，具体方法有：

（1）形态学方法：分离 PBMC 与适量 PHA 混合，置 37℃培养 72h。取培养细胞涂片染色，镜检，计数 200 个淋巴细胞，计算淋巴细胞转化率。正常人 T 细胞转化率为 $60\%\sim$

80%。

（2）³H 胸腺嘧啶参入法：T 细胞在 PHA 刺激下，转化为淋巴母细胞的过程中其 DNA 合成明显增加，且转化程度与 DNA 合成呈正相关。在终止培养前 8～16 h 将³H 标记的胸腺嘧啶加入到培养液中，转化的 T 细胞摄取该原料参入到新合成的 DNA 中。培养结束后，用液体闪烁仪测定放射性核素量，判断 T 细胞的转化程度。该法客观性强、重复性好、可自动操作，但需要特殊设备，有放射性污染。T 淋巴细胞转化试验可用来判断机体的细胞免疫功能。

2. 体内皮试　检测细胞免疫的皮试是根据迟发型超敏反应设计的。临床上常用结核菌素试验：取纯蛋白衍生物 PPD（结核菌素的一种）5 单位注射于受试者前臂屈侧皮内，48～72 h 后观察，出现红肿硬节、直径大于 5 mm 者为阳性。阳性表示机体已对结核杆菌有免疫力，该试验还可以了解肿瘤患者的细胞免疫功能，肿瘤患者该试验结果常为阴性。

**（二）B 细胞功能检测**

1. B 淋巴细胞转化试验　原理同 T 淋巴细胞转化试验，只是用葡萄球菌 A 蛋白（SPA）来使 B 淋巴细胞转化。

2. 抗体检测　因 B 细胞受抗原刺激后转化为浆细胞，浆细胞产生抗体，故抗体水平检测可反映 B 细胞功能。

3. 体内皮试　在注射青霉素、抗毒素前，为了防止过敏反应发生须作皮试。此类皮试原理是速发型超敏反应在皮肤的局部反应。如青霉素皮试，取 0.1 ml 100 U/ml 青霉素作皮内注射，20 分钟内观察结果，若受试者局部皮肤出现红晕水肿，直径超过 1cm 为阳性，则不能注射青霉素。

# 第二节　抗原或抗体的体外检测

抗原与相应抗体在体内、体外能发生特异性结合反应称抗原-抗体反应。抗原-抗体反应在体内表现为溶细胞、杀菌、促进吞噬、中和毒素或引起免疫病理损伤等；在体外可出现凝集、沉淀、细胞溶解和补体结合等可见反应。由于抗体主要存在于血清中，临床上多用血清标本进行试验，故体外的抗原-抗体反应曾被称为血清学反应。但随着免疫学的发展，血清学反应的含义已不能概括目前的研究内容，现在检测抗原和抗体的体外试验叫作抗原-抗体反应。

## 一、抗原-抗体反应的特点

**（一）抗原-抗体反应的特异性**

一种抗原通常只能与其刺激机体产生的相应抗体结合，这种抗原-抗体结合反应的专一性称为特异性。抗原与抗体的结合是以非共价键的形式结合。抗原借助其表位与相应抗体的可变区在空间构型上的互补关系，依靠两分子间相反电荷的静电引力、氢键结合力、疏水作用力等而发生特异性结合。天然抗原分子通常具有多种抗原表位，可刺激机体产生多种特异性抗体。若两种不同的抗原分子具有一种或数种相同的抗原表位，则二者均能与对方抗血清中的相应抗体结合，即发生交叉反应。交叉反应可影响血清学诊断的准确性，采用单克隆抗体进行检测是克服交叉反应的有效方法之一。

### （二）抗原-抗体反应的可逆性

由于抗原-抗体反应是分子表面的非共价键结合，抗原-抗体复合物不稳定，降低溶液pH或提高溶液离子强度可使抗原-抗体复合物解离，即抗原-抗体反应具有可逆性。解离后的抗原和抗体仍能保持原有理化特性和生物学活性。据此，可通过亲和层析法纯化抗原或抗体。

### （三）抗原-抗体反应的比例性

抗原与相应抗体结合后能否出现肉眼可见的反应取决于二者的浓度和比例。在一定浓度范围内，二者比例合适，可出现肉眼可见的反应物；若比例不合适，即抗原或抗体过剩时，可形成不能为肉眼所见的小分子抗原-抗体复合物。

### （四）抗原-抗体反应的阶段性

抗原-抗体反应可分为两个阶段：第一个阶段是抗原、抗体特异性结合阶段，其特点是反应快，可在数秒钟至几分钟内完成，一般不能为肉眼所见；第二阶段为反应可见阶段，根据参加反应的抗原物理性状的不同，可出现凝集、沉淀和细胞溶解等现象。反应可见阶段所需时间较长，从数分钟、数小时到数日不等，且受电解质、温度和酸碱度等因素影响。

## 二、抗原-抗体反应的影响因素

### （一）电解质

抗原、抗体有对应的极性基团，能相互吸附并由亲水性变为疏水性。电解质的存在使抗原-抗体复合物失去电荷而凝聚，出现可见反应，若无电解质存在，则不出现可见反应。免疫学试验中多采用生理盐水作为电解质溶液稀释抗原或抗体。

### （二）酸碱度

pH值过高或过低都可影响抗原、抗体的理化性质。如pH＝3时，因接近细菌的等电点，细菌表面电荷消失，其间相互排斥力丧失导致凝集，出现凝集假阳性。抗原-抗体反应最适酸碱度为pH6～8。

### （三）温度

温度高可增加抗原与抗体分子相互碰撞的机会，加快反应速度，但亦易引起复合物解离；温度低，反应速度缓慢，但抗原、抗体结合牢固，易于观察。某些特殊的抗原-抗体反应需要特定温度，如冷凝集素在4℃时与红细胞结合，20℃以上反而解离。通常抗原-抗体反应的最适温度为37℃。

此外，适当震荡或搅拌也可促进抗原与抗体的接触，提高结合速度。

# 三、抗原、抗体体外检测常用的方法

## （一）凝集反应

颗粒性抗原与相应抗体结合，在一定条件下，出现肉眼可见的凝集物，称为凝集反应（agglutination）。

1. 直接凝集反应　将细菌或红细胞等颗粒性抗原与相应抗体直接结合所呈现的凝集反应。有玻片法和试管法。玻片法为定性试验，常用已知抗体检测未知抗原，用于细菌的鉴定、分型以及人红细胞 ABO 血型测定等。试管法为半定量试验，多用已知抗原检测血清中相应抗体，以抗原、抗体结合出现可见反应的血清最大稀释度为效价，效价表示被检血清中相应抗体的含量。如诊断伤寒的肥达反应，测得伤寒菌 O 抗体效价为 1：80，H 抗体效价为1：160，表示分别在血清稀释 80、160 倍时，其中的 O 抗体与 H 抗体还能与相应已知 O 抗原、H 抗原发生肉眼可见凝集现象。

2. 间接凝集反应　将可溶性抗原（蛋白质、外毒素、核酸等）结合于载体微球表面，再与相应抗体进行结合出现凝集现象，称为间接凝集反应。常用的载体微球有人"O"型血红细胞、绵羊及家兔红细胞、活性炭及聚苯乙烯乳胶颗粒等。根据载体不同，分别称为间接血凝、间接炭凝及间接乳胶凝集试验等。间接凝集与直接凝集不同的是可溶性抗原需要载体搭桥才能与相应抗体出现肉眼可见凝集现象（图 11-1），载体颗粒增加了反应面积，所以间接凝集反应的敏感性比直接凝集反应高 2~8 倍。若将抗体结合于载体微球上检测未知抗原，则称为反向间接凝集。如果先将可溶性抗原与抗体反应一定时间后，再加入免疫微球（吸附有抗原或抗体的载体），则因抗体与抗原结合，抗体消耗，不现出现凝集现象，这种反应为间接凝集抑制试验（图 11-2）。间接凝集反应的应用如诊断梅毒的快速血浆反应素试验（RPR），类风湿因子检测的胶乳凝集试验，协同凝集试验检测怀疑为流脑患者的脑脊液中的可溶性抗原，胶乳凝集抑制试验检测尿液中绒毛膜促性腺激素诊断早孕。

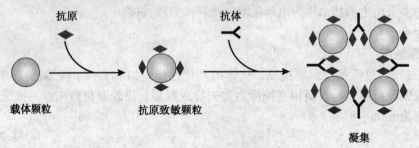

抗原　　　　　　　抗体

载体颗粒　　　　抗原致敏颗粒　　　　　　凝集

图 11-1　间接凝集反应原理示意图

## （二）沉淀反应

可溶性抗原与相应抗体结合，在一定的条件下，出现肉眼可见的沉淀物称为沉淀反应（precipitation）。沉淀反应包括环状沉淀试验、絮状沉淀试验、琼脂扩散试验、免疫比浊等。最常用的为琼脂扩散试验、免疫比浊。

1. 单向琼脂扩散试验　将特异性抗体均匀混合于熔化的琼脂中，然后浇制成琼脂板，

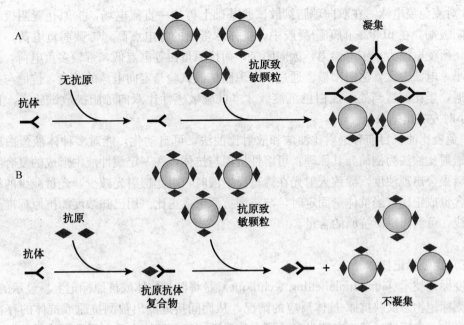

**图 11-2 间接凝集抑制试验原理示意图**

再按一定要求打孔并在孔中加入待测抗原，使抗原向孔周围自由扩散，与琼脂中的抗体结合形成免疫复合物，在比例合适的位置形成白色沉淀环，沉淀环的直径与抗原的浓度成正相关（图 11-3）。该试验可用于血清中免疫球蛋白、补体 C3 等的定量测定。

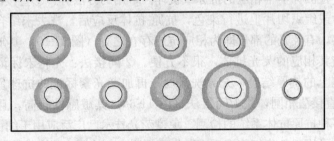

**图 11-3 单向琼脂扩散试验示意图**

上排为 5 个不同浓度参考品的沉淀环；下排为

患者血清，下排右 2 为异常病理血清

2. 双向琼脂扩散试验 将抗原、抗体分别加入琼脂板的不同小孔中，使两者在琼脂中扩散，当抗原与抗体相遇，在比例合适时，二者形成可见的白色沉淀线。一对相应抗原和抗体只形成一条沉淀线，因此可根据沉淀线的数目推断待测抗原液中有多少种抗原成分。根据沉淀线的吻合、相切或交叉形状，可鉴定两种抗原是完全相同、部分相同或完全不同（图 11-4）。本法常用于抗原或抗体的定性检测和两种抗原相关性分析。

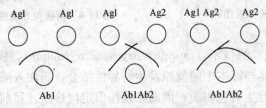

**图 11-4 双向琼脂扩散试验示意图**

3. 对流免疫电泳 在双向琼脂扩散试验基础上再加一直流电场，抗原孔置阴极端，抗体孔置阳极端。在 pH8.6 的琼脂凝胶中，抗体球蛋白的等电点高，带微弱负电荷，且分子量较大，所受电泳力小于电渗力，泳向阴极；而抗原蛋白等电点低，带较多负电荷，且抗原分子量小，电泳力大，泳向阳极。通过双向琼脂扩散试验与定向电泳的结合，抗原与抗体能较快相遇，于比例适当处形成白色沉淀线。本试验敏感性比双向琼脂扩散试验高，且需时短，1 小时左右出结果。

4. 免疫比浊 目前有透射比浊法和散射比浊法，可自动化，能对多种体液蛋白进行测定。以透射比浊法为例简介其原理：可溶性抗原与抗体，在一定缓冲液中形成的复合物经一定时间后聚合出现浊度，导致入射光在透过反应液时，引起透射光减少，光量减少的程度与复合物含量成正比，当抗体量固定时，与待测抗原量成正比。用已知浓度的抗原标准品建立标准曲线，可测出待测抗原的含量。

### （三）免疫标记技术

免疫标记技术（immunolabelling technique）是将已知抗体或抗原标记上易显示的物质，通过检测标记物来反映抗原-抗体反应的情况，从而间接地测出被测抗原或抗体的存在与否或量的多少。常用的标记物有荧光素、酶、放射性核素、胶体金及电子致密物质等。免疫标记技术大大提高了免疫学检测的敏感性，若与显微技术相结合，能对组织或细胞内的待测物质作出精确定位。以下介绍常用的免疫标记技术。

1. 免疫荧光技术 免疫荧光技术是以异硫氰酸荧光素（FITC）、罗丹明等荧光素标记已知抗体或抗原，检测标本中相应的抗原或抗体。常用的方法有：①直接法：将荧光抗体加到待测的细胞涂片或组织切片上进行染色，抗原-抗体反应后，洗去未结合的荧光抗体，于荧光显微镜下观察，有荧光的部位即为相应抗原存在之处（图 11-5）。其缺点是每检查一种抗原，必须制备与其相应的荧光抗体，很不方便。②间接法：先将未标记的抗体（第一抗体）与组织或细胞上的抗原结合，充分洗涤后，再加荧光素标记的抗球蛋白抗体（第二抗体），观察方法与直接法相同，此为间接法（图 11-6）。其敏感性较高，且只需标记一种第二抗体就能适应多种抗原抗体系统的检测。免疫荧光技术已广泛应用于细菌、螺旋体、病毒性疾病的诊断。也可用于免疫细胞表面 CD 分子的测定、检测自身免疫病的自身抗体（如抗核抗体）等。

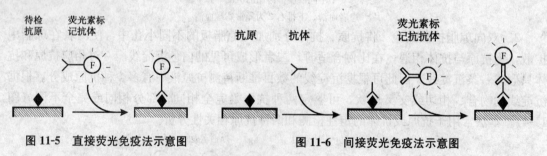

图 11-5 直接荧光免疫法示意图　　　　　图 11-6 间接荧光免疫法示意图

2. 免疫酶技术 免疫酶技术（immunoenzymatic technique）最早应用于免疫酶组织化学染色，即用标记的抗体与标本中的抗原发生特异性结合，当加入酶的底物时，则在酶的作用下经一系列生化反应产生有色物质，借助光镜作出定位诊断。目前最常用的是酶联免疫吸附试验（enzyme linked immunosorbent assay，ELISA）。ELISA 常用的酶为辣根过氧化物酶（HRP），其底物是过氧化氢（$H_2O_2$），递氢体是邻苯二胺（OPD），底物被分解后呈黄色。测抗原常用双抗体夹心法（图 11-7），测抗体常用间接法（图 11-8），测 IgM 抗体常用捕获法。ELISA 法既可测定抗体又能测定抗原，结果可目测进行定性或借助酶标分析仪比色进行定性、定量检测。目前 ELISA 是临床上使用最广泛，特异性强，敏感性高，价格合适的免疫标记技术，如乙肝两对半、抗-HIV、抗-HCV 等检测。

3. 放射免疫测定法 放射免疫测定法（radioimmunoassay，RIA）是将放射性核素分析的灵敏性和抗原-抗体反应的特异性相结合的测定技术。其优点是灵敏度高、特异性高、精确、易规范化及自动化等。RIA 应用范围广，可测定多种激素、药物、IgE 等。但放射性同位素有一定的危害性，且试验需特殊仪器设备。

4. 胶体金标记技术 如早孕诊断的检孕试纸，该法的优点是简便、快速、操作人员不需技术培训、特别适合床边检验。

5. 化学发光免疫技术 化学发光免疫技术是将化学发光分析的高灵敏度与抗原-抗体反应的高特异性相结合的检测抗原或抗体的新技术。该技术具有分离简便、可进行自动化分析等特点，在免疫学检验中应用日趋广泛，有取代放射免疫分析的趋势。

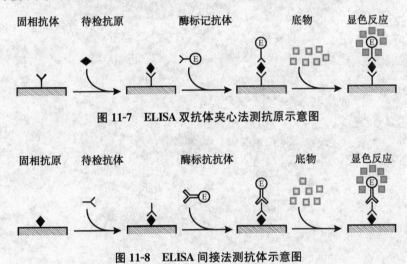

图 11-7 ELISA 双抗体夹心法测抗原示意图

图 11-8 ELISA 间接法测抗体示意图

## 思考题

1. 比较直接凝集反应与间接凝集反应的区别，举例说明它们的应用。
2. 免疫标记技术是通过什么来显示抗原、抗体发生反应的？常用标记物有哪些？
3. 抗原-抗体反应的特点与影响因素有哪些？
4. 酶联免疫吸附试验（ELISA）常用于哪些抗原或抗体的检测？

# 医学微生物学

陈育民 编

# 第一章　医学微生物学概述

## 一、微生物的概念

微生物（microorganism）是一大类肉眼不能直接观察到，必须借助显微镜放大几百倍乃至几万倍后方能看到的微小生物的总称。微生物具有形体微小、结构简单、种类繁多、分布广泛、繁殖迅速、容易培养、便于保存、适应性强、容易变异、吸收量大与转化快等特点。存在于自然界的微生物可达 10 万种以上，在地球的每一个角落（土壤、水域、空气、动植物体内外等）都有微生物的存在。人的肠腔就是微生物的"繁华世界"，约有 100 种以上的微生物，其总数可达 100 万亿。

## 二、微生物的分类

1. 非细胞型微生物　该类微生物无细胞结构，缺乏产生能量的酶系统，能通过滤菌器，由单一类型的核酸（RNA/DNA）和蛋白质外壳组成，必须在活细胞内才能增殖。病毒、亚病毒为此类微生物。

2. 原核细胞型微生物　该类微生物具备细胞结构，但细胞核分化程度低，仅有核质即DNA盘绕而成的拟核，无核膜和核仁，不具备核的形态，除核糖体外无其他细胞器。该类微生物包括细菌、衣原体、立克次体、支原体、螺旋体和放线菌。

3. 真核细胞型微生物　该类微生物的细胞核分化程度较高，具有核膜和核仁，具备典型的细胞核形态，胞浆内具有多种完整的细胞器如内质网、高尔基体、线粒体等，行有丝分裂。真菌与藻类等属于此类微生物。

## 三、微生物与人类的关系

自然界存在的绝大多数微生物对人类和动植物的生存是有益无害的，有些甚至是必需的。自然界的物质循环依靠微生物的代谢活动而进行，如固氮菌可将空气中的氮气固定后，才能被植物吸收和利用；土壤中的微生物能将动植物有机蛋白质转化为无机含氮化合物，供植物生长需要；而植物又是人类和动物的营养来源。因此如果没有微生物的存在，自然界的物质循环就不能进行，人类和动植物也将无法生存，地球上的生命就会终止。人类已在食品、发酵、农业、化工、石油、医药工业等许多方面充分利用微生物为人类谋福利；在当今生命科学领域将微生物作为研究材料或模型已被广泛应用，并应用微生物如大肠杆菌、酵母菌等作为基因载体来生产人类需要的多种生物制剂，如乙肝疫苗、胰岛素、干扰素等。存在于自然界中的微生物还有分解污水中各种有害物质、保护环境的作用。但微生物中也有一小部分可引起人类与动植物的疾病，将这些微生物称为致病微生物或病原微生物。如引起人类伤寒、痢疾、结核、肝炎、梅毒等疾病的病原体。

人类和动物的体表及与外界相通的腔道如口、鼻、咽部、肠道、泌尿生殖道、外耳道等，也存在着微生物（表 1-1）。在正常情况下，这些微生物对人类是有益无害的，故称之为正常微生物群；由于早期研究多集中于细菌，因而命名为正常菌群（normal flora）。正常菌群对人体具有：①营养作用，即正常菌群参与蛋白质、糖类与脂类的代谢，促进营养物的吸收，还能合成维生素 B、C、K 等供人体利用；②生物拮抗作用，即正常菌群具有抑制致病微生物生长繁殖的作用；③免疫调节作用，即正常菌群的存在可促进机体免疫器官的发育成熟，可作为与机体终生相伴的抗原库，刺激机体产生免疫应答，使机体对致病微生物保持一定程度的免疫力；④抗肿瘤作用，经实验证实，肠道中的双歧杆菌能明显促进吞噬细胞的吞噬活性，提高机体抗肿瘤的能力；同时还发现高龄老人体内双歧杆菌的含量明显高于其他人群，这说明正常菌群还有抗衰老的作用。但存在于人体的这些正常微生物，在某些特定的条件下，也可致病，故又称为条件或机会致病微生物。如正常情况下，存在于肠腔的正常菌群是不致病的，但在长期大剂量使用抗生素时，正常菌群各成员间的比例就会改变，使某种微生物异常增殖，而引起菌群失调症；或是肠道正常菌群由肠腔转移到腹腔、胆道、泌尿生殖道等部位时，就可导致这些部位的感染性疾病。

**表 1-1  正常人体各部位常见的微生物**

| 部　位 | 常见的微生物种类 |
|---|---|
| 皮　肤 | 葡萄球菌、丙酸杆菌、铜绿假单胞菌、棒状杆菌、大肠埃希菌、念珠菌 |
| 口　腔 | 葡萄球菌、链球菌、奈瑟球菌、乳酸杆菌、类杆菌、梭杆菌、拟杆菌、大肠埃希菌、棒状杆菌、消化球菌、螺旋体、放线菌、念珠菌 |
| 肠　道 | 类杆菌、双歧杆菌、乳酸杆菌、拟杆菌、大肠埃希菌、产气杆菌、变形杆菌、铜绿假单胞菌、梭状芽胞杆菌、肠球菌、葡萄球菌、消化链球菌、念珠菌、腺病毒、小 RNA 病毒 |
| 阴　道 | 乳酸杆菌、链球菌、棒状杆菌、大肠埃希菌、葡萄球菌、念珠菌 |
| 尿道口部 | 葡萄球菌、耻垢分枝杆菌、棒状杆菌、大肠埃希菌、念珠菌 |
| 眼结膜 | 葡萄球菌、棒状杆菌、结膜干燥杆菌 |
| 鼻咽腔 | 葡萄球菌、链球菌、奈瑟球菌、流感嗜血杆菌、乳酸杆菌、类杆菌、梭杆菌、拟杆菌、大肠埃希菌、铜绿假单胞菌、棒状杆菌、消化球菌、腺病毒、真菌、支原体 |
| 外耳道 | 葡萄球菌、棒状杆菌、铜绿假单胞菌、非致病性分枝杆菌 |

## 四、微生物学与医学微生物学

微生物学（microbiology）是研究微生物在一定条件下的形态结构、生命活动和规律，以及与人类、动植物、自然界相互关系的一门科学。它是生命科学中的一门重要学科，是生物学的一个分支。随着微生物领域研究的深入和扩大，微生物学又有了许多分支学科。如普通微生物学、分子微生物学、医学微生物学、药学微生物学、兽医微生物学、农业微生物学、工业微生物学、海洋微生物学、土壤微生物学、石油微生物学、食品微生物学等。

医学微生物学（medical microbiology）是主要研究与人类疾病有关的致病及条件致病微生物的生物学特性、致病机制、机体的抗感染免疫、检测方法以及相关感染性疾病的防治措施的一门科学。它是一门与临床医学和感染性疾病密切相关的医学基础课程，将为学习临床医学各科的感染性疾病、超敏反应性疾病、免疫缺陷病等奠定基础。

**思考题**

1. 自然界存在的微生物有哪些类型？
2. 存在于人体的正常微生物群对人体有何作用？

# 第二章 细菌的生物学性状

细菌是原核生物界的一种具有细胞壁的单细胞微生物。了解细菌的生物学性状，对于鉴别细菌、诊断和防治疾病，以及研究细菌的致病性与免疫性等都具有重要的意义。

## 第一节 细菌的大小与形态

### 一、细菌的大小

细菌个体微小，通常以微米（μm）为测量单位，须用显微镜放大数百倍或千倍后才能观察到。不同种类、同一种类不同菌龄的细菌，其大小各不相同。大多数球菌的直径约为 1 μm，杆菌长约 2～5 μm，宽约 0.3～1 μm。

### 二、细菌的形态

细菌的基本形态有球形、球杆形、杆形、弧形和螺旋形等 5 种形态（图 2-1、2），但传统的形态分类法按其外形将细菌分为球菌、杆菌与螺形菌 3 种，其中螺形菌包括弧菌和螺菌。

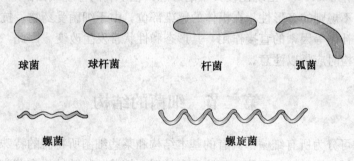

球菌　　　　球杆菌　　　　　杆菌　　　　　弧菌

螺菌　　　　　　　　螺旋菌

图 2-1 细菌的基本形态示意图

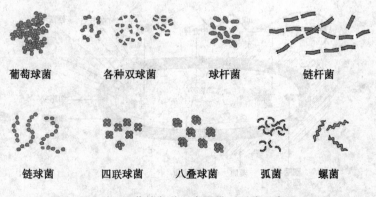

葡萄球菌　　　各种双球菌　　　球杆菌　　　链杆菌

链球菌　　　四联球菌　　　八叠球菌　　　弧菌　　螺菌

图 2-2 细菌的各种形态及排列形式示意图

## （一）球菌（coccus）

指外形呈球形或近似球形（如肾形、豆形、矛头状等）的细菌。按其分裂平面，分裂后菌体之间的粘连程度及排列方式可将球菌分为：①葡萄球菌，细菌沿多个平面分裂，不规则排列，堆积在一起呈葡萄串状，如金黄色葡萄球菌；②双球菌，细菌沿一个平面分裂，成对排列，如脑膜炎奈瑟菌；③链球菌，细菌沿一个平面分裂，多个菌体粘连成链状，如乙型溶血性链球菌；④四联球菌，4个菌体呈正方形排列在一起；⑤八叠球菌，8个菌体呈立方体排列在一起。

## （二）杆菌（bacillus）

是指呈圆柱形或球杆形的细菌。其种类很多，各种杆菌的粗细、大小、长短、形状等有很大差异，如炭疽杆菌粗大呈链状排列 [（1～1.5）μm×（3～10）μm]，破伤风芽胞梭菌细长 [（0.3～0.5）μm×（3～8）μm]，流感嗜血杆菌短小 [（0.3～0.4）μm×（1～1.5）μm]，布鲁菌近于椭圆形，白喉棒状杆菌菌体一端或两端膨大，结核分枝杆菌常呈分支生长趋势，双歧杆菌末端常呈分叉状。

## （三）螺形菌（spiral bacterium）

螺形菌菌体弯曲，菌体仅有一个弯曲的为弧菌，菌体坚硬有多个弯曲呈螺旋形的为螺菌，菌体细长弯曲呈S形、螺旋形或海鸥展翅形的为弯曲菌或螺杆菌。

细菌的形态易受温度、pH、培养基成分和培养时间等因素的影响。在适宜细菌生长繁殖的条件下，培养8～18 h，出现比较典型的形态；在不利的环境或菌龄老时，常出现梨形、气球状或丝状等不规则的多形性。在机体的感染部位，由于细菌受药物、抗生素以及体液中溶菌酶、抗体、补体等因素的直接作用，其形态和性状常发生改变。因此，在临床实验室做直接涂片染色镜检时应予以注意。

# 第二节 细菌的结构

细菌的结构可分为所有细菌都具有的基本结构和某些细菌所特有的特殊结构两大类。细菌的基本结构包括细胞壁、细胞膜、细胞质和核质。细菌的特殊结构有荚膜、鞭毛、菌毛和芽胞等（图2-3）。

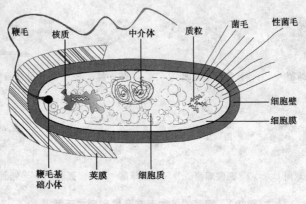

图 2-3　细菌的结构示意图

# 一、细菌的基本结构

## （一）细胞壁（cell wall）

细菌的细胞壁位于细菌细胞的最外层，是紧贴在细胞膜外的一层具有韧性和弹性的复杂膜状结构。其厚度因菌种不同而有差异，平均为 15～30 nm。细菌细胞壁的构成比较复杂，经革兰染色法（gram staining，G）可将细菌分为革兰阳性菌和革兰阴性菌，两类细菌的细胞壁结构具有显著的差异，在染色性、免疫原性、致病性、对抗生素和溶菌酶的敏感性等方面均有很大的差异。

1. 革兰阳性菌细胞壁　革兰阳性菌细胞壁由肽聚糖和穿插于其内的磷壁酸组成（图 2-4A）。

（1）肽聚糖：是原核生物细胞所特有的成分。肽聚糖由三部分组成：①聚糖骨架是由 N-乙酰葡萄糖胺和 N-乙酰胞壁酸交替间隔排列，以 β-1,4 糖苷键连接而成；②短肽侧链是由 4 个氨基酸组成，侧链上氨基酸的种类、数量和连接方式随菌种不同而有差异，如金黄色葡萄球菌的四肽侧链由 L-丙氨酸、D-谷氨酸、L-赖氨酸和 D-丙氨酸组成，L-丙氨酸端与聚糖骨架上的胞壁酸相连，四肽侧链之间由交联桥连接；③五肽交联桥是由五个甘氨酸组成，其中一端与四肽侧链的第三位氨基酸相连，另一端与另一个四肽侧链末端的第四位氨基酸相连，使两个相邻四肽侧链连接在一起，从而交织成十分坚韧的三维网状结构。革兰阳性菌细胞壁可聚合多层（15～50 层）肽聚糖框架，其含量约占细胞壁干重的 50%～80%。

凡能破坏肽聚糖分子结构或抑制其合成的物质，都有杀菌或抑菌的作用。如溶菌酶能水解聚糖骨架中的糖苷键；磷霉素、环丝氨酸可抑制聚糖骨架的合成；青霉素、头孢菌素可抑制五肽交联桥与四肽侧链末端第四位 D-丙氨酸的连接；万古霉素、杆菌肽可抑制四肽侧链的连接。人体细胞无细胞壁，也无肽聚糖，故这些物质对人体无毒性作用。

（2）磷壁酸（teichoic acid）：是革兰阳性菌细胞壁的特有成分，含量最多的约占细胞壁干重的 50%。按其结合部位可分为：①壁磷壁酸（结合在聚糖骨架的胞壁酸分子上），②膜磷壁酸（结合在细胞膜的磷脂上）。多个磷壁酸分子组成长链穿插于肽聚糖层中，并延伸至细胞壁外。磷壁酸的免疫原性很强，是革兰阳性菌重要的表面抗原。某些细菌的磷壁酸具有粘附宿主细胞的功能，与其致病性有关。

此外，某些革兰阳性菌细胞壁表面尚有一些特殊的复合多糖（即 C 多糖）及表面蛋白质，如金黄色葡萄球菌 A 蛋白、A 族链球菌的 M 蛋白等。

2. 革兰阴性菌细胞壁　革兰阴性菌细胞壁由少量的肽聚糖和复杂的外膜组成（图 2-4B）。

（1）肽聚糖：革兰阴性菌细胞壁所含肽聚糖较少，仅 1～3 层，约占细胞壁干重的 5%～10%，其组成与革兰阳性菌不同，仅由聚糖骨架和四肽侧链两部分组成，无五肽交联桥结构。如大肠埃希菌的肽聚糖，四肽侧链中的第三位氨基酸是二氨基庚二酸（DAP），直接由 DAP 与相邻聚糖骨架四肽侧链末端的第四位 D-丙氨酸连接，因而仅能构成单层平面网络的二维疏松薄弱结构。革兰阴性菌细胞壁由于含肽聚糖较少，且有外膜保护，故溶菌酶、青霉素对革兰阴性菌作用甚微。

（2）外膜（outer membrane）：是革兰阴性菌细胞壁的特有成分，约占细胞壁干重的 80%。外膜由脂蛋白、脂质双层和脂多糖三部分组成（图 2-4B）。①脂蛋白由脂质和蛋白质

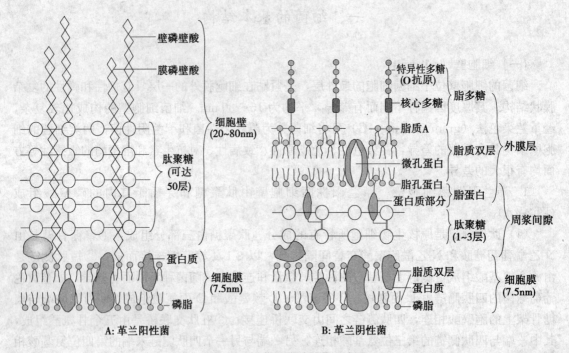

图 2-4　细菌细胞壁结构示意图

组成，位于肽聚糖和脂质双层之间；②脂质双层与细胞膜相似，其内镶嵌着多种蛋白质，有的为微孔蛋白，允许小分子物质通过，有的蛋白质参与特殊物质的扩散过程，有的为噬菌体、性菌毛或细菌素的受体；③脂多糖（lipopolysaccharide，LPS）由脂质 A、核心多糖和特异性多糖三部分组成，它是革兰阴性菌的内毒素，牢固地结合在脂质双层上，菌体溶解时方可释放；脂质 A 为一种糖磷脂，耐热，是内毒素的毒性成分，无种属特异性，毒性作用大致相同；核心多糖位于脂质 A 的外侧，具有属特异性，同一属细菌的核心多糖相同；特异性多糖位于最外层，是由多个低糖重复单位构成的多糖链，为革兰阴性菌的菌体抗原，即 O 抗原，故也称 O 特异性多糖，不同种或型的细菌其 O 抗原不同，借此可鉴定细菌。

细胞壁具有维持细菌的固有形态、保护细菌、与细胞膜共同完成细菌细胞内外物质的交换的作用，同时也具有免疫原的作用；某些细胞壁成分是细菌的主要致病物质，如革兰阴性菌的 LPS、结核分枝杆菌的脂类成分等。

### （二）细胞膜（cell membrane）

细菌的细胞膜是位于细胞壁内侧，紧包着细胞质的一层柔韧致密富有弹性的生物膜。有些细菌的细胞膜能反复折叠并内陷于细胞质内，形成囊状小体，称为中介体（mesosome）；一个细菌体内可有一个或数个中介体，多见于革兰阳性菌。

细菌细胞膜可进行物质交换（即摄取营养、排出代谢产物）、生物合成、生物氧化、分泌胞外酶等作用。

### （三）细胞质（cytoplasm）

细胞质是细胞膜包绕着的无色透明胶状物。主要成分是水、蛋白质、脂类、核酸、少数的糖和无机盐。细胞质内含有一些亚显微结构或有形成分。

1. **核糖体** 亦称核蛋白体，是游离于胞质中的微小颗粒。数量很多，每个细菌可达数万个，沉降系数为70S，由30S与50S两个亚基组成，化学成分为RNA（70％）和蛋白质（30％），当mRNA与核糖体结合并将核糖体串成多聚核糖体时，就成为蛋白质的合成场所。链霉素能与其30S小亚基结合，红霉素与50S大亚基结合，从而干扰细菌蛋白的合成，导致细菌死亡。由于人体细胞的核糖体为80S（40S与60S），故这些抗生素仅作用于细菌核糖体而对人细胞核糖体无影响。

2. **质粒** 是细菌染色体以外的遗传物质，为双股闭合环状DNA。质粒基因是细菌生命活动非必需基因，但控制着细菌的某些特定性状。质粒具有自我复制、传给子代菌、可自然丢失、可从一个细菌转移至另一个细菌等特点。与医学密切相关的质粒有F质粒、R质粒和Col质粒，分别决定细菌的性菌毛、耐药性和产大肠菌素等。

3. **胞质颗粒** 多数为悬浮于胞质内细菌储存的营养物质，包括多糖（如糖原、淀粉等）、脂类、多磷酸盐等。异染颗粒是较为常见的一种胞质颗粒，主要成分为RNA和多偏磷酸盐，嗜碱性强，用特殊染色法可染成与细菌其他部分不同的颜色，故称异染颗粒。白喉棒状杆菌的异染颗粒多在菌体两端，有助于细菌的鉴别。

### （四）核质 （nuclear material）

核质即细菌的染色体，是细菌生命活动所必需的遗传物质，因其无核膜和核仁，也无组蛋白包绕，由裸露的单一密闭环状DNA分子反复回旋卷曲盘绕而成的松散网状结构，故名核质或拟核。因其功能与真核细胞的染色体相似，故习惯上亦称之为细菌的染色体。它决定着细菌的生命活动，控制着细菌的生长代谢、分裂繁殖、遗传和变异等。核质DNA如发生突变、缺失或损伤（如紫外线照射等），可导致细菌的性状发生变异或细菌死亡。

## 二、细菌的特殊结构

### （一）荚膜 （capsule）

某些细菌在生长繁殖时，可分泌一些粘液性物质包绕在细胞壁外围，当粘液性物质牢固与细胞壁结合，厚度大于0.2μm，边界明显，光镜下可见时，称之为荚膜（图2-5）。其厚度小于0.2μm，光镜下不可见时，称之为微荚膜。

荚膜一般是在机体内或营养丰富的环境中形成，在普通培养基培养易消失。荚膜的成分随菌种不同而有所差异，大多数为多糖，如肺炎链球菌荚膜、脑膜炎奈瑟菌荚膜；少数为多肽，如炭疽杆菌荚膜、鼠疫耶氏菌荚膜；链球菌的荚膜则为透明质酸。荚膜具有免疫原性，可用以鉴别细菌或细菌分型。

荚膜是细菌的重要致病因素，它具有保护细菌抵御吞噬细胞的吞噬与消化，抵抗体液中的溶菌酶、补体及其他杀菌物质，增加细菌侵袭力的

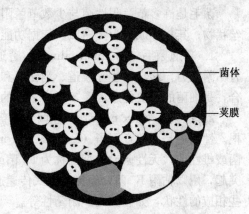

菌体

荚膜

**图 2-5 细菌的荚膜示意图**

作用。致病菌失去荚膜后，其致病力也随之减弱或消失。如有荚膜的肺炎链球菌只需几个菌即可杀死一只小鼠，当失去荚膜后，则需几亿个菌才能杀死一只小鼠。

### （二）鞭毛（flagellum）

鞭毛是所有的弧菌、螺菌，约半数的杆菌和个别球菌等，由细胞膜伸出到菌体外的细长并呈波状弯曲的蛋白丝状物。每个菌体上的鞭毛少者仅 1～2 根，多者可达数百根。依据鞭毛的数目与位置可将有鞭毛的细菌分为：单毛菌、双毛菌、丛毛菌、周毛菌等（图 2-6）。鞭毛是细菌的运动器官，有鞭毛的细菌能活泼运动，其运动速度以单毛菌最快，周毛菌最慢。鞭毛的化学成分是蛋白质，也称鞭毛素，具有较强的免疫原性，鞭毛抗原（H 抗原）可以用来鉴别细菌。霍乱弧菌、空肠弯曲菌的鞭毛与其致病性有关。

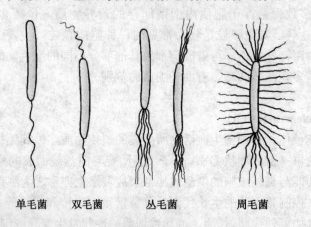

单毛菌　　　双毛菌　　　丛毛菌　　　周毛菌

**图 2-6　细菌鞭毛的数目与位置示意图**

鞭毛不易着色，经特殊染色后方可着色便于观察。可用暗视野显微镜或用悬滴法不经染色直接观察活菌的位移运动，也可用固体或半固体培养法观察细菌生长后有无扩散来判断细菌有无动力。

### （三）菌毛（pilus）

菌毛是许多革兰阴性菌与少数革兰阳性菌的菌体上具有的比鞭毛细、短而直、数量多的丝状物；其化学成分为蛋白质。依据功能可将菌毛分为普通菌毛和性菌毛两种。

1. 普通菌毛（common pilus）　普通菌毛数量多，可达数百根，遍布于菌体表面，具有粘附能力，能与宿主呼吸道、消化道和泌尿生殖道等处粘膜上皮细胞表面的特异性受体结合，是细菌的重要侵袭因素，失去菌毛的细菌其致病力也随之减弱或消失。

2. 性菌毛（sex pilus）　性菌毛比普通菌毛长而粗，但比鞭毛短，每个菌体仅有 1～4 根。性菌毛是由致育因子（fertility factor）即 F 质粒所编码，故带有性菌毛的细菌称为 $F^+$ 菌或雄性菌，无性菌毛的细菌称为 $F^-$ 菌或雌性菌。性菌毛为中空的管状物，其末端有球状突起，用以粘附 $F^-$ 菌，经接合方式传递遗传物质，如 F 质粒、R 质粒等，使受体菌获得某些相应的性状，如性菌毛、耐药性等。

### （四）芽胞（spore）

某些细菌在一定的环境条件下，细胞质发生脱水浓缩，在菌体内形成一个折光性强，通

透性低，具有多层膜包裹的圆形或椭圆形小体，称
为芽胞。芽胞一般在机体外营养物缺乏的环境条件
下方可形成。芽胞的结构很复杂，由内向外可分为
七层：分别是核心、内膜、芽胞壁、皮质层、外
膜、芽胞壳和芽胞外壁（图2-7）。芽胞带有完整的
核质、酶系统和合成菌体成分的结构，能保持细菌
的全部生命活性。在条件适宜时，芽胞可发芽形成
新的菌体。一个细菌只形成一个芽胞，一个芽胞也
只能形成一个菌体。因此，芽胞的形成不是细菌的
繁殖方式，而是细菌对营养缺乏的一种反应，是细
菌的休眠状态。与芽胞相对而言，未形成芽胞具有
繁殖能力的细菌体，称为繁殖体。

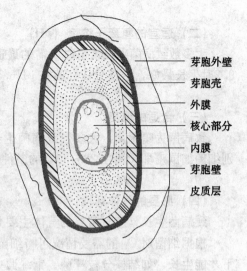

芽胞壁厚不易着色，常规染色时，光镜下可见
菌体有一个无色透明的小体，若经特殊染色后，芽

图 2-7　细菌芽胞的结构示意图

胞可被染成与菌体不同的颜色。芽胞的大小、形态和位置随菌种不同而有差异（图2-8），
这有助于鉴别细菌。如炭疽杆菌的芽胞小于菌体的横径，位于菌体中央，呈圆形或椭圆形；
破伤风杆菌的芽胞呈正圆形，大于菌体横径位于菌体顶端呈鼓槌状。

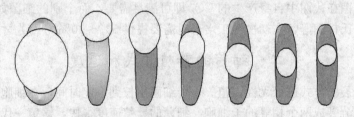

图 2-8　细菌芽胞的各种形态与位置示意图

芽胞对热、干燥、化学消毒剂和辐射等都有很强的抵抗力，这是因为芽胞：①含水量少
（约40％）；②具有多层厚而致密膜结构的保护；③含有耐热性很强的酶类；④核心和皮质
层含有大量的吡啶二羧酸，可稳定芽胞的酶类。芽胞在自然界中可存活几年甚至几十年，能
耐煮沸数小时，在5％石炭酸液中可存活数日。一旦医疗器械、敷料等污染芽胞，用一般的
理化方法很难将其杀死；因此临床上以杀灭细菌的芽胞作为灭菌的标准。

# 第三节　细菌的营养与生长繁殖

## 一、细菌生长繁殖的条件

### （一）充足的营养物质

各种细菌在生长繁殖时对营养物质的要求虽然有很大差异，但不外乎水、碳源、氮源、
无机盐和生长因子等。要按不同细菌的嗜性，满足其营养要求。

### (二) 适宜的氢离子浓度 (pH)

大多数致病菌生长繁殖时所需的最适 pH 为 7.2～7.6，个别细菌如霍乱弧菌在 pH8.4～9.2时生长最好，结核分枝杆菌在 pH6.5～6.8 时生长最好。

### (三) 合适的温度

致病菌为嗜温菌，大多数致病菌生长繁殖时的最适温度为 37℃，与人的体温一致。个别细菌如鼠疫耶氏菌在 28～30℃ 的条件下培养最好。

### (四) 必要的气体环境

致病菌生长繁殖时需要的气体主要是 $O_2$ 和 $CO_2$。

根据细菌对 $O_2$ 的需要情况可将细菌分为：①需氧菌或专性需氧菌，必须在有氧的条件下才能生长，如结核分枝杆菌、铜绿假单胞菌等；②微需氧菌，在低氧压（5%左右）下才能生长，当氧压大于 10% 时其生长受抑制，如空肠弯曲菌、幽门螺杆菌等；③厌氧菌或专性厌氧菌，必须在无氧的条件下才能生长，如破伤风梭菌、脆弱类杆菌等；④兼性厌氧菌，在有氧无氧的条件下均能生长，但有氧时生长较好，大多数致病菌为此类，如葡萄球菌、伤寒沙门菌、痢疾志贺菌等。

大多数致病菌在代谢中自身产生的 $CO_2$ 即可满足需要，而个别的细菌如脑膜炎奈瑟菌、淋病奈瑟菌、布氏杆菌等，在初次人工培养时需要提供 5%～10% 的 $CO_2$ 才能较好地生长。

## 二、细菌的繁殖方式和速度

细菌以二分裂的方式进行无性繁殖。一个细菌生长到一定时间，在细胞中间逐渐形成横隔，将一个细胞分裂成两个相等的子细胞。细菌的繁殖速度很快，繁殖一代所需要的时间随细菌种类不同而异，同时又受环境条件的影响。在各种条件满足时，一般细菌如大肠埃希菌繁殖一代用时 20～30 min；个别细菌如结核杆菌分裂较慢，繁殖一代用时为 18～20 h。

## 三、细菌群体生长繁殖的规律

细菌繁殖速度快得惊人，在最佳条件下，若 20 min 繁殖一代，一个细菌在 10 h 后即可增殖到 10 亿个以上。在自然界中因受多种因素的影响，细菌的增殖远没有这么快。在人工培养细菌时，细菌连续繁殖一定时间后，由于细菌群体大量堆积、营养物消耗、代谢废物的积聚以及 pH 的改变等，使细菌的繁殖速度逐渐减慢甚至停止。如将一定量细菌接种于适当培养基后，以培养时间为横坐标，培养物中细菌数的对数为纵坐标，可绘出一条生长曲线（图 2-9），大致可分为四个时期。

1. 迟缓期　为最初培养的 1～4 h，此期是细菌适应新环境的过程。菌体增大，代谢活跃，为细菌的分裂增殖合成与储备充足的酶和能，其分裂迟缓。

2. 对数生长期　此期细菌以恒定的几何级数迅速增长，活菌数目呈对数直线上涨。可持续几小时至数天不等，一般细菌为 10 h 左右。此期细菌的形态、大小、染色性、生物活性等性状典型，对抗生素敏感。因此，研究细菌的性状最好选用此期的细菌。

3. 稳定期　此期由于培养基中营养物质消耗，毒性产物积聚及 pH 下降等，使细菌繁殖速度渐趋下降，繁殖数与死亡数大致平衡，活菌数保持相对稳定。此期细菌的性状可发生

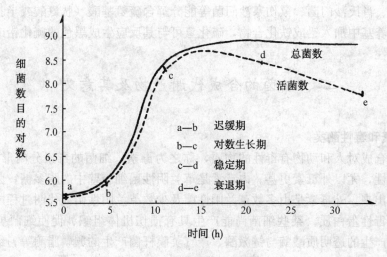

图 2-9　细菌群体生长曲线

改变，如革兰阳性菌可被染成革兰阴性菌。细菌的芽胞和外毒素、抗生素等代谢产物多在此期形成。

4. 衰退期　细菌繁殖越来越慢，死菌数迅速超过活菌数。此期细菌形态显著改变，菌体变长、肿胀或扭曲，甚至菌体自溶，不易辨认。

# 第四节　细菌的新陈代谢

细菌可分泌胞外酶，将多糖、蛋白质等大分子营养物分解为单糖、小肽或氨基酸等，然后将其吸收进入菌体内，再经氧化或经胞内酶分解成菌体可利用的成分，此过程为细菌的分解代谢。细菌以营养原料（简单的小分子物质）、经生物氧化或发酵产生的能量，合成菌体结构成分及相应的代谢产物，此过程为细菌的合成代谢。

## 一、细菌的分解代谢产物及生化检测

### （一）糖分解产物及检测

细菌能分解多种单糖产生能量和酸、醛、醇、酮、气体（$CO_2$、$H_2$）等代谢产物。常用的检测糖分解产物的糖发酵试验可用于鉴别肠道菌，如大肠埃希菌可分解葡萄糖和乳糖，产酸产气，而伤寒沙门菌仅能分解葡萄糖，产酸不产气，不分解乳糖。

### （二）蛋白质分解产物及检测

细菌先经胞外酶将蛋白质分解为短肽（或氨基酸），然后再经胞内酶将肽类分解为氨基酸。不同的细菌对氨基酸的分解能力不同，有的使氨基酸脱氨基生成各种有机酸，有的使其脱羧生成胺类，有的能液化明胶，有的则能分解个别氨基酸产生特殊产物。常用的试验有吲哚试验、硫化氢试验等。如大肠埃希菌、变形杆菌、霍乱弧菌等含有色氨酸酶，能分解蛋白胨水中的色氨酸，生成无色的吲哚（靛基质）。若在培养液中加入对二甲基氨基苯甲醛时，则可生成红玫瑰色的靛基质，为靛基质试验阳性。产气杆菌因无色氨酸酶，靛基质试验阴性。变形杆菌、肖氏沙门菌、鼠伤寒沙门菌等能分解含硫氨基酸（胱氨酸或半胱氨酸）产生硫化氢。在培养基中加入铅或铁化合物，硫化氢可与其反应生成黑色的硫化铅或硫化铁，为硫化氢试验阳性。

## 二、细菌的合成代谢产物及其意义

### （一）毒素和毒性酶类

致病菌能合成对人和动物有毒性的物质，称之为毒素。细菌的毒素分内毒素和外毒素，均有很强的毒性，尤以外毒素更甚。内毒素是革兰阴性菌细胞壁中的脂多糖，菌体死亡或裂解后才能释放出来。外毒素是由多数革兰阳性菌及少数革兰阴性菌在代谢过程中合成的能分泌到菌体外的毒性蛋白质。某些细菌尚能产生具有损伤机体组织、促使细菌扩散的侵袭性酶，如链球菌产生的透明质酸酶与链激酶、产气荚膜杆菌产生的卵磷脂酶等。细菌产生的毒素和侵袭性酶是细菌重要的致病因素。

### （二）热原质

许多革兰阴性菌与少数革兰阳性菌，在代谢过程中能合成一种物质，注入机体可致发热反应，称为热原质或致热原。革兰阴性菌的热原质就是细胞壁中的脂多糖，革兰阳性菌的热原质是一种多糖。热原质耐热，不被高压蒸汽灭菌（121℃，20 min）所破坏。因此，制备注射用药剂时应严格无菌操作，防止细菌污染，必须用无热原质的蒸馏水配制，玻璃器皿和用具要经250℃高温干烤才能破坏热原质，液体中的热原质可用吸附剂或过滤等方法除去。

### （三）色素

某些细菌在一定条件（营养丰富、氧气充足、温度适宜）下，能产生不同颜色的色素。细菌产生的色素有两类：①水溶性色素，如铜绿假单胞菌产生的绿色色素为水溶性的，可使整个培养基、伤口或感染性的脓汁与敷料染成绿色；②脂溶性色素，不溶于水，色素仅局限在菌落内，而培养基颜色不变，如金黄色葡萄球菌产生的金黄色色素。细菌的色素有助于细菌的鉴别。

### （四）抗生素

某些微生物在代谢过程中产生一种能抑制和杀灭其他微生物或癌细胞的物质称为抗生素。由细菌产生的抗生素很少，仅有多粘菌素、杆菌肽等。

### （五）细菌素

某些细菌可产生一种仅对有近缘关系的细菌有抗菌作用的蛋白质，称为细菌素（bacteriocin）。细菌素的种类很多，如大肠菌素、绿脓菌素、弧菌素、葡萄球菌素等。细菌素主要是抑制菌体蛋白的合成，而且具有种和型的特异性；因此，细菌素在细菌分型和流行病学调查上具有一定的应用价值。

### （六）维生素

某些细菌能自行合成维生素，除供自身需要外，也能分泌至菌体外，如人类肠道内的大肠埃希菌能合成维生素 B 族和 K 等，供人体吸收利用。

# 第五节　细菌的形态结构检查与人工培养

## 一、细菌的形态学检查

细菌的形态学检查，可用不染色标本检查法和染色标本检查法。不染色标本检查法主要用于观察细菌的动力，常用的方法有悬滴法或压滴法。染色标本检查法是将染色剂与细菌结合后的检查方法，是最常用的一种细菌形态学检查法，常用的染色剂多为碱性染料，如美蓝、碱性复红、结晶紫等。由于细菌的等电点较低（pH2～5），在中性、碱性或弱酸性溶液中带负电荷，易与带正电荷的碱性染料结合，从而使菌体显示出颜色，便于观察与鉴别。常用的染色方法有单染色法和复染色法。

1. 单染色法　用一种染料染色，所有的细菌均染成一种颜色。

2. 复染色法　用两种以上的染料对比染色，可将细菌染成不同的颜色，如革兰染色、抗酸染色、特殊染色（如芽胞染色、鞭毛染色、异染颗粒染色）等。

革兰染色法最常用，它是丹麦细菌学家革兰（Hans Christian Gram）于 1884 年创建。标本固定后，先用碱性结晶紫初染、加碘液媒染、用 95％乙醇处理，有些细菌被脱色，有些细菌不被脱色，最后用稀释复红复染。该法可将所有的细菌分为两大类：不被乙醇脱色仍保留紫色者为革兰阳性菌，被乙醇脱色后复染成红色者为革兰阴性菌。革兰染色对鉴别细菌、指导临床选择药物、研究和了解细菌的致病性等具有极其重要的实际意义。

## 二、细菌的人工培养

人工培养细菌是依据细菌的生理需要，用人工方法提供细菌生长繁殖所需的各种条件，以培养细菌，研究了解细菌的生理需要、生长繁殖的规律等，对感染性疾病进行病原学诊断和治疗、生物制品的研制以及工农业生产等都具有重要的实际意义。

### （一）培养细菌的方法及条件

某些检材如血液等，因含致病菌量较少，需先将标本接种到增菌培养基中增菌后，再行分离鉴定。分离培养是将检材中的目的菌用人工培养法分离出来，成为纯种菌。常用的有平板划线分离法。必要时也可用动物接种分离。将分离到的可疑目的菌的菌落接种于斜面、肉汤或琼脂平板，以获得大量纯种细菌，称为纯培养。需氧菌和兼性厌氧菌均可进行有氧培养。专性厌氧菌必须进行厌氧培养。厌氧培养常用的有化学、物理方法、生物化学、生物学等方法。某些细菌如脑膜炎奈瑟菌、淋病奈瑟菌在初次分离培养时须提供 5％～10％ $CO_2$，常用的有烛缸法和二氧化碳培养箱法。

### （二）培养基

培养基（culture medium）是人工配制的适合细菌生长繁殖的营养基质，调整 pH 为 7.2～7.6，经灭菌后即可使用。根据其性质和用途可将培养基分为基础培养基、营养培养基、选择培养基、鉴别培养基和厌氧培养基等。如按物理性状可将培养基分为液体、固体和半固体三类。液体培养基可供细菌大量繁殖用；在液体培养基中加入 2％～3％琼脂即可制成固体培养基，供分离纯菌用；若加入 0.2%～0.5%琼脂则制成半固体培养基，供保存菌种和观察细菌动力用。此外，尚有干燥培养基，其中含有培养基的各种成分，使用时按一定比例加入适量的水，经灭菌后即可应用；具有制备省时、简单等特点。

### （三）细菌在培养基中的生长情况

细菌在液体培养基中生长可出现均匀混浊、沉淀、菌膜等生长现象。如将细菌以划线分离接种于固体培养基表面，经一定时间培养后，形成的单一肉眼可见的细菌集团，称为菌落（colony）。各种细菌的菌落，在形状、大小、颜色、边缘整齐度、表面光滑度、湿润度、透明度、凹凸情况以及在血平板上的溶血情况等方面，均有很大的差异，这些有助于识别和鉴定细菌。细菌的菌落一般可分为：①光滑型菌落（smooth colony，S 型菌落），表面光滑、湿润，边缘整齐，如葡萄球菌的菌落；②粗糙型菌落（rough colony，R 型菌落），表面粗糙、干燥、呈皱纹或颗粒状，边缘不整齐，如结核分枝杆菌的菌落；③粘液型菌落（mucoid colony，M 型菌落），粘稠、有光泽，似水珠样，多见于有厚荚膜或丰富粘液层的细菌，如肺炎克雷伯菌的菌落。若将细菌穿刺接种于半固体培养基中，有鞭毛的细菌可由穿刺线向四周扩散呈羽毛状或云雾状混浊生长。无鞭毛细菌不能运动，仅沿穿刺线呈明显的线状生长。

### （四）人工培养细菌的用途及实际意义

1. 用于细菌的鉴定与研究　对细菌进行鉴定，以及对细菌的形态、代谢活动、生化反应、抗原结构、致病性等方面的研究，均须人工培养细菌。

2. 用于传染病的诊断与药物敏感性分析　某种传染病是由何种细菌所致，必须从患者体内分离培养出致病菌，鉴定种属后方可确诊。此外，测定致病菌对药物的敏感性，以便临床选择有效药物进行治疗，也必须人工培养细菌。

3. 用于生物制品的制备　制备各种菌苗、类毒素、抗毒素、免疫血清、诊断血清、诊断菌液等生物制品，均须人工培养细菌。

4. 用于细菌毒力分析　对某些细菌依据一般实验室检查法不能确定其毒力时，须经人工培养细菌、动物接种来鉴定分析有无毒力，以及毒力的强弱。

5. 用于基因工程　基因工程是将一种生物细胞的 DNA 片段（目的基因）切割下来，在体外重组于载体（质粒、病毒）DNA 上，再将重组 DNA 转移到受体细胞内，使受体获得供体的某些性状。由于细菌具有繁殖快、易培养的特点，故常被用作接受基因的受体。由此现已成功地制备了干扰素、IL-2、乙肝疫苗、胰岛素等。

## 思考题

1. 革兰阳性菌与革兰阴性菌的细胞壁结构有何主要区别？
2. 细菌具有哪些特殊结构？细菌的哪些特殊结构与细菌致病性有关？
3. 细菌合成代谢产物在医学上有何实际意义？
4. 人工培养细菌有何实际意义？

# 第三章 细菌的遗传与变异

细菌在一定环境条件下进行繁殖时，可将其生物学性状相对稳定地传给子代，这种现象称为遗传性。当外界环境条件改变或细菌的遗传物质结构发生改变时，细菌原有的性状就会相应改变，这种现象称为变异性。

## 第一节 常见的细菌变异现象

### 一、形态与结构变异

1. 细胞壁缺陷型（L型）变异 在某些因素如溶菌酶、青霉素等的影响下，细菌细胞壁肽聚糖合成受抑制，可形成细胞壁缺陷型细菌，称为 L 型细菌（因在 Lister 研究院首先发现，故取其第一个字母"L"命名）。L 型细菌革兰染色多呈阴性。由于 L 型细菌缺乏完整的细胞壁，不能维持其固有的形态，在表面张力的作用下，一般多呈球形或表现为多形性。L 型细菌必须用高渗培养基（含 5％氯化钠、20％人或马血清、0.8％琼脂）培养。临床上由于抗菌药物使用不当，可使患者体内细菌发生 L 型变异。

2. 荚膜变异 例如从患者标本中分离的肺炎球菌有较厚的荚膜，致病性强，但在体外培养基中多次传代后，不再形成荚膜，致病性亦随之减弱。

3. 鞭毛变异 如将有鞭毛的变形杆菌接种在普通固体培养基表面，由于鞭毛的动力作用，细菌呈弥散生长，形似薄膜状，称为 H（德语：hauch，薄膜）菌落。若将此变形杆菌接种于含 1％石炭酸的培养基中培养，则鞭毛生长受抑制，生长仅限于接种部位，不呈薄膜状，称为 O（德语：ohne hauch，无薄膜）菌落。故将细菌鞭毛从有到无的变异称为 H-O 变异，又常以 H 代表细菌的鞭毛，O 代表细菌的菌体。

4. 芽胞变异 例如将能形成芽胞、毒力强的炭疽杆菌置 42℃培养 10～20d 后，则丧失形成芽胞的能力，毒力也随之减弱。

### 二、菌落变异

细菌的菌落可分为光滑型和粗糙型两种。S 型菌落表面光滑、湿润，边缘整齐，R 型菌落表面粗糙、干燥，边缘不整齐。S-R 变异常见于肠道杆菌如沙门菌属与志贺菌属的细菌，从患者中新分离的菌株，其菌落呈 S 型；但经人工培养基多次传代后，失去 O 抗原，菌落变为 R 型。当细菌发生 S-R 变异时，其毒力、生化反应能力与抗原性等也常发生改变。

### 三、毒力变异

细菌的毒力变异可表现为毒力减弱或增强。例如用于预防结核病的卡介苗（BCG）即是将有毒力的牛型结核杆菌置于含甘油、胆汁、马铃薯的培养基中，经过 230 次移种，历时 13 年而获得的一株毒力减弱、抗原性完整的变异株。又如不产生白喉毒素的无毒力的白喉杆菌被 β-棒状杆菌噬菌体感染成为溶原性细菌时，则变成能产生白喉毒素的强毒株。

## 四、耐药性变异

细菌对某种抗菌药物由敏感变成耐药的变异称为耐药性变异。如金黄色葡萄球菌对青霉素的耐药菌株目前已高达90％以上，常见的耐药菌还有结核分枝杆菌、痢疾杆菌、铜绿假单胞菌等，这给临床治疗带来了一定困难。

# 第二节 细菌遗传变异的物质基础

## 一、细菌染色体

细菌染色体是细菌生命活动所必需的遗传物质，为一条环状双螺旋DNA长链，在菌体内盘旋缠绕成丝团状，附着在横隔中介体或细胞膜上，不含组蛋白，外无核膜。如大肠杆菌染色体DNA，约有4000～5000多个基因，编码2000多种酶类及其他结构蛋白。

## 二、质　粒

质粒（plasmid）是细菌染色体外的遗传物质，为双股环状DNA。大质粒可含几百个基因，小质粒仅含20～30个基因。质粒主要有如下特性：

1. 赋予细菌某些遗传性状　较主要的质粒有：①F质粒（fertility plasmid）：编码细菌性菌毛。$F^+$菌通过性菌毛可将质粒传递给$F^-$菌。②R质粒（resistance plasmid）：带有一种或多种耐药基因，可使细菌获得对抗菌药物的耐药性。③Vi质粒（virulence plasmid）：编码细菌毒力。④Col质粒（colicinogenic plasmid）：使大肠埃希菌产生大肠菌素。

2. 自我复制能力　存在于多种细菌胞浆内的质粒可不依赖染色体而独立进行复制。

3. 可丢失或消除　质粒不是细菌生命活动所必须依赖的遗传物质，可自行丢失或经紫外线等理化因素处理而消除。失去质粒的细菌，其生命活动可不受影响。

4. 可在细菌间转移　可编码性菌毛以接合方式转移的质粒称接合性质粒，不能编码产生性菌毛的质粒称非接合性质粒；可通过转化、转导等方式在细菌间转移。

5. 相容性与不相容性　一个细菌可带有一种或几种质粒。几种质粒能共存于一个细菌内，表明这些质粒之间有相容性。有些质粒则不能共存，称不相容性。

## 三、噬　菌　体

噬菌体（bacteriophage，phage）是一类侵袭细菌等微生物的病毒。在电镜下有三种外形，即蝌蚪形（图3-1）、微球形和细杆形。大多数噬菌体呈蝌蚪形，由头部和尾部组成。蛋白质构成噬菌体头部外壳及尾部，尾部包括尾髓、尾鞘、尾板、尾刺和尾丝。核酸为双股DNA，存在于头部的外壳内。当噬菌体感染细菌时，其尾刺或尾丝吸附在敏感菌相应受体上，通过尾鞘收缩将头部核酸经尾髓注入细菌细胞内。

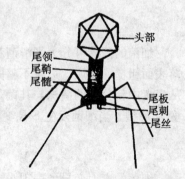

**图3-1　蝌蚪形噬菌体结构示意图**

根据噬菌体与宿主菌的相互关系，可将噬菌体分为两种类型。一种能在宿主菌内复制增殖，产生众多子代噬菌体，并最终裂解细菌者称为毒性噬菌体。另一种噬菌体，其基因组与宿主菌染色体整合，不产生子代噬菌体，但随细菌 DNA 的复制而复制，并随细菌的分裂而传代，称为温和噬菌体。整合在细菌染色体上的噬菌体基因组称为前噬菌体。带有前噬菌体的细菌称为溶原性细菌。整合的前噬菌体可偶尔自发地或在某些理化等因素的诱导下，脱离宿主菌染色体进入溶菌周期，导致细菌裂解。

另外，某些前噬菌体从宿主菌染色体上脱离下来时，可携带宿主菌的 DNA 片段；或者噬菌体在装配时，将宿主菌的 DNA 片段错误装入，从而产生带有宿主菌 DNA 的噬菌体。这些噬菌体可作为载体将宿主菌的遗传物质转移到受体菌中去。

还有某些前噬菌体可导致细菌基因型和性状发生改变，这称为溶原性转换。例如，白喉杆菌产生白喉毒素，是因前噬菌体带有毒性蛋白的结构基因；肉毒杆菌的肉毒毒素、溶血性链球菌的红疹毒素的产生等都与溶原性转换有关。

# 第三节　细菌变异的发生机制

## 一、突　　变

突变是由于细菌遗传物质的结构发生突然而稳定的改变，所引起的遗传性变异。突变可分为点突变和多点突变。点突变只有一个碱基对的变化，包括一个碱基的改变、插入或缺失。多点突变有两个以上碱基对的变化，往往涉及大段 DNA 发生改变，包括染色体重排、倒位、重复或缺失。

突变可自然发生，也可人工诱导产生。自发突变发生率很低，一般在细菌每分裂 $10^6 \sim 10^9$ 次发生一次突变；诱发突变是人工应用某些物理化学因素（如紫外线、X 射线、亚硝酸盐等）诱导细菌发生突变。

## 二、基因的转移与重组

细菌从外源取得 DNA（包括染色体 DNA、质粒 DNA、噬菌体基因等）并与自身染色体 DNA 进行重组，引起细菌原有基因组的改变，导致细菌遗传性状的改变，称基因的转移与重组。在基因转移中，提供 DNA 的细菌为供体菌，接受 DNA 的细菌为受体菌。基因转移与重组有以下几种方式：

### （一）转化
受体菌摄取供体菌游离的 DNA 片段，从而获得新的遗传性状，称为转化（transformation）。如 Ⅱ 型无荚膜无毒力的肺炎球菌摄取 Ⅲ 型有荚膜有毒力的肺炎球菌 DNA 后，即转化为有荚膜有毒力的 Ⅲ 型肺炎球菌。

### （二）转导
以温和噬菌体为载体，将供体菌的遗传物质转移到受体菌中去，使受体菌获得新的遗传性状，称为转导。根据转导 DNA 片段的范围，可分为普遍性转导和局限性转导。

1. 普遍性转导　当溶原性细菌中止溶原状态时，前噬菌体脱离宿主菌的基因组，进行像毒性噬菌体样的复制增殖，即噬菌体 DNA 大量复制，并合成衣壳蛋白。在噬菌体 DNA 装入蛋白质衣壳形成新的噬菌体时，大约在 $10^5 \sim 10^7$ 次装配中会发生一次错误，即误将宿主菌的 DNA 片段装入，形成转移宿主菌 DNA 的转导性噬菌体。当细菌被裂解，释放出的转导性噬菌体侵犯另一受体菌时，可将宿主菌的 DNA 片段带入受体菌。上述误被装入的 DNA 片段可以是宿主菌染色体上的任何部分，也可以是质粒，故称为普遍性转导。

2. 局限性转导　只限于转导供体菌染色体上某些特定的基因。这是由于某些温和噬菌体感染细菌后，其基因组整合于宿主菌染色体 DNA 的特定部位，当中止溶原状态时，前噬菌体从宿主菌染色体上脱离下来，偶尔也会将其插入点附近的宿主菌染色体的一段 DNA 携带下来，形成可转移宿主菌特定 DNA 的缺陷性噬菌体。当此种噬菌体裂解细菌释放出来后，感染另一受体菌时，可将供体菌特定的基因转移给受体菌，使受体菌获得特定的遗传性状。

### （三）接合

接合是指细菌通过性菌毛将遗传物质（主要为质粒）从供体菌转移给受体菌，使受体菌获得新的遗传性状。接合性质粒主要有 F 质粒、R 质粒等。

### （四）溶原性转换

溶原性细菌因染色体上整合的前噬菌体使其获得新的遗传性状，称为溶原性转换。溶原性转换可使某些细菌发生毒力变异或抗原性变异。例如，β-棒状杆菌噬菌体（该噬菌体携带编码白喉毒素的结构基因）感染不产毒素的白喉杆菌后，形成的溶原性白喉杆菌即可产生白喉毒素。

## 第四节　细菌变异在疾病诊断、治疗和预防中的应用

由于细菌在形态、结构、染色、生化反应、毒力、抗原性等方面都可能发生变异，所以在临床细菌学检查中常会遇到一些生物学性状不典型的菌株，这给实验室诊断带来一定的困难。因此了解细菌的变异规律，将有助于这方面工作的顺利进行。例如，临床细菌感染患者可在大量使用青霉素、先锋霉素等抗生素治疗时，使细菌失去细胞壁变为 L 型细菌（细胞壁缺陷菌）。L 型细菌在普通培养基上不易生长，应选用高渗培养基才能分离出。故细菌感染症状明显而常规培养阴性者，应考虑 L 型变异的可能性。

由于临床上耐药性变异菌株的不断出现与增加，在选用抗菌药物进行治疗时，有必要作药物敏感试验，以选择有效抗菌药物。同时应注意足量、合理、联合使用抗菌药物，尽量避免耐药菌株的形成。

在预防疾病、制备疫苗方面，可用人工诱导方法使细菌发生变异，然后选择出毒力减弱或失去毒力而保留免疫原性的变异株，制成活疫苗。例如用于预防结核病的卡介苗。新的变异株还可通过基因转移与重组的方式获得，用以制备疫苗。例如遗传重组疫苗，即是通过共同感染细胞的强毒株与弱毒株之间的基因片段交换而获得的减毒活疫苗。

### 思考题

1. 常见的细菌变异现象有哪些？
2. 细菌的变异现象在医学上有何实际意义？

# 第四章　细菌的致病性与感染

## 第一节　细菌的致病性

### 一、细菌致病性的概念

细菌的致病性是指细菌能引起感染或引起宿主疾病的性能。细菌的致病性包含着两方面的涵义，一是致病菌可引起宿主某种疾病的特性，如伤寒沙门菌能引起人类伤寒，结核分枝杆菌则能引起人类的结核病，这是由细菌种属特性所决定的，是细菌致病性质的概念。二是致病菌引起宿主疾病的能力，不同种类的细菌、同种细菌的不同型或株，其致病力可有很大差异，细菌这种致病能力的强弱程度，称为细菌的毒力（virulence），是细菌致病性量的概念。细菌的毒力常用半数致死量（median lethal dose，$LD_{50}$）或半数感染量（median infective dose，$ID_{50}$）表示，即在一定时间内，通过一定的接种途径，能使一定体重的实验动物半数死亡或感染所需要的最少细菌数或细菌毒素量。

致病菌的毒力主要表现为：一是突破宿主机体的免疫防御机制，并在宿主生理环境中定居、生长繁殖和扩散的能力，称为侵袭力；二是损伤宿主机体组织细胞或器官引起生理病理变化的致病物质，包括细菌的结构成分和有关的生物大分子物质。

### 二、影响细菌致病性的因素

致病菌侵入机体能否引起宿主机体疾病，一方面取决于宿主的抵抗力即抗感染免疫力；另一方面取决于致病菌本身的毒力、侵入的数量以及侵入的部位。通常是宿主的抵抗力弱，致病菌的毒力强，侵入的数量足够，且侵入的部位适当，就可引起疾病；否则，不能引起疾病。如毒力强的鼠疫耶氏菌，只需数个细菌侵入机体即可发生感染；而毒力弱的肠炎沙门菌则常需摄入数亿个细菌才能引起急性胃肠炎。

多数致病菌具有特定的侵入部位即各种致病菌通过特定的侵入门户，才能到达特定的器官和细胞而致病。如伤寒沙门菌、志贺菌、霍乱弧菌等必须经口侵入肠道才能引起感染；破伤风梭菌及其芽胞，只有进入深部创伤等的缺氧环境中，才能引起破伤风。也有些致病菌侵入机体的适宜部位不止一个，如结核分枝杆菌可以经呼吸道、消化道、皮肤创伤部位等侵入机体而引起结核病。

## 第二节　细菌的毒力物质

细菌的毒力物质包括与致病菌侵袭力有关的致病物质、细菌的毒素及其他致病物质。

# 一、侵袭物质

## (一) 菌体表面结构成分

1. 菌体表面粘附性结构及物质　具有粘附作用的细菌特殊结构及有关物质又称为粘附因子或粘附素。细菌的粘附素可分为菌毛和粘附物质两类。

（1）菌毛：多数革兰阴性致病菌如产毒性大肠杆菌、志贺菌、霍乱弧菌、脑膜炎奈瑟菌、淋病奈瑟菌等均有菌毛，这些细菌可借助菌毛与宿主易感细胞表面的相应受体（多为甘露糖、岩藻糖等糖类成分或糖蛋白）结合，而使细菌分别粘附于各种粘膜上皮细胞表面。

（2）粘附物质：如 A 族链球菌的膜磷壁酸、多糖包被等可与人类口腔粘膜和皮肤上皮细胞及各种血细胞膜上的相应受体结合；葡萄球菌、链球菌及白色念珠菌等菌体表层的血纤维蛋白原结合蛋白、胶原粘附素、纤维连接素结合蛋白以及革兰阴性菌的某些外膜蛋白等可与血液成分及细胞基质相结合。致病菌经这些粘附物质的作用，而定植于宿主机体的某些部位，并能使细菌在扩散入血液及其他部位时，可进一步定植。

2. 荚膜和微荚膜　细菌的荚膜与微荚膜有抗吞噬细胞吞噬和抵抗体液中杀菌物质（补体、溶菌酶等）的作用，从而使致病菌在体内大量繁殖引起疾病。链球菌的 M 蛋白、伤寒沙门菌的 Vi 抗原、大肠埃希菌的 K 抗原等均属于微荚膜。

## (二) 侵袭性酶

某些致病菌在代谢过程中能产生一种或多种胞外酶，它们可协助细菌抗吞噬或利于细菌在体内扩散，这些胞外酶被称为侵袭性酶。主要有：①金黄色葡萄球菌产生的血浆凝固酶，具有促进细菌抗吞噬作用；②A 族链球菌产生的透明质酸酶、链激酶（溶纤维蛋白酶）等，可分解细胞间质的透明质酸，溶解纤维蛋白凝块，有利于细菌在体内扩散；③产气荚膜梭菌产生的胶原酶，可分解结缔组织中的胶原纤维，有利于细菌的扩散；④淋病奈瑟菌、流感杆菌等均可产生分解 SIgA 的酶，能降低宿主的特异性免疫功能。

# 二、细菌的毒素

细菌在立足定居并生长繁殖与代谢过程中可合成和释放多种有毒性作用的物质，称为细菌的毒素。一种致病菌可同时释放多种毒素，但在引起某种疾病时一般以一种或少数几种毒素为主。按其来源、性质和作用等的不同，可分为外毒素和内毒素两类。

## (一) 外毒素

外毒素是细菌在生长繁殖过程中合成并分泌到菌体外的毒性物质。

1. 外毒素的化学成分　外毒素的化学成分是蛋白质，性质不稳定，易被热、酸碱及蛋白酶破坏。

2. 外毒素蛋白的结构　大多数外毒素蛋白由 A、B 两个亚单位组成，A 亚单位是毒性成分，决定毒素的致病作用；B 亚单位是介导外毒素分子与宿主细胞结合的成分，具有对靶细胞的亲和性；A、B 亚单位单独存在时均无致病作用。

3. 外毒素的毒性　外毒素的毒性强或极强，如肉毒梭菌产生的肉毒毒素纯品 1 mg 可杀死 2 亿只小鼠，其毒性比氰化钾强 1 万倍，是已知毒性最剧烈的毒物。外毒素对组织器官具有选择作用，通过与特定靶组织器官受体结合，直接或进入细胞后引起各自不同的特殊的病理变化及临床症状。

4. 外毒素的免疫原性 外毒素免疫原性强，用 0.4％甲醛处理外毒素，可使其脱去毒性，保留其免疫原性，制成无毒的外毒素生物制品，称为类毒素。类毒素可用于人工自动免疫，刺激机体产生具有中和外毒素作用的抗毒素。

5. 外毒素的种类 外毒素的种类繁多，在功能或作用机制上复杂多样。根据外毒素对宿主细胞的亲和性及作用机制不同，可分为神经毒素、细胞毒素和肠毒素。

### （二）内毒素

内毒素是革兰阴性菌细胞壁中的脂多糖（LPS），位于细胞壁的外层，不能由活菌释放到菌体外，只有当细菌死亡裂解或用人工方法裂解细菌后，才可释放出来。

1. 内毒素的化学成分 内毒素的化学成分是 LPS，性质较稳定，耐热，100℃、1 h 不被破坏，必须用160℃、2～4 h，或用强碱、强酸、强氧化剂煮沸 30 min 才能被灭活。

2. 内毒素成分的结构 内毒素即革兰阴性菌细胞壁中的 LPS，由脂质 A、核心多糖和O 特异性多糖三部分组成，毒性成分是脂质 A。

3. 内毒素的毒性 相对较弱，对组织器官无选择性，无特定的靶组织器官。各种革兰阴性菌内毒素的脂质 A 其化学组成相似，故其致病作用大致相似，可引起：①发热反应，LPS 可激活单核吞噬细胞及淋巴细胞等，使其分泌 IL-1、TNF、IFN 等内源性致热原作用于下丘脑，使其释放中枢发热介质，进而使体温中枢的体温调定点上移而导致发热。②白细胞反应，内毒素能激活毛细血管的内皮细胞，表达一系列粘附分子，从而使大量白细胞粘附于微血管壁，并游出血管进入组织，使循环血液中白细胞急剧减少。数小时后，由于脂多糖诱生的中性粒细胞释放因子刺激骨髓，使骨髓中的中性粒细胞大量释放入血，而导致血循环中的白细胞数增高，12～24 h 达高峰。但伤寒沙门菌内毒素则使循环血中白细胞减少。③内毒素血症与休克，当大量内毒素入血后，作用于单核吞噬细胞、中性粒细胞、血小板、内皮细胞、补体系统、激肽系统、凝血系统等，诱生 TNF-α、IL-1、IL-6、组胺、5-羟色胺（5-HT）、前列腺素、激肽等血管活性介质，使全身小血管舒缩功能紊乱而出现微循环障碍；表现为血液淤滞于微循环，有效循环血量减少、血压下降、组织器官毛细血管灌注不足、缺氧、酸中毒等。严重者可导致以微循环衰竭和低血压为特征的内毒素休克。④弥漫性血管内凝血（DIC），是在内毒素血症、内毒素休克的基础上，进一步发展出现的严重并发症。内毒素导致微循环障碍时，血压下降，血流缓慢，使小血管内血细胞易于聚集阻塞血管；血压下降，组织器官供血不足，缺氧导致酸血症，从而使血管壁张力降低，呈麻痹性扩张；同时内毒素可直接激活凝血因子Ⅻ，启动凝血系统的连锁反应，也可通过作用于血细胞使之释放促凝物质或损伤血管内皮细胞，间接激活凝血系统，最终使纤维蛋白原转化为纤维蛋白，从而引起广泛的血管内凝血。由于弥漫性血管内凝血，凝血因子和血小板的大量消耗，以及内毒素还能直接激活纤溶系统，使血管内已凝固的纤维蛋白溶解而产生出血倾向，表现为皮肤粘膜出现瘀斑、出血点，呕血，便血，咯血，血尿等。患者多因重要器官出血坏死、功能衰竭而死亡。

4. 内毒素的免疫原性 内毒素的免疫原性弱，虽可刺激机体产生中和抗体，但无保护作用，不能人工处理成为类毒素。

### （三）细菌外毒素与内毒素的主要区别（表 4-1）

**表 4-1　细菌外毒素与内毒素的主要区别**

| 区别要点 | 外　毒　素 | 内　毒　素 |
|---|---|---|
| 来源 | 革兰阳性菌和某些革兰阴性菌 | 革兰阴性菌 |
| 存在部位 | 由活菌分泌至菌体外，少数菌裂解后释出 | 细胞壁成分，菌体裂解后释出 |
| 化学成分 | 蛋白质 | 脂多糖 |
| 稳定性 | 不稳定，不耐热（60～80℃、30 min 被破坏） | 稳定，耐热（160℃、2～4 h 被破坏） |
| 毒性作用 | 强/极强，对组织器官有选择性的毒害作用，引起特殊临床表现 | 各菌的毒性作用大致相同可致发热反应、白细胞增多、微循环障碍、休克、DIC 等 |
| 免疫原性 | 强，刺激机体产生抗毒素，甲醛处理可脱毒成类毒素 | 弱，刺激机体产生的抗体无明显中和作用，甲醛处理不形成类毒素 |

# 第三节　感染的发生发展与结局

感染（infection）又称传染，是致病菌在一定条件下，突破机体防御功能，侵入机体并定居生长繁殖、扩散、释放毒性物质等引起不同程度的病理过程。感染能否发生，取决于致病菌的致病性与宿主防御功能之间的相互作用。

## 一、感染的来源

感染的来源也称为传染源。传染源就是指体内有致病菌生长繁殖，并能将致病菌排出体外的人和动物。若感染来源于宿主体外的称外源性感染，其传染源包括患者、带菌者、患病或带菌动物；若感染来自患者自身体内或体表的称为内源性感染。

## 二、感染的传播方式与途径

### （一）经粘膜感染

1. 呼吸道粘膜感染　患者或带菌者可通过咳嗽、喷嚏、大声说话等将含有致病菌的分泌物以飞沫排至空气被他人吸入，或传染源排出的带有致病菌的痰液、脓液等污染的尘埃荡起在空气中被他人吸入，均可经呼吸道粘膜感染。常见的有结核分枝杆菌、白喉棒状杆菌、百日咳杆菌、军团菌、脑膜炎奈瑟菌、肺炎链球菌、流感嗜血杆菌等。

2. 消化道粘膜感染　患者或带菌者排出的含有致病菌的排泄物等，可污染食物、水，被他人食入消化道而致感染，主要是粪-口途径。常见的有霍乱弧菌、志贺菌属、沙门菌属、埃希菌属、幽门螺杆菌、空肠弯曲菌等。水、手指和苍蝇等是消化道传播的重要媒介。

3. 泌尿生殖道粘膜感染　此类感染主要是通过与患者及带菌者的直接或间接接触而引起的感染，各种性传播性疾病均可经此途径传播。常见的致病菌有淋病奈瑟菌、大肠埃希菌、梅毒螺旋体、溶脲脲原体等。

4. 其他粘膜感染　有些致病菌可经眼结膜、外耳道等处感染。

### （二）创伤感染

任何原因引起的皮肤粘膜的创伤或破损，即使是轻微的损伤均可引起感染，如致病性葡萄球菌、链球菌、铜绿假单胞菌等常可引起化脓性感染及烧伤感染；泥土、人类和动物粪便中，可有破伤风梭菌、产气荚膜杆菌等的芽胞，当这些芽胞进入深部伤口，在无氧的微环境中发芽、繁殖、产生毒素而致病。此外，节肢动物叮咬感染也是一种创伤感染，它是以节肢动物为媒介而导致疾病的传播，如人类鼠疫是经鼠蚤叮咬而被感染的。

某些细菌如结核分枝杆菌、炭疽芽胞杆菌等，可经皮肤、呼吸道、消化道等多途径多方式感染。

## 三、感染的类型

感染的发生、发展和结局是机体与致病菌相互作用的复杂过程，根据双方力量的对比，可以出现以下几种不同类型的感染和结局。

### (一) 隐性感染

当宿主机体抗感染的免疫力较强或侵入的致病菌数量不多、毒力较弱时，感染后对机体的损害较轻，不出现或仅出现不明显的临床症状，称为隐性感染 (inapparent infection)。隐性感染后机体可获得较强的特异性免疫力。如白喉、结核、伤寒等常有隐性感染。

### (二) 显性感染

当机体抗感染免疫力较弱或侵入的致病菌数量较多、毒力较强，感染后机体的组织细胞受到较严重的损害，生理功能发生改变，并出现一系列临床症状，称为显性感染 (apparent infection)。显性感染又可根据不同的特征而分为以下几种类型。

根据病情缓急病程长短不同而分为急性与慢性感染。急性感染 (acute infection)：常表现为发作突然、症状明显、病程较短；一般为数日至数周；引起急性感染的致病菌常见的有脑膜炎奈瑟菌、霍乱弧菌、肠产毒型大肠埃希菌、志贺菌、A 族链球菌等。慢性感染 (chronic infection)：表现为起病缓慢、病程长，可持续数周至数月，引起慢性感染的致病菌多为胞内寄生菌，如结核分枝杆菌、麻风分枝杆菌等。

根据感染的部位和性质不同而分为局部与全身感染。局部感染是致病菌侵入机体后，局限在一定部位生长繁殖，引起局部病变，如化脓性球菌引起的疖、痈、甲沟炎等。全身感染多见于胞外菌急性感染，感染后致病菌及其毒性代谢产物通过血液向全身扩散引起全身性的急性感染症状。临床上全身感染常见的有下列几种情况：

（1）菌血症 (bacteremia)：致病菌由局部侵入血流，但未在血流中繁殖或极少量繁殖，只是一时性或间断性地经过血流到达体内适宜的组织器官，引起轻微的症状。如伤寒沙门菌、脑膜炎奈瑟菌等感染的早期第一次入血时所致的菌血症。

（2）毒血症 (toxemia)：即产外毒素的致病菌侵入机体后，在局部组织生长繁殖，释放外毒素进入血液，到达特定靶器官组织细胞，引起特殊的毒性症状。毒血症时致病菌本身一般不进入血液，即便入血也无致病作用。如白喉棒状杆菌、破伤风杆菌所致的白喉与破伤风等。

（3）内毒素血症 (endotoxemia)：革兰阴性菌侵入血液并在其中大量生长繁殖，崩解后释放出大量内毒素引起的中毒症状；或是病灶内大量革兰阴性菌死亡裂解，释放的内毒素进入血液引起的中毒症状。其临床表现为：轻则仅发热或伴轻微不适，重则出现高热、酸中毒、DIC、休克，甚至死亡。如脑膜炎奈瑟菌所致的暴发型脑脊髓膜炎、志贺菌引起的小儿急性中毒性菌痢等。

（4）败血症（septicemia）：致病菌侵入血液，并在其中大量生长繁殖，产生毒性代谢产物，引起严重的全身性中毒症状。主要表现为高热、皮肤与粘膜淤血、肝脾大等。鼠疫耶氏菌、炭疽芽胞杆菌等可引起败血症。此外，在机体抵抗力低下时，革兰阳性与革兰阴性菌群均可引起败血症。

（5）脓毒血症（pyemia）：化脓性细菌侵入血液后在其中大量繁殖，并通过血液扩散到其他组织器官（如肝、肾、肺等），产生新的化脓性病灶。如金黄色葡萄球菌引起的脓毒血症，可导致多发性肝脓肿、皮下脓肿和肾脓肿等。

根据感染人群所处环境而分为社会与医院感染。社会感染是指在医院外的人群所发生的一切感染。此类感染受自然因素与社会因素的影响很大，如气候、季节、温度、湿度及地理条件等自然因素均可影响传染（传染病）的发生与流行。医院感染（hospital infection）：是指在医院内的人群所发生的一切感染，故又称为医院内感染（nosocomial infection）或医院内获得性感染（hospital acquired infection）。广义的医院感染包括在医院中活动的所有人群，如住院患者、门诊患者、医务工作者、陪伴者和探视者等的感染，中华医院管理学会医院感染管理专业委员会认为：医院感染是指患者在入院时既不存在，亦不处于潜伏期，而在医院内发生的感染，包括在医院获得而于出院后发病的感染。引起医院感染的既有致病微生物，也有条件致病微生物，有的是医院环境中特有的流行菌株，如多耐药性金黄色葡萄球菌和铜绿假单胞菌。医院感染的部位以泌尿道、呼吸道和外科创伤为主。因此为防治医院感染应重点控制与管理的科室是产房、新生儿室、重症监护病房、血液透析室、手术室、换药室、血库、消毒供应室、洗衣房等。

### （三）带菌状态

在隐性感染或显性感染后致病菌未被及时消灭而是在机体内继续存在，并不断排出体外称带菌状态（carrier state）；处于带菌状态的个体，称为带菌者（carrier）。白喉和伤寒病后常可出现带菌状态。

## 思考题

1. 影响细菌致病性的因素有哪些？
2. 细菌的侵袭力与菌体的哪些结构和产物有关？
3. 细菌内毒素与外毒素有何主要区别？
4. 细菌侵入机体后，能否引起感染？为什么？可导致哪些类型的感染？

# 第五章　病毒的生物学性状

## 第一节　病毒概述

### 一、病毒的概念

19世纪末发现烟草花叶病的病原体、牲畜口蹄疫的病原体均可通过细菌滤器，根据上述两种传染性病原体的可滤过性和看不见的液体状态而将其命名为病毒（virus）。病毒的原意为"毒素"，泛指一切可引起传染病的液体状物质。随着光学显微镜、电子显微镜的应用和组织细胞培养技术的发展，人们对病毒的本质有了更深刻的认识，病毒的概念也逐渐明确。现已知病毒是由蛋白质包裹的、只含一种核酸、必须进入易感宿主细胞内才能进行增殖的感染因子。

### 二、病毒的基本特征

1. 个体微小　病毒以纳米（nm）为测量单位，能通过最细的细菌滤器，必须在电子显微镜下放大几万至几十万倍后方可观察。

2. 构造简单　病毒无完整的细胞结构，仅含一种类型核酸（DNA或RNA），外围由蛋白质衣壳包绕；有些病毒在衣壳外还有脂蛋白外膜包绕。

3. 专性细胞内寄生　病毒必须寄生在活细胞内，利用宿主细胞的代谢系统和能量，以复制方式增殖，具有严格的宿主特异性。

4. 对抗生素不敏感　由于病毒无完整的细胞结构和代谢系统，故对抗生素不敏感。干扰素可抑制病毒增殖。

病毒与其他微生物的主要区别见表5-1。

**表 5-1　病毒与其他微生物的主要鉴别特性**

| 种　类 | 病　毒 | 细　菌 | 支原体 | 立克次体 | 衣原体 | 螺旋体 | 放线菌 | 真　菌 |
|---|---|---|---|---|---|---|---|---|
| 结　构 | 非细胞 | 原核细胞 | 原核细胞 | 原核细胞 | 原核细胞 | 原核细胞 | 原核细胞 | 真核细胞 |
| 细胞壁 | − | + | − | + | + | + | + | + |
| 细胞器 | − | + | + | + | + | + | + | + |
| 核　酸 | DNA/RNA | DNA+RNA | DNA+RNA | DNA+RNA | DNA+RNA | DNA+RNA | DNA+RNA | DNA+RNA |
| 繁殖方式 | 复制 | 二分裂 | 二分裂 | 二分裂 | 二分裂 | 二分裂 | 无性孢子 | 产孢子节裂 |
| 人工培养基生长 | − | + | + | − | − | + | + | + |
| 抗生素敏感性 | − | + | + | + | + | + | + | + |
| 干扰素敏感性 | + | − | − | − | − | − | − | − |

### 三、病毒体的概念

结构完整并具有感染性的病毒颗粒称为病毒体（virion）。病毒体是病毒成熟后释放到细胞外的结构形式，并广泛存在于自然界。人、动物、植物、昆虫、真菌和细菌均可被病毒体寄生并引起感染。

## 四、病毒与人类的关系

人类传染病约 75% 以上系病毒所致，95% 急性呼吸道感染的病因是病毒。有些病毒性疾病的发病率高，传染性强，短期内就可造成流行甚至大流行，如流行性感冒、病毒性肝炎、病毒性腹泻和人类免疫缺陷病毒引起的艾滋病等。有些病毒感染人体后侵犯重要器官，病死率高，或遗留严重的后遗症，如乙型脑炎、肾综合征出血热等。有些病毒感染可引起胎儿畸形，如风疹病毒、疱疹病毒等。有的病毒还与肿瘤、高血压、糖尿病、自身免疫病等的发生密切相关。病毒的防治已成为人类关注的热点。由于病毒结构简单，常被用做分子生物学中研究基因的工具及基因工程中的基因载体。因此，病毒与人类的关系极为密切。病毒在医学微生物中占有十分重要的地位，研究病毒的生物学特性、致病机制与免疫应答、发展控制和消灭病毒性传染病的制品，是医学微生物学的重要任务。

# 第二节 病毒体的大小与形态

## 一、病毒体的大小

不同的病毒体其大小差距悬殊。最大的病毒体直径约 300 nm，如痘病毒，经染色后在光学显微镜下勉强可见。最小的病毒体直径约 21 nm，仅略大于蛋白质分子，如微小病毒。大多数病毒体直径约为 100 nm 左右，如流感病毒等。根据病毒体的大小可将病毒分为大（210~300 nm）、中（80~150 nm）、小（18~30 nm）三型。因病毒个体微小，故经电子显微镜放大数千至数万倍后方可见到。病毒与其他微生物以及卵蛋白分子的大小比较见图5-1。

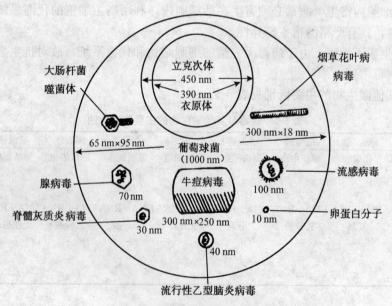

**图 5-1 微生物大小的比较示意图**

## 二、病毒体的形态

不同病毒体形态各异（图 5-2），大致分为 6 种类型：①球形，大多数病毒体呈球形或近似球形，如流感病毒、疱疹病毒、脊髓灰质炎病毒、腺病毒等；②弹状（如狂犬病毒）；③丝状（如某些流感病毒）；④砖块状（如痘病毒）；⑤杆状（如烟草花叶病病毒）；⑥蝌蚪状（噬菌体）。有些病毒体的形态比较固定，如小核糖核酸病毒呈圆球形；有些病毒则呈现为多形性，如粘病毒。

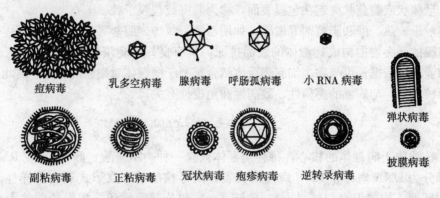

图 5-2　常见病毒体的形态示意图

# 第三节　病毒体的结构与化学组成

根据病毒体有无包膜将其分为无包膜病毒体（也称为裸病毒体）和包膜病毒体两大类。

## 一、病毒体的结构与功能

病毒体的基本结构由核酸构成的核心和包于其外的蛋白衣壳组成（图 5-3）。由核心和衣壳组成的裸病毒体结构，又称为核衣壳。

1. 核心　病毒的核心成分是核酸，构成病毒的基因组，蕴藏着病毒的全部遗传信息，控制着病毒的复制增殖，是病毒遗传变异的物质基础。

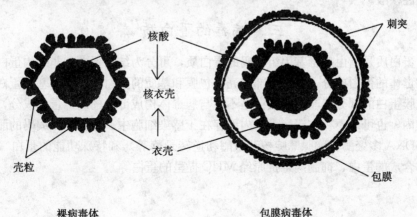

图 5-3　病毒体结构示意图

2. 衣壳　衣壳是包裹在病毒核酸外的蛋白质。衣壳由一定数量的壳粒组成，壳粒由一条或几条多肽链组成，不同病毒体衣壳所含壳粒的数目及排列方式不同，有 20 面立体对称、螺旋对称和复合对称。衣壳蛋白可保护核酸，能与易感细胞膜上的病毒受体特异性结合，并且具有良好的免疫原性和抗原性，腺病毒的衣壳蛋白对细胞有毒性作用。

3. 包膜　有些病毒体在核衣壳外还包着一层由脂类、蛋白和多糖构成的包膜围绕，称为包膜病毒体（图 5-3）。包膜是病毒在细胞内增殖后向细胞外出芽释放，穿过宿主细胞膜（核膜或胞浆膜）时由宿主细胞获得的。有些病毒体的包膜表面插入了一些病毒基因编码的糖蛋白，呈棒状或蘑菇状突起在包膜表面，称为刺突或包膜子粒。

包膜对干、热、酸和脂溶剂等敏感，如用乙醚、氯仿、胆盐等处理包膜病毒体，可使其解体。包膜的刺突蛋白构成病毒体的表面抗原，具有良好的免疫原性，可作为区分病毒的种、型和亚型的依据；可与宿主细胞膜受体结合，利于病毒体对细胞的吸附。因此，包膜可保护病毒核衣壳，与病毒的感染性、致病性和免疫性有关。

## 二、病毒的核酸

病毒核酸位于病毒体的核心，每种病毒体只含一种类型核酸，即 DNA 或 RNA，据此可将病毒分为 DNA 病毒和 RNA 病毒两大类。病毒核酸的存在形式具有多样性。形状上有线型和环型；构成上有双链（ds）、单链（ss）和分节段核酸。病毒核酸的大小差别悬殊，最小的微小病毒仅 5000 个碱基对（5 kb），最大的痘病毒则有 400 kb。单链 RNA 病毒依据核酸能否起 mRNA 的作用，又分正链（＋）和负链（－）。依据病毒核酸的特性，DNA 病毒可分为双链线状（腺病毒、疱疹病毒、痘病毒科）、双链环状（乳多空病毒科）、负单链线状（微小病毒科）和部分双链环状（嗜肝病毒科）；RNA 病毒可分为正单链不分节段（星状、杯状、冠状、小 RNA、披盖、黄病毒科）、负单链不分节段（HDV 和弹状、丝状、副粘病毒科）、负单链分节段（沙粒、布尼雅、正粘病毒科）、双链分节段（呼肠病毒科）和正单链不分节段双倍体（HIV、HTLV）。人和动物的 DNA 病毒大多为双链，RNA 病毒则大多为单链。

病毒核酸携带了病毒的全部遗传信息，决定了病毒基因组的复制和子代病毒的增殖及生物学性状。有的病毒核酸在除去衣壳蛋白后，可进入易感宿主细胞并能增殖，具有感染性，故称为感染性核酸。

## 三、病毒的蛋白质

病毒的蛋白质是指由病毒基因组编码的蛋白质，可分为结构蛋白和非结构蛋白。结构蛋白是组成病毒体的蛋白成分，包括全部衣壳、包膜和基质的蛋白质；其中基质蛋白是连接衣壳蛋白和包膜蛋白的部分。非结构蛋白是不参与病毒体构成部分的病毒蛋白成分，它可以存在于病毒体内，也可以不存在于病毒体内而存在于感染细胞中，包括病毒编码的酶类（如蛋白水解酶、DNA 多聚酶、胸腺嘧啶核苷激酶和逆转录酶等）和特殊功能的蛋白（如抑制宿主细胞生物合成的蛋白、抑制病毒抗原经 MHC 提呈的蛋白等）。

# 第四节　病毒的增殖

## 一、病毒的复制周期

病毒没有细胞结构和代谢系统，因此必须寄生在活细胞内，由宿主细胞提供酶系统、能量和原料，按照病毒核酸为模板进行核酸复制，并转录成病毒信使 RNA（mRNA），译制成病毒蛋白质，再装配成子代病毒体。病毒以核酸分子为模板进行增殖的方式称为复制（replication）。从病毒体侵入细胞到子代病毒体生成释放，称为一个复制周期，包括吸附、穿入、脱壳、生物合成、组装与释放五个阶段（图 5-4）。

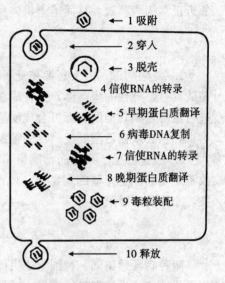

図中标注：
- ← 1 吸附
- ← 2 穿入
- ← 3 脱壳
- ← 4 信使RNA的转录
- ← 5 早期蛋白质翻译
- ← 6 病毒DNA复制
- ← 7 信使RNA的转录
- ← 8 晚期蛋白质翻译
- ← 9 毒粒装配
- ← 10 释放

图 5-4　病毒复制周期示意图

1. 吸附（adsorption）　　吸附是病毒体感染并进入细胞的第一步，是病毒体表面蛋白与细胞表面受体特异性结合的过程。这种特异性决定了病毒感染的宿主范围和嗜组织性的特征。如流感病毒血凝素的受体是多种细胞表面的唾液酸糖蛋白、人类免疫缺陷病毒包膜糖蛋白 gp120 的受体是 CD4 分子。

2. 穿入（penetration）　　吸附在宿主细胞膜上的病毒体，经不同方式进入细胞的过程，称为穿入。无包膜的裸病毒体一般是经细胞膜吞入，称为病毒胞饮。包膜病毒体可通过其包膜与宿主细胞膜融合而直接释放核衣壳进入细胞浆内，或通过胞饮作用进入细胞内形成吞饮泡，然后在溶酶体作用下使核衣壳释放入细胞浆等。

3. 脱壳（uncoating）　　进入易感细胞的病毒脱去蛋白质衣壳的过程称为脱壳。某些裸病毒体在穿入过程中已伴有脱壳。包膜病毒体则在宿主细胞溶酶体酶的作用下裂解衣壳蛋白，释放出病毒核酸。

4. 生物合成（biosynthesis）　　病毒基因组一旦释放进入细胞质内，便指令并利用宿主细胞的代谢系统，合成大量子代病毒的核酸和蛋白质，此过程称为病毒的生物合成。病毒的生物合成一般分为两个阶段，首先病毒基因组中的早期基因开始转录、翻译，产生必需的复制酶、抑制或阻断宿主细胞生物合成和正常代谢的非结构蛋白（亦称早期蛋白）。然后再依据病毒基因组指令，开始病毒核酸的复制，进行病毒基因的转录、翻译以产生病毒结构蛋白（亦称晚期蛋白）。从病毒体脱壳后直至新的子代病毒体装配之前，感染细胞内不能检测到完整的病毒体，称为隐蔽期。

不同种类的病毒在细胞内进行生物合成的场所不一样。大多数 DNA 病毒在宿主细胞核内合成 DNA，在细胞浆内合成蛋白质。而大多数 RNA 病毒（除流感病毒和逆转录病毒）的生物合成全部在胞浆中进行。

5. 组装（assembly）与释放（release）　　子代病毒的核酸和蛋白质在细胞内分别合成之后装配成核衣壳的过程称为组装。不同的病毒在细胞内的组装部位不同，DNA 病毒（痘病毒除外）在核内，绝大多数 RNA 病毒在胞浆内。病毒核衣壳装配好后，无包膜病毒的核衣壳即为成熟病毒体。有包膜的病毒，装配好的核衣壳必须获得包膜后才能成为成熟病毒体。成熟的病毒体以不同的方式由感染细胞内释出的过程称为释放。其释放的方式有：①裸病毒体多通过细胞裂解释放，由于病毒复制、装配，干扰了细胞的正常代谢而致细胞死亡裂解，大量子代病毒随之全部释放。②包膜病毒体多通过出芽方式，从细胞膜或核膜获得包膜而释放。包膜蛋白是由病毒基因组编码，故具有病毒的免疫原性和特异性。③有些包膜病毒如麻疹病毒、巨细胞病毒很少释放到细胞外，而是通过细胞融合使病毒从受感染细胞直接向邻近正常细胞释放，从而逃避机体免疫系统的清除作用。

## 二、病毒的异常增殖

1. 缺陷病毒　由于病毒在复制时发生偏差使基因组不完整或发生改变，不能复制出完整的具有感染性的病毒体，这种病毒称为缺陷病毒。缺陷病毒必须在辅助病毒的帮助下才可进行正常复制。辅助病毒可合成缺陷病毒所需的部分基因产物。如丁型肝炎病毒是一种缺陷病毒，它必须在乙型肝炎病毒的辅助下才可感染肝细胞并进行复制。

2. 顿挫感染　某些病毒感染非容纳细胞后，因细胞不能为病毒复制提供全部必需物质，故不能复制产生完整的病毒体，或产生的各病毒成分不能正常组装，这种感染称为顿挫感染，亦称流产感染。

## 三、病毒的干扰现象

两种病毒感染同一种细胞或机体时，常常发生一种病毒抑制另一种病毒增殖的现象，称为干扰现象。干扰现象较常见，可发生在异种、同种、同型以及同株病毒之间，也可发生在灭活病毒和活病毒之间。病毒间干扰的机理尚不十分清楚，可能与下列因素有关：

1. 诱导干扰素产生　第一种病毒诱导宿主细胞产生干扰素，抑制第二种病毒的生物合成。

2. 破坏细胞受体　易感细胞的表面受体与第一种病毒结合后被破坏，阻断了第二种病毒的吸附。

3. 缺陷病毒的干扰　缺陷病毒与完整病毒共同感染细胞时，可干扰完整病毒的复制。故缺陷病毒又称为缺损干扰颗粒（defective interfering particle，DIP）。因 DIP 基因组比完整病毒小，因此复制速度比完整病毒快，可与之竞争复制原料、复制酶等干扰完整病毒的复制；另外，某些 DIP 与完整病毒有着相同结构的衣壳蛋白，可与完整病毒竞争细胞表面的受体而干扰其吸附。

**思考题**

1. 病毒具有哪些基本特征？
2. 病毒体具有哪些基本结构？这些基本结构各有何主要功能？
3. 病毒与细菌的增殖方式有何不同？
4. 病毒的干扰现象可能与哪些因素有关？病毒的干扰有何意义？

# 第六章　病毒的感染与致病机制

病毒经一定途径进入机体并侵入易感细胞内增殖的过程，称为病毒感染（viral infection）。病毒是一类非细胞型微生物，必须进入易感细胞内才能进行增殖复制，因此病毒的感染与致病机制集中表现在病毒与宿主细胞之间的相互作用方式，以及由此引起机体整体的反应方式。

## 第一节　病毒的感染方式

病毒必须经一定途径进入易感机体，并侵入易感组织细胞，才能引起感染。病毒侵入机体和细胞的方式与途径决定感染的发生、发展和类型。人体粘膜（呼吸道、消化道和泌尿生殖道粘膜，眼结膜等）和皮肤是病毒侵入机体的重要途径。特定条件下，病毒也可经注射、输血、器官移植、动物叮咬等方式直接进入血液而感染靶细胞。

### 一、病毒侵入宿主机体的途径和方式

**（一）水平传播（horizontal transmission）**

系病毒在人群中从一个个体到另一个个体之间的横向传播。病毒水平传播侵入机体的主要途径是经粘膜和皮肤。

1. 经粘膜侵入　①大多数病毒可通过吸入感染性飞沫经呼吸道粘膜，或食入含病毒的水和食物经消化道粘膜侵入机体，并在局部粘膜上皮细胞内进行增殖，引起局部粘膜组织的感染，表现为呼吸道或消化道感染，如流感病毒、轮状病毒等。②有些病毒可经粘膜扩散至邻近组织和淋巴结，并进一步进入血液，经血液到达易感细胞，引起全身感染或特定部位的感染，如麻疹病毒、脊髓灰质炎病毒等。③有些病毒可经直接、间接（如游泳池水、共用毛巾等）或性接触，分别引起眼结膜、角膜、生殖道粘膜的感染，如急性出血性结膜炎病毒、疱疹病毒、人类免疫缺陷病毒等。

2. 经皮肤侵入　①某些病毒可通过破损皮肤侵入机体，引起局部皮肤的感染，如人乳头瘤病毒。②经吸血昆虫或狂犬叮咬引起感染，如乙脑病毒和狂犬病毒。③经输血和血制品、共用注射器、器官移植等方式，病毒直接进入血液引起感染，如乙肝病毒、丙肝病毒和人类免疫缺陷病毒等。

**（二）垂直传播（vertical transmission）**

病毒经胎盘、产道或产后的哺乳、密切接触等方式由亲代传播给子代的方式称为垂直传播或围生期传播。垂直传播是病毒感染的特点之一，主要见于发生病毒血症或感染血细胞的病毒感染，如巨细胞病毒、风疹病毒、乙肝病毒、人类免疫缺陷病毒等十余种病毒可经垂直传播引起胎儿流产、畸形或先天感染，尤其在孕期前三个月母体发生病毒血症时最易导致胎儿的先天感染。

## 二、病毒侵入细胞及在体内播散的方式

病毒从粘膜或皮肤进入机体后，通过病毒表面蛋白（配体）与细胞膜表面特异性受体结合，或引发病毒包膜与宿主细胞膜融合而侵入易感细胞，如人类免疫缺陷病毒、痘病毒和疱疹病毒等有包膜病毒；或通过刺激细胞的胞饮作用进入细胞，如腺病毒、脊髓灰质炎病毒等裸露病毒，从而导致细胞感染。

### （一）细胞-细胞播散

病毒从入侵部位的细胞向周围邻近细胞扩散，引起局部感染，如流感病毒、轮状病毒、人乳头瘤病毒等。病毒向周围细胞的扩散可通过细胞膜之间的融合，因此避免了和机体免疫系统的接触，故不易诱导特异性免疫应答。

### （二）血液播散

病毒侵入并在局部细胞及其淋巴结内增殖后，可进一步侵入血液向全身扩散，通过病毒血症引起全身感染或特定靶器官的感染。如麻疹病毒和腮腺炎病毒，均可由呼吸道局部感染后侵入血液，病毒经两次或一次病毒血症到达全身或特定靶细胞，分别引起全身皮疹和腮腺炎。由于病毒在血液播散过程中和免疫系统的广泛接触，因此可诱导机体产生牢固的特异性免疫。

### （三）神经播散

某些病毒在局部入侵后可沿神经系统在体内播散，引起神经系统的感染，如狂犬病毒，在咬伤局部的肌细胞内增殖后，可沿神经轴突向中枢神经扩散。疱疹病毒在初次感染后也可由传入神经播散至神经节内潜伏，复发时则由传出神经播散至体表引起疱疹。

## 第二节　病毒感染类型

由于病毒种类的不同，侵入机体的数量、毒力的不同，以及机体年龄、营养和免疫状况、种族和遗传、所处环境等诸多因素的不同，病毒侵入细胞后所表现的感染过程可表现为多种类型。

## 一、整体水平的病毒感染类型

### （一）隐性感染

病毒侵入机体后，不引起临床症状的感染称为隐性感染。绝大多数肠道病毒的感染类型为隐性感染，如脊髓灰质炎病毒、甲型肝炎病毒等。呼吸道病毒感染约 1/3 表现为隐性感染。隐性感染时，由于病毒种类及被病毒感染和损伤的细胞数量较少而不出现明显症状，但病毒在体内仍有增殖并向外界排出，成为重要的传染源。隐性感染者体内可产生针对该病毒的特异性免疫力，从而清除病毒，终止感染。

## （二）显性感染

病毒侵入机体并到达靶细胞后，在细胞内大量增殖，导致细胞损伤或破坏，出现临床症状的感染称为显性感染。经呼吸道和皮肤侵入体内的病毒大多引起各种疾病。显性感染是由于病毒在靶细胞内大量增殖并引起大量细胞破坏导致的组织损伤。根据疾病发生的部位，又可将其分为局部感染和全身感染；根据感染持续时间长短又可分为急性感染和持续性感染。

1. 急性感染　临床表现为病毒感染后潜伏期短、发病急、病程持续时间数日或数周，恢复后体内不残留病毒，如普通感冒和流行性感冒、甲型肝炎、乙型脑炎等。

2. 持续性感染　病毒可在宿主体内持续存在数月、数年，甚至终生。根据病毒在体内存在的状态又可分为慢性感染、潜伏感染和慢发病毒感染等3种类型。

（1）慢性感染：指病毒经急性或隐性感染后持续存在体内并经常或间歇排出体外。其临床表现潜伏期长，症状可轻可重，或仅表现为抗原携带状态，或表现为症状迁延不愈，如乙型肝炎病毒的感染。

（2）潜伏感染：指经初次急性或隐性感染后，病毒基因组长期潜伏在体内某种组织或细胞内，但不复制，体内无病毒排出，也不引起临床症状。潜伏在体内的病毒在某些条件（如机体抵抗力降低）下可被激活进行增殖复制，引起急性临床症状，此时体内可检测到病毒。如单纯疱疹病毒原发感染后可潜伏在三叉神经节，遇机体抵抗力降低时病毒复制增殖，引起急性发作的单纯疱疹。

（3）慢发病毒感染：与慢性感染不同，病毒经显性或隐性感染后转入潜伏期达数年，一旦发作，呈慢性进行性，常导致死亡。如人类免疫缺陷病毒感染后的潜伏期平均为8年，发展为艾滋病后，病期一般为2年。由麻疹病毒感染后引起的亚急性硬化性全脑炎（SSPE），以及由朊粒引起的人克雅病（CJD）和库鲁（Kuru）病也属此类感染。

# 二、细胞水平的病毒感染类型

## （一）溶细胞感染

病毒侵入易感细胞并在细胞内迅速增殖，在短时间内大量释放子代病毒体，而导致细胞死亡裂解的感染，称为溶细胞感染，也称杀细胞性感染。此类感染多由无包膜的裸病毒体引起，通常表现为急性感染，如脊髓灰质炎病毒。

## （二）稳定状态感染

病毒侵入易感细胞，在细胞内缓慢增殖，出芽释放子代病毒体，在一定时期内细胞可保持稳定的增殖和分裂，并不立即导致细胞死亡的感染，称为稳定状态感染。此类感染多由包膜病毒体感染引起，常发生细胞膜抗原和受体的改变。病毒多次释放后仍可导致细胞死亡。

## （三）整合感染

病毒侵入易感细胞后，其核酸插入宿主细胞的染色体中，并与之结合的感染，称为整合感染。整合感染可导致细胞基因结构的改变，从而引起细胞的转化或癌变，如EB病毒、乙型肝炎病毒和逆转录病毒。

# 第三节　病毒的致病机制

病毒感染机体并导致临床疾病的能力称为病毒的致病作用。病毒的致病作用是病毒感染的结果，但病毒感染并不都引起临床疾病，这取决于病毒和细胞之间、病毒与机体之间力量的较量和相互作用方式。病毒的致病作用则主要表现在细胞和机体整体两个层面。

## 一、病毒对感染细胞的致病作用

由于病毒为非细胞型微生物，必须侵入易感细胞才能增殖，由此所引起细胞的各种改变是病毒致病作用的基础。病毒侵入易感细胞后，可使感染细胞发生下列改变：

### （一）细胞裂解死亡

多见于杀伤力强的裸病毒体如脊髓灰质炎病毒、腺病毒等引起的溶细胞性感染。在体内，病毒感染细胞并大量增殖导致细胞裂解死亡，称为病毒的杀细胞效应或杀细胞性感染。体外细胞培养时，病毒可使感染细胞变圆、聚集、脱落、坏死，称为病毒致细胞病变效应（cytopathic effect，CPE）。

细胞死亡的主要原因：①病毒编码的早期蛋白阻断宿主细胞蛋白质和核酸的合成，使细胞的合成代谢转向病毒的合成。②损伤细胞器和溶酶体膜，导致细胞肿胀、自溶。③某些毒性蛋白可直接引起细胞的 CPE。④病毒基因整合使细胞染色体受损。⑤诱导细胞发生凋亡。

### （二）细胞膜结构与功能改变

多见于包膜病毒体引起的稳定状态感染。由于病毒蛋白插入细胞膜，常导致细胞膜出现病毒抗原；或由于细胞膜的损伤而暴露隐蔽抗原和受体的改变。细胞膜的变化可引起病理性免疫反应。另外，麻疹病毒的融合蛋白可引起感染细胞之间的互相融合，形成多核巨细胞；流感病毒的血凝素蛋白可使感染细胞吸附红细胞。

### （三）细胞内形成包涵体

某些病毒可在感染细胞的胞浆或胞核内形成光镜下可见的斑块状结构，称为包涵体（inclusion body）。包涵体由病毒颗粒和未装配的病毒成分组成，是病毒在细胞内增殖的痕迹，并可破坏细胞的正常结构和功能。通过显微镜观察感染细胞内包涵体的染色性、位置和形状，有助于病毒感染的诊断。如狂犬病病毒感染可在脑细胞胞浆内形成嗜酸性包涵体，称为内基小体（Negri body），具有诊断意义。衣原体感染也可在细胞内形成包涵体，需注意鉴别。

### （四）细胞的增殖与转化

见于某些 DNA 病毒和逆转录病毒引起的整合感染，临床可表现为持续性感染。如乙型肝炎病毒和 EB 病毒可将其全部或部分 DNA 插入宿主细胞 DNA；逆转录病毒的 RNA 经逆转录为 DNA 后也可整合在宿主细胞染色体上。病毒基因的插入，常造成细胞染色体结构和功能的改变，如导致细胞原癌基因的激活、抑癌基因的突变失活等。病毒基因表达产生的病毒蛋白与细胞抑癌蛋白（DNA 修复蛋白，如 p53 蛋白）结合可导致后者失活。这些都与细胞的转化有关。病毒感染使细胞生长失去接触性抑制而成堆生长，称为细胞转化。细胞转化与肿瘤形成有密切关系。与人类肿瘤有关的病毒主要有人 T 细胞白血病病毒、疱疹病毒、人乳头瘤病毒和乙型肝炎病毒等。

## 二、病毒对感染机体的致病作用

### （一）病毒对细胞的亲嗜性与组织器官的损伤

病毒对细胞的亲嗜性即病毒感染细胞有一定选择性，由此决定了病毒的组织器官亲嗜性，并造成特定靶组织和器官的损伤，表现为机体不同系统的病毒性疾病。如乙脑病毒和脊髓灰质炎病毒对神经组织的亲嗜性、肝炎病毒对肝细胞的亲嗜性等。有些病毒可表现为泛嗜性，如汉坦病毒感染后可表现为多个系统和脏器的损伤。

### （二）病毒诱导的免疫病理损伤

由于病毒的专性细胞内寄生，因此机体免疫系统在清除病毒时不可避免地会伤及细胞。其免疫病理损伤机制涉及Ⅱ、Ⅲ、Ⅳ型超敏反应和炎症反应。

1. 体液免疫的损伤作用　病毒感染细胞表面出现的病毒抗原和暴露的隐蔽抗原均可诱导机体产生特异性抗体并与之结合，通过激活补体或结合巨噬细胞导致感染细胞的溶解。病毒游离抗原和抗体形成的免疫复合物可长期存在于血液循环中，并在沉积部位引发Ⅲ型超敏反应，形成局部炎症。如乙型肝炎病毒感染者血液中的表面抗原、e 抗原和相应抗体形成的免疫复合物，若沉积在肝细胞膜上，可通过激活补体造成肝细胞坏死；若沉积在肾小球毛细血管基底膜，可导致肾损伤。

2. 细胞免疫的损伤作用　被病毒抗原或自身抗原致敏的特异性细胞毒性 T 细胞（Tc 细胞）和 Th 细胞，可识别感染细胞表面的新抗原，通过释放穿孔素直接杀伤靶细胞，或通过释放细胞因子如 TNF 和 IFN 等，通过炎症反应引起组织细胞的损伤。

### （三）病毒对免疫系统和免疫功能的损伤与抑制

1. 病毒感染引起的免疫抑制　许多病毒感染可暂时抑制机体的免疫功能，降低机体的免疫应答反应，如麻疹病毒、脊髓灰质炎病毒、疱疹病毒等，都可损伤巨噬细胞的吞噬功能，抑制 B 细胞产生抗体。

2. 病毒对免疫细胞的杀伤　人类免疫缺陷病毒（HIV）感染 CD4$^+$ Th 细胞。HIV 对 Th 细胞具有较强的杀伤作用，使其感染后数量大降，造成机体免疫功能极度下降，导致获得性免疫缺陷。

综上所述，病毒感染是由病毒经粘膜、皮肤、血液或经胎盘进入机体并侵入易感细胞，在细胞内进行复制增殖，造成细胞损伤的过程。根据病毒种类和机体抵抗力等因素的不同，病毒感染可表现为多种类型。溶细胞感染临床多表现为急型感染；稳定状态感染和整合感染多引起持续性感染，临床可表现为慢性感染、潜伏感染和慢发病毒感染。病毒引起细胞病变的机制除病毒本身对细胞的毒性作用外，机体免疫应答也对细胞造成损伤。

## 思考题

1. 病毒侵入机体的途径和方式有哪些？病毒在宿主体内的播散方式有哪些？
2. 病毒感染的类型有哪些？
3. 病毒感染的宿主细胞可发生哪些变化？
4. 病毒的持续性感染有哪几种类型？
5. 病毒对感染机体的致病作用有哪些？

# 第七章　消毒与灭菌

在医学实践中，常采用多种方法杀灭、去除和抑制外环境中致病微生物和其他微生物，以达到阻断传染病的传播、防止医院感染、减少微生物对食物和物品的损坏以及防止微生物的污染等目的。

## 第一节　消毒与灭菌的概念

1. 消毒（disinfection）　是指杀灭或清除传播媒介上的致病微生物，使之达到无害化的处理。但消毒不一定能杀死细菌的芽胞。用于消毒的化学药物称为消毒剂。

2. 灭菌（sterilization）　是指将传播媒介上的所有微生物（包括致病微生物和其他微生物、细菌的繁殖体和芽胞）全部杀灭或清除，达到无菌程度。灭菌是最彻底的消毒。用于灭菌的化学药物（能杀灭细菌芽胞的消毒剂）称为灭菌剂。

3. 防腐（antisepsis）　杀灭、清除或抑制食品等无生命有机物中的微生物，防止其腐败的处理，则称为防腐。

4. 无菌操作（asepsis technique）　是指在无菌状态下的操作，即防止微生物进入人体或其他物品的操作方法。

## 第二节　物理消毒灭菌法

利用物理因素杀灭或清除传播媒介上致病微生物和其他微生物的方法，称为物理消毒灭菌法。热力、电离辐射、微波、红外线与激光等具有灭菌作用，紫外线与超声波等具有消毒作用，冷却、冰冻、干燥等具有自然净化作用，机械清除、通风与过滤等具有除菌作用。

### 一、热力消毒灭菌法

微生物对热的耐受力随其种类而异。细菌的繁殖体、大多数病毒和真菌，在 $65\sim100℃$ 热水中可较快被杀灭；细菌的芽胞对热有较强的耐受力，能耐受 $100℃$ 湿热 $1\sim3\,h$，耐受 $100℃$ 干热 $2\sim3\,h$。热力能破坏微生物的蛋白质与核酸，使其肽链断裂、蛋白质变性凝固、核酸解链崩裂、微生物内外环境失衡等，从而导致其死亡。

热力消毒灭菌法包括湿热与干热两大类。二者虽然都是利用热的作用灭菌，但其本身的性质、传导介质以及杀菌的能力等都有所不同（表7-1）。在医疗实践中应根据具体情况选择有效适宜的热力消毒灭菌法。

常用的热力消毒灭菌法有：

1. 焚烧法　直接点燃或在焚烧炉内焚烧。是一种彻底的灭菌方法，但仅适用于废弃的污染物品、有传染性的动物尸体等。

2. 烧灼法　直接用火焰灭菌。适用于微生物学实验室用的取菌环、试管口、瓶口等的灭菌。

表 7-1　干热与湿热消毒灭菌的主要区别

| 主要区别点 | 干　热 | 湿　热 |
|---|---|---|
| 导热介质 | 空气 | 水或蒸汽 |
| 对物品影响 | 烤焦 | 濡湿 |
| 适用对象 | 金属、玻璃与其他畏湿耐高温不畏焦化物品 | 棉织品、水液等不畏湿耐高温物品 |
| 作用温度 | 高（160～180℃） | 低（60～134℃） |
| 作用时间 | 长（1～5 h） | 短（3～60 min） |
| 杀菌能力 | 较弱 | 较强 |
| 常用的方法 | 干烤、烧灼、焚烧等 | 巴氏消毒、煮沸、流通蒸汽、间歇灭菌、压力蒸汽灭菌等 |

3. 干烤法　在密闭的专用干烤箱中，通电后利用高热空气灭菌的一种方法。一般需加热 160～170℃，维持 2 h，可杀灭包括芽胞在内的一切微生物。本法适用于耐高温的物品，如玻璃器皿、瓷器等。也可用红外线、强光照射等。

4. 巴氏消毒法　由巴斯德（Louis Pasteur）创用而得名。此法是用较低温度杀死物品中的病原菌或特定微生物，而不破坏物品中所含的不耐热物质的消毒方法。常用于牛奶和啤酒的消毒。方法有两种，一是 62℃加热 30 min，另一种是 71.7℃加热 15～30 s。

5. 煮沸法　在 1 个大气压下，100℃煮沸 5 min 可杀死细菌的繁殖体，杀死芽胞则需 1～2 h。此法主要用于一般外科器械、注射器、胶管和食具等的消毒。若水中加入 1%～2% 碳酸氢钠，可提高沸点至 105℃，既可提高杀菌力，又可防止金属器械生锈。

6. 流通蒸汽消毒法　可采用 Arnold 流通蒸汽灭菌器或普通蒸笼进行。通常 100℃加热 15～30 min 可杀死细菌的繁殖体。但不能保证杀死芽胞。

7. 间歇灭菌法　是利用反复多次的流通蒸汽消毒法杀死细菌所有繁殖体和芽胞的一种灭菌法。本法适用于不耐高温的营养物质（如血清培养基等）的灭菌。方法是置待灭菌物品于 Arnold 流通蒸汽灭菌器内，100℃加热 15～30 min，杀死其中的细菌繁殖体，然后将物品置 37℃温箱中过夜，使芽胞发育成繁殖体，次日再通过流通蒸汽加热，如此连续 3 次，可将所有的繁殖体和芽胞全部杀死。若某些物品不耐 100℃，则可将温度降到 75～80℃，每次加热时间延长至 30～60 min，次数增加至 3 次以上，也可达到灭菌的目的。

8. 压力蒸汽灭菌法　是灭菌效果最好、目前应用最广泛的灭菌方法。灭菌是在密闭的高压蒸汽灭菌器内进行的，加热时蒸汽不能外溢，随着压力的增加，温度也随之增高，杀菌力也大为增强。通常在 103.4 kPa（1.05 kg/cm²）的压力下，温度可达 121.3℃，维持 15～30 min，可杀死包括芽胞在内的所有微生物。此法适用于耐高温和不怕潮湿物品的灭菌，如普通培养基、生理盐水、手术器械、注射器、手术衣、敷料和橡皮手套等。

## 二、辐射杀菌法

1. 微波　是一种波长为 0.001～1 m，频率为 300～300 000 MHz 的电磁波，又称为超高频电磁波。可穿透玻璃、塑料薄膜与陶瓷等物质，但不能穿透金属表面。在电磁波的高频交流电场中，物品的极性分子发生极化，并频繁改变方向，互相摩擦，使温度迅速升高，可对物体内部直接加热，且加热均匀，从而达到消毒灭菌的作用。消毒中常用的两种微波为 915 MHz 与 2450 MHz，多用于微生物实验室与检验室用品、耐热非金属器械、食品、餐具、药杯、某些针剂药品与中药丸剂及其他用品的消毒灭菌。

2. 紫外线　是一种低能量的电磁辐射，其穿透力很差。按其波长分为近、中、短三段，短波段中波长为 240～280 nm 的紫外线杀菌力较强，其中 253.7 nm 波长的紫外线杀菌力最强。紫外线的杀菌机制是破坏细菌 DNA 的构型，使同一股 DNA 上相邻的嘧啶通过共价键结合成二聚体，从而干扰 DNA 的正常碱基配对，导致细菌死亡或变异。由于紫外线穿透力较弱，玻璃、纸张、尘埃、水蒸汽等均能阻挡紫外线穿过，故紫外线只适用于空气和物体表面的消毒。近年来紫外线已用于水消毒和血液制品中病毒的灭活。紫外线对眼睛与皮肤有刺激作用，使用时要注意保护。

3. 电离辐射　包括放射性同位素 [60] 钴或 [137] 铯产生的 γ 射线、电子加速器产生的高能电子束和 X 射线等，可对细菌产生致死效应。其机制是这些射线可使物质的非共价键断开，直接破坏微生物的分子结构；同时水分子受到射线照射时，可生成羟自由基（OH·）、水合电子（e-aq）等，使微生物的 DNA 破坏。主要用于不耐热的塑料注射器、吸管、导管等的灭菌。

## 三、滤过除菌法

滤过除菌是用机械方法除去液体或空气中细菌的方法。利用具有微细小孔的滤菌器的筛滤和吸附作用，使带菌液体或空气通过滤菌器后成为无菌液体或空气。该法常用于不耐高温的血清、抗毒素、抗生素及药液等的除菌。滤菌器的种类很多，目前常用的有蔡氏滤菌器、玻璃滤菌器和薄膜滤菌器等。

# 第三节　化学消毒灭菌法

利用化学药物杀灭或抑制致病微生物的方法称为化学消毒法，所用的化学药物称为化学消毒剂。化学消毒剂对人体组织细胞有害，只能外用，主要用于体表、器械、排泄物或周围环境的消毒。

## 一、化学消毒剂的主要种类

1. 根据消毒剂杀灭微生物作用的强弱分类

（1）高效消毒剂：可杀灭所有微生物包括细菌芽胞的消毒剂，这类消毒剂也称为灭菌剂，如甲醛、戊二醛、环氧乙烷、过氧乙酸、高浓度碘酒及含氯消毒剂等。

（2）中效消毒剂：能杀灭细菌芽胞以外的微生物，包括细菌繁殖体、结核分枝杆菌、真菌和病毒的消毒剂，如乙醇、含氯消毒剂、碘伏、石炭酸、来苏儿、低浓度碘酒及含氯消毒剂等。

（3）低效消毒剂：能杀灭细菌繁殖体、亲脂性病毒和部分真菌，但不能杀灭细菌芽胞、结核分枝杆菌和亲水性病毒的消毒剂，如酚类（低浓度）、新洁尔灭、洗必泰等。

2. 根据消毒剂的化学结构与性质分类

（1）醛类消毒剂：如甲醛、戊二醛等。

（2）酚类消毒剂：如石炭酸、来苏儿、滴露消毒药水等。

（3）醇类消毒剂：如乙醇、异丙醇等。

（4）含氯消毒剂：如漂白粉、三合二、次氯酸钠、二氧化氯、二氯异氰尿酸钠（优氯净）、"84"消毒液等。

（5）过氧化物类消毒剂：如过氧乙酸、过氧化氢、臭氧（$O_3$）等。

（6）杂环类消毒剂：环氧乙烷、环氧丙烷等。

（7）季铵盐类消毒剂：如苯扎溴铵（新洁尔灭）、百毒杀、新洁灵消毒精等。

（8）重金属盐类消毒剂：如汞与银制剂等。

（9）其他类消毒剂：如氯己定（洗必泰）、碘、碘伏、高锰酸钾、龙胆紫、醋酸、生石灰等。

3. 根据消毒剂使用时的物理状态可分为液体（浸泡、擦拭、喷洒或进行气溶胶喷雾）、固体（药粉）和气体（熏蒸）消毒剂三大类。

## 二、化学消毒剂的作用机制

消毒剂的种类繁多，作用机制不尽相同，归纳起来主要有以下三方面：

1. 使菌体蛋白质变性或凝固　具有此作用的消毒剂有重金属盐类、过氧化物类、醇类、酚类、醛类、酸、碱等。

2. 干扰细菌的酶系统和代谢　如重金属离子能与细菌酶蛋白的-SH 基结合；某些过氧化物类消毒剂能使-SH 基氧化为-S-S-基，从而使酶活性丧失，导致细菌代谢障碍而死亡。

3. 损伤细菌细胞膜或改变细菌细胞膜的通透性　如季铵盐类消毒剂为阳离子表面活性剂，可与细菌细胞膜磷脂结合，提高膜的通透性，使胞浆内容物溢出；酚类化合物与脂溶剂等作用于细菌时，可损伤细胞膜，使胞浆内容物外渗，并能破坏细胞膜上的氧化酶和脱氢酶，最终导致细菌死亡。

## 三、化学消毒剂的应用

1. 患者排泄物与分泌物　粪、尿、脓、痰等，一般用等量的 20％漂白粉、5％石炭酸或 2％来苏儿，搅拌均匀，作用 2h 后倾去。

2. 皮肤　2％碘酊（消毒后用 70％～75％乙醇脱碘）、0.5％～1％碘伏、70％～75％乙醇、0.1％～0.5％新洁尔灭、2％红汞等均可用于皮肤消毒。

3. 手　一般用 2％来苏儿、0.1％新洁尔灭等洗手。当疑有肝炎病毒污染时可用 0.2％～0.4％过氧乙酸浸泡 1～2 min 后，流水冲洗；或用 2％碘酊涂擦后用 70％～75％乙醇擦洗。

4. 粘膜　新生儿预防淋病奈瑟菌性眼结膜炎可用 1％硝酸银或 2％蛋白银滴眼；口腔粘膜消毒可用 3％过氧化氢；冲洗尿道、阴道、膀胱等可用 0.01％～0.1％洗必泰或 0.1％高锰酸钾。

5. 饮水　自来水用氯气，少量饮用水可用漂白粉。

6. 厕所与阴沟　可用生石灰，其有效成分是氢氧化钙。

7. 空气　常用福尔马林（甲醛溶液）加热法：12.5％福尔马林，25 ml/m³ 熏蒸 12～24 h；或福尔马林混合高锰酸钾法：福尔马林 40 ml 加高锰酸钾 30 g/m³ 熏蒸 12～24 h；肝炎病房可用过氧乙酸 3 g/m³ 熏蒸 90 min。

8. 医疗器械　玻璃、搪瓷、橡胶及金属器械等常用 1：200 稀释的"84"消毒液浸泡 30 min；各种内镜（胃镜、膀胱镜、纤维支气管镜）与不耐热的器械可用 2％戊二醛浸泡 10～30 min；硅胶管、锐利器械（剪刀、刀片等）与金属器械等可用 2％戊二醛浸泡 2～4 h；体温计、雾化吸入器及管道可用 0.5％碘伏或 0.2％～1 ％过氧乙酸浸泡 30 min。

# 第四节　影响消毒灭菌效果的因素

在消毒灭菌过程中，不论是物理方法或是化学方法，其效果都受多种因素的影响。掌握并利用这些因素，处理得当可提高消毒灭菌的效果，否则会削弱消毒灭菌的效果，在使用过程中应加以注意。影响消毒灭菌效果的主要因素有以下几种：

## 一、处理剂量

作为消毒灭菌处理的剂量，包括两个方面，一是强度，二是时间。所谓强度是指热力消毒灭菌的温度、微波消毒灭菌时的输出功率、紫外线消毒中的照射强度、电离辐射消毒灭菌的剂量率、化学消毒剂的浓度等。所谓时间是指所使用处理方法对微生物作用的时间。一般情况下，强度越高，微生物越易死亡；时间越长，微生物被杀灭的几率也就越大。许多消毒剂在高浓度时具有杀菌作用，在低浓度时只起抑菌作用或完全失去对细菌的抑制作用。但乙醇例外，以70%～75%的浓度杀菌力最强。原因可能是由于乙醇浓度过高使菌体表面蛋白质迅速凝固，导致乙醇无法继续渗入菌体内部发挥作用。

## 二、消毒剂的种类与性质

各种消毒剂的理化性质不同，对微生物的作用大小各有差异。不同种类的消毒剂有不同的适用范围，没有一种消毒剂的消毒效果是绝对的，任何种类消毒剂的消毒效果都是相对于一定条件因素而言的。如季铵盐类消毒剂为阳离子表面活性剂，对革兰阳性菌的杀菌效果比对革兰阴性菌强；龙胆紫对葡萄球菌作用较强。

## 三、微生物的种类与污染程度

消毒剂的消毒效果与微生物的种类及芽胞的有无等有关。同一消毒剂对不同微生物的杀菌效果不同，如5%石炭酸5 min可杀死沙门菌，而杀死金黄色葡萄球菌则需10～15 min；一般消毒剂对结核分枝杆菌的作用要比对其他细菌繁殖体的作用差；70%乙醇可杀死一般细菌繁殖体，但不能杀灭细菌的芽胞；因此，必须根据消毒对象选择合适的消毒剂。微生物污染程度越严重，消毒就越困难；微生物的数量越多，消毒所需的时间就越长。消毒严重污染的物品时，必须加大处理剂量。

## 四、温度与湿度

一般情况下，无论在物理消毒或化学消毒中，均是温度越高消毒效果越好。消毒剂的杀菌过程基本上是一种化学过程，化学反应的速度随温度的升高而加快，如金黄色葡萄球菌在石炭酸溶液中被杀死的时间在20℃时比10℃大约快5倍；2%戊二醛杀灭每毫升含$10^4$个炭疽芽胞杆菌的芽胞，20℃时需15 min，40℃时需2 min，56℃时仅需1 min。但也有少数例外，如电离辐射杀菌中，较高温度有时反可加强细菌芽胞的耐受力，但超过80℃后，其耐受力又复减弱；臭氧消毒，在20℃时所需的剂量反比0℃时要大的多。各种气体消毒剂都有其适宜的相对湿度，过高过低都会减低杀菌效果。直接喷洒消毒剂干粉处理时，需要有较高的相对湿度使药物潮解才能充分发挥作用；而紫外线照射时，相对湿度增高，影响其穿透，减低消毒效果。

## 五、酸 碱 度

酸碱度的变化可严重影响消毒剂的杀菌作用。如新洁尔灭的杀菌作用是 pH 越低所需杀菌浓度越高，在 pH3 时所需的杀菌浓度要比 pH8 时高 10 倍左右。酚类消毒剂在酸性溶液中杀菌效果最好。又如戊二醛本身呈中性，其水溶液呈弱酸，不具有杀灭芽胞的作用，只有在加入碳酸氢钠（呈碱性环境）后才能发挥杀菌作用。而次氯酸盐类在酸性条件下杀菌效果好。此外，pH 降低（<5）后，可削弱微生物对热的耐受力。因此，对酸性食品（酸菜、水果）热力灭菌所需的温度比碱性食品（肉类）要低。

## 六、有机物与其他化学拮抗物

在自然情况下，微生物常与很多其他物质混在一起，影响消毒处理的效果。如在感染时，细菌与血液、脓液和痰液等有机物质混在一起，这些有机物中的蛋白质、油脂类物质包围在微生物外面可妨碍各种消毒因素的穿透；在化学消毒中，这些有机物能吸附消毒剂或与消毒剂的活性基团结合，影响消毒剂对细菌的杀伤作用。受有机物影响较大的消毒剂有升汞、季铵盐类消毒剂、次氯酸盐、乙醇等。此外，对于化学消毒剂还存在其他拮抗物质的影响。如季铵盐类消毒剂的作用可被肥皂或阴离子洗涤剂所中和；次氯酸盐、过氧乙酸的作用可被硫代硫酸钠中和。这些现象在消毒处理过程中都应避免发生。

**思考题**

1. 试比较湿热灭菌法与干热灭菌法的优缺点。
2. 常用于皮肤粘膜的消毒剂有哪些？
3. 影响消毒灭菌效果的因素有哪些？

# 第八章　致病性球菌

球菌是细菌中的一大类，种类很多，按革兰染色性不同，可分为革兰阳性球菌（如葡萄球菌、链球菌、肺炎链球菌等）和革兰阴性球菌（如脑膜炎奈瑟菌、淋病奈瑟菌等）。因致病性球菌主要引起化脓性炎症，故又称为化脓性球菌。

## 第一节　葡萄球菌属

葡萄球菌属（*Staphylococcus*）的细菌广泛分布于空气、水、土壤、人和动物的皮肤及与外界相通的腔道中，多数为腐物寄生菌，不致病。葡萄球菌是最常见的化脓性球菌。

### 一、生物学特性

#### （一）形态染色
菌体呈球形，直径约 1 μm，细菌呈不规则地堆积成葡萄状（彩图 8-1）。在脓汁或液体培养基中也可呈散在或短链状排列。革兰染色阳性，当衰老、死亡或被中性粒细胞吞噬后可变为革兰阴性。

#### （二）培养特性
营养要求不高，普通培养基上生长良好，需氧或兼性厌氧。耐盐性强，能在含 10%～15% NaCl 培养基中生长。在肉汤培养基中呈均匀混浊生长；普通琼脂平板上可形成圆形、凸起、边缘整齐、表面光滑、湿润、有光泽、不透明的菌落；在血平板上多数致病性葡萄球菌可形成透明溶血环。能产生金黄色、白色、柠檬色等脂溶性色素。

#### （三）抗原构造
葡萄球菌 A 蛋白（staphylococcal protein A，SPA）为金黄色葡萄球菌的一种表面抗原，是细胞壁的成分。SPA 具有抗吞噬作用。SPA 可与 IgG 的 Fc 段结合，从而建立的协同凝集试验，已广泛用于多种细菌抗原的检测。

#### （四）抵抗力
葡萄球菌抵抗力强，为无芽胞菌中抵抗力最强的一种。在干燥脓汁中能生存数月，湿热 80℃、30～60 min 才被杀死。在 5% 石炭酸、0.1% 升汞中 10～15 min 死亡。但对龙胆紫敏感，1：（100 000～200 000）稀释的龙胆紫溶液即可抑制其生长，故常用 2%～4% 的龙胆紫治疗皮肤粘膜的感染。对青霉素、磺胺、金霉素、红霉素和庆大霉素较敏感，但近年来耐药菌株逐年增多，对青霉素耐药菌株达 90% 以上。

### （五）分类

根据生化反应和色素不同将葡萄球菌分为金黄色葡萄球菌（*S. aureus*）、表皮葡萄球菌（*S. epidermidis*）和腐生葡萄球菌（*S. saprophyticus*）三种（表 8-1）。

**表 8-1　三种葡萄球菌的主要性状**

| 性　状 | 金黄色葡萄球菌 | 表皮葡萄球菌 | 腐生葡萄球菌 |
|---|---|---|---|
| 菌落色素 | 金黄色 | 白色 | 白色或柠檬色 |
| 凝固酶 | ＋ | － | － |
| 甘露醇 | ＋ | － | － |
| 溶血素 | ＋ | － | － |
| A 蛋白 | ＋ | － | － |
| 耐热核酸酶 | ＋ | － | － |
| 噬菌体分型 | 多数能 | 不能 | 不能 |
| 致病性 | 强 | 弱或无 | 无 |

## 二、致病性与免疫性

### （一）致病因素

1. **毒素**　致病性葡萄球菌产生的毒素有：

（1）葡萄球菌溶血素：可使血琼脂平板菌落周围出现溶血现象。溶血毒素有 α、β、γ、δ、ε 五型，对人致病的主要是溶血素 α。溶血素 α 不耐热，抗原性强；对白细胞、血小板和多种组织细胞有毒性作用；能引起小血管收缩，导致局部组织缺血和坏死。

（2）剥脱性毒素：又称表皮溶解毒素，能使表皮组织的棘状颗粒层裂解，使表皮与真皮脱离，引起剥脱性皮炎（又名烫伤样皮肤综合征），主要发生于婴幼儿。

（3）杀白细胞素：是一种可溶性物质，能破坏中性粒细胞和巨噬细胞，具有抵抗宿主细胞的吞噬、增强细菌侵袭力的作用。

（4）肠毒素：肠毒素耐热，煮沸 30 min 仍保持部分活性。本菌污染食物后，在 20～22℃经 8～10 h 即可产生大量的肠毒素，人食后能引起人、猴或幼猫的急性肠炎。

（5）毒性休克综合征毒素：从临床分离的金黄色葡萄球菌菌株，仅 20％左右能产生此毒素。其作用主要有致机体发热，增加宿主对内毒素的敏感性，诱生 IL-1、TNF、IFN 等。

2. **侵袭性酶类**　金黄色葡萄球菌能产生血浆凝固酶，使纤维蛋白沉积于菌体表面，阻碍吞噬细胞的吞噬和血清中杀菌物质的作用。凝固酶是鉴别葡萄球菌有无致病性的重要指标。

### （二）所致疾病

1. **侵袭性疾病**　主要引起化脓性炎症，如疖、痈、毛囊炎、脓疱疮、甲沟炎、蜂窝织炎、伤口化脓等，其特点是病灶局限，且与周围组织界限清楚，脓汁黄而粘稠。也可引起内脏器官感染：如气管炎、肺炎、脓胸、中耳炎、脑膜炎、心包炎等。严重者可引起败血症等。

2. **毒素性疾病**　由金黄色葡萄球菌产生的有关外毒素引起。

（1）食物中毒：进食含肠毒素的食物而引起。一般发病较急，常发生于食后 2～6 h，先有恶心、呕吐、中上腹痛，继而腹泻，病后 1～2 d 可自行恢复，但严重者可虚脱或休克。

（2）假膜性肠炎：肠粘膜被一层炎性假膜所覆盖，该假膜是由炎症渗出物、肠粘膜坏死组织和细菌组成。是因长期使用广谱抗生素后，引起正常菌群失调，耐药性葡萄球菌乘机在肠道中大量繁殖产生毒素所致。患者表现为呕吐、腹泻、排出"肠粘膜"样物。

（3）烫伤样皮肤综合征：多见于幼儿和免疫功能低下的成人。开始皮肤有红斑，1～2 d 表皮起皱，继而出现含无菌清亮液体的大泡，最后表皮上层大片脱落。由表皮溶解毒素引起。

（4）中毒性休克综合征：主要表现为起病急、高热、红斑皮疹伴脱屑、肾功能衰竭、低血压或休克，多见于女性，常于月经期发病，死亡率高。主要是毒性休克综合征毒素的作用。

### （三）免疫性

人体对葡萄球菌感染具有一定的天然免疫力，只有当皮肤粘膜受损伤或患慢性消耗性疾病以及其他病原微生物感染导致宿主免疫力降低时，才易引起葡萄球菌感染。人类患病后能产生调理素和抗毒素，可增强吞噬细胞的吞噬功能并中和毒素，但难以防止再感染。

## 三、微生物学检查

根据不同的病型采取不同的标本，例如化脓性病灶采取脓汁，败血症采取血液，食物中毒采取剩余食物、呕吐物等。

### （一）直接涂片镜检

取标本涂片、干燥、固定、革兰染色后油镜下观察。根据形态、染色及排列特征可作出初步诊断。

### （二）分离培养与鉴定

脓汁标本可直接接种在血琼脂培养基上作分离培养，血液标本需先经肉汤增菌，然后再接种在血液琼脂培养基上。37℃孵育 24 h 后挑选可疑菌落行涂片革兰染色镜检，并做血浆凝固酶试验。致病性葡萄球菌：①产生金黄色色素；②菌落周围有透明溶血环；③血浆凝固酶试验阳性；④分解甘露醇产酸；⑤产生耐热核酸酶。

## 四、防治原则

注意个人卫生，对皮肤创伤及时消毒处理，防止感染。加强医院管理，严格无菌操作，防止医院感染。对食堂和饮食行业加强卫生监督。皮肤有化脓感染者，尤其是手部感染未治愈前不宜从事食品制作或饮食服务行业，防止食物中毒。

根据药物敏感试验结果选用敏感药物。严防滥用抗菌药物，避免耐药菌株的产生和播散。

# 第二节　链球菌属

链球菌属（*Streptococcus*）是化脓性球菌中常见的一类细菌。菌体呈球形，链状排列，广泛分布于自然界和人体的鼻咽部、胃肠道等处，其中致病性链球菌可引起人类多种感染及链球菌超敏反应性疾病。

# 一、生物学特性

## （一）形态与染色

球形或卵圆形，链状排列，菌体直径 0.6～1 μm，链的长短与细菌种、型及生长环境有关。在液体培养基中呈长链（彩图 8-2），固体培养基中常呈短链。无芽胞，无鞭毛，有菌毛样结构。多数培养早期的幼龄菌可形成透明质酸微荚膜。

## （二）培养特性与生化反应

需氧或兼性厌氧。营养要求较高，在含有葡萄糖、血清或血液、腹水的培养基中才能生长。最适生长温度 37℃，最适 pH 7.4～7.6。在血琼脂平板上经 18～24 h 培养，可形成灰白色、圆形、凸起、光滑、透明或半透明的小菌落（直径 0.5～0.75 mm），不同菌株有不同的溶血现象。在血清肉汤中易成长链，呈絮状沉于管底，液体澄清。能分解葡萄糖产酸不产气，但不分解菊糖，不被胆汁或 10％去氧胆酸钠溶解。

## （三）分类

1. 按溶血现象分类

（1）甲型（α）溶血性链球菌：又称草绿色链球菌，菌落周围有草绿色溶血环。此菌致病力较弱，为条件致病菌。可引起亚急性细菌性心内膜炎及泌尿道感染。

（2）乙型（β）溶血性链球菌：菌落周围形成完全透明的较宽的五色溶血环，故又称为溶血性链球菌。乙型溶血性链球菌致病力强，常引起人和动物多种疾病。

（3）丙型（γ）链球菌：又称不溶血性链球菌，菌落周围无溶血环，常存在于乳类和粪便中，一般无致病力，偶尔引起疾病。

2. 按抗原结构分类　根据链球菌细胞壁多糖成分（C 抗原）的不同可将其分为 A、B、C、D、E、F、G、H、K、L、M、N、O、P、Q、R、S、T、U、V 20 个族，对人致病的溶血性链球菌 90％属 A 族，但近年 B 族链球菌引起的疾病有增多趋势。

## （四）抵抗力

本菌抵抗力不强。在干燥的痰、尘埃及液体中生存数周至数月；60℃、30 min 可被杀死；对一般消毒剂敏感。乙型溶血性链球菌对青霉素、红霉素和磺胺等药物敏感。

# 二、致病性与免疫性

## （一）致病物质

1. 菌体表面结构　存在于链球菌胞壁中的脂磷壁酸是该菌与皮肤和呼吸道粘膜等上皮细胞吸附的主要因素。链球菌细胞壁中的 M 蛋白，具有抗吞噬作用。

2. 外毒素　A 族链球菌可产生多种外毒素。

（1）致热外毒素：曾称红疹毒素，主要是 A 族链球菌产生的一种外毒素，是引起猩红热的主要毒素。由毒性蛋白和非毒性蛋白两部分组成，耐热，需要 96℃、45 min 才能完全灭活。毒性蛋白具有致热、细胞毒等作用，免疫原性强，可引起超敏反应，与猩红热所致的皮疹形成有关。

（2）链球菌溶血素（streptolysin）：由乙型溶血性链球菌产生，有两种类型：①链球菌溶血素 O（SLO）是一种含-SH 的蛋白质毒素，对氧敏感，遇氧时-SH 被氧化成-S-S-，暂时失去溶血作用，若加入亚硫酸钠或半胱氨酸等还原剂，即可恢复溶血作用。SLO 对红细胞的溶解作用强，SLO 免疫原性强，链球菌感染后 2～3 周，85%～90% 的患者血液中可出现 SLO 的抗体。溶血素 O 还能破坏白细胞和血小板，对心脏有急性毒性作用。②链球菌溶血素 S（SLS），链球菌在血琼脂平板上菌落周围的 β 溶血环即由 SLS 所致。SLS 是具有磷脂酶活性的小分子糖肽，无免疫原性，对氧稳定，对热和酸敏感。SLS 能引起血管内溶血及肾小管坏死，能抑制白细胞活性。

3. 侵袭性酶类　A 族链球菌能产生多种侵袭性的胞外酶。

（1）透明质酸酶：能分解疏松结缔组织基质中的透明质酸，使细菌易在组织中扩散，故又称扩散因子。

（2）链激酶：又称链球菌纤维蛋白溶解酶。能使血浆中的溶纤维蛋白酶原转化成溶纤维蛋白酶，可溶解血块或阻止血液凝固，有利于细菌扩散。

（3）链道酶：又称链球菌 DNA 酶。能分解脓液中粘稠的 DNA，使脓汁稀薄，促进细菌扩散。

**（二）所致疾病**

A 族链球菌引起的感染占人类链球菌感染性疾病的 90%。引起的人类疾病大致可分为化脓性、中毒性（猩红热）、超敏反应性疾病三类。

1. 急性化脓性炎症　经皮肤伤口感染，可引起丹毒、脓皮病、蜂窝织炎、痈等。化脓病灶与周围组织界限不清，脓汁稀薄、带血色。此外，细菌还可沿淋巴管扩散，引起淋巴管炎及淋巴结炎。经呼吸道感染引起咽喉炎、扁桃体炎、鼻窦炎等。当机体抵抗力低下时，细菌易侵入血流引起败血症。

2. 猩红热　是能产生链球菌致热外毒素（即红疹毒素）的 A 族链球菌所致的急性呼吸道传染病。临床特征为发热、咽峡炎、全身弥漫性鲜红色皮疹和疹退后明显脱屑。

3. 链球菌感染后引起的超敏反应性疾病

（1）急性肾小球肾炎：多由 A 族 12 型链球菌引起，多见于儿童和青少年。其发生机制是：①某些链球菌的抗原与肾小球基底膜有共同抗原，机体针对链球菌产生的抗体能与肾小球基底膜发生交叉反应，导致免疫损伤，属 II 型超敏反应，又称抗基底膜型肾小球肾炎；②链球菌的抗原成分与机体产生的相应抗体形成中等大小的免疫复合物，沉积于肾小球基底膜上，激活补体，导致基底膜损伤，属 III 型超敏反应，又称免疫复合物型肾小球肾炎。

（2）风湿热：可能是：①链球菌的抗原成分与相应抗体结合形成免疫复合物沉积于心瓣膜、心包、心肌、关节滑膜、皮下等结缔组织处，引起 III 型超敏反应。②链球菌与心肌纤维膜、心瓣膜及关节组织的糖蛋白有共同抗原，通过 II 型超敏反应引起相应组织的损伤。

其他族链球菌在一定条件下也可致病，如甲型溶血性链球菌是感染性心内膜炎最常见的细菌；变异链球菌与龋齿关系密切。

**（三）免疫性**

人体感染链球菌后，可获得一定的免疫力，主要是抗 M 蛋白抗体。链球菌感染几周至几个月内可在血清中测出此抗体，一般可维持 1～2 年，有的甚至持续 10～30 年，主要是增强吞噬细胞的吞噬功能。猩红热后能建立牢固的同型抗毒素免疫。

## 三、微生物学检查

### （一）病原学检查

根据不同疾病采取不同标本，如脓汁、咽拭子、血液等。

1. 直接染色镜检　脓汁可直接涂片并经革兰染色后镜检，发现有典型的链状排列的球菌时，可作出初步诊断。

2. 分离培养与鉴定　脓液标本直接接种于血琼脂平板上，37℃孵育 24 h，如有 β 溶血的菌落，应与葡萄球菌区别；α 溶血的菌落要与肺炎链球菌鉴别。血液标本，应先在含葡萄糖和血肉汤中增菌后再接种于血琼脂平板进行分离鉴定。

### （二）血清学检查

1. 抗链球菌溶血素 O 试验　常用于风湿热的辅助诊断，风湿热患者血清中的抗 O 抗体比正常人显著增高，大多超过 400 单位。

2. 血清中补体总量和 C3 成分含量测定　急性肾小球肾炎的急性期病人体内补体消耗过多，血清中补体含量下降，病情缓解时又可上升，如果补体量持续保持低水平，表示疾病预后不良。

## 四、防治原则

积极治疗带菌者和病人，以减少传染源。空气、医疗器械、敷料应严格消毒。对于急性咽峡炎或扁桃体炎的病人应彻底治疗，防止风湿热及急性肾小球肾炎的发生。对 A 族链球菌的感染治疗首选青霉素 G，也可选磺胺、红霉素等。D 族链球菌对青霉素易产生耐药性。

## 第三节　肺炎链球菌

肺炎链球菌（*S. pneumoniae*），俗称肺炎球菌（pneumococcus）。常寄居于正常人鼻咽腔中，多数不致病，仅少数有致病力，可引起大叶性肺炎、中耳炎、鼻窦炎等。

## 一、生物学特性

肺炎链球菌为革兰阳性球菌，菌体呈矛头状，直径约 0.5～1.5 μm，常成双排列，钝端相对。在痰、脓汁中亦有单个或短链状排列（彩图 8-3）。无鞭毛，无芽胞。有毒菌株在机体内形成荚膜，人工培养后其荚膜逐渐消失。本菌营养要求高，须在含血液或血清的培养基上才能生长。兼性厌氧，在血琼脂平板上生长的菌落细小，圆形、光滑、扁平、透明或半透明，菌落周围有狭窄的草绿色溶血环，与甲型溶血性链球菌相似，在液体培养基中呈混浊生长。该菌可产生自溶酶，培养 48 h 后的菌落常因部分自溶使中央凹陷呈脐状；自溶酶可被胆汁或胆盐激活，使细菌加速溶解，故常作胆汁溶菌试验与甲型链球菌区别。多数新分离的肺炎链球菌能分解菊糖产酸。

## 二、致 病 性

肺炎链球菌的致病力，主要依靠其荚膜的抗吞噬作用。一旦失去荚膜，其毒力减弱或消失。肺炎链球菌寄生在正常人的口腔及鼻咽腔，一般不致病，只形成带菌状态，当机体抵抗力减弱时，主要引起大叶性肺炎，肺炎后可继发胸膜炎、脓胸等。也可引起中耳炎、乳突炎、副鼻窦炎、脑膜炎和败血症。在麻疹、呼吸道病毒感染后或营养不良者、老年人易感染肺炎链球菌。

## 三、微生物学检查及防治原则

根据病种取材，例如痰、脓液、血液、脑脊液等。大叶性肺炎的患者取痰接种血平板作分离培养，要注意与甲型溶血性链球菌鉴别。血液或脑脊液须先经血清肉汤增菌，然后再在血液琼脂平板上行分离培养并鉴定。小鼠对肺炎链球菌高度敏感，遇有杂菌污染严重的标本时，可取 0.5～1.0 ml 标本悬液注射小鼠腹腔，待其发病死亡后，取心或腹腔液染色镜检或分离培养。该菌对多种抗生素敏感，治疗时首选青霉素等敏感抗生素。

# 第四节 奈 瑟 菌 属

## 一、脑膜炎奈瑟菌

脑膜炎奈瑟菌（*N. meningitidis*）俗称脑膜炎球菌（meningococcus），是流行性脑脊髓膜炎（流脑）的病原体。

### （一）生物学特性

1. 形态与染色 脑膜炎奈瑟菌为革兰阴性球菌，常成双排列，菌体呈肾形，两菌接触面平坦或略向内凹陷。菌体直径 $0.6～0.8\,\mu m$。在患者脑脊液涂片中，此菌形态典型，多位于中性粒细胞内。培养的细菌多呈卵圆形或球形，排列不规则。从患者脑脊液或鼻咽部新分离的菌株有荚膜和菌毛。本菌无鞭毛、不形成芽胞。

2. 培养特性及生化反应 本菌营养要求较高，在含血液、血清、腹水、卵黄和肝浸液等的培养基中生长良好。最常用的是经 80℃加热的血液琼脂培养基即巧克力色血琼脂培养基。专性需氧，初次分离时需要在 $5\%～10\%\ CO_2$ 条件下培养。形成直径 $1.0～1.5\,mm$ 的无色、透明、圆形、凸起、光滑、似露滴状的菌落，无溶血现象。可分解葡萄糖和麦芽糖产酸。

3. 分类 根据脑膜炎奈瑟菌的荚膜多糖抗原不同可将其分为 12 个血清族。我国流行的以 A 族为主，其次为 B、C 族的散发病例。

4. 抵抗力 脑膜炎奈瑟菌对外界环境抵抗力很弱，对干燥、热、寒冷、紫外线等均高度敏感。室温下 3 h 死亡，55℃、5 min 内死亡。在 75%酒精、0.1%新洁尔灭和 1%石炭酸中均可被迅速杀灭。因此，对标本要注意保暖，防止日光和干燥，迅速送检。本菌能产生自溶酶，容易自溶。对磺胺、青霉素、链霉素、金霉素均很敏感。

### （二）致病性和免疫性

1. 致病物质 脑膜炎奈瑟菌的致病物质是菌毛、荚膜和内毒素，以内毒素起主要作用。

2. 所致疾病　脑膜炎奈瑟菌通常寄居在正常人鼻咽部，主要通过飞沫经呼吸道传播。细菌侵入鼻咽腔后，机体免疫力强者，无症状或仅有轻微的呼吸道炎症而引起咽喉疼痛。免疫力低下者，细菌可侵入血流引起菌血症或败血症，病人表现为突然恶寒、高热、恶心、呕吐，皮肤或粘膜出现出血点或出血斑。细菌突破血脑屏障侵犯脑脊髓膜，引起化脓性炎症，即流行性脑脊髓膜炎，病人表现为剧烈头痛、喷射状呕吐、颈项强直等脑膜刺激症状及脑脊液的变化。严重者有微循环障碍、DIC、肾上腺出血，导致中毒性休克，预后不良。

3. 免疫性　机体对脑膜炎奈瑟菌的免疫性以体液免疫为主。其中群特异性抗体（主要是 IgM 和 IgG）可促进吞噬细胞的吞噬作用，并可激活补体引起溶菌。此外，母体的 IgG 类抗体可通过胎盘进入胎儿体内，故 6 个月以内的婴儿极少患流脑。儿童因血脑屏障发育不完善，且免疫力低下故流脑发病率比成人高。

### （三）微生物学检查

采取病人脑脊液、血液或挑破出血瘀斑，取其渗液。带菌者用鼻咽拭子取鼻咽分泌物。取脑脊液离心沉淀物及瘀斑的组织液作直接涂片，若发现细胞内有典型的革兰阴性双球菌，即可初步诊断。进行分离培养与鉴定时，应将培养基及标本在接种前放置温箱中保温。最好作床边接种，以减少污染和避免细菌死亡。鼻咽拭子、瘀斑渗液、脑脊液沉淀物可直接接种在卵黄双抗（多粘菌素 B 和万古霉素）血平板或巧克力色血琼脂平板。血液及脑脊液标本经增菌后，再在巧克力色血琼脂平板上划线分离，并置 37℃、5%～10% $CO_2$ 环境中培养 24 h，挑取可疑菌落作涂片染色镜检，进行生化反应、用已知免疫血清作玻片定性凝集反应等予以鉴定。也可用已知抗血清与患者脑脊液或血清作对流免疫电泳或用脑膜炎奈瑟菌 IgG 类抗体标记在 SPA 上做协同凝集试验进行快速检测。

### （四）防治原则

要加强带菌者的检查与管理，因为患者和带菌者都是本菌的传染源，故一经发现要及时隔离积极治疗。流行期间成年人可普遍短期服用磺胺类药物。对易感儿童可接种疫苗，我国现用的疫苗为 A 族荚膜多糖疫苗。对患者要尽早使用磺胺、青霉素等药物治疗，因磺胺药能通过血脑屏障到达脑脊髓，治疗效果较好。

## 二、淋病奈瑟菌

淋病奈瑟菌（*N. gonorrhoeae*）俗称淋球菌（gonococcus），是淋病的病原体。

### （一）生物学特性

淋病奈瑟菌的形态染色似脑膜炎奈瑟菌。脓汁涂片中，淋病奈瑟菌常位于中性粒细胞内（彩图 8-4），慢性淋病时多在细胞外。淋病奈瑟菌无鞭毛、无芽胞、有菌毛。需氧，初次分离时需供给 5%～10% $CO_2$，营养要求高，常用巧克力色血液琼脂培养基。只分解葡萄糖产酸不产气，不分解其他糖类。淋病奈瑟菌抵抗力弱，不耐干燥、寒冷和热。干燥环境仅存活 1～2 h，湿热 55℃、5 min 死亡，室温下能活 1～2 d。1% 石炭酸中 1～3 min 死亡，1∶4 000 硝酸银溶液中仅能存活 2 min。对磺胺药、青霉素、氨苄西林、螺旋霉素等较敏感，易产生耐药性。

### （二）致病性与免疫性

1. 致病物质　主要为菌毛、内毒素等。

2. 所致疾病　人类是淋病奈瑟菌的唯一宿主。淋病奈瑟菌所致淋病是世界上发病率最高的性病。主要通过性接触传播，淋病患者或无症状携带者是本病的传染源。病人分泌物污染的衣物、毛巾、浴盆等均有传染性。在男性可发生尿道炎、前列腺炎及附睾炎，排出的尿液带有黄色而粘稠的脓汁并伴有尿痛症状。在女性有阴道炎、子宫颈炎，可排出粘液性、脓性分泌物。当母体患有淋病时，胎儿可经产道感染而发生淋病性眼结膜炎。人群感染淋病奈瑟菌后女性无症状者高达 75％，男性约 1％，无症状带菌者危害性更大。

3. 免疫性　人类对淋病奈瑟菌无自然抵抗力，淋病患者体内虽能产生特异性 IgG、IgM 抗体和 SIgA，但无明显病后免疫作用，再感染和慢性感染者较普遍存在。

### （三）微生物学检查

采集泌尿生殖道脓性分泌物。将脓性分泌物涂片革兰染色镜检，如在中性粒细胞内发现有革兰阴性双球菌时，有诊断价值，必要时作细菌的分离培养与鉴定。也可用免疫荧光法和 SPA 协同凝集试验等快速检测。

### （四）防治原则

淋病是一种常见性病。预防本病从取缔娼妓、加强卫生宣传、防止不正当两性关系着手，采取综合治理的措施。对淋病患者要及时彻底治疗。婴儿出生时，其母亲如有淋病，应以 1‰硝酸银滴眼，以预防新生儿淋病性脓漏眼的发生。

## 思考题

1. 葡萄球菌可分为哪几种？如何鉴别致病性葡萄球菌？
2. 葡萄球菌可产生哪些致病物质？
3. A 族链球菌的致病物质有哪些？在致病中起什么作用？
4. 葡萄球菌与链球菌引起的化脓性炎症有什么区别？为什么？
5. 脑膜炎奈瑟菌和淋病奈瑟菌各有哪些致病物质？分别经哪些传播途径引起何种疾病？

# 第九章  肠杆菌科细菌

## 第一节  概  述

### 一、肠杆菌科的概念

肠杆菌科（*Enterobacteriaceae*）细菌是一群生物学特性近似的革兰阴性杆菌，正常寄生于人和动物的肠道内，也存在于土壤、水和腐物中。其中大多数是肠道正常菌群细菌，当机体抵抗力降低或细菌寄居肠外其他器官时，可成为条件致病菌；少数为致病菌，如伤寒沙门菌等。

### 二、肠杆菌科细菌的主要种类

肠杆菌科细菌的种类繁多，依据生化反应、抗原构造以及 DNA 同源性等进行分类，目前至少有 30 个菌属，120 多个菌种，其中与医学有关的肠道杆菌列于表 9-1。

**表 9-1    与医学有关的肠道杆菌及主要区别**

| 属 | 代 表 种 | 动力 | 乳糖 | 葡萄糖 | V-P | 甲基红 | 吲哚 | 脲酶 | H$_2$S |
|---|---|---|---|---|---|---|---|---|---|
| 埃希菌属 | 大肠埃希菌 | +/− | ⊕ | ⊕ | − | + | + | − | − |
| 志贺菌属 | 痢疾志贺菌 | − | − | + | − | + | +/− | − | − |
| 沙门菌属 | 伤寒沙门菌 | + | − | + | − | + | − | − | −/+ |
|  | 其他沙门菌 | + | − | ⊕ | − | + | − | − | +/− |
| 克雷伯菌属 | 肺炎克氏菌 | − | ⊕ | ⊕ | + | − | − | + | − |
| 肠杆菌属 | 产气肠杆菌 | + | ⊕ | ⊕ | + | − | − | − | − |
| 变形杆菌属 | 普通变形杆菌 | + | − | ⊕ | − | + | − | + | +/− |
| 耶尔森菌属 | 鼠疫耶氏菌 | − | − | + | − | + | − | − | − |

注：＋表示阳性或产酸，－表示阴性或不产酸，⊕表示产酸产气，＋/－表示多数阳性/少数阴性

### 三、肠杆菌科细菌的共同特征

#### （一）形态结构

均为革兰阴性中等大小的杆菌，无芽胞，均有菌毛。部分菌株有荚膜，大部分有周身鞭毛，可运动。多数有 F、R、Col 等质粒。

#### （二）培养特性

营养要求不高，需氧或兼性厌氧。在普通琼脂平板上生长良好，形成湿润、光滑、灰白色的中等大小菌落。在血液琼脂平板上，有些菌株可产生溶血环。在液体培养基中，呈均匀混浊生长。

### (三) 生化反应

生化反应活跃，能分解多种糖和蛋白质，形成不同的中间代谢产物或终末产物，可用于鉴别不同的菌属和菌种。靛基质 (I)、甲基红 (M)、VP (V)、枸橼酸盐利用 (C) 四种试验合称 IMViC 试验。因此，生化反应是鉴别肠杆菌科细菌的主要依据。致病菌均不发酵乳糖，一般非致病菌能发酵乳糖。

### (四) 抗原构造

抗原构造复杂，主要有菌体 (O) 抗原、鞭毛 (H) 抗原和荚膜 (K、Vi) 抗原等。其中 O、H 抗原是肠杆菌科细菌血清学分群和分型的依据。

### (五) 抵抗力

抵抗力不强，对一般化学消毒剂均敏感。60℃加热 30 min 即可死亡。

## 第二节　埃希菌属

埃希菌属 (Escherichia) 俗称大肠杆菌，有 5 个菌种。在婴儿出生后几小时，大肠杆菌就可进入肠道，并终生伴随，可合成维生素 B 和 K 等供人体吸收利用，故为肠道正常菌群。当宿主免疫力降低或侵入肠外组织器官时，便可引起肠外感染，某些血清型菌株具有毒力因子能导致腹泻，称之为致病性大肠埃希菌。

### 一、生物学特性

#### (一) 形态与染色

该菌属为革兰阴性杆菌，无芽胞，多数菌株有周身鞭毛，有普通菌毛和性菌毛，某些菌株有微荚膜。

#### (二) 培养特性与生化反应

兼性厌氧，营养要求不高，在普通琼脂培养基上形成中等大小、圆形、凸起、灰白色光滑型菌落，某些菌株在血平板上可呈 β 溶血；能发酵葡萄糖、乳糖等多种糖类产酸产气，发酵乳糖是与沙门菌属、志贺菌属的区别；在 SS 琼脂或中国蓝平板上形成有色菌落，IMViC 试验为＋＋－－。

#### (三) 抗原构造

主要有 O、H、K 三种抗原。O 抗原有 170 多种，是分血清型的基础；H 抗原约 56 种以上，K 抗原约 100 多种；K 抗原又分为 L、A、B 三型。一个菌株只含一种型别的 K 抗原。大肠埃希菌血清型的表示方式是按 O：K：H 排列，如 O8：K40：H9 或 O27：H20 等。

#### (四) 抵抗力

该菌对热的抵抗力比其他肠道杆菌强，60℃加热 15 min 仍有部分细菌存活；在自然界中生存力较强，在土壤、水中可存活数周至数月；对胆盐、煌绿及对磺胺、链霉素、庆大霉素、氯霉素等抗菌药物敏感，但易产生耐药性。

## 二、致 病 性

### (一) 致病因素

1. 侵袭力

(1) K抗原：具有抗吞噬、抵抗补体和抗体的作用。

(2) 菌毛：可使细菌粘附于肠粘膜表面，某些菌株菌毛的粘附作用高度专一，又称为定植因子。

2. 毒素

(1) 肠毒素：由肠产毒型大肠埃希菌产生，分为耐热肠毒素 (ST) 和不耐热肠毒素 (LT) 两种，均由质粒控制；有些菌株仅产生一种 (ST/LT)，有些菌株可产生两种。

(2) 志贺样毒素：由肠出血型大肠埃希菌产生，为细胞毒素。

(3) 内毒素：革兰阴性菌的脂多糖。

### (二) 所致疾病

1. 肠外感染　大肠埃希菌在肠道内一般不致病，当侵入肠外组织或器官时，可引起化脓性炎症，以泌尿系感染最常见，如尿道炎、膀胱炎、肾盂肾炎；亦可致胆囊炎、腹膜炎、肺炎和术后创口感染等；在婴儿、老年人或免疫功能极度下降者可致败血症、新生儿脑膜炎等。

2. 腹泻　某些血清型菌株致病性强，能直接引起人类的急性腹泻，根据其致病机制分为五种类型 (表 9-2)。

**表 9-2　引起人类腹泻的大肠埃希菌**

| 菌　株 | 作用部位 | 致病机制 | 疾病与症状 |
|---|---|---|---|
| 肠产毒型大肠埃希菌 | 小肠 | LT 和 ST 致大量分泌肠液 | 婴幼儿和旅游者腹泻，水样便 |
| 肠致病型大肠埃希菌 | 小肠 | 破坏肠粘膜上皮细胞，不产生肠毒素 | 婴儿腹泻，水样便 |
| 肠侵袭型大肠埃希菌 | 大肠 | 内毒素破坏结肠粘膜上皮细胞，不产生肠毒素 | 较大儿童和成人腹泻，脓血便或粘液血便 |
| 肠出血型大肠埃希菌 | 大肠 | 产生志贺样毒素 | 出血性结肠炎，儿童与老年人多见 |
| 肠集聚型大肠埃希菌 | 小肠 | 粘附、聚集于上皮细胞，肠集聚耐热肠毒素致大量分泌肠液 | 婴儿腹泻，持续性水样便 |

## 三、微生物学检查

### (一) 临床标本细菌学检查

1. 标本采集　肠外感染可取尿液 (中段尿)、脓液、分泌物、血液、胆汁、穿刺液、痰液、脑脊液等。肠内感染 (腹泻) 取粪便。

2. 细菌的分离培养与鉴定 脓液、分泌物可直接涂片革兰染色镜检；尿液等先低速离心，取沉淀物涂片染色镜检。血标本先接种肉汤增菌后，移种于血琼脂平板；尿液取低速离心沉淀物；脓液、分泌物、穿刺液、脑脊液等直接划线接种于血琼脂平板，37℃孵育18～25 h，观察菌落特征。挑取可疑菌落涂片染色镜检，并作生化反应加以鉴定；尿液培养应做尿中细菌总数测定，每毫升≥10万时才有诊断价值。腹泻者粪便标本直接接种在麦康凯琼脂平板上，挑取可疑菌落并鉴定为大肠埃希菌后，再用血清学试验鉴定其型别；也可用ELISA或基因探针检测其肠毒素等。

### (二) 卫生细菌学检查

大肠埃希菌寄居于肠道中，不断随粪便排出体外，污染周围环境、水源、食品等。如标本中大肠埃希菌数量愈多，表示其被粪便污染的程度愈严重，并间接表明有肠道致病菌污染的可能性。因此卫生细菌学常检查细菌总数和大肠菌群指数。

1. 细菌总数 是指每毫升或克样品中所含的细菌数，采用倾注培养法计算。我国的卫生标准为每毫升饮用水、汽水、果汁中不得超过 100 个。每毫升游泳池水中不得超过 1000 个。

2. 大肠菌群指数 是指每升样品中的大肠菌群数，采用乳糖发酵法检测。凡在 37℃ 培养 25 h 发酵乳糖产酸产气者均为大肠菌群，包括大肠埃希菌、枸橼酸杆菌、克雷伯菌和产气杆菌等。我国的卫生标准为每升饮用水中不得超过 3 个，瓶装汽水、果汁等每 100 ml 中不得超过 5 个，每升游泳池水不得超过 100 个。

## 四、防 治 原 则

大肠埃希菌所致的感染可选用磺胺类药物、链霉素、庆大霉素、新霉素等抗菌药物进行治疗；因其易产生耐药菌株，应做药敏试验选择有效药物。

# 第三节 沙 门 菌 属

沙门菌属（*Salmonella*）是肠杆菌科中另一大群寄居于人类和动物肠道中的生化反应和抗原构造相似的革兰阴性杆菌，为纪念猪霍乱杆菌发现者之一 Salmon（美，1885）而命名。目前已被确定的沙门菌属有 2200 多个血清型，仅少数沙门菌如伤寒、甲型副伤寒、肖氏和希氏等沙门菌对人致病；此外猪霍乱、鼠伤寒、肠炎等沙门菌对人和动物均能致病。

## 一、生 物 学 特 性

### (一) 形态与染色

革兰阴性杆菌，大小为（0.6～1）$\mu m \times$（2～3）$\mu m$；除鸡沙门菌等个别菌种外，都有周身鞭毛；一般无荚膜，不形成芽胞，多数有菌毛。

### (二) 培养特性与生化反应

兼性厌氧，在普通培养基上生长良好，形成半透明、中等大小、圆形光滑型菌落。如在培养基中加入胆汁或胆盐、煌绿等可抑制其他肠道杆菌的生长，而利于沙门菌的生长。因不分解乳糖，故在 SS 琼脂或中国蓝平板上形成无色菌落。其生化特性见表 9-3。

**表 9-3　主要致病性沙门菌的生化特性**

| 菌　名 | 葡萄糖 | 乳糖 | 麦芽糖 | 甘露醇 | 蔗糖 | 硫化氢 | 尿素 | 吲哚 | 甲基红 | VP | 枸橼酸盐利用 | 赖氨酸脱羧酶 | 鸟氨酸脱羧酶 |
|---|---|---|---|---|---|---|---|---|---|---|---|---|---|
| 伤寒沙门菌 | + | − | + | + | − | −/+ | − | − | + | − | − | + | − |
| 甲型副伤寒沙门菌 | ⊕ | − | ⊕ | ⊕ | − | −/+ | − | − | + | − | − | − | + |
| 肖氏沙门菌 | ⊕ | − | ⊕ | ⊕ | − | +++ | − | − | + | − | −/+ | + | + |
| 希氏沙门菌 | ⊕ | − | ⊕ | ⊕ | − | + | − | − | + | − | + | + | + |
| 鼠伤寒沙门菌 | ⊕ | − | ⊕ | ⊕ | − | +++ | − | − | + | − | + | + | + |
| 猪霍乱沙门菌 | ⊕ | − | ⊕ | ⊕ | − | +/− | − | − | + | − | + | + | + |
| 肠炎沙门菌 | ⊕ | − | ⊕ | ⊕ | − | +++ | − | − | + | − | − | + | + |

### （三）抗原构造

沙门菌主要有 O 和 H 抗原，少数菌有 Vi 抗原（表 9-4）。

**表 9-4　常见沙门菌的抗原成分**

| 组 | 菌　种 | O 抗原 | H 抗原 第1相 | H 抗原 第2相 |
|---|---|---|---|---|
| A | 甲型副伤寒沙门菌 | 1、2、12 | a | − |
| B | 肖氏沙门菌 | 1、4、5、12 | b | 1、2 |
|   | 鼠伤寒沙门菌 | 1、4、5、12 | i | 1、2 |
| C | 希氏沙门菌 | 6、7、Vi | c | 1、5 |
|   | 猪霍乱沙门菌 | 6、7 | c | 1、5 |
| D | 伤寒沙门菌 | 9、12、Vi | d | − |
|   | 肠炎沙门菌 | 1、9、12 | g、m | − |

1. O 抗原　为 LPS，至少有 58 种，以阿拉伯数字表示，每种沙门菌常含有数种 O 抗原，有的 O 抗原是某一种沙门菌所特有，有的 O 抗原为几种沙门菌所共有。分类时将具有相同 O 抗原的沙门菌归为一个组，可将沙门菌分为 A～Z，O51～O63，O65～O67 等 42 个组。引起人类疾病的大多在 A～F 组。O 抗原刺激机体产生的抗体主要为 IgM 类抗体。

2. H 抗原　为蛋白质，H 抗原有两相，第 1 相特异性高，称特异相，用 a、b、c……表示。同一组内第 1 相抗原很少相同。第 2 相特异性低，称非特异相，用 1、2、3……表示。每一组沙门菌根据 H 抗原不同，可进一步分成不同种和型。H 抗原刺激机体产生的抗体主要为 IgG 类抗体。

3. Vi 抗原　因与毒力（virulence）有关而得名，为不耐热的酸性多糖聚合体，新分离的伤寒与希氏沙门菌等少数菌具有 Vi 抗原。它可阻止 O 抗原与相应抗体的凝集反应。

### （四）抵抗力

沙门菌不耐热，60℃加热 15 min 即死亡；70% 乙醇或 5% 石炭酸中 5 min 可被杀死；在水中能生存 2～3 周，粪便中可活 1～2 个月，冰冻土壤中可过冬；对氯霉素很敏感。

## 二、致病性与免疫性

### (一) 致病因素

1. **侵袭力**　沙门菌有毒株能吸附于小肠粘膜上皮细胞表面，并穿过上皮细胞层到达皮下组织，在此部位细菌可被吞噬、但不被杀死，并在吞噬细胞内生长繁殖，并可随其移动而将细菌带至其他部位。具有 Vi 抗原的沙门菌具有较强的侵袭力。Vi 抗原具有抗吞噬、阻挡抗体与补体的作用。

2. **内毒素**　该属菌有较强的内毒素，可致机体发热、白细胞减少、中毒性休克等；并能激活补体系统，产生多种活性介质，吸引白细胞而导致肠道局部炎症反应。

3. **肠毒素**　某些沙门菌如鼠伤寒沙门菌能产生肠毒素，导致腹泻或水样泻。

### (二) 所致疾病

1. **肠热症**　又称伤寒或副伤寒。主要由伤寒、甲型副伤寒、肖氏和希氏等沙门菌引起，其临床症状不易区别。伤寒的病程较长，约 3～4 周，症状较重；而副伤寒的病程较短，约 1～2 周，症状较轻。细菌随食物、水经口感染，进入小肠以菌毛吸附在小肠粘膜表面，而后侵入粘膜下肠壁固有层的淋巴组织。沙门菌为胞内寄生菌，可在吞噬细胞内生长繁殖，并经淋巴管、胸导管入血引起第一次菌血症。此时病人出现发热、不适、全身疼痛等前驱症状。随后细菌经血流扩散至肝、脾、肾、胆囊、骨髓等器官，被吞噬细胞吞噬，在其内继续大量繁殖后可再次入血造成第二次菌血症，并释放内毒素，引起临床症状。典型症状可表现为持续高热、相对缓脉、外周血白细胞减少、肝脾大、皮肤出现玫瑰疹（其疹内可查到病原菌）。胆囊中的病菌可随胆汁进入肠道，一部分随粪便排至体外；另一部分再次侵入肠壁淋巴组织，使已致敏的肠壁组织发生超敏反应，导致局部坏死和溃疡。此时如不注意饮食易引起肠出血和肠穿孔等并发症。肾中的细菌可随尿排出。第二次菌血症常出现在病程的 2～3 周。若无并发症，3～4 周后机体免疫力增强，细菌渐被消灭，病情开始好转。部分患者病愈后，粪便中仍可继续排菌。恢复期 3 周至 3 个月内排菌者称恢复期带菌者。极少数带菌长达 1 年以上者称长期带菌者。带菌者是重要的传染源。胆囊可作为伤寒、甲型副伤寒、肖氏和希氏等沙门菌的储存场所。

2. **食物中毒**　是因食入含有大量鼠伤寒沙门菌、猪霍乱沙门菌、肠炎沙门菌的食物所致。潜伏期为 6～25 h，起病急，病人表现为发热、恶心、呕吐、腹痛、水样泻等急性胃肠炎症状。一般多在 2～4 d 自愈，严重者可因迅速脱水导致休克、肾功能衰竭而死亡。

3. **败血症**　多由猪霍乱沙门菌、希氏沙门菌、鼠伤寒沙门菌、肠炎沙门菌等引起，常发生于儿童和免疫力低下的成年人。细菌经口进入肠道后很快侵入血流，肠道病变不明显，但败血症症状严重，有高热、寒战、厌食和贫血等，也可进一步导致脑膜炎、骨髓炎、胆囊炎、心内膜炎等。

### (三) 免疫性

伤寒或副伤寒病后可获牢固的免疫力，很少再感染，主要靠细胞免疫。体液免疫方面以局部的 SIgA 较重要。食物中毒时，因细菌一般不侵入血流，故病后免疫力不显著。

# 三、微生物学检查

## （一）临床标本的细菌学检查

1. 标本采集　根据疾病的类别、病程和病情分别采集不同的标本。肠热症病人在发病1周内取血液，第2～3周取粪便或尿液，第1～3周取骨髓液；食物中毒病人取粪便和可疑食物；败血症病人取血液。

2. 沙门菌的分离培养与鉴定　血液和骨髓液先用胆盐肉汤增菌。粪便或经离心沉淀的尿沉渣可直接接种于肠道杆菌选择与鉴别培养基（常用 SS 琼脂或中国蓝平板）上经 37℃ 培养 18～25 h 后，挑取无色半透明可疑菌落，涂片染色镜检，并转种双糖或三糖铁斜面培养基培养。疑为沙门菌时再作生化反应和玻片凝集试验进行鉴定。也可用 SPA 协同凝集试验、ELISA 等方法检测患者粪便、血清或尿液中伤寒、甲型副伤寒、肖氏和希氏等沙门菌的可溶性抗原，协助临床早期诊断肠热症。

## （二）免疫学检查

常用已知的伤寒沙门菌 H、O 诊断抗原，甲型副伤寒、肖氏和希氏等沙门菌的 H 诊断抗原分别与患者血清作定量凝集试验，以测定患者血清中有无相应抗体以及相应抗体的含量，来辅助诊断肠热症。判定结果时要注意以下情况：

1. 本地区人群的正常值　一般来说，伤寒沙门菌 O 凝集效价在 1∶80 以上，H 凝集效价在 1∶160 以上，甲型副伤寒、肖氏和希氏沙门菌 H 凝集效价在 1∶80 以上时才有诊断价值。

2. 动态观察　发病第 1 周末，抗体开始产生，以后逐渐增多，故在患病初期其抗体多在正常范围内。在病程中应逐周复查，若效价逐次增强或恢复期效价比初次增高 4 倍或 4 倍以上时有诊断意义。

3. H 与 O 抗体增高的不同意义　患肠热症后，O 抗体为 IgM 类，出现较早，维持时间短（约半年）；而 H 抗体多为 IgG 类，出现较晚，但维持时间可长达数年。因此，若 H、O 凝集效价均高，则患肠热症的可能性大；若二者均低，患病可能性小；若 O 高 H 不高则可能是感染早期或是与伤寒沙门菌 O 抗原有交叉反应的其他沙门菌感染；若 O 不高 H 高，可能是预防接种或非特异性回忆反应。

## （三）带菌者检查

常先用血清学方法测定可疑带菌者血清中有无 Vi 抗体，若在 1∶10 以上时，再反复取粪便或尿液等进行分离培养，以确定是否为伤寒或副伤寒的带菌者。

# 四、防治原则

及时发现病人，隔离治疗。对病人及带菌者的大小便、衣服、用具等要进行适当的消毒处理。加强饮水、食品卫生监督和管理，对食品加工人员、食堂及饮食行业服务人员、保育人员等，要定期进行健康检查，发现带菌者应及时调换工作。过去采用皮下接种伤寒三联死疫苗进行特异性预防，免疫力可保持 1 年，但副作用大。现用 Ty21a（尿苷二磷酸半乳糖-4-差向异构酶缺失菌株）活疫苗口服效果较好，有效免疫期可达 3 年以上，且安全、稳定、副作用小。治疗常选用氯霉素、氨苄西林或复方新诺明等药物。

# 第四节 志 贺 菌 属

志贺菌属（*Shigella*）是人类细菌性痢疾最为常见的病原菌，因由 Shiga（日，1898）发现而得名，通常称为痢疾杆菌。

## 一、生物学特性

### （一）形态与染色

革兰阴性杆菌，大小为（0.5～0.7）μm×（2～3）μm，无鞭毛及动力，无荚膜，不形成芽胞，有菌毛。

### （二）培养特性与生化反应

兼性厌氧，在普通培养基上生长良好，形成中等大小、半透明的光滑型菌落。在肠道菌鉴别培养基上形成无色菌落；能分解葡萄糖产酸但不产气，除宋内志贺菌迟缓发酵乳糖外，一般不分解乳糖，不分解尿素，不产生 $H_2S$，甲基红试验阳性，吲哚试验多为阴性，VP 和枸橼酸盐利用试验阴性。根据对乳糖、甘露醇的分解能力，以及吲哚、鸟氨酸脱羧酶试验等可将志贺菌进行分群（表 9-5）。

表 9-5 志贺菌属的抗原分类及主要生化反应

| 菌 种 | 群 | 型 | 亚 型 | 乳糖 | 甘露醇 | 吲哚 | 鸟氨酸脱羧酶 |
|---|---|---|---|---|---|---|---|
| 痢疾志贺菌 | A | 1～13 | 8a、8b、8c | − | − | − | − |
| 福氏志贺菌 | B | 1～6、 | 1a、1b、1c；2a、2b；3a、3b、3c； | − | + | +/− | +/− |
|  |  | xy 变种 | 4a、4b、4c；5a、5b | | | | |
| 鲍氏志贺菌 | C | 1～18 | | − | + | +/−个别 | +/− |
| 宋内志贺菌 | D | 1 | | +迟缓/− | + | − | + |

### （三）抗原构造

本属细菌有 O 和 K 抗原，O 抗原又分为群和型特异性抗原，依据 O 抗原的不同将志贺菌属分为 4 群（种）40 多个血清型（表 9-5）。K 抗原有阻止 O 抗原与相应抗体的凝集作用，100℃加热 60 min 可消除此作用。我国以福氏志贺菌多见，其次是宋内志贺菌。

### （四）抵抗力

该菌 56～60℃加热 10 min 即被杀死，对酸敏感，在粪便中由于其他细菌产酸，可使志贺菌数小时内死亡。因此，采集粪便标本作分离培养时，应取新鲜粪便立即送检。

## 二、致病性与免疫性

### （一）致病因素

1. 侵袭力 菌毛能粘附于回肠末端和结肠粘膜上皮细胞表面，继而侵入上皮细胞内生长繁殖，并扩散至邻近细胞，引起炎症反应。细菌一般不侵入血流。具有 K 抗原的志贺菌致病力较强。

2. 内毒素　内毒素作用于肠粘膜可使其通透性增高，促进毒素吸收，引起发热、神志障碍，甚至中毒性休克等一系列中毒症状。内毒素可破坏肠粘膜，形成炎症、溃疡，出现脓血粘液便。内毒素还可作用于肠壁植物神经，使肠道功能失调、肠蠕动紊乱和痉挛，尤其是直肠括约肌痉挛最明显，因而临床表现腹痛、里急后重等症状。

3. 外毒素　A群志贺菌1型和2型可产生毒性很强的外毒素，称为志贺毒素。该毒素具有神经毒性、细胞毒性和肠毒性等多种生物活性，可严重损伤中枢神经系统，使肠粘膜细胞变性坏死，并可导致肠粘膜细胞分泌大量肠液而致水样泻。

### （二）所致疾病

该菌属引起细菌性痢疾。人类对此菌易感，经粪-口途径食入 10～200 个细菌就可使人发病。志贺菌属引起的细菌性痢疾可分为急性菌痢（起病急、症状典型，常有发热、腹痛、腹泻、里急后重，排出脓血粘液便）、慢性菌痢（病程在 2 个月以上，常反复发作）和中毒性菌痢（多见于儿童，特点是在消化道症状出现前，首先表现出全身中毒症状，如高热、昏迷、微循环衰竭和休克等）三种类型。

### （三）免疫性

病后可获得一定程度的免疫力，主要免疫因素是消化道粘膜表面的分泌型 IgA。因病菌一般不入血，菌型较多，故免疫力维持时间短且不稳固。

## 三、微生物学检查

取患者粪便的脓血或粘液部分立即送检；若不能及时送检，可保存在 30％甘油缓冲盐水中。中毒型菌痢可取肛拭子检查。将标本直接接种于肠道菌鉴别或选择培养基 37℃培养 18～25 h，取无色半透明的可疑菌落，进行生化反应和血清学鉴定，以确定菌群和菌型。可用荧光免疫菌球法、协同凝集试验、免疫染色法、乳胶凝集试验、PCR 技术等快速检测志贺菌。

## 四、防治原则

应采取综合性防治措施，对病人及带菌者要早发现、早隔离、早治疗；加强食品卫生管理，防蝇灭蝇。治疗可选用庆大霉素、复方新诺明、卡那霉素和氟哌酸等药物。近年来试用口服链霉素依赖株（Sd 株）活疫苗能刺激机体产生 SIgA，有一定的免疫效果。

# 第五节　其他肠道杆菌

## 一、克雷伯菌属

克雷伯菌属（*Klebsiella*）有 5 个种。其中与人类关系密切的是肺炎克氏菌（*K. pneumoniae*），它又可分为肺炎亚种、鼻炎亚种和鼻硬结亚种 3 个亚种。肺炎克氏菌为革兰阴性短粗杆菌，常端对端成对排列，无鞭毛，无芽胞，有较厚的荚膜，多数菌株有菌毛。本菌在普通培养基上形成较大、灰白色、呈粘液状菌落，相邻菌落易于融合。用接种针挑之易拉成丝，有助于鉴别；在肠道杆菌鉴别与选择培养基上，因能发酵乳糖，形成有色菌落。

肺炎克氏菌是目前仅次于大肠埃希菌的重要条件致病菌，已成为医源性感染的重要细菌。该菌通常存在于水和土壤中，在正常人群中，约有 5% 健康人的呼吸道和肠道中存在肺炎克氏菌。当机体免疫功能下降、应用免疫抑制剂或长期大量应用抗菌药物导致菌群失调时，可引起感染，常引起肺炎、支气管炎、泌尿道和创伤感染，有时也可导致严重的败血症、脑膜炎、腹膜炎等。由肺炎克氏菌、军团菌、支原体、衣原体、立克次体与病毒等引起的肺炎，临床上习惯称为非典型性肺炎。

## 二、变形杆菌属

变形杆菌属（*Proteus*）包括普通变形杆菌、奇异变形杆菌、产粘液变形杆菌和潘氏变形杆菌 4 个菌种。本属细菌分布广泛，为革兰阴性杆菌，两端钝圆，有明显的多形态性，有时呈球形或丝状，无芽胞，无荚膜，有周身鞭毛，运动活泼，在普通琼脂培养基上常呈扩散生长，形成以接种部位为中心的厚薄交替、同心圆型的波状菌苔，称为迁徙生长现象。本属细菌不分解乳糖，在肠道鉴别培养基上形成无色半透明菌落，易与其他肠道致病菌混淆。该菌能迅速分解尿素。该菌属具有 O 和 H 抗原，$X_{19}$、$X_2$、$X_k$ 菌株含有的 O 抗原与某些立克次体有共同抗原成分，故可替代立克次体抗原与患者血清进行凝集反应，称为外斐试验，用来辅助诊断有关的立克次体感染。

本属细菌为条件致病菌，是引起泌尿道感染的常见致病菌之一；也可引起创伤感染、慢性中耳炎、肺炎、腹膜炎、脑膜炎和败血症等，有的菌株可引起食物中毒、婴幼儿腹泻。该菌产生的尿素酶可分解尿素产氨，使尿液 pH 增高，促进磷酸铵镁结石形成，碱性条件又有利于变形杆菌的生长，故一般认为该菌与肾结石、膀胱结石有关。

**思考题**

1. 大肠埃希菌引起的急性腹泻有哪些类型？各有何特点？
2. 对某病人怀疑患肠热症时，应进行哪些微生物学检查？
3. 试比较伤寒沙门菌、志贺菌的传播途径、致病物质及所引起的疾病。

# 第十章 弧菌属与螺杆菌属

## 第一节 弧菌属

弧菌属（Vibrio）细菌是一大群菌体短小、弯曲呈弧状、运动活泼的革兰阴性菌。弧菌属有 36 种，根据抗原性、生化特性、DNA 同源性、致病性和耐盐性等可分为霍乱弧菌和其他弧菌。弧菌分布广泛，以水中最多；大多数菌种为非致病菌，与人类感染有关的至少有 12 种，如霍乱弧菌、拟态弧菌、河弧菌、弗尼弧菌、霍利斯弧菌等可致人类腹泻，副溶血性弧菌可致人类食物中毒和腹泻，创伤弧菌、霍乱弧菌、副溶血性弧菌、溶藻弧菌、麦氏弧菌及闺女鱼弧菌等可引起海浴者的耳和伤口感染。本节仅介绍霍乱弧菌和副溶血性弧菌。

### 一、霍乱弧菌

霍乱弧菌（V. cholera）是三大烈性传染病之一霍乱的病原菌。霍乱以发病急、传染性强、严重的吐泻、脱水为特征，死亡率甚高。二千多年前已有记载，自 1817 年起至今已发生 7 次世界大流行，前 6 次均起源于印度恒河三角洲，其流行菌株为霍乱弧菌古典生物型。1961 年开始的第 7 次大流行起源于印尼的苏拉威西岛，流行菌株与前 6 次不同，由霍乱弧菌 El Tor 生物型（因于 1905 年在埃及西奈半岛 El Tor 检疫站分离到而得名）引起。非 O1 群霍乱弧菌 O139 菌株于 1992 年 10 月起在印度、孟加拉、泰国的一些城市开始流行，并很快传遍亚洲，成为新的流行菌株。

#### （一）生物学特性

1. 形态与染色　新分离的菌体弯曲呈弧形或逗点状，但经人工培养后常呈杆状。菌体一端有一根单鞭毛，运动活泼（图10-1）。若取病人米泔水样便或培养物做悬滴检查，可见穿梭样运动的细菌，若涂片染色镜检可见呈鱼群状排列的革兰阴性弧菌。本菌不形成芽胞、有菌毛，有些菌株（O139）有荚膜。

2. 培养特性与生化反应　兼性厌氧，营养要求不高，耐碱不耐酸，在 pH8.4～9.0 碱性蛋白胨水（常作为霍乱弧菌的增菌与选择培养基）中生长良好。霍乱弧菌可在无盐环境中生长，其他致病性弧菌则不能。在硫代硫酸盐-枸橼酸盐-胆盐-蔗糖琼脂平板上形成较大黄色菌落。该菌能分解葡萄糖、甘露醇、蔗糖，产酸不产气，能还原硝酸盐，吲哚和霍乱红反应均阳性。过氧化氢酶与氧化酶试验均阳性。

3. 抗原构造与分型　霍乱弧菌有 O 和 H 抗原。H 抗原为弧菌共有，无特异性。O 抗

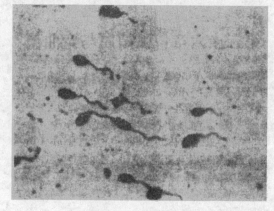

**图 10-1　霍乱弧菌**

原特异性强，已发现有 155 种。依据 O 抗原可将霍乱弧菌分为 O1 群、不典型 O1 群和非 O1 群三大类。O1 群可被 O1 群血清凝集，能在体内体外产生肠毒素，包括古典生物型和 El Tor 生物型两个流行菌株。不典型 O1 群可被 O1 群血清凝集，在体内体外均不产生肠毒素，无致病性。非 O1 群不被 O1 群血清凝集，一般不致病，广泛分布于地面水中，有些菌株可产生肠毒素，引起散发性胃肠炎即轻型霍乱样腹泻。1992 年 10 月发生在印度、孟加拉、泰国的新型霍乱，就是由非 O1 群霍乱弧菌 O139 菌株引起。

O1 群霍乱弧菌根据 O 抗原所含群特异性抗原 A 和型特异性抗原 B 与 C 不同而分为原型（别名稻叶型含 A、C）、异型（别名小川型含 A、B）、中间型（别名彦岛型含 A、B、C）三个血清型；每一个血清型又可分为古典生物型和 El Tor 生物型。

4. 抵抗力　El Tor 生物型和其他非 O1 群霍乱弧菌在河水、井水及海水中可存活 1～3 周。霍乱弧菌耐低温，但对热、干燥、酸、化学消毒剂等均敏感，55℃湿热 15 min、100℃ 1～2 min、0.5 mg/L（ppm）氯 15 min 能杀死霍乱弧菌。用漂白粉按 1∶4 的比例处理患者排泄物或呕吐物 1 h，可达到消毒目的。

### （二）致病性与免疫性

1. 致病因素

（1）鞭毛、菌毛及其他毒力因子：鞭毛运动可使细菌穿过肠粘膜粘液层，有毒株能产生粘液素酶液化粘液，利于细菌穿过粘液层。菌毛可使细菌粘附于肠粘膜上皮细胞，并在其上迅速繁殖。

（2）霍乱肠毒素：为不耐热的聚合蛋白，由 1 个 A 亚单位与 4～6 个 B 亚单位结合而成。A 亚单位是毒性单位，又分 $A_1$ 和 $A_2$ 两个组分。$A_1$ 是毒性部分，$A_2$ 与 B 亚单位结合在一起。B 亚单位是结合单位，可与小肠粘膜上皮细胞上 $GM_1$ 神经节苷脂受体结合，使毒素分子变构，A 亚单位脱离 B 亚单位后进入细胞内，$A_1$ 组分活化，作用于腺苷酸环化酶，使细胞内 cAMP 增高，主动分泌 $Na^+$、$K^+$、$HCO_3^-$ 和水，导致严重腹泻与呕吐。

2. 所致疾病　引起烈性肠道传染病，为我国法定的甲类传染病、国际检疫疾病。人类是霍乱弧菌的唯一易感者，主要通过污染的水源或食物经口感染。病菌通过胃到达小肠，穿过肠粘膜粘液层，粘附于肠粘膜上皮细胞上迅速繁殖，产生肠毒素作用于肠粘膜表面受体而致病，而霍乱弧菌不侵入肠上皮细胞和肠腺。一般在吞食病菌 2～3 d 出现剧烈腹泻（米泔水样便）和呕吐，导致严重脱水、电解质紊乱（低钠、低钾、低钙）、代谢性酸中毒、微循环衰竭，严重者因肾功能衰竭、休克而死亡。El Tor 生物型感染病情较轻，死亡率低。O139 群霍乱弧菌感染比 O1 群严重。

3. 免疫性　病后可获得牢固免疫力，再感染者少见。主要免疫力为 SIgA，可保护肠粘膜免受霍乱弧菌及其肠毒素的侵袭。

### （三）微生物学检查

取病人"米泔水"样粪便、呕吐物，直接涂片染色镜检，观察有无"鱼群状"排列；或悬滴检查是否有"穿梭样"运动的细菌。也可用荧光菌球试验、协同凝集试验等进行快速诊断。

### （四）防治原则

1. 加强国境检疫，及时检出病人，严格隔离治疗；严格饮水卫生、食品卫生及粪便管理。

2. 接种霍乱死疫苗，增强人群免疫力，但维持时间短（3～6个月）。现正研制活疫苗。

3. 及时补充液体和电解质，合理使用抗菌药物如复方新诺明、氟哌酸等。

## 二、副溶血性弧菌

副溶血性弧菌（*V. parahaemolyticus*）为弧菌属其他弧菌中的一种嗜盐性弧菌，是1950年在日本大阪发生的一次爆发性食物中毒时分离发现的。该菌存在于近海水、河底沉积物和鱼、贝类等海产品中。主要引起食物中毒，在日本、东南亚、美国及我国台北多见，也是我国沿海地区食物中毒中最常见的病原菌。该菌无荚膜，不形成芽胞，有端鞭毛一根，运动活泼。其与霍乱弧菌的重要区别是在无盐环境中不能生长，但在NaCl高于8％时也不能生长，以含3.5％NaCl最为适宜。该菌在淡水中最多存活2 d，在海水中可存活50 d。该菌不耐热，56℃、30 min，90℃、1 min即被杀死；对酸敏感，1％醋酸或50％食醋中1 min死亡。人因食入未煮熟的海产品（如海蟹、海鱼、海虾、黄泥螺及各种贝类）或污染本菌的盐腌食物而引起食物中毒。夏季多见，潜伏期一般为2～16 h。主要症状为腹痛、腹泻、呕吐及发热，粪便多呈水样或糊状，少数为粘液血便。病程较短，一般为1～7 d，恢复快，病后免疫力不强，可重复感染。预防是注意饮食卫生，对海产品及盐腌食物应煮熟后食用，海蜇等海产品食用前必须用冷开水反复冲洗，并用食醋调味杀菌。治疗可用庆大霉素、复方新诺明、吡哌酸、氟哌酸等。

# 第二节　螺杆菌属

螺杆菌属（*Helicobacter*）是新从弯曲菌属中划分出来的，只在37℃生长，而在26℃和42℃不能生长的革兰阴性杆菌属。代表菌种是幽门螺杆菌（*H. pylori*），1983年从慢性胃炎患者的胃粘膜标本中分离得到，与慢性胃炎、消化性溃疡关系密切，与胃癌也有一定关系。

幽门螺杆菌菌体细长弯曲呈螺形、S形或海鸥展翅状，革兰染色阴性。菌体一端或两端可有多根带鞘鞭毛（图10-2），运动活泼。微需氧，在含血液或血清培养基上才能生长，同时还要求一定的湿度（相对湿度98％）。本菌生长缓慢，培养3 d可见圆形、针尖状大小、半透明S型菌落。生化反应不活泼，不发酵糖类，氧化酶和过氧化氢酶均阳性，具有丰富的脲酶，快速脲酶试验阳性，这是与其他弯曲菌的主要区别之一。

幽门螺杆菌有较强的粘附力和穿透力，借助其形态和鞭毛的动力，穿过粘液层，定植于胃粘膜表面，引起炎症。该菌产生的脲酶分解尿素产

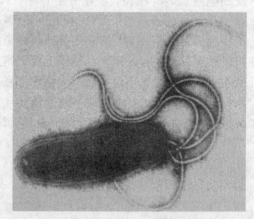

**图10-2　幽门螺杆菌**

氨，可中和菌体周围的胃酸，有助于细菌定植；且对组织细胞有毒性作用。该菌产生的细胞毒素相关蛋白、空泡毒素以及LPS等均可破坏组织细胞，导致炎症和溃疡的发生。

微生物学检查可用胃镜采取活组织进行涂片染色镜检，或将活组织磨碎进行分离培养。目前常用的快速诊断法有：①直接涂片染色镜检，观察到革兰阴性、细长弯曲呈海鸥展翅状细菌。②快速尿素分解试验，活检采样后立即进行，将组织块放入一定量尿素溶液中，如培

养基由黄变红为阳性，几分钟至 24 h 出结果。③ELISA 法测血清中抗幽门螺杆菌抗体和抗脲酶抗体。治疗主要用抗菌药物及铋盐。

## 思考题

1. 霍乱弧菌的致病因素是什么？简述其致病机理。
2. 防治霍乱弧菌的原则是什么？

# 第十一章 厌氧性细菌

厌氧性细菌是一群必须在无氧条件下才能生长繁殖的细菌。根据能否形成芽胞，可将厌氧性细菌分为厌氧芽胞梭菌属和无芽胞厌氧菌两大类。

## 第一节 厌氧芽胞梭菌属

厌氧芽胞梭菌属（*Clostridium*）有 118 个种。大多为严格厌氧菌，革兰阳性，能形成芽胞，且直径比菌体粗，使菌体膨大呈梭状，故名梭菌。主要分布于土壤、人和动物肠道。多数为腐生菌，少数为致病菌，常见的有破伤风梭菌、产气荚膜梭菌和肉毒梭菌等。

### 一、破伤风梭菌

破伤风梭菌（*C. tetani*）是引起破伤风的病原菌。

#### （一）生物学特性

破伤风梭菌菌体细长，（0.5～1.7）μm×（2.1～18.1）μm，有周身鞭毛，无荚膜。芽胞正圆，比菌体粗，位于菌体顶端，使细菌呈鼓槌状，为本菌典型特征（图11-1）。革兰染色阳性。严格厌氧。该菌生化反应不活泼，一般不分解糖类，也不分解蛋白质。芽胞耐煮沸 1 h，在土壤中可存活几十年。

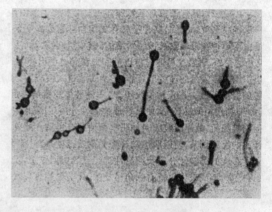

**图 11-1　破伤风梭菌**

#### （二）致病性与免疫性

破伤风梭菌感染引起破伤风的重要条件是伤口需形成厌氧微环境，如伤口深而窄，有泥土或异物污染，同时有需氧菌或兼性厌氧菌混合感染的伤口，局部组织坏死、缺血等易造成厌氧微环境，有利于破伤风梭菌繁殖。破伤风梭菌能产生破伤风痉挛毒素，其毒性极强，仅次于肉毒毒素。破伤风痉挛毒素对中枢神经系统尤其是脑干神经和脊髓前角细胞有高度亲和力。该毒素能阻止抑制性神经递质的释放，干扰了抑制性神经元的协调作用，致使屈肌、伸肌同时强烈收缩，骨骼肌出现强烈痉挛。可出现角弓反张、牙关紧闭、苦笑面容等症状。

机体对破伤风的免疫主要是抗毒素免疫。但破伤风痉挛毒素毒性极强，微量毒素即可致人死亡，因此获得有效免疫保护的途径是人工主动免疫。

#### （三）微生物学检查

对破伤风的诊断主要依据病史和典型的临床症状。一般不作细菌培养。

**（四）防治原则**

1. 正确处理伤口及清创、扩创 防止厌氧微环境的形成。

2. 注射类毒素人工自动免疫 免疫对象为儿童、军人及易受伤人群。免疫程序为婴儿出生后第 3、4、5 月连续免疫 3 次，2 岁、7 岁时各加强一次，以建立基础免疫。今后如有可能引发破伤风的外伤，立即再接种一针类毒素，血清抗毒素滴度在几天内即可迅速升高。

3. 紧急预防 对伤口污染严重而又未经过基础免疫者，可立即注射破伤风抗毒素（TAT），以获得被动免疫作紧急预防，剂量为 1500～3000 单位的纯化制品。

4. 特异性治疗 对已发病者应早期、足量使用 TAT，剂量为 10 万～20 万单位，包括静脉滴注、肌肉注射和伤口局部注射。在注射 TAT 时，都必须先作皮肤试验。

# 二、产气荚膜梭菌

产气荚膜梭菌（*C. perfringens*）是引起人类气性坏疽的主要病原菌。广泛存在于土壤、人和动物肠道中，能引起人和动物多种疾病。

## （一）生物学特性

产气荚膜梭菌为粗大杆菌，（0.6～2.4）$\mu$m×（3～19.0）$\mu$m。芽胞椭圆形，位于次极端，无鞭毛。在动物体内有明显荚膜。严格厌氧。20～50℃均可生长，最适生长温度 45℃，繁殖周期为 8 min。本菌代谢十分活跃，可分解多种糖类，产酸产气。在牛乳培养基中分解乳糖产酸而使酪蛋白凝固，同时产生大量气体（$H_2$ 和 $CO_2$），可将凝固的酪蛋白冲成蜂窝状，将液面封固的凡士林层上堆，甚至冲开管口棉塞，气势凶猛，称"汹涌发酵"。

## （二）致病性

本菌具有荚膜及侵袭性酶，其侵袭力强。能产生 10 余种外毒素和侵袭性酶。其中以 α 毒素（卵磷脂酶）最重要，能分解细胞膜上磷脂和蛋白形成的复合物，造成红细胞、白细胞、血小板和内皮细胞溶解，引起血管通透性增加伴大量溶血、组织坏死、肝脏、心功能受损。

所致疾病有：

1. 气性坏疽 感染方式及致病条件同破伤风梭菌相似。细菌经创伤感染后，经 8～48 h 潜伏期后，在局部繁殖后产生多种毒素和酶，引起肌肉组织坏死，分解组织中糖类，产生大量气体，造成气肿，同时血管通透性增加，水分渗出，局部水肿，水气夹杂，触摸有捻发感，最后产生大块组织坏死，并有恶臭。患者组织胀痛剧烈，产生的毒素等可被吸收入血引起毒血症、休克，死亡率高达 40%～100%。

2. 食物中毒 主要由产肠毒素的菌株引起，因食入被大量该菌污染的食物而发病，潜伏期约 10 h，临床表现为腹痛、腹胀、水样腹泻；无热、无恶心呕吐。1～2 d 后自愈。

## （三）微生物学检查

1. 直接涂片染色 对临床早期诊断有极大价值。由深部创口取材涂片，革兰染色，镜检见革兰阳性粗大杆菌，有荚膜，白细胞较少，伴有其他杂菌即可报告初步结果。

2. 分离培养　取坏死组织制成悬液接种，厌氧培养，观察生长情况，培养物涂片镜检，并根据生化反应鉴定。

3. 动物实验　取培养物给动物静脉注射，10 min 后杀死，37℃培养 5～8 h，如动物躯体膨胀，解剖见泡沫肝时，应取肝或腹腔渗出液涂片并分离培养。

**（四）防治原则**

尚无供预防用的类毒素。预防主要是对伤口及时彻底清创，破坏和消除厌氧微环境，预防性地使用抗生素可避免感染。对局部感染应尽早实施扩创手术，切除感染和坏死组织，必要时截肢以防止病变扩散。大剂量使用青霉素等，有条件可使用 α 抗毒素和高压氧舱法治疗。

# 三、肉毒梭菌

肉毒梭菌（*C. botulinum*）为粗短杆菌，0.9 μm×（4～6）μm，有鞭毛，无荚膜，芽胞呈椭圆形，宽于菌体，位于次极端，使菌体呈汤匙状或网球拍状。严格厌氧，营养要求不高，在庖肉培养基中可消化肉渣，使之变黑并产生腐败恶臭。分解多种糖类，产酸产气。

本菌产生的肉毒毒素是已知最剧烈的毒物，毒性强于氰化钾 1 万倍。纯结晶的肉毒毒素 1 mg 能杀死 2 亿只小鼠，对人的致死量约为 0.1 μg。肉毒毒素具有嗜神经性，由肠道吸收后，经淋巴和血液扩散，作用于神经肌肉接头处，阻碍乙酰胆碱释放，导致肌肉松弛性麻痹。当人食入被肉毒梭菌芽胞污染并产生毒素的食物后发生食物中毒。该病为单纯性毒素中毒，非细菌感染。肉毒中毒在国外以罐头、香肠、腊肠等制品引起的食物中毒为主，国内以发酵豆制品为主（占 80% 以上）。该病主要为肌肉麻痹。潜伏期可短至数小时，可出现复视、斜视、眼睑下垂、吞咽、咀嚼困难、口干、口齿不清，严重者因膈肌麻痹、呼吸困难直至呼吸停止导致死亡。不发热，神志清楚。

肉毒中毒的预防主要是加强食品卫生管理和监督；对可疑食品应 80℃加热 20 min 破坏毒素。对病人应迅速注射多价肉毒抗毒素血清。

# 第二节　无芽胞厌氧菌

无芽胞厌氧菌是一大类寄生于人和动物体内的正常菌群，包括革兰阳性和革兰阴性的球菌和杆菌。在人体正常菌群中厌氧菌占绝对优势，为非厌氧菌的 10～1000 倍。如在肠道菌群中，厌氧菌占 99.9%，皮肤、口腔、上呼吸道、泌尿生殖道的正常菌群中 80%～90% 也是厌氧菌。正常情况下，它们对人体无害；但在某些特定状态下，作为条件致病菌可引起内源性感染，甚至危及生命。无芽胞厌氧菌感染非常普遍，涉及临床各科。该类细菌对氧极为敏感，对氨基糖苷类抗生素等药物不敏感，给诊断和治疗带来困难。

## 一、无芽胞厌氧菌的种类与分布

无芽胞厌氧菌的种类很多，可根据革兰染色和形态分为四类：革兰阳性球菌、革兰阳性杆菌、革兰阴性球菌和革兰阴性杆菌。无芽胞厌氧菌的分布广泛，是人体正常菌群的重要组成部分。主要的无芽胞厌氧菌群在人体的分布见表 11-1。

**表 11-1 主要无芽胞厌氧菌属及其分布**

| 类 别 | 菌 属 | 皮肤 | 口腔 | 胃肠道 | 泌尿生殖道 |
|---|---|---|---|---|---|
| 革兰阳性球菌 | 粪球菌属 (Coprococcus) | + | − | + | − |
| | 消化球菌属 (Peptococcus) | − | + | + | + |
| | 消化链球菌属 (Peptostreptococcus) | + | + | + | + |
| 革兰阳性杆菌 | 双歧杆菌属 (Bifidobacterium) | − | + | + | + |
| | 优杆菌属 (Eubacterium) | − | + | + | + |
| | 乳杆菌属 (Lactobacillus) | − | + | + | + |
| | 丙酸杆菌属 (Propionibacterium) | + | + | + | + |
| 革兰阴性球菌 | 韦荣菌属 (Veillonella) | − | + | + | + |
| 革兰阴性杆菌 | 类杆菌属 (Bacteroides) | − | + | + | + |
| | 梭杆菌属 (Fusobacterium) | − | + | + | − |
| | 卟啉单胞菌属 (Porphyromonas) | − | + | + | + |
| | 普雷沃菌属 (Prevotella) | − | + | + | + |

# 二、致 病 性

## (一) 致病条件

本类细菌属寄生于皮肤和粘膜上的正常菌群，成为条件致病菌后，引起的感染均为内源性感染。感染的条件有：①寄居部位改变；②宿主免疫力下降；③菌群失调；④局部形成厌氧微环境，如有坏死或损伤的组织，局部血供障碍等。

## (二) 致病物质

无芽胞厌氧菌感染主要是通过：①菌毛、荚膜等表面结构吸附和侵入上皮细胞和各种组织；②产生多种毒素、胞外酶和可溶性代谢物，如脆弱类杆菌某些菌株产生的肠毒素、胶原酶、蛋白酶、纤溶酶、透明质酸酶、DNA 酶、溶血素等；③释放内毒素，但脂质 A 成分不同，毒性较弱。

## (三) 感染特征

①内源性感染，多呈慢性过程，感染部位可遍及全身；②无特定病型，大多为化脓性感染，形成局部脓肿和组织坏死，也可侵入血流引起败血症；③分泌物或脓液粘稠有色（如乳白、粉红、血色或棕黑），伴有恶臭或气体；④使用氨基糖苷类抗生素长期无效；⑤直接涂片可见细菌，但普通培养法无细菌生长。

## (四) 所致疾病

无芽胞厌氧菌可引起各种炎症、脓肿、组织坏死和败血症等（表 11-2）。

表 11-2　厌氧菌感染部位、疾病类别及感染率

| 感染部位 | 疾病名称或感染原因 | 厌氧菌占％ |
|---|---|---|
| 口腔 | 溃疡性牙龈炎、牙周炎、坏疽性口腔炎等 | 75 |
| 腹腔 | 由于创伤、手术、肠道感染、肠穿孔等原因引起 | 60～100 |
| 盆腔 | 盆腔脓肿、输卵管及卵巢脓肿、脓毒性流产等 | 60～100 |
| 肺部和胸膜 | 肺脓肿、吸入性肺炎、坏死性肺炎、脓胸等 | 50～80 |
| 颅内 | 由于慢性中耳炎、乳突炎、鼻窦炎等直接扩散引起 | 60～90 |
| 败血症 | 原发灶可能是盆腔或腹腔感染 | 10～20 |
| 皮肤软组织感染 | 由外伤、手术、局部缺血等原因引起 | 40～60 |

# 三、微生物学检查

## （一）标本采集

标本应从感染中心处取并注意避免正常菌群的污染。不宜采取粪便、尿液、咽拭子、阴道分泌物。常用标本为血液、胸腔液、鼻窦穿刺液、膀胱穿刺液、胆汁、切取或活检得到的组织标本。厌氧菌对氧敏感，标本采取后应立即放入特制的厌氧标本瓶中，及时送检。

## （二）检查方法

常用的有：①直接涂片染色；②分离培养与鉴定；③其他方法，如利用气液相色谱检测细菌代谢终末产物、核酸杂交、PCR 等，可对一些重要的无芽胞厌氧菌作出迅速和特异诊断。

# 四、防治原则

可用抗生素和外科引流等综合治疗措施。对医源性操作使皮肤粘膜等表面的天然屏障遭损伤和破坏者，可用抗生素作预防性治疗。常用药物有高浓度青霉素（羧苄西林、头孢噻吩）、甲硝唑等。

## 思考题

1. 肉毒食物中毒与一般细菌性食物中毒有何不同？
2. 试述破伤风梭菌的致病条件和致病机制。
3. 简述无芽胞厌氧菌的致病条件和感染特征。

# 第十二章　分枝杆菌属

分枝杆菌属（*Mycobacterium*）是一类细长略弯曲的杆菌。因有分枝生长趋势，故名。本属细菌无荚膜、无鞭毛，不形成芽胞；因该属细菌染色时不易着色，但经加热、延长染色时间后一旦着色又能抵抗盐酸酒精的脱色，故称为抗酸杆菌。对人致病的主要有结核分枝杆菌、非结核分枝杆菌和麻风分枝杆菌。

## 第一节　结核分枝杆菌

结核分枝杆菌（*M. Tuberculosis*）俗称结核杆菌，是结核病的病原菌。主要包括人型结核分枝杆菌和牛型结核分枝杆菌。

### 一、生物学特性

#### （一）形态与染色

菌体细长稍弯曲，大小约（1～4）$\mu m \times$（0.3～0.6）$\mu m$ ，在痰或组织中常单个或聚集成团。在陈旧培养物中或在体内抗结核药物作用下可呈现多形态，有球状、丝状或串珠状等。用抗酸染色法，结核分枝杆菌被染成红色，其他非抗酸菌及细胞杂质等均被染成蓝色（彩图 12-1）。

#### （二）培养特性

专性需氧菌；pH 6.5～6.8 培养；营养要求高，生长缓慢。常用罗氏培养基，内含蛋黄、甘油、马铃薯、无机盐和孔雀绿等。接种 2～4 周后长出粗糙、干燥、不透明的乳白色或米黄色，呈颗粒状、结节状或菜花样菌落。

#### （三）抵抗力

本菌细胞壁中含大量脂类，对理化因素的抵抗力较强。在干燥痰中可存活 6～8 个月，粘附在尘埃上可保持传染性 8～10 d。耐酸碱，6%硫酸、3%盐酸、4%氢氧化钠作用 0.5 h 仍有活力。对染料，如 1∶13 000 孔雀绿或结晶紫均有抵抗力，故在培养基中加入上述染料可抑制杂菌污染。结核分枝杆菌对湿热、紫外线及酒精抵抗力弱。

### 二、致病性与免疫性

#### （一）致病物质

结核分枝杆菌不含内毒素也不产生外毒素和侵袭性酶类，无荚膜和菌毛，其致病作用与菌体成分有关。

1. 类脂　约占细胞壁干重的 6%。与致病性有关的有：

（1）磷脂：能刺激单核细胞增生，并能抑制蛋白酶对组织的分解作用，从而使病灶组织溶解不完全，形成干酪样坏死。

（2）分枝菌酸：为 α-分枝、β-羟基脂肪酸，与抗酸性有关。

（3）索状因子：化学名为 6,6-双分枝菌酸海藻糖，因能使结核分枝杆菌在液体培养基中生长时相连成索而得名。能破坏线粒体膜，抑制白细胞游走，与慢性肉芽肿形成有关。

（4）蜡质 D：是一种糖肽与分枝菌酸的复合物，有佐剂作用，能刺激机体产生迟发型超敏反应。

（5）硫酸脑苷脂：可抑制吞噬溶酶体的形成，有利于细菌在细胞内长时间生存。

2. 蛋白质　可与蜡质 D 结合导致机体迟发型超敏反应。

3. 多糖　常与类脂结合，能非特异性刺激机体的免疫功能。

### （二）所致疾病

结核分枝杆菌的致病作用可能与细菌在组织细胞内大量繁殖、菌体成分及代谢产物的毒性作用和机体对菌体成分产生的超敏反应有关。结核分枝杆菌可经呼吸道、消化道或皮肤损伤侵入机体，引起多种组织器官的结核病，以肺结核病多见。

1. 肺内感染　结核分枝杆菌经呼吸道感染引起肺内感染，有以下两种表现：

（1）原发感染：结核分枝杆菌首次进入机体引起的感染，故多见于儿童。病菌经呼吸道进入肺泡后，被巨噬细胞吞噬，由于菌体成分的作用，使细菌不仅未被杀死，反而在其中增殖，最终致细胞裂解死亡，引起肺泡渗出性炎症称为原发灶。原发灶内细菌可经淋巴管扩散至肺门淋巴结，引起肺门淋巴结肿大。原发灶、淋巴管炎、肿大的肺门淋巴结称为原发综合征，X 线检查见哑铃形阴影为其主要特征。随着特异性细胞免疫功能的建立，原发感染大多趋于自愈，形成纤维化或钙化。只有极少数免疫力低下者可发生恶化，病菌经气管、淋巴管或血流扩散，引起全身粟粒性结核或结核性脑膜炎。

（2）继发感染：多见于成年人。由潜伏于病灶内的（内源性感染）或外界再次侵入的（外源性感染）结核分枝杆菌引起。此时机体已有特异性免疫，故所致疾病病灶较局限，一般不累及邻近淋巴结，主要表现为慢性淋巴肉芽肿性炎症、形成结核结节、干酪化和纤维化，甚至形成空洞。

2. 肺外感染　结核分枝杆菌经消化道及破损的皮肤侵入机体引起肠结核、结核性腹膜炎、皮肤结核。部分患者结核分枝杆菌可进入血液循环引起肺内、外播散，侵犯全身各个器官，如结核性脑膜炎、肾结核等。

### （三）免疫性与超敏反应

在机体产生抗结核免疫的同时，也导致了迟发型超敏反应的发生，二者的关系可用郭霍现象说明。将结核分枝杆菌初次注入健康豚鼠皮下，经 10～14 d 后，注射部位坏死、溃疡，附近淋巴结肿大，溃疡深而不易愈合，细菌可扩散至全身，表现为原发感染的特点。若将同量结核分枝杆菌接种于曾感染过结核分枝杆菌的豚鼠，1～2 d 内局部迅速发生溃疡，但浅而易于愈合，附近淋巴结不肿大，病菌很少扩散，表现为继发感染的特点。这一现象说明，原发感染因机体尚未形成特异性免疫和超敏反应，故病变发生缓慢，病菌易扩散。而继发感染时机体已建立特异性细胞免疫，所以细菌侵入后不易扩散，且病变易愈合；但因同时存在超敏反应，使局部溃疡形成迅速。

近年研究表明诱发机体细胞免疫和迟发型超敏反应的结核分枝杆菌成分有所不同。如将结核分枝杆菌核糖核酸注入动物只诱导细胞免疫而不诱发迟发型超敏反应，而结核分枝杆菌蛋白质与蜡质 D 混合注入则使机体产生迟发型超敏反应不产生有效免疫力。但在感染中，是完整的细菌侵入机体，故可同时诱导细胞免疫和迟发型超敏反应。

### （四）结核菌素试验

结核菌素有两种，一是旧结核菌素（old tuberculin，OT），二是纯蛋白衍生物（purified protein derivative，PPD），目前多用 PPD。PPD 有人结核分枝杆菌制成的 PPD-C 和卡介苗制成的 BCG-PPD。试验时分别取两种 PPD 5 个单位（每个单位 0.000 02 mg）注入两前臂掌侧皮内，48～72 h 后观察注射局部反应情况。若注射部位红肿硬结直径大于 0.5 cm 为阳性，大于 1.5 cm 为强阳性，小于 0.5 cm 为阴性反应。若 PPD-C 侧红肿大于 BCG-PPD 侧为感染，应进一步检查。反之，可能系卡介苗接种所致。

## 三、微生物学检查

根据感染部位采取痰、尿、粪、脑脊液、腹水等标本，直接涂片或集菌后涂片经抗酸染色后镜检，若发现抗酸杆菌即可作出初步诊断。必要时将集菌并中和后（用酸碱处理的标本）接种于固体罗氏培养基，37℃培养，每周观察一次，一般 2～6 周形成菌落。根据菌落特点及涂片染色、动物试验等进行鉴定。也可应用 PCR 法检测结核分枝杆菌的核酸。

## 四、防治原则

结核病的预防主要是接种卡介苗（BCG）。接种对象为结核菌素试验阴性者及新生儿。治疗选用链霉素、异烟肼、对氨基水杨酸、利福平、乙胺丁醇等单独或联合应用。

# 第二节　麻风分枝杆菌

麻风分枝杆菌（*M. leprae*）是麻风的病原菌。本菌至今体外培养尚未成功。标本中直接涂片镜检，形态染色与结核分枝杆菌相似。无荚膜，鞭毛，不形成芽胞。标本中此菌常存在于细胞内，呈束状排列，胞浆呈泡沫状称为麻风细胞（图 12-2）。麻风患者是麻风病的唯一传染源。患者鼻腔分泌物、痰、阴道分泌物及精液中均有麻风杆菌排出，经直接接触传染，通过破损的皮肤粘膜进入机体。麻风病的诊断主要靠微生物学检查。刮取病人鼻粘膜或皮损处检材作涂片，经抗酸染色镜检，根据麻风细胞、麻风分枝杆菌特点进行诊断。

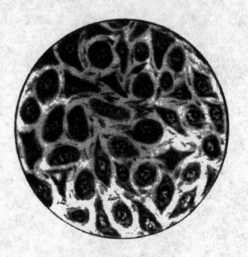

**图 12-2　麻风分枝杆菌**

## 思考题

1. 结核分枝杆菌在抵抗力方面有哪些特点？
2. 结核分枝杆菌可通过哪些传播途径导致人体感染？
3. 结核分枝杆菌的致病物质是什么？
4. 如何理解感染结核分枝杆菌的免疫性与超敏反应？
5. 如何判断结核菌素试验的结果？进行结核菌素试验有何临床意义？

# 第十三章 其他致病性细菌

## 第一节 人畜共患病病原菌

人畜共患病病原菌是一类既感染人又感染动物的病原菌。常见的主要有炭疽杆菌、鼠疫杆菌、布氏杆菌等。由同一种病原体引起的动物和人的某些传染病称为人畜共患病。人主要通过直接接触病畜、带菌动物及其分泌物或通过昆虫叮咬等不同途径而受感染。

### 一、炭疽杆菌

炭疽杆菌（*B. anthracis*）为需氧的芽胞杆菌属，是引起动物和人类炭疽病的病原体。炭疽杆菌为革兰阳性无鞭毛大杆菌，（4~8）μm×（1~2）μm，菌体两端平切，培养后可呈长链状排列，形如竹节。在机体内或含血清培养基中可形成荚膜；在氧气充足、温度适宜(25~29℃)的外界环境或人工培养基中易形成芽胞，呈椭圆形，小于菌体宽度，位于菌体中央（图 13-1）。在普通培养基上形成灰白色、表面粗糙、无光泽、不透明、边缘不整齐的菌落。繁殖体抵抗力与一般细菌相似，但芽胞抵抗力很强，在室温干燥环境条件下可存活 20 年，在皮毛中能存活数年。

炭疽杆菌的致病因素主要为荚膜和炭疽毒素。炭疽毒素是由保护性抗原、致死因子和水肿因子三种蛋白形成的复合物。水肿因子、坏死因子均必须与保护性抗原结合后才能致实验动物的水肿

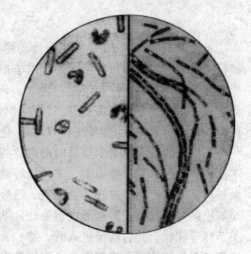

**图 13-1 炭疽杆菌**

和坏死，人类炭疽有三种临床类型。最常见的是皮肤炭疽，炭疽杆菌经皮肤小伤口侵入，在局部形成小疖，继之变为水疱、脓疱，最后中心出现黑色坏死，形成焦痂。患者常伴有高热、寒战，如不及时治疗，可发展成败血症。吸入病菌芽胞可引起肺炭疽，食入未煮熟的病畜肉制品可导致肠炭疽。三型均可并发败血症，引起急性出血性脑膜炎等，死亡率很高。炭疽病后可获持久的免疫力，再次感染少见。

预防的关键在于加强病畜管理，一经发现，病畜应立即隔离、处死，焚烧或深埋于地下 2 m。对相关职业人员可进行炭疽减毒活疫苗接种。治疗可选用青霉素等抗生素。

### 二、鼠疫耶氏菌

鼠疫耶氏菌（*Y. pestis*）俗称鼠疫杆菌，是鼠疫的病原菌。鼠疫是一种自然疫源性的烈性传染病。在历史上曾发生多次大流行，病死率极高。该菌为革兰阴性杆菌，两端钝圆浓染，有荚膜，无鞭毛，不形成芽胞。镜下可见着色极为浅淡的菌影（ghost）。在陈旧培养物

内或 3% NaCl 培养基上呈明显多形态（图 13-2）。

该菌致病因素主要有：① 内毒素、荚膜。②V/W抗原，存在于菌体表面，可抑制吞噬细胞的吞噬。③ 鼠毒素，是一种外毒素，菌体裂解后释放，可引起局部坏死和毒血症。鼠疫耶氏菌寄居于啮齿类动物体内，在人类鼠疫发生之前，一般先在鼠类中流行。随着大批病鼠死亡，失去宿主的鼠蚤转向人群，引起人间鼠疫。临床上常见的病型有腺鼠疫、败血型鼠疫和肺鼠疫。由于鼠疫毒素主要作用于全身周围血管及淋巴管，致微循环障碍，患者临死前，皮肤高度发绀，故有"黑死病"之称。

鼠疫是甲类烈性传染病，因此，对鼠疫耶氏菌的检测应由专业人员在指定的实验室内进行。预防的根本措施是灭鼠、灭蚤。流行区可接种鼠疫疫苗。

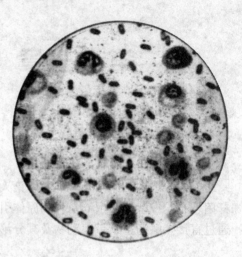

**图 13-2　鼠疫耶氏菌**

## 三、布鲁菌属

布鲁菌属（*Brucella*）细菌可致动物和人患布鲁菌病。该属细菌共有 6 个生物种，我国流行的是羊、牛和猪布鲁菌 3 种，以羊布鲁菌最常见。该菌为革兰阴性小杆菌，无鞭毛，不形成芽胞，光滑型菌株有荚膜，含 M、A 两种抗原，不同菌株两种抗原含量不同。布鲁菌为需氧菌。初次分离时需提供 5%～10% $CO_2$ 环境，生长缓慢，常用肝浸液培养基培养。该菌属在自然界中抵抗力较强，对热、化学消毒剂敏感。

布鲁菌的致病因素主要是内毒素。荚膜及透明质酸酶与细菌的侵入、扩散有密切关系。本菌侵袭力强。最易感染牛、羊、猪等动物。人类感染主要是通过接触病畜及其分泌物或接触被污染的畜产品经皮肤、消化道、呼吸道、眼结膜等途径侵入机体，被吞噬细胞吞噬后带至淋巴结等部位生长繁殖形成感染灶，继之侵入血流引起菌血症。临床表现有发热、乏力、关节痛等症状。此后病菌进入肝、脾、骨髓、淋巴结等组织形成新的感染灶，而血流中细菌则逐渐消失，体温也趋于正常。当细菌在新的感染灶中繁殖到一定程度时，再次入血又出现菌血症，体温再次升高。如此反复发热呈波浪式。布鲁菌为胞内寄生菌，为带菌免疫。布鲁菌病的实验室诊断依靠病原体分离鉴定、血清学试验及皮肤试验（布鲁菌素试验）等。预防主要是加强病畜管理、切断传播途径和预防接种。预防接种为减毒活疫苗，对象主要以畜群为主。对疫区人群、相关职业人群可采用减毒活疫苗皮上划痕法接种。

## 第二节　军 团 菌 属

军团菌属（*Legionella*）包括 39 个种和 61 个血清型，从人体分离的已有 19 种，嗜肺军团菌（*L. pneumophila*）是该菌属中最主要的致病菌。本菌为革兰阴性杆菌，有时呈丝状，无荚膜，不形成芽胞，需氧，人工培养时需供给 L-半胱氨酸和铁才能生长，2.5%～5% $CO_2$ 可促进其生长，最适生长温度为 35℃，pH 7.0。初次培养一般需 5～10 d 后才有针尖样、灰白色菌落出现。本菌在自然界中抵抗力较强，如在污水中可存活 1 年以上。但对一般化学消毒剂敏感。

本菌致病物质比较复杂，尚未完全明了。内毒素样物质、菌毛、菌体产生的细胞毒素、脂酶等与致病有关。本菌主要以气溶胶传播，所致军团菌病有两种临床类型，即军团菌肺炎（军团病）和庞蒂亚克热。前者临床症状较重，感染后经 2～10 d 潜伏期，出现发热、乏力、头痛、全身不适，继之高热、寒战、干咳、胸痛并多伴有中枢神经系统症状，最后可发展为呼吸衰竭，病死率约 10%～20%。后者临床症状较轻，仅有流感样症状，一般经 2～5 d 逐渐消退，预后良好。军团菌病常年均可发生，但多见于夏秋季节，既可流行也可散发。男性多于女性。

微生物学检查对军团菌病确诊有重要意义。从患者痰液、血液、肺灌洗液、胸水或肺活检标本中分离到军团菌即可确诊。对本菌无特异性预防方法。治疗可用红霉素、利福平等抗菌药物，青霉素无效。

## 第三节　白喉棒状杆菌

白喉棒状杆菌（*C. diphtheriae*）简称白喉杆菌，属于棒状杆菌属（*Corynebacterium*），是白喉的病原体。白喉是一种急性呼吸道传染病。菌体细长略弯，一端或两端膨大呈棒状，排列不规则，呈 L、V、Y 型或栅栏状。革兰染色阳性。用美蓝或奈瑟法染色可见菌体内异染颗粒，是此菌主要特征（图 13-3）。需氧或兼性厌氧菌；在含 0.03%～0.04% 亚碲酸钾血平板上，因其能吸收碲盐并在菌体内还原为金属碲，故菌落呈黑色。对湿热抵抗力弱，对一般化学消毒剂、青霉素和常用广谱抗生素敏感。

该菌的致病物质主要是白喉毒素，由携带 β-棒状杆菌噬菌体的白喉棒状杆菌产生的一种外毒素，能抑制细胞蛋白质的合成，造成细胞变性死亡或功能受损。该菌经呼吸道飞沫传播。细菌首先在鼻咽部粘膜表面生长繁殖并产生外毒素引起局部炎症，表现为粘膜上皮细胞坏死、血管扩张、炎性细胞浸

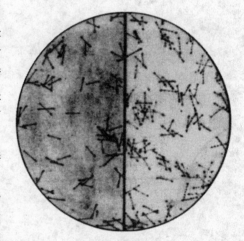

图 13-3　白喉杆菌

润。由血管渗出的纤维蛋白将炎性细胞、粘膜坏死组织和细菌聚集在一起形成灰白色膜状物称为假膜。如病变逐渐扩展到气管或支气管，可引起呼吸道阻塞，严重者可因窒息死亡。本菌不侵入深部组织或血流，但其产生的外毒素易被吸收入血，并迅速与易感组织细胞结合，引起全身中毒。最常受累的器官是心肌和外周神经，也可累及肝、肾及肾上腺等。临床上主要表现为心肌炎、软腭麻痹、声音嘶哑、肾上腺功能障碍等。隐性感染、患病或预防接种后均可获得持久免疫力，主要为抗毒素免疫。

用无菌棉拭子从患者咽部假膜边缘取材，制涂片两张，分别用美蓝（或奈瑟染色法）染色和革兰染色后镜检：如发现典型的革兰阳性棒状杆菌并有明显的异染颗粒，结合临床症状可作出初步诊断。可将标本接种于亚碲酸钾培养基上分离培养，根据菌落特点、生化反应、形态染色等作出最后鉴定。常采用琼脂平板毒力试验和动物试验两种方法鉴定白喉杆菌有无毒力。采用白喉类毒素（常用白百破三联疫苗）进行人工自动免疫，效果好。对接触白喉患者的易感人群可用白喉抗毒素进行紧急预防。治疗是早期足量使用

白喉抗毒素和抗生素。

## 思考题

1. 常见的人畜共患病的病原菌有哪些？各引起什么疾病？
2. 对密切接触过白喉患者的易感儿童应怎样处理？

# 第十四章　呼吸道病毒

呼吸道病毒是指一大类可通过呼吸道侵入机体引起呼吸道局部感染，或仅以呼吸道为侵入门户，主要引起呼吸道外症状的病毒。主要包括流感病毒、副流感病毒、呼吸道合胞病毒、麻疹病毒、腮腺炎病毒、腺病毒、风疹病毒、鼻病毒、冠状病毒和呼肠病毒等。

## 第一节　流行性感冒病毒

流行性感冒病毒（influenza virus，简称流感病毒）是流行性感冒（简称流感）的病原体，包括人类的甲、乙、丙型流感病毒以及动物（如猪、禽类等）的流感病毒等，均属于正粘病毒科。流感发病率高、传播快，其中甲型流感病毒在人类流感流行上最重要，在历史上曾有过数次世界性大流行。

## 一、生物学特性

### （一）形态与结构

呈球形或丝状，球形直径约 $80\sim120\ nm$，核衣壳呈螺旋对称，有包膜（图 14-1、2）。其结构可分为：

1. 核衣壳　为病毒结构的最内层，由核酸、RNA 聚合酶及核蛋白构成。核酸为单股负链 RNA，分 8 个节段。每个 RNA 节段外包绕核蛋白（NP）。

2. 包膜　有两层，内层为基质蛋白（M 蛋白），外层为来自宿主细胞的脂质双层膜，上镶嵌有病毒基因编码的血凝素（hemagglutinin，HA）和神经氨酸酶（neuraminidase，NA）两种刺突，二者是划分流感病毒亚型的依据，免疫原性极易变异。

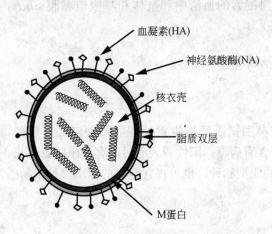

图 14-1　流感病毒结构示意图

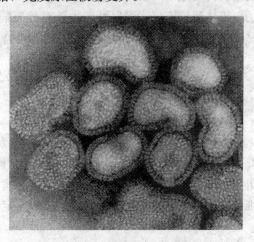

图 14-2　流感病毒电镜图

（1）血凝素（HA）：为包膜上呈柱状突起的糖蛋白刺突，可与人呼吸道粘膜上皮细胞膜的粘蛋白结合而发生吸附，因此 HA 与病毒吸附和穿入宿主细胞有关。

（2）神经氨酸酶（NA）：是包膜上呈蘑菇状突起的糖蛋白刺突。NA 可水解细胞膜表面糖蛋白末端神经氨酸，有利于成熟的流感病毒从细胞膜上解离释放。

### （二）分型与变异

根据 NP 和 M 蛋白的不同可将流感病毒分为甲、乙、丙三型。其中甲型流感病毒最易发生变异，根据 HA 和 NA 抗原性不同，可再将甲型流感病毒分为若干亚型。流感病毒抗原变异有两种形式：

1. 抗原性漂移　其变异幅度小，属于量变，是由点突变造成抗原性的微小变化，所形成的新的病毒变异株只在小范围内引起甲型流感病毒中、小型流行。

2. 抗原性转变　变异幅度大，属质变，导致新亚型出现。由于人群普遍缺少对变异株的免疫力，故新亚型出现时易引起大范围流行，甚至世界性大流行，其主要原因可能是流感病毒不同亚型之间基因重排，或动物与人之间流感病毒基因重排引起的。

### （三）抵抗力

流感病毒抵抗力较弱，对热、干燥、紫外线及一般化学消毒剂（如酸类、醛类）等均敏感。0～4℃能存活数周，−70℃以下可长期保存。

## 二、致病性和免疫性

传染源主要是急性期患者，人群对流感病毒普遍易感。发病初期患者鼻咽分泌物中含有大量病毒，并随飞沫经呼吸道进入机体，病毒在呼吸道上皮细胞内大量增殖，细胞坏死脱落、粘膜局部充血水肿，导致患者鼻塞、流涕、咽痛、干咳等上呼吸道感染症状。病毒还可释放毒素样物质入血，引起发热、头痛、全身酸痛等中毒反应。病毒可向下蔓延引起下呼吸道感染，年老体弱者可继发细菌性肺炎，是流感患者死亡的主要原因。流感病毒局限于呼吸道粘膜内增殖，一般不引起病毒血症。

机体感染流感病毒后可产生针对流感病毒血凝素的血清中和抗体和呼吸道粘膜 SIgA，对同型流感病毒有短暂免疫力，一般能维持 1～2 年。

## 三、微生物学检查

### （一）病毒分离和鉴定

取发病 3 天内患者鼻咽洗漱液加青霉素或鼻咽拭子经抗生素处理后接种鸡胚羊膜腔，35℃孵育 2～4 天后取羊水做血凝试验判断是否含有病毒，阳性者表明可能有流感病毒生长，再用已知免疫血清进行血凝抑制试验鉴定病毒的亚型和种。也可将含病毒的标本接种于易感细胞，如原代猴肾细胞进行分离培养和鉴定。

### （二）病毒抗原检查

取鼻咽拭子在玻璃片上涂抹，干燥固定后，滴加荧光标记的特异性抗体染色，经冲洗，干燥后置荧光显微镜下观察，见到表面多处发荧光的细胞即为阳性。此法简便、实用、快速。

### （三）血清学诊断

主要有血凝抑制试验，将流感患者急性期（发病 5 天内）和恢复期（发病 2～4 周）血清同时进行血凝抑制试验，恢复期血抑抗体量高于急性期 4 倍或 4 倍以上者，有诊断价值。

## 四、防治原则

迄今尚无有效的治疗药物，关键是预防。目前应用灭活疫苗皮下注射，可产生大量的 IgG，副作用小，但粘膜局部 SIgA 少，接种次数较多。减毒活疫苗采用鼻咽喷雾接种，虽然产生较多的 SIgA，但疫苗株减毒成功后，常常流行株已变异，故预防效果不理想。流行期间对公共场所和居室用化学消毒剂（如乳酸水溶液 0.2～0.4 ml/m³）熏蒸，可降低发病率。金刚烷胺可用于甲型流感的预防和早期治疗。某些中草药如板蓝根等对流感有一定的疗效。

# 第二节　副粘病毒

副粘病毒与正粘病毒的生物学特性相似，为有螺旋对称的核衣壳、有包膜的单股负链 RNA 病毒。但副粘病毒核酸不分节段、病毒体较正粘病毒大，直径 150～300 nm。常见的有副流感病毒、麻疹病毒、腮腺炎病毒、呼吸道合胞病毒等。

## 一、麻疹病毒

麻疹病毒（measles virus）是麻疹的病原体。近年由于疫苗的广泛应用，发病率明显下降。目前，世界卫生组织已将麻疹列为要消灭的传染病之一。

### （一）主要生物学特性

麻疹病毒为球形有包膜的单股负链 RNA 病毒，核酸不分节段，核衣壳呈螺旋对称，包膜上含两种糖蛋白刺突：血凝素（HA）和融合蛋白（F 蛋白），可分别凝集和溶解红细胞，F 蛋白还可引起细胞融合，形成多核巨细胞，感染细胞的核和胞浆内可见嗜酸性包涵体。本病毒抵抗力弱，56℃加热 30 分钟，一般消毒剂如酸、醛等均可使之灭活。麻疹病毒只有一个血清型，抗原性稳定。

### （二）致病性和免疫性

人是麻疹病毒唯一的自然宿主，急性期患者为传染源，病毒主要通过飞沫直接传播，也可由含病毒的鼻腔分泌物污染玩具、用具或直接接触等方式感染易感人群。麻疹病毒传染性极强，易感者初次接触发病率几乎达 100%，隐性感染少见。病毒首先在局部粘膜上皮细胞和淋巴组织中增殖，进入血流形成第一次病毒血症，随后进入全身淋巴组织，大量增殖后再次入血，形成第二次病毒血症，病毒随之扩散至全身皮肤、粘膜，有时甚至可达中枢神经系统。临床表现为高热、咳嗽、畏光、流泪、眼结膜充血等前驱症状，患儿此时在颊粘膜处出现微小的灰白色外绕红晕的粘膜斑，称为柯氏斑（Koplik 斑），有助于早期诊断。前驱期后 1～2 天，病人自头颈躯干至四肢的全身皮肤相继出现红色斑丘疹，此时病情最为严重。麻疹一般可以自然康复，但少数机体免疫功能低下者易继发细菌感染，导致肺炎、中耳炎、脑炎等并发症，甚至死亡。麻疹病毒免疫原性强，且只有一个血清型，病后体内产生的抗体可持续终生，因此可获牢固免疫力。6个月内的婴儿有来自母体的抗体保护，可免受感染。

### （三）微生物学检查

典型麻疹病例无需实验室检查，根据临床症状即可诊断。病毒分离可采用患者发病早期的血液及鼻咽分泌物接种原代人或猴肾细胞；亦可采用呼吸道、尿道沉淀物检查病毒抗原，观察多核巨细胞，或胞内和核内的嗜酸性包涵体。

### （四）特异性预防

麻疹病毒减毒活疫苗是目前最有效的疫苗之一。我国对8月龄婴儿普遍实行初次免疫接种，接种后抗体阳转率达90％以上，7岁时复种一次，免疫力一般可维持10～15年。对接触麻疹的易感者，可用丙种球蛋白或胎盘球蛋白进行紧急预防，能有效地阻止发病或减轻症状。

## 二、腮腺炎病毒

腮腺炎病毒（mumps virus）是流行性腮腺炎（俗称"痄腮"）的病原体。腮腺炎病毒呈球形，直径为100～200 nm，核酸为单股负链RNA，衣壳为螺旋对称，包膜刺突上HA和NA活性集于一体，称为HN蛋白，此外还有F蛋白。腮腺炎病毒只有一种血清型。人是唯一自然宿主，易感人群为5～15岁少儿。病毒通过飞沫由呼吸道侵入，最初于鼻和呼吸道上皮细胞中增殖，随后入血形成病毒血症，并侵犯唾液腺（腮腺、颌下腺、舌下腺等）引起一侧或双侧腮腺肿大。若无合并感染，经1～2周可自愈。病毒也可侵犯其他腺体，可导致胰腺炎、睾丸炎、卵巢炎、无菌性脑炎等。病后可获牢固免疫力，6个月以内婴儿有从母体获得的免疫力。

隔离患者可减少感染机会。接种减毒活疫苗是唯一有效的预防措施，可产生长期的免疫保护作用。我国目前使用的是单价减毒活疫苗。流行期间服用中草药板蓝根或金银花等亦有预防效果。

## 三、呼吸道合胞病毒

呼吸道合胞病毒（respiratory syncytial virus，RSV）是婴幼儿急性下呼吸道感染的主要病因，多表现为毛细支气管炎和肺炎，严重病例可导致婴儿猝死。年长儿及成人感染RSV可表现为鼻炎、感冒等上呼吸道症状。RSV的包膜刺突含G蛋白和F蛋白，但无血凝素和神经氨酸酶。G蛋白能与宿主细胞膜受体结合，介导病毒穿入细胞；F蛋白可使感染细胞互相融合。病毒可在多种细胞中缓慢生长，细胞相互融合成为合胞体，内含多个胞核、胞浆内嗜酸性包涵体。一般认为RSV只有一个血清型。病毒对理化因素的抵抗力较弱。

RSV经呼吸道或与被污染的物品接触而感染，传染性强，多冬季流行，是医院内感染的重要病原体。病毒感染一般不形成病毒血症，仅侵入呼吸道上皮细胞内增殖，引起细胞融合，上皮细胞损伤坏死，坏死物与粘液、纤维蛋白等阻塞呼吸道，导致严重的细支气管炎和肺炎，严重时造成死亡。患儿病后免疫力不强，不能预防再次感染。从母体中获得的抗体亦不能防止婴儿感染。RSV所致的疾病临床上不易与其他呼吸道病毒感染区别，需进行病毒分离和抗体检查。至今尚无安全有效的疫苗应用。

# 第三节 其他呼吸道病毒

## 一、腺 病 毒

腺病毒（adenovirus）是一群可侵犯呼吸道、眼结膜、淋巴组织、消化道和泌尿道的 DNA 病毒。因首先在健康人扁桃体中分离到，故名腺病毒。腺病毒为球形无包膜病毒，直径 70~90 nm，核酸为双股线状 DNA，衣壳呈 20 面体立体对称，呈五邻体（图14-3）。衣壳蛋白具有毒素样活性，可引起细胞病变。腺病毒能使受染细胞肿胀变圆呈葡萄串状，细胞核内可见嗜碱性包涵体。能感染人的腺病毒至少有 40 多种。腺病毒主要通过呼吸道、胃肠道，或污染眼结膜等密切接触方式在人群中传播。主要感染儿童，多无症状，少数可表现为急性咽炎、腺病毒肺炎、胃肠炎和小儿腹泻、角膜结膜炎、出血性膀胱炎、急性心肌炎、脑膜脑炎、肝炎等病症。能引起呼吸道、消化道粘膜上皮细胞溶解坏死，也可形成潜伏感染和致动物细胞转化等作用。人感染腺病毒后可产生中和抗体，具有抵抗同型病毒再感染作用。目前尚无理想疫苗预防。

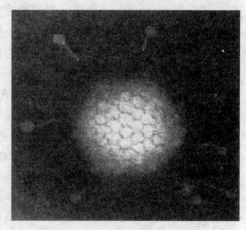

**图 14-3 腺病毒电镜图**

## 二、风 疹 病 毒

风疹病毒（rubella virus）是风疹的病原体，属披膜病毒科，人是该病毒的唯一自然宿主。风疹病毒为有包膜的单股正链 RNA 病毒，呈多形态，以球形多见。包膜上的短刺突具有血凝素样活性，能凝集禽类和人 "O" 型血红细胞。风疹病毒只有一个血清型。病毒经呼吸道传播，在局部淋巴结中增殖后，经病毒血症播散全身。儿童是主要易感者，表现为发热，麻疹样出疹，但较轻，伴耳后和枕下淋巴结肿大。风疹病毒可通过胎盘屏障进入胎儿细胞，引起胎儿畸形或先天性风疹综合征，婴儿出生后表现为先天性心脏病、先天性耳聋、白内障等综合征。风疹病毒自然感染后可获得持久免疫力，胎儿和出生 6 个月内的婴儿可受母体中的抗体或来自母体的抗体保护。预防风疹病毒的有效措施是接种风疹减毒活疫苗，国外常与麻疹病毒、腮腺炎病毒组合成三联疫苗（MMR）使用，国产的风疹减毒活疫苗也已投入使用。

## 三、冠 状 病 毒

冠状病毒（coronavirus）是一类有包膜的单股正链 RNA 病毒，因包膜上有类似日冕或皇冠状的突起而得名。宿主范围广，包括人类、禽类和野生动物等。冠状病毒的外形不规则，直径约 60~220 nm。包膜上有刺突蛋白、包膜蛋白和膜蛋白等三种主要蛋白。冠状病毒可经接触呼吸道分泌物、粪-口途径等方式传播。在人类，冠状病毒主要引起呼吸道感染，是成人普通感冒的主要病原体之一；在儿童可以引起上呼吸道感染，一般为轻度的自限性疾病；有时也引起消化道疾病，极少数还可引起神经系统症状。SARS 冠状病毒（图 14-4）是 2003 年 3 月发现的一种新型冠状病毒，是严重急性呼吸道综合征（severe acute respiratory syndrome, SARS）的病原体。SARS 在我国又称为传染性非典型肺炎，该病传染性极强，SARS 病毒主要通过咳嗽和打喷嚏产生的飞沫传播，或通过手接触污染物等途径传播。临床上主要表现为发热、干咳、呼吸困难（气促）、头痛、低氧血症，以及 X 线检查肺部出现片状密度增高阴影等，而且病情迁延难愈，严重者可因肺泡损伤引起的进行性呼吸衰竭及其他多脏器衰竭而死亡。

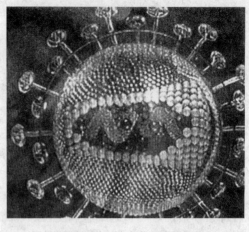

图 14-4　SARS 冠状病毒

　　SARS 冠状病毒感染可应用免疫荧光试验和酶联免疫吸附试验检测患者血清中的 IgG 与 IgM 抗体，也可应用逆转录-聚合酶链反应（RT-PCR）快速检测 SARS 病毒的 RNA。

　　预防传染性非典型肺炎的措施主要是勤洗手、保持环境卫生和空气流通，流行期间避免到人群聚集、空气不流通的地方，或避免到医院探视病人。目前尚无用于防治传染性非典型肺炎的特异性疫苗和有效药物。

## 思考题

1. 呼吸道病毒主要包括哪些？各引起什么疾病？
2. 甲型流感病毒为什么易引起世界性大流行？
3. 简述麻疹病毒传染源、传播途径、引起的疾病及特异性预防原则。
4. 简述 SARS 冠状病毒致病的特点。

# 第十五章　经肠道感染的病毒

经肠道感染的病毒系指经粪-口途径感染、在肠道增殖、引起全身病变或肠道病变的病毒，包括小 RNA 病毒科肠道病毒属中的肠道病毒和引起急性胃肠炎的病毒。

## 第一节　肠　道　病　毒

### 一、肠道病毒的种类及特征

#### （一）肠道病毒的种类

肠道病毒属（*Enterovirus*）为小 RNA 病毒科成员，共包括 67 个血清型（表 15-1）。

表 15-1　肠道病毒的种类及所致疾病

| 病毒种 | 型　别 | 所致主要疾病 |
| --- | --- | --- |
| 脊髓灰质炎病毒 | 1～3 | 脊髓灰质炎（小儿麻痹症） |
| 柯萨奇病毒 A 组 | 1～24[a] | 上呼吸道感染、疱疹性咽峡炎等 |
| 柯萨奇病毒 B 组 | 1～6 | 上呼吸道感染、心肌炎、脑膜炎、婴儿全身感染等 |
| 埃可病毒（ECHO） | 1～34[b] | 无菌性脑膜炎、婴儿腹泻等 |
| 新型肠道病毒 | 68～72[c] | 无菌性脑膜炎、结膜炎、肌肉麻痹等 |

注：a：柯萨奇病毒 $A_{23}$ 型与 $ECHO_9$ 型相同，故 A 组实际为 23 个血清型

b：埃可病毒第 10 型重新分类为呼肠病毒 1 型，第 28 型分类为鼻病毒 1 型，第 34 型分类为柯萨奇病毒 24 型，故实际只有 31 个血清型

c：肠道病毒 72 型为甲型肝炎病毒，现归于嗜肝 RNA 病毒

#### （二）肠道病毒的共同特征

1. 形态结构　病毒体为无包膜的小球形颗粒，直径约 24～31 nm。衣壳由 60 个相同的壳微粒组成 20 面体立体对称，每一壳微粒由 VP1、VP2、VP3 和 VP4 四种多肽链组成。

2. 核酸　为单股正链 RNA，可作为 mRNA 转译蛋白质。脱去衣壳的核酸仍有感染性。

3. 抵抗力　较强，耐酸（pH3～5），耐脂溶剂（乙醚、胆盐、去污剂、70％酒精），在污水和粪便中可存活数月，在疾病的流行上有重要意义；对氧化剂敏感，1‰高锰酸钾、1％双氧水、漂白粉可灭活病毒。

4. 培养　除柯萨奇 A 组病毒外，多数肠道病毒可引起培养细胞的明显病变。

5. 致病性　通过粪-口途径传播，多引起隐性感染；可通过病毒血症侵犯神经系统和多种组织。一种病毒可引起多种病变；同一种病变可由多种病毒引起。

### 二、脊髓灰质炎病毒

脊髓灰质炎病毒（poliovirus）是脊髓灰质炎的病原体。根据其衣壳蛋白抗原性的不同分为 1、2、3 型。三型病毒所引起的疾病症状同。脊髓灰质炎病毒主要通过粪-口途径传播。

易感者多为 15 岁以下尤其是 5 岁以下儿童。90％以上感染为隐性感染，无症状或仅表现为轻微上感症状。病毒侵入体内后局限在咽及肠道上皮细胞和肠系膜淋巴组织内增殖并向外排毒。咽部排毒时间约 1 周；粪便排毒时间可持续 5～6 周。少数感染者体内的病毒经肠道局部淋巴组织释放入血形成第一次病毒血症，并随血流侵入全身淋巴组织及肝、脾、骨髓等非神经组织中大量增殖，引起发热、头痛等全身症状。若病毒的毒力强或机体免疫功能不完善，病毒可再次入血形成第二次病毒血症并感染中枢神经系统，引起无菌性脑膜炎或非麻痹性脊髓灰质炎。约 0.1％～1％感染者体内的病毒可侵犯脊髓、脑干的运动神经细胞，引起麻痹性脊髓灰质炎，使受损神经细胞支配的肌肉（多见下肢）发生暂时性或永久性弛缓性瘫痪。无论隐性感染或患病，机体对同型病毒都可产生持久免疫力。

预防脊髓灰质炎，主要是口服减毒活疫苗，初服年龄为两个月，口服三价混合疫苗一粒，连服 3 次，每次间隔 1 个月，共服 3 粒为一个全程。4 岁时加服一个全程。为防止其他肠道病毒的干扰，疫苗应在冬末春初服用。服疫苗时不宜用热水或母乳送服。

## 三、其他肠道病毒

### （一）柯萨奇病毒（coxsackie virus）

该病毒以最初发现的地名命名。根据病毒对新生乳鼠致病性的不同分为 A、B 两个组。在人类，A 组病毒主要引起疱疹性咽炎，好侵犯 10 岁以下小儿；可引起普通感冒。B 组病毒常可引起心肌炎、心包炎、流行性肌痛、新生儿全身感染等症。两组病毒均可引起类脊髓灰质炎、无菌性脑膜炎及发热性出疹。病后可获得型特异性免疫。临床诊断可用酶免疫测定（EIA）法检测血清中病毒特异性 IgM，也可用 PCR 法和原位杂交法分别检测患者脑脊液和心肌组织中的病毒核酸。

### （二）埃可病毒（ECHO 病毒）

该病毒是 20 世纪 50 年代初期在脊髓灰质炎流行期间，由健康儿童粪便中分离而得。因当时不清楚其与人类疾病的关系，故称为人类肠道致细胞病变孤儿病毒，简称埃可病毒。ECHO 病毒除可引起与柯萨奇病毒类似的神经系统和呼吸系统病变外，尚可引起婴幼儿腹泻。

### （三）肠道病毒 68～71 型

肠道病毒 68 型可能与儿童呼吸道感染有关；69 型尚未发现与人类疾病的关系；70 型可引起急性出血性结膜炎，病毒通过污染的水源、游泳池水、毛巾、脸盆经间接接触造成传播流行，传染性强，发病率高，但一般于 1～2 周内恢复，预后良好。极少数病例病毒可侵犯中枢神经系统，引起脊神经根炎。肠道病毒 71 型主要侵犯儿童，可引起脑炎、脑膜炎、类脊髓灰质炎和手足口病。

## 第二节　急性胃肠炎病毒

急性胃肠炎是人类的常见病、多发病，主要表现为腹泻。除细菌、寄生虫等病原体外，大多数胃肠炎由病毒引起。可引起急性胃肠炎的病毒种类很多，最重要的有呼肠病毒科的轮状病毒（rotavirus）、腺病毒科的肠道腺病毒、杯状病毒科的诺瓦克病毒等。

# 一、轮　状　病　毒

病毒体呈球形，直径 70～75 nm，无包膜，有双层衣壳，壳微粒呈放射状排列似车轮辐条。核心为双股 RNA，分 11 个节段。病毒外衣壳蛋白 VP4 为病毒血凝素。轮状病毒抵抗力强，在粪便中可存活数日或数周，耐酸，在 pH3.5～10 时仍可保持感染性；耐碱，耐乙醚，室温下相对稳定，55℃、31min 可灭活病毒。该病毒分布广泛，目前已知有 7 个组（A～G）。A～C 组可引起人和动物腹泻。A 组轮状病毒是婴幼儿腹泻的最主要病原体，好侵犯两岁以下婴幼儿，秋冬季为流行季节，在发展中国家是导致婴幼儿死亡的主要病因。B 组轮状病毒引起较大儿童和成人腹泻。病毒通过粪-口途径传播，侵入机体后在小肠粘膜绒毛细胞内增殖，导致绒毛细胞的损伤和吸收功能下降，引起严重水样腹泻和电解质平衡失调。患者可因脱水、酸中毒而死亡。病后可对同型病毒产生免疫力，起保护作用的抗体主要是肠道局部 SIgA。可取粪便直接在电镜或免疫电镜下检查病毒颗粒或用 ELISA 双抗体夹心法或免疫荧光法检测粪便标本中的病毒抗原。治疗应及时补液，纠正电解质紊乱。

# 二、肠道腺病毒

人类腺病毒 F 组中的 40、41 和 42 血清型是引起婴幼儿病毒性腹泻的第二位病原体，称为肠道腺病毒。该病毒系无包膜的双链 DNA 病毒，抵抗力强，通过粪-口途径传播，主要引起 5 岁以下婴幼儿腹泻，一般无发热和呼吸道症状。治疗主要采取补液等对症疗法。

# 三、杯　状　病　毒

杯状病毒（calicivirus）是一类裸露的、立体对称的单股正链 RNA 病毒，比小 RNA 病毒稍大，其表面有杯状凹陷，故称杯状病毒。能引起急性胃肠炎的主要是诺瓦克病毒，因在美国 Norwalk 地区发现（1972）而得名。该病毒耐酸，耐热，60℃、31min 不能完全灭活。诺瓦克病毒主要通过粪-口途径传播，也可通过水源传播，传染性强。该病毒是非细菌性胃肠炎暴发流行的最重要病原体，主要引起较大年龄儿童和成人急性胃肠炎。感染后 1 d 即发病，一般 1～2 d 自愈。症状包括呕吐、腹泻和轻度发热。病后可产生抗体，但无保护作用，易再次感染。微生物学检查可用电镜直接观察粪便标本，或采用 ELISA 检测病毒抗原或抗体。

## 思考题

1. 肠道病毒有哪些种类？其共同的特征是什么？
2. 试述脊髓灰质炎病毒的传染源、传播途径和特异性预防方法。
3. 轮状病毒、肠道腺病毒、杯状病毒可引起哪些疾病？

# 第十六章  肝 炎 病 毒

肝炎病毒（hepatitis viruses）是一组专门侵犯人和动物肝细胞，引起病毒性肝炎的病毒。目前公认的人类肝炎病毒至少包括甲、乙、丙、丁、戊五个型别（表 16-1）。近年来又发现一些与人类肝炎有关的病毒，如已型、庚型和 TT 型肝炎病毒等。此外，EB 病毒、巨细胞病毒、黄热病毒等也可侵犯肝细胞，但这些病毒并不以肝细胞为唯一的靶细胞，因此不列为肝炎病毒。

表 16-1  五型肝炎病毒的主要生物学特性及致病特点

| 病毒名称 | 甲型肝炎病毒 | 乙型肝炎病毒 | 丙型肝炎病毒 | 丁型肝炎病毒 | 戊型肝炎病毒 |
|---|---|---|---|---|---|
| 缩写符号 | HAV | HBV | HCV | HDV | HEV |
| 病毒科 | 小 RNA 病毒 | 嗜肝 DNA 病毒 | 黄病毒 | 缺陷病毒 | 杯状病毒 |
| 颗粒大小 | 27 nm | 42 nm | 36～62 nm | 36 nm | 32 nm |
| 核酸型 | （+）ssRNA | dsDNA | （+）ssRNA | （−）ssRNA | （+）ssRNA |
| 传播途径 | 粪-口 | 血液、垂直 | 同 HBV | 同 HBV | 同 HAV |
| 好发人群 | 儿童、青年 | 各年龄组 | 各年龄组 | 各年龄组 | 成人 |
| 病情程度 | 轻～中 | 轻/中～重 | 轻/中～重 | 轻/中～重 | 轻～中/重 |
| 转为慢性 | − | + | + | + | − |
| 抗原携带 | − | + | + | + | − |
| 肝硬化或肝癌 | − | + | + | + | − |
| 主动免疫 | 疫苗 | 疫苗 | − | − | − |
| 被动免疫 | 丙球蛋白 | HBIg | − | − | − |

## 第一节  甲型肝炎病毒

甲型肝炎病毒（hepatitis A virus，HAV）引起甲型肝炎。HAV 为小 RNA 病毒科嗜肝 RNA 病毒属（原归类为肠道病毒属 72 型）。

### 一、生物学特性

HAV 呈球形，直径约 27 nm，无包膜。衣壳为 20 面体立体对称，由 VP1、VP2、VP3 和 VP4 四种多肽组成。核心含单股正链 RNA，核酸有感染性。HAV 抵抗力较强，比一般肠道病毒更耐热、耐氯化物；在自然界存活能力强，在粪便和污水中可存活月余，因此可通过粪便污染水源引起暴发流行。HAV 免疫原性稳定，且只有一个血清型。HAV 可在多种细胞中培养，但虽为裸病毒体，却不引起明显的细胞病变。

### 二、致病性与免疫性

传染源主要是病人及隐性感染者。病人于发病前后各两周内均可自粪便排毒，转氨酶达高峰时，粪便排毒停止。HAV 主要通过粪-口途径传播。带毒粪便污染食物、水源、海产品等均可造成散发或暴发流行。1988 年上海市民因生食被 HAV 污染的毛蚶而导致 30 万人甲肝暴发流行。

人类对 HAV 普遍易感，约 70% 为隐性感染，多见于幼儿。显性感染多发生于儿童及青少年。成人体内多含抗 HAV 抗体而不易感，但受感染后则病变较重。目前对肝炎的发病机理尚未完全阐明。病毒经口侵入后在肠道中增殖并经血流到达肝，在肝细胞内大量复制，造成肝细胞轻度炎症。待机体产生特异性抗体、细胞毒性 T 细胞及 NK 细胞活化，对肝细胞内感染的病毒进行清除时，则使肝细胞损伤加剧。患者可出现肝大、肝区痛、肝功能异常、黄疸等症状。推测肝细胞病变系由免疫反应所致。甲肝的潜伏期为 15～30 天，一般病程 3 个月，预后良好，不转为慢性。机体感染 HAV 后，在急性期早期（出现黄疸时）即可产生抗 HAV 的 IgM 类抗体，约维持半年左右消失；急性期后期开始产生大量 IgG 类中和抗体，可在体内维持多年甚至终生，一般不再患同型肝炎。

## 三、微生物学检查

常用放射免疫检测法（RIA）或酶联免疫吸附试验（ELISA）测定患者血清中特异性抗 HAV IgM 类抗体以区别甲型肝炎和其他类型肝炎。IgG 类抗体升高多表示既往感染。临床一般不做病原学检查。必要时可取潜伏期和急性期早期病人粪便，用 RIA 法或 EIA 法检测病毒抗原；或用核酸杂交法和 PCR 法检测粪便、食物、水样中 HAV 的 RNA。

## 四、预防和控制

加强饮食业、水源和粪便的卫生管理，可有效控制甲型肝炎的流行。病人排泄物、食具、物品和床单衣物等应进行消毒处理。预防甲肝可采用接种灭活疫苗或减毒活疫苗，基因工程疫苗亦正在研制之中。对密切接触患者的易感者，可立即给予丙种球蛋白肌注进行被动免疫。

# 第二节　乙型肝炎病毒

乙型肝炎病毒（hepatitis B virus，HBV）引起乙型肝炎。乙型肝炎为全球性传染病，我国无症状的表面抗原携带率约为 12%。部分患者可转为慢性感染，甚至发展为肝硬化或肝癌，其危害性远远大于其他各类肝炎，是我国重点防治的传染病之一。

## 一、主要生物学特性

### （一）形态结构

有感染性完整的 HBV 颗粒是具有双层衣壳和核心、直径为 42 nm 的球形颗粒。因该颗粒是 Dane 于 1970 年在乙肝患者血清中首次发现，故又称为 Dane 颗粒。其结构（图 16-1）由外向内依次为：①外衣壳，相当于病毒包膜，由脂质双层镶嵌蛋白构成，其蛋白包括大量的主蛋白（SHBs）及少量的中蛋白（MHBs）和大蛋白（LHBs），均是 HBV 的表面抗原。②内衣壳，呈 20 面体立体对称，其衣壳蛋白为 HBV 的核心抗原（HBcAg）。③核心，含部分双股环状 DNA 和 DNA 聚合酶（DNAP）。用电镜观察 HBV 感染者的血清，除可见到 Dane 颗粒（大球形颗粒）外，还可见到大量的直径为 22 nm 的小球形颗粒和长 40～100 nm、直径为 22 nm 的管形颗粒。小球形颗粒和管形颗粒是由 HBV 产生的过剩的表面蛋白聚合组成，不含核酸，无感染性。

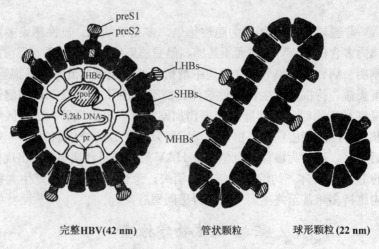

完整HBV(42 nm)　　管状颗粒　　球形颗粒 (22 nm)

图 16-1　HBV 结构示意图

## （二）基因结构

HBV 的核酸为部分双股环状 DNA，两条 DNA 链长短不一。短链为正链，无开放读码框架。长链为负链，含 4 个开放读码框架，分别称为：①S 区，包括 S、preS2 和 preS1 基因，分别编码构成外衣壳的主蛋白（由 S 基因编码）、中蛋白（由 preS2 与 S 基因编码）和大蛋白（由 preS1、preS2 和 S 基因编码）。②C 区，包括 C 和 preC 基因，编码内衣壳 HBc Ag 和 HBeAg。③P 区，该区最长，并和其他 3 个区基因尤其是 S 区基因重叠，编码 HBV 特有的 DNA 多聚酶，具有逆转录酶活性。④X 区，编码 HBxAg，该蛋白可激活一些细胞的癌基因，与肝癌的发生有关（图 16-2）。

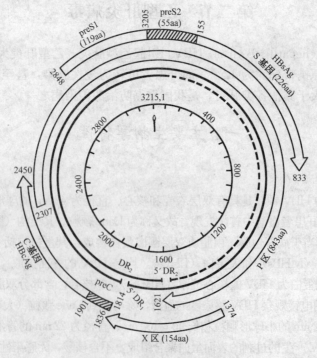

图 16-2　HBV 基因结构示意图

### （三）抗原结构

HBV 的抗原主要有三种：表面抗原（HBsAg）、核心抗原（HBcAg）和 e 抗原（HBeAg）。①广义的 HBsAg 包括主蛋白（S 蛋白）、中蛋白和大蛋白。狭义的 HBsAg 即指 S 蛋白。HBsAg 阳性表示有 HBV 感染。S 蛋白是制备疫苗的最主要成分。preS2 蛋白可与多聚人血清白蛋白（PHSA）结合，人肝细胞膜上具有 PHSA 受体，通过血浆中 PHSA，HBV 可与肝细胞结合。preS1 蛋白位于 HBV 大蛋白的最表面，可直接与肝细胞粘附，介导 HBV 的吸附。②HBcAg 为 HBV 内衣壳蛋白。血液中一般查不到游离的 HBcAg，但可在受感染肝细胞核内和胞浆膜上表达，是 CTL 细胞识别和攻击的主要靶抗原。抗 HBc-IgM 为机体感染 HBV 后较早产生的抗体，可作为早期诊断的重要指标，但该抗体无保护作用。③HBeAg 是由 C 和 preC 基因编码，整体转录翻译，经酶切后形成 HBeAg，以可溶性蛋白的形式游离于感染者血液中。HBeAg 的存在与 HBV 的复制常呈平行关系，故可将其视为体内 HBV 复制并表示血液具有传染性的指标之一。

### （四）抵抗力

HBV 对理化因素的抵抗力强，耐热，耐一般化学消毒剂（如 70％乙醇），室温下存活半年仍可保持感染性。HBV 对 0.5％过氧乙酸、5％次氯酸钠、3％漂白粉溶液敏感。

## 二、致病性与免疫性

### （一）传染源

各期病人及无症状的表面抗原携带者均为传染源。HBV 可存在于这些人的血液和体液（唾液、乳汁、羊水、精液和阴道分泌物）中。

### （二）传播途径

1. 经血传播　极微量带毒血液通过破损皮肤和粘膜进入人体就可造成传染。因此，输入带毒血液或血浆、注射带毒血制品包括丙种球蛋白等；针灸、采血、拔牙、内镜检查等过程消毒不严均可引起医源性 HBV 的传播。共用注射器、牙刷、剃须刀等也可传播 HBV。

2. 接触传播　由于 HBV 可存在于体液中，家庭成员中通过密切接触和性接触而感染 HBV，常造成 HBV 感染在家庭中的聚集现象。

3. 母婴传播　主要是经产道及分娩后哺乳使新生儿受到感染。胎儿经胎盘受感染后多成为表面抗原携带者，其中 80％成为长期携带者。

### （三）致病机制

HBV 通过血液播散感染肝细胞，在肝细胞内复制，产生大量病毒抗原并可表达在肝细胞表面，引起机体免疫应答，在清除病毒的同时造成受感染肝细胞的损伤。由于宿主免疫应答强弱的不同和侵入病毒数量及毒力的差异，导致乙型肝炎临床表现复杂多样，或为无症状的 HBsAg 携带者；或为急性肝炎、慢性肝炎或重症肝炎；少数慢性感染者可发展成为肝硬化和肝癌。HBV 感染肝细胞后，可能通过以下几种机制导致肝细胞破坏。

1. 肝细胞因膜抗原的变化而遭受免疫系统的攻击　HBV 感染后在肝细胞内的复制和释放可使肝细胞膜上带有病毒抗原（HBsAg、HBeAg、HBcAg）。这些抗原可被机体免疫系统识别，从而使受感染细胞成为免疫系统攻击的靶细胞。肝细胞受损伤后，可暴露出肝细胞特异脂蛋白（LSP）抗原。LSP 为自身抗原，可诱导机体产生自身免疫而损伤肝细胞。

2. 免疫复合物沉积引起的损害　血清中游离的 HBsAg 和 e 抗原可和相应抗体结合，形成免疫复合物（IC）。IC 沉积于肝内或肝外小血管（如肾小球基底膜、关节滑膜等），激活补体，释放多种活性介质，造成血管炎症。IC 若沉积在肝，可导致急性肝坏死。

3. 病毒基因与肝细胞基因的整合　HBV 基因组的全部或部分（50％含有 X 基因）可插入肝细胞染色体，而 X 蛋白可激活细胞内的癌基因，引起肝细胞转化与癌变。新生儿感染 HBV 后成为慢性携带者，其原发性肝癌的发病率较高。

4. 病毒变异及对免疫功能的抑制　HBV 基因如 S 基因、C 基因和 preC 基因均具有较高的变异性，可逃避免疫系统的识别和攻击。另外，HBV 感染可抑制机体的免疫应答，如抑制干扰素和 IL-2 的产生，降低 CTL 的杀伤活性等。免疫逃逸和免疫抑制可造成 HBV 的持续性感染。

### （四）机体抗 HBV 的免疫机制

1. 体液免疫　具有保护作用的抗体主要是抗 HBs 抗体，包括抗 S、抗 PreS1 和抗 PreS2 抗体。这些抗体可阻止 HBV 进入正常肝细胞，是清除细胞外游离 HBV 的重要因素。

2. 细胞免疫　HBV 抗原激活的特异性 CTL 细胞对感染肝细胞的杀伤是机体清除细胞内 HBV 的最主要因素。NK 细胞、巨噬细胞以及一些淋巴因子等也参与对靶细胞的杀伤。

## 三、微生物学检查

### （一）HBV 抗原-抗体的测定

目前常用血清学方法检测 HBV 感染者或患者血清中的 HBV 抗原-抗体系统。常用的方法为 ELISA 和 RIA。HBV 抗原-抗体系统的检测主要用于：①诊断乙肝及判断预后；②筛选献血员，凡 HBsAg、HBeAg、抗 HBc 抗体任何一项阳性者，均不得作为献血员；③乙肝的流行病学调查；④判断人群对 HBV 的免疫水平，了解疫苗的免疫效果；⑤对饮食、保育及饮水管理等行业人员定期进行健康检查。

HBV 抗原-抗体系统检测结果的分析，必须结合临床、综合各项指标方能作出正确判断（表 16-2）。

表 16-2　HBV 抗原-抗体系统检测及其临床意义

| HBsAg | HBeAg | 抗 HBc | 抗 HBe | 抗 HBs | 临床意义 |
|---|---|---|---|---|---|
| + | − | − | − | − | 感染 HBV，结合肝功能判断有无临床肝炎 |
| + | + | − | − | − | 急性乙肝，慢性乙肝，无症状携带者（血清传染性强） |
| + | + | + | − | − | 急性乙肝，慢性乙肝，无症状携带者（血清传染性强，俗称大三阳） |
| + | − | + | + | − | 急性感染趋于恢复，无症状携带者（俗称小三阳） |
| − | − | + | + | − | 既往感染或窗口期 |
| − | − | + | + | + | 乙肝恢复期 |
| − | − | − | + | + | 乙肝恢复期 |
| − | − | − | − | + | 接种过乙肝疫苗，感染过 HBV 已恢复 |

### （二） HBV 核酸的测定

通过核酸杂交法检测血清、组织中提取的微量核酸或组织冰冻切片细胞内的核酸中是否含 HBV 的核酸。也可通过 PCR 法先将血清中 HBV 的 DNA 进行大量扩增后，再用探针进行检测。

## 四、预 防 措 施

### （一） 控制传播

严格筛选献血员，加强医疗器械的消毒管理，杜绝医源性传播。病人的血液、分泌物和排泄物、衣物及用具均需经消毒处理。提倡使用一次性注射器。

### （二） 特异性预防

采用纯化 HBsAg 制备的血源疫苗或基因工程疫苗进行人工自动免疫为最根本的预防措施。接种对象为新生儿、接触血液的医护人员、HBsAg 阳性者的配偶及子女。

### （三） 人工被动免疫

用于 HBV 污染物接触者及 HBsAg 和 HBeAg 阳性母亲所生新生儿的紧急预防。可肌注含高效价特异性抗 HBs 的人免疫球蛋白（HBIg），随之再进行人工自动免疫。

## 第三节　丙型肝炎病毒

丙型肝炎病毒（hepatitis C virus，HCV）引起丙型肝炎，是目前引起输血后肝炎的最主要病原体。病毒颗粒大小约 30～60 nm，有脂类包膜与刺突，含（＋）ssRNA。HCV 对脂溶剂敏感，100℃加热 5min，紫外线照射或 β-丙酸内酯处理均可使之灭活。

HCV 抗体的传播途径与 HBV 相似，主要经血液传播。HCV 引起肝细胞病变的机理及临床表现与 HBV 类似。不同之处是：①隐性感染者更多见。②更易发展为慢性，许多 HCV 感染者发病时即已呈慢性，约 50％～60％转为慢性肝炎，其中 20％～30％最终发展为肝硬化和肝癌。这可能与 HCV 基因易发生变异，导致 HCV 包膜抗原的改变而逃脱了原有包膜抗体的识别有关。③HCV 抗原性较弱，难以刺激机体产生高水平的抗体，容易导致免疫耐受或持续感染，对再感染亦无保护力。

用 RIA 和 ELISA 检测体内抗 HCV 抗体是目前诊断 HCV 的最常用方法，可快速筛选献血员和诊断丙肝。抗 HCV 抗体阳性表示被 HCV 感染，不可献血。

## 第四节　丁型肝炎病毒

丁型肝炎病毒（hepatitis D virus，HDV）又称 δ 因子，是一种缺陷病毒，需在 HBV 或其他嗜肝 DNA 病毒的辅助下才能进行复制增殖，且 HDV 的复制常占优势并抑制 HBV 的复制。HDV 为球形颗粒，直径约 36 nm，核心由单股负链 RNA 和与之结合的 HDVAg 组成。衣壳由 HBsAg 构成，含 S 蛋白、preS2 和 preS1 蛋白。

HDV 传播途径与 HBV 相同。临床上 HDV 感染有两种类型：①联合感染，即 HDV 和 HBV 同时感染。若感染为一次接触污染血或血制品等，多表现为自限型的急性肝炎，预后良好。若为多次接触（如静脉药瘾者或性乱者）造成的联合感染，则可发展成暴发性肝炎。②重叠感染，即在已有 HBV 感染的基础之上再感染 HDV，多表现为病情恶化或转为慢性，尤以慢性活动性肝炎和肝硬化多见。目前认为，HDV 在肝细胞内的复制可直接损伤肝细胞。

取血清用 ELISA 分别测定抗 HDV IgM 和抗 HDV IgG。急性感染时抗 HDV IgM 较早升高，有助于早期诊断。抗 HDV IgG 升高及 IgM 的持续阳性可用于诊断慢性感染。用免疫印迹法检测血清中或肝组织浸液中的 HDV 抗原；或用免疫酶法、免疫荧光法检测肝组织切片内的 HDVAg，可诊断慢性感染。应用核酸杂交技术检测血清中和肝细胞内 HDV 的 RNA。

## 第五节　戊型肝炎病毒

戊型肝炎病毒（hepatitis E virus，HEV）是戊型肝炎的病原体。该病毒形态呈球形，直径 32～34 nm，无包膜，含单股正链 RNA，性质不稳定，−70℃～8℃保存易自行裂解。

该病毒通过粪-口途径传播，通过污染食物或水源造成散发或暴发流行。病人于潜伏期（平均 6 周）末至急性期早期可经粪便大量排毒，传染性强。HEV 主要侵犯青壮年。临床表现类似甲肝，多表现为急性黄疸型肝炎，病程 4～8 周，预后良好，不转为慢性。但孕妇尤其在妊娠晚期感染 HEV，则病情较重，可表现为暴发型肝炎或并发 DIC，病死率高达 10%～20%。儿童感染 HEV 多表现为隐性感染。

常用 ELISA 检测体内抗 HEV 的 IgM 或 IgG 类抗体。也可用免疫电镜查粪便中 HEV 颗粒，或采用 RT-PCR 法检测粪便或胆汁中 HEV 的 RNA。无特异性预防办法，预防主要靠加强食品、水源的卫生管理及注意个人卫生，杜绝"病从口入"。

## 第六节　其他肝炎病毒

### 一、庚型肝炎病毒

庚型肝炎病毒（hepatitis G virus，HGV）是 1996 年自一名输血后肝炎患者体内分离到的，与 HCV 同属黄病毒科，为单股正链 RNA 病毒。HGV 基因仅含一个开放读码框架，可编码一条多聚蛋白前体，经裂解后形成核心蛋白（C 蛋白）、包膜蛋白（E1 和 E2 蛋白）和功能蛋白。其中 E2 蛋白刺激机体产生的抗体与 HGV RNA 的转阴相关，可作为 HGV 感染恢复的指标。

HGV 传播途径同 HBV，主要经输血传播，也可经母婴传播和共用注射器等方式传播。易感者主要为静脉吸毒者。供血员 HGV RNA 的阳性率为 2%～3%，而 E2 抗体的阳性率为 9%，提示健康人群有较高的 HGV 感染率。单纯的 HGV 感染一般症状较轻，可引起急性肝炎和慢性肝炎，较少出现黄疸，转氨酶（ALT）约 50% 感染者为正常。HGV 可与 HBV、HCV 合并感染，形成持续的混合感染。目前，主要是通过 RT-PCR 法检测血清中 HGV 核酸诊断 HGV 感染。检测 E2 抗体可进行流行病学调查。

## 二、己型肝炎病毒

己型肝炎病毒（hepatitis F virus，HFV）是近年来发现的一类经肠道传播的又一种肝炎病毒，其核酸为 RNA，但由于该病毒尚未分离成功，故对 HFV 了解甚少。

## 三、TT 型肝炎病毒

TT 型肝炎病毒是 1997 年首先从一例日本输血后非甲-庚型肝炎患者（T. T.）血清中发现的一类 DNA 病毒，该病毒初以患者姓名命名，现认为可能是一种新型的与输血传播相关的肝炎病毒（transfusion transmitted virus，TTV）。TTV 为无包膜的单股负链环状 DNA、直径为 30～50 nm 的球形病毒，属于环状病毒科；主要通过输血或血制品传播。目前的 TTV 实验室诊断，主要是采用 PCR 法检测血中 TTV 的 DNA。

### 思考题

1. 甲、乙、丙、丁、戊型肝炎病毒各有哪些形态特征？它们分别属于哪些病毒科与属？它们分别含有什么类型的核酸？
2. 甲、乙、丙、丁、戊型肝炎病毒分别可通过哪些途径进行传播？其传播途径有何异同？
3. HBV 的抗原、抗体组成及其检出的实际意义是什么？

# 第十七章 疱疹病毒

## 第一节 概　述

疱疹病毒科（*Herpesviridae*）是一群中等大小有许多共同特征的有包膜的 DNA 病毒。现已发现 110 种以上，能感染多种动物和人，能引起人类疾病的疱疹病毒称为人疱疹病毒（human herpes virus，HHV），主要有单纯疱疹病毒 1 型、单纯疱疹病毒 2 型、水痘-带状疱疹病毒、EB 病毒、巨细胞病毒等，现分别称为 HHV-1、2、3、4、5 型；近来又发现 HHV-6、7、8 型。各型人疱疹病毒的传播途径、潜伏部位及所致疾病见表 17-1。

**表 17-1　各型人疱疹病毒的传染与致病比较**

| 现名 | 常用名 | 传播途径 | 潜伏部位 | 所致疾病 |
|------|--------|---------|---------|---------|
| HHV-1 | 单纯疱疹病毒 1 型（HSV-1） | 密切接触、飞沫 | 三叉神经节与颈上神经节 | 唇疱疹、龈口炎、角膜结膜炎、疱疹性脑炎、脑膜炎 |
| HHV-2 | 单纯疱疹病毒 2 型（HSV-2） | 性接触 | 骶神经节 | 生殖器疱疹、新生儿疱疹、宫颈癌 |
| HHV-3 | 水痘-带状疱疹病毒（VZV） | 呼吸道 | 脊髓后根神经节与脑神经节 | 水痘、带状疱疹、肺炎、脑炎 |
| HHV-4 | Epstein-Barr virus（EBV） | 唾液 | B 细胞 | 传染性单核细胞增多症、伯基特（Burkitt）淋巴瘤、鼻咽癌 |
| HHV-5 | 人巨细胞病毒（HCMV） | 胎盘、密切接触、性交、哺乳、输血等 | 唾液腺、乳腺、肾、单核吞噬细胞等 | 巨细胞包涵体病、输血后传染性单核细胞增多症、先天性畸形、肝炎、视网膜炎、肺炎 |
| HHV-6 | 人疱疹病毒 6 型 | 唾液 | 唾液腺 | 急性玫瑰疹、急性发热症、肺炎 |
| HHV-7 | 人疱疹病毒 7 型 | 唾液 | 外周血单个核细胞、唾液腺 | 急性玫瑰疹 |
| HHV-8 | 人疱疹病毒 8 型 | 血液 | 瘤组织、淋巴结 | 卡波济（Kaposi）肉瘤 |

疱疹病毒的共同特点：①呈球型，直径 150～200 nm。病毒核心是双链线型 DNA，衣壳由 162 个壳微粒组成的对称 20 面体。核衣壳外有一层脂蛋白包膜，包膜上有糖蛋白组成的小刺突（图 17-1）。②HHV -1、2、3、5、8 型能在人二倍体细胞内复制，产生细胞病变，核内有嗜酸性包涵体。病毒可通过细胞间桥直接扩散，感染细胞同邻近细胞融合，形成多核巨细胞。③病毒可通过呼吸道、消化道、泌尿生殖道、胎盘等多种途径侵入机体，引起显性感染、潜伏感染、整合感染和先天性感染等。

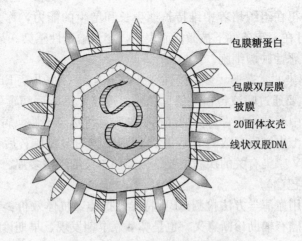

包膜糖蛋白

包膜双层膜

披膜

20面体衣壳

线状双股DNA

图 17-1 疱疹病毒的结构示意图

## 第二节 单纯疱疹病毒

单纯疱疹病毒（herpes simplex virus，HSV）有 HSV-1 和 HSV-2 两种血清型，宿主范围广，感染细胞数天内可见细胞肿胀，变圆，出现核内嗜酸性包涵体。HSV 主要引起皮肤粘膜疱疹性疾病，主要传播途径是直接密切接触与性接触，亦可经飞沫传染。病毒经口腔、呼吸道和生殖器粘膜以及破损皮肤侵入人体。感染 HSV 后大多无明显症状，最常见的是粘膜或皮肤局部疱疹，偶尔也可产生严重甚至可致死的全身性感染。半岁以后的婴儿易发生 HSV-1 的原发感染。HSV-1 最常引起龈口炎，在牙龈、咽颊部粘膜产生成群疱疹，疱疹破裂后形成溃疡，病灶内含大量病毒。HSV-2 主要引起生殖器的疱疹病损。

HSV 感染后，机体可产生特异性免疫力而康复，但不能彻底清除病毒，病毒从侵入部位，沿感觉神经髓鞘上行到神经节，以潜伏感染的形式长期存在于宿主体内，不出现临床症状。HSV-1 主要潜伏于三叉神经节和颈上神经节，HSV-2 潜伏于骶神经节。当人体受到各种非特异性（发热、寒冷、日晒、月经、某些病原体感染或免疫功能降低）刺激，潜伏的病毒被激活，病毒可沿感觉神经元轴突移行至末梢部位的粘膜或上皮细胞内继续增殖，导致局部疱疹复发。两型病毒均可侵犯内脏器官。胚胎期感染有引起先天性畸形的危险。HSV-2 感染与宫颈癌的发生有关。

## 第三节 EB 病毒

EB病毒（Epstein-Barr virus，EBV）是传染性单核细胞增多症的病原体，是 Epstein 和 Barr 从非洲儿童恶性淋巴瘤的培养细胞中发现的。EBV 的形态结构与疱疹病毒科其他病毒相似，但免疫原性不同。由 EBV 基因组不同片段编码的病毒特异性抗原可分为潜伏感染时表达的病毒抗原和 EBV 增殖性感染相关抗原两类。体外培养的 EBV 只感染 B 细胞，在多数 B 细胞中，EBV 基因呈隐性状态，以游离或整合形式存在。EBV 在 B 细胞中可引起增殖性感染和非增殖性感染。前者仅极少一部分细胞中的病毒基因能充分表达，释放完整病毒颗粒，B 细胞溶解死亡；后者是多数细胞中的 EBV 病毒基因组处于潜伏状态，带有 EBV 基因组的 B 细胞，可获得在组织培养中维持长期生长和增生的能力，称为转化或永生化。细胞中的 EBV 基因组可在一定条件下被激活而表达，变为增殖性感染。某些受 EBV 感染和转化的 B 细胞可转化为恶性肿瘤细胞。

EBV 在人群中感染非常普遍，多为隐性感染，我国 3～5 岁儿童 EBV-IgG/VCA 抗体阳性率达 90％以上。主要通过唾液传播，偶见经输血传播。感染后病毒可能先侵犯口咽部一些上皮细胞，并在其中增殖，病毒对鼻咽部粘膜细胞有特殊亲嗜性。病毒可从口咽部排出达数周至数月。口咽部上皮细胞释放的 EBV 感染局部粘膜的 B 细胞，后者进入血流造成全身性 EBV 感染。与 EBV 感染有关的疾病主要是传染性单核细胞增多症、鼻咽癌、非洲儿童恶性淋巴瘤（Burkitt 淋巴瘤）。

微生物学检查多用血清学方法检测 EBV 特异性抗体，抗体效价≥1∶5～1∶10 或效价持续上升者，对鼻咽癌有辅助诊断意义，也是鼻咽癌早期发现、早期诊断、预后监测及大规模普查的敏感、可靠、简便方法。EBV 的感染和致病与环境、气候及生活习惯等因素有关。应注意减少由唾液、飞沫、血制品传播病毒的机会。在鼻咽癌高发区进行血清学普查甚为必要，对特异性抗体阳性者进行定期追踪检查，以期早发现，早治疗。EBV 膜抗原糖蛋白 gp330 已制成亚单位疫苗，可预防传染性单核细胞增多症。痘苗病毒为载体构建的 EBV 膜抗原基因工程疫苗正在试用中。

## 第四节　水痘-带状疱疹病毒

水痘-带状疱疹病毒（varicella-zoster virus，VZV）在儿童期初次感染可引起水痘，在体内潜居多年后在成年人中复发表现为带状疱疹。VZV 具有疱疹病毒科的基本特征。病毒只在人胚成纤维细胞中增殖并缓慢地产生局灶性细胞病变，受染细胞出现嗜酸性核内包涵体和多核巨细胞。

人是 VZV 的唯一自然宿主。VZV 经呼吸道侵入人体，无免疫力的儿童初次感染后，约经 2 周潜伏期全身皮肤出现斑丘疹、水疱疹，可发展为脓疱疹。皮疹分布呈向心性，躯干比面部和四肢多。成人以再次感染为主。孕妇患水痘病情重，并可引起胎儿畸形、流产或死胎。儿童患水痘后，病毒能长期潜伏在脊髓后根神经节或脑神经节内。成年以后，当机体受到有害因素刺激或细胞免疫功能降低时，潜伏病毒可被激活，沿感觉神经轴突到达脊神经支配的皮肤细胞内增殖，出现疱疹，多呈带状分布，故称带状疱疹。

水痘-带状疱疹临床症状典型，一般不依赖实验室诊断。必要时可从疱疹内取材检查细胞核内嗜酸性包涵体，或用单克隆抗体免疫荧光染色法检查 VZV 抗原，有助于快速诊断。

对免疫低下儿童接种 VZV 减毒活疫苗，有预防作用。含特异性病毒抗体的人免疫球蛋白预防 VZV 感染有一定效果。无环鸟苷、阿糖腺苷及大剂量干扰素，能限制水痘和带状疱疹的发展和缓解局部症状。

## 第五节　巨细胞病毒

巨细胞病毒（cytomegalovirus，CMV）是新生儿巨细胞包涵体病的病原体。CMV 感染的宿主范围和细胞范围均狭窄，种属特异性高，即人 CMV 只能感染人。体外培养只能在人成纤维细胞中增殖，复制周期长，初次分离要 2～6 周才出现细胞病变，典型的细胞病变为细胞变圆、膨胀、核变大，形成巨大细胞，直径达 $20\sim40\,\mu m$，核内产生有晕、与核膜分离的大型嗜酸包涵体，如猫头鹰眼状。胞质内亦可见到包涵体（图 17-2）。

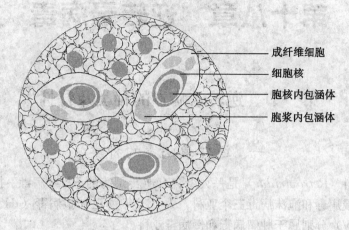

成纤维细胞

细胞核

胞核内包涵体

胞浆内包涵体

**图 17-2　巨细胞病毒的包涵体示意图**

人群中 CMV 感染非常普遍，$60\%\sim90\%$ 成人已有 CMV 抗体。初次感染多在 2 岁以下，通常为隐性感染，一般无临床症状。人感染后虽可产生抗体，但多数可长期带毒成为潜伏感染。潜伏部位常在唾液腺、乳腺、肾、白细胞或其他腺体中，病毒可长期或间歇地自感染者的潜伏部位排出，并通过相应途径传播。

孕妇发生原发性或复发性 CMV 感染时，病毒可通过胎盘侵袭胎儿，引起子宫内感染。孕妇原发感染造成胎儿先天感染的危险性比复发感染大，病情也较重。初生患儿有黄疸、肝大、脾大、血小板减少、溶血性贫血和不同程度的神经系统损害，可导致先天畸形、脉络视网膜炎、视神经萎缩等，重者可致流产或死胎，部分患儿可于生后数月至数年才出现耳聋、智力发育低下等症状。隐性感染的孕妇，CMV 可被激活而从泌尿生殖道排出，分娩时可致婴儿感染。因唾液、乳汁、尿、精液和宫颈分泌物中有 CMV，生活密切接触、性交、哺乳等方式亦可感染 CMV。输入含 CMV 的血液，亦可导致感染。由于机体免疫功能低下，或长期使用免疫抑制剂，致使体内潜伏的 CMV 被激活，易发生感染。

尿标本经离心后取沉渣涂片染色镜检，观察巨大细胞及细胞核内包涵体，方法简便，可用于辅助诊断。也可用血清学方法查 CMV-IgM 型抗体及用核酸杂交和 PCR 方法查病毒的核酸。CMV 的预防主要是认识病毒的传播方式，减少传播机会，避免医源性感染。国内外正在研制 CMV 包膜糖蛋白亚单位疫苗或基因工程疫苗进行预防。

## 思考题

1. 人类疱疹病毒有哪些共同特征？
2. 人类疱疹病毒主要有哪些种类？各引起什么疾病？

# 第十八章　逆转录病毒

## 第一节　逆转录病毒的种类及特性

### 一、逆转录病毒的种类

逆转录病毒科（*Retroviridae*）是一大组含有逆转录酶的 RNA 病毒。按其致病作用可分为肿瘤病毒、慢病毒和泡沫病毒三个亚科，人类嗜 T 淋巴细胞病毒（HTLV）和人类免疫缺陷病毒（HIV）分别属于肿瘤病毒和慢病毒亚科。

### 二、逆转录病毒的共同特性

1. 病毒呈球形，有包膜，表面有刺突，大小 100 nm 左右。
2. 病毒核心由两条相同单股正链 RNA 组成，它与内层衣壳构成电子密度强的中央类核。
3. 逆转录病毒基因组相似，均含有序列及功能相似的 gag、pol、evn 三个结构基因及多个调节基因。
4. 病毒体内含有逆转录酶、核酸内切酶及 RNA 酶 H 等，它们与病毒核酸的逆转录、病毒的整合作用有关。

## 第二节　人类免疫缺陷病毒

人类免疫缺陷病毒（human immunodeficiency virus，HIV）是获得性免疫缺陷综合征（acquired immunodeficiency syndrome，AIDS，音译为艾滋）的病原体，包括 HIV-1 和 HIV-2。艾滋病多由 HIV-1 引起，HIV-2 只在西非呈区域性流行。

### 一、生物学特性

病毒为直径 100～120 nm 的球形颗粒。电镜下病毒内部有一致密的圆柱状核心，该核心是由两条相同的单股正链 RNA、逆转录酶和核蛋白等构成，衣壳蛋白为 p24，与核心构成病毒核衣壳。病毒核衣壳外包有两层膜结构，内层是内膜蛋白（p17），外层是脂质双层包膜，包膜表面有包膜糖蛋白刺突 gp120 和 gp41（图 18-1）。体外 HIV 只感染 $CD4^+T$ 细胞和巨噬细胞。实验室常用正常人 T 细胞或病人自身分离出的 T 细胞培养病毒。黑猩猩和恒河猴可作为 HIV 感染的动物模型。HIV 对理化因素抵抗力一般。56℃加热 30 分钟可被灭活，但在室温下可存活 7 天。经化学消毒剂 0.5%次氯酸钠、10%漂白粉、50%乙醇、35%异丙醇、0.3% $H_2O_2$、5%来苏儿 10～30 分钟处理污染物，或煮沸 20 分钟、高压蒸汽灭菌法等均可灭活病毒。

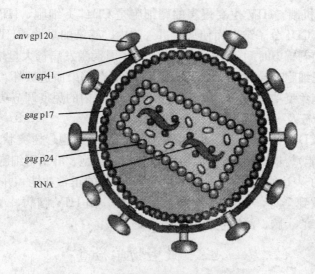

env gp120

env gp41

gag p17

gag p24

RNA

**图 18-1 人类免疫缺陷病毒体结构示意图**

## 二、致病性与免疫性

1. **传染源** 艾滋病的传染源是 HIV 携带者及病人。携带者和患者的血液、精液、阴道分泌物、唾液、乳汁、脑脊液、脊髓及中枢神经组织等标本中均可分离到病毒。

2. **传播途径**

（1）性传播：同性或异性间性接触是 HIV 的主要传播方式。艾滋病是性传播疾病（STD）。

（2）血液传播：输入带有 HIV 的血液或血液制品，包括器官或骨髓移植、人工授精、静脉药瘾者共用 HIV 污染的注射器和针头等方式传播。

（3）垂直传播：包括经胎盘、产道或哺乳等方式传播，其中胎儿经胎盘感染最多见。

3. **临床表现** HIV 引起获得性免疫缺陷综合征，即艾滋病。从感染到发病有 3 个主要特点：潜伏期长、严重的免疫系统损伤、合并各种类型的机会感染和肿瘤。临床表现可分为 4 个阶段：①原发感染急性期，初次感染后 3～6 周，机体开始大量复制病毒，引起高病毒血症。可出现发热、咽炎、淋巴结肿大、皮肤斑丘疹和粘膜溃疡等症状。②无症状潜伏期，持续时间较长，平均 5～8 年，最长可达 10 年。多数无临床症状，外周血中一般不能或很少检测到 HIV 抗原。一般将处于原发感染急性期和无症状潜伏期的感染者，称为 HIV 携带者。③AIDS 相关综合征，当 HIV 在体内大量复制并造成机体免疫系统进行性损伤，患者出现发热、盗汗、全身倦怠、慢性腹泻、持续性淋巴结肿大、鹅口疮、口腔粘膜白斑病和血小板减少性紫癜等非特异性临床症状。④典型 AIDS，主要表现为合并感染和恶性肿瘤的发生。

小儿艾滋病中 70％～75％来源于母婴传播（宫内、产道及母乳传播），20％来源于输血及血液制品，也可经其他途径传播。儿童艾滋病潜伏期比成人短，有其特殊的临床表现，主要为：①先天性畸形或生长发育迟缓；②神经系统损害；③慢性腹泻和营养不良；④肺部病变是小儿艾滋病常见并导致死亡的主要原因，最多见的是卡氏肺孢子虫性肺炎和慢性淋巴性间质性肺炎；⑤皮肤和粘膜感染；⑥淋巴结和腮腺肿大；⑦恶性肿瘤多为淋巴瘤，而 Kaposi 肉瘤在艾滋病患儿中罕见。

4. HIV 致病机制　HIV 主要侵害的靶细胞是 $CD4^+T$ 细胞，HIV 通过其包膜糖蛋白 gp120 与靶细胞的 CD4 分子结合而使病毒进入胞内。感染的早期，HIV 在宿主细胞内慢性或持续性感染，随着感染时间延长，当机体因某些因素激发病毒大量增殖复制，出芽释放，并重新感染新的靶细胞，导致大量 $CD4^+T$ 细胞受病毒感染而遭破坏，直至最终 $CD4^+T$ 细胞耗竭，引起细胞免疫功能低下及包括其他免疫细胞在内的免疫调节功能紊乱，可迅速发展成 AIDS 相关综合征及 AIDS。

HIV 除感染 $CD4^+T$ 细胞外，还能感染如单核吞噬细胞、树突状细胞、神经胶质细胞（主要为小胶质细胞）、皮肤朗格汉斯细胞、肺泡巨噬细胞、肝枯否细胞及肠道粘膜上皮细胞等有少量 CD4 分子表达的细胞。病毒可影响这些细胞的正常功能，并可随这些细胞特别是单核吞噬细胞播散到全身，引起中枢神经系统疾患，如 HIV 脑病，AIDS 痴呆综合征，胃肠道以及肺、肾、心、脑、泌尿生殖器官等病变。

## 三、微生物学检查

1. 检测 HIV 的抗体　常用 ELISA 法，阳性者必须用蛋白印迹法等进一步确证。最近我国规定，对供血者必须同时检查 HIV-1 和 HIV-2 的抗体。一般须检测到两种 HIV 抗体（如抗 p24 和抗 gp120 抗体）方可肯定诊断。

2. 分离鉴定 HIV　用新鲜分离的正常人淋巴细胞或脐血淋巴细胞分离培养病毒，经一定时间后如发现细胞病变及病变处检测到病毒的抗原，或在培养液中检测到逆转录酶活性，可确定 HIV 的存在。

3. 检测 HIV 的抗原　常用 ELISA 法检测 HIV 的核心蛋白 p24。此抗原于病毒感染的急性期出现，潜伏期常为阴性，典型 AIDS 期抗原又可重新出现。

4. 检测 HIV 的核酸　用 RT-PCR 定量测定血浆中 HIV 的 RNA，对判断病情的发展和药物治疗效果有一定的价值。

## 四、防治原则

艾滋病是一种病死率极高的全球性严重传染病，其在全世界，特别是在发展中国家迅速蔓延，我国艾滋病流行已进入快速增长期。目前尚无治愈艾滋病的药物，但可以预防，主要包括：①建立 HIV 感染的监测网络，控制疾病的流行蔓延；②对艾滋病预防知识进行宣教普及，认识其传播方式及其严重危害性。取缔娼妓，严禁吸毒等高危行为；③对供血者进行 HIV 抗体检查，确保输血和血液制品的安全；④对高危人群进行 HIV 抗体检测，对艾滋病病人积极治疗和关爱。至今还没有研制出可以有效预防艾滋病的特异性疫苗。

目前治疗 AIDS 的药物主要有：①核苷类逆转录酶抑制剂，如叠氮胸苷（AZT）、齐多夫定等；②非核苷类逆转录酶抑制剂，如地拉韦啶和奈韦拉平等；这两类药物通过干扰病毒 DNA 合成，抑制病毒在体内的增殖；③蛋白酶抑制剂，如利托那韦，这类药物能抑制 HIV 蛋白水解酶，影响病毒的成熟和释放。临床上常用核苷类和非核苷类逆转录酶抑制剂以及蛋白酶抑制剂两种以上药物联合治疗（俗称鸡尾酒疗法），比使用单一药物治疗效果好。

## 第三节　人类嗜 T 细胞病毒

人类嗜 T 细胞病毒（human T-cell lymphotropic virus，HTLV）分为人类嗜 T 细胞病

毒Ⅰ型（HTLV-Ⅰ）和人类嗜 T 细胞病毒Ⅱ型（HTLV-Ⅱ）。

HTLV-Ⅰ和 HTLV-Ⅱ在电镜下呈直径 100 nm 大小的球形颗粒，核心含病毒 RNA 和逆转录酶。衣壳由 p18 和 p24 两种蛋白组成。其外裹以病毒的包膜蛋白，其中病毒特异性包膜糖蛋白 gp120 能与细胞表面的 CD4 受体结合，介导病毒感染和进入细胞等过程。HTLV-Ⅰ和 HTLV-Ⅱ基因组与逆转录病毒基因组相似，均含有 gag、pol、evn 三个结构基因及多个调节基因，两型间基因组核苷酸序列同源性约 50%。

HTLV 可通过血源途径、共用注射器及性途径等方式传播，亦可经胎盘、产道或哺乳等途径传播。HTLV-Ⅰ和 HTLV-Ⅱ只感染 $CD4^+$ T 淋巴细胞，在受染细胞中生长繁殖并导致其转化，演变成为 T 淋巴细胞白血病细胞。HTLV-Ⅰ主要引起成人 T 细胞白血病。HTLV-Ⅱ则导致毛细胞白血病和慢性 $CD4^+$ T 细胞淋巴瘤。

HTLV-Ⅰ或 HTLV-Ⅱ感染的实验室诊断主要依据病毒的分离和特异性抗体的测定。应用免疫印迹法可区别 HTLV-Ⅰ、HTLV-Ⅱ和 HIV 三种病毒的抗体。

目前尚无有效的抗 HTLV 感染的疫苗。AZT 对治疗病毒的感染有一定的疗效。

## 思考题

1. 能引起人类疾病的逆转录病毒有哪些？各引起何种疾病？
2. HIV 的形态结构有何特点？HIV 可通过哪些途径感染人体？

# 第十九章 其他病毒

## 第一节 狂犬病病毒

狂犬病病毒（rabies virus）属弹状病毒科，是引起狂犬病的病原体。病毒外形呈子弹状，大小约 75 nm×180 nm，核心含单股负链 RNA。核衣壳为螺旋对称型，外有包膜，包膜上有糖蛋白刺突。狂犬病毒有嗜神经细胞性，易在其中大量增殖，形成胞浆内嗜酸性、圆形或椭圆形包涵体，称内基小体（Negri body）（图 19-1）。室温下病毒传染性可保持 1～2 周，加热 60℃，5 分钟可被灭活，紫外线可迅速灭活病毒。

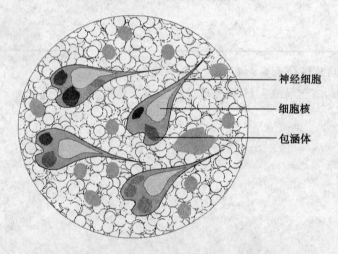

神经细胞

细胞核

包涵体

**图 19-1 狂犬病病毒的包涵体示意图**

狂犬病病毒对温血动物易感。宿主动物 80％为野犬，还有狼、狐狸、臭鼬、蝙蝠、家畜等。人患狂犬病是由患病动物咬伤所致，在动物发病前 5 天，唾液中可含病毒，人被其咬伤后，病毒通过伤口进入体内。潜伏期一般为 1～3 个月，但亦有短至 1 周或长达数年者。病毒进入体内先在肌纤维细胞中增殖，并沿神经末梢上行至中枢神经细胞内继续增殖，再沿传出神经扩散至唾液腺及其他组织。病毒主要引起脑和脊髓广泛性病理损伤。发病早期症状有发热、乏力、流涎等；典型临床表现是神经兴奋性增高，躁动不安、恐水、恐声、咽喉肌肉痉挛等；最后转入麻痹期，出现昏迷、呼吸及循环衰竭而死亡。病死率几乎达 100％。

预防狂犬病的主要措施是加强家犬管理，捕杀野犬，注射疫苗。人被动物咬伤后，伤口局部处理要及时、彻底，立即用 20％肥皂水、0.1％新洁尔灭或清水反复冲洗伤口，再用 70％乙醇及碘酒涂擦。高效价抗狂犬病病毒血清于伤口周围与底部浸润注射及肌注，可做被动免疫。及时接种狂犬疫苗可以预防发病，我国现使用的灭活病毒疫苗，于第 1、3、7、14、28 天各肌注 1 ml，免疫效果好，副作用少。

# 第二节 黄 病 毒

黄病毒科（*Flaviviridae*）是一大群具有包膜的单股正链 RNA 病毒。黄病毒科包括黄病毒属（*Flavivirus*）、丙肝病毒属等，我国流行的乙型脑炎病毒、登革病毒均属黄病毒属。此外，森林脑炎病毒、西尼罗病毒、中欧脑炎病毒等也是黄病毒属的成员。黄病毒属病毒因是通过吸血的节肢动物（蚊、蜱等）传播，过去曾称为虫媒病毒（arbovirus），现已不再使用"虫媒病毒"一词。

黄病毒科的共同特点：①呈小球状，直径 40～70 nm。②核酸为单股正链 RNA，外面是 20 面体对称衣壳，最外层为脂质包膜，其上镶嵌有血凝素刺突。③抵抗力弱，对热、脂溶剂、酸及紫外线均敏感。④节肢动物是病毒的传播媒介，又是储存宿主，所以疾病有明显的季节性和地域性。⑤致病力强，引起疾病潜伏期短、发病急、病情重。

## 一、流行性乙型脑炎病毒

流行性乙型脑炎病毒（乙脑病毒）是引起流行性乙型脑炎（乙脑）的病原体，国际上称为日本脑炎病毒（Japanese encephalitis virus）。乙脑病毒主要由三带喙库蚊、白纹伊蚊传播。我国乙脑流行高峰期在 6～9 月，主要与带病毒蚊虫出现的时间和密度有关。家畜、家禽是乙脑病毒的中间宿主和传染源。蚊感染病毒后，在一定外界气温条件下，病毒在其唾液腺和肠内增殖，经 1～2 周后，此时如叮咬家畜或家禽，则可致动物感染，虽不出现明显症状，但有短暂的病毒血症期。在病毒血症期的动物，则可成为更多蚊虫感染病毒的传染源，形成蚊-动物-蚊的循环。若蚊叮咬易感人群则可引起人体感染。蚊体可携带乙脑病毒越冬以及经卵传代，蚊还可能是病毒的长期储存宿主。幼猪是乙脑病毒传播环节中的重要中间宿主。人群对此病毒普遍易感，但大多数为隐性或轻型感染，只有少数引起中枢神经系统症状，发生脑炎。好发年龄为 9 个月至 10 岁的儿童。

乙脑病毒侵入人体后，先在局部血管内皮细胞及淋巴结中增殖，随后少量病毒入血流，形成第一次病毒血症。病毒随血流播散至肝、脾，在单核吞噬细胞内继续增殖，经 10 天左右，大量病毒再次进入血流，引起第二次病毒血症，导致发热等全身不适。少数病人机体免疫力缺乏时，病毒可穿过血脑屏障，在脑组织中增殖，造成脑实质及脑膜病变，引起高热、惊厥、昏迷等症状。此病毒引起疾病死亡率高，幸存者可留下神经系统后遗症。

防蚊灭蚊是预防乙脑的关键。在易感人群中（9 个月至 10 岁），用乙脑疫苗进行接种，安全有效，是预防乙脑流行的重要环节。若给流行区的幼猪接种疫苗，有可能控制乙脑在猪群及人群的传播和流行。对乙脑患者，则应隔离治疗。目前使用原代初生地鼠肾细胞培养的乙脑减毒活疫苗，受到良好的效果。重组疫苗和多肽疫苗正在研制中。

## 二、登 革 病 毒

登革病毒（dengue virus）是登革热的病原体，主要在东南亚、西太平洋、中南美洲流行，近年在我国广东、海南和广西等地区均有发生。在自然界，登革病毒储存于人和猴，由埃及伊蚊和白纹伊蚊传播，病毒感染人体后可在毛细血管内皮细胞和单核细胞中增殖，然后经血流播散，引起发热、肌肉和关节酸痛、淋巴结肿胀及皮肤出血、休克等。临床上可表现为典型登革热、登革出血热和登革休克综合征。常用 ELISA 法和斑点免疫测定法检测登革热病人血清中的 IgM 抗体，发病第 5 d 抗体阳性率为 88％，第 6～10 d 达 99％。登革病毒疫苗尚未研制成功。

# 第三节  出血热病毒

引起出血热的病原体包括多种不同属的病毒（表 19-1），我国已发现的有汉坦病毒、新疆出血热病毒、登革病毒等。

表 19-1  致人类出血热的病毒及其传播媒介与分布

| 病毒科 | 病毒 | 媒介 | 所致疾病 | 分布 |
| --- | --- | --- | --- | --- |
| 布尼亚病毒科 | 汉坦病毒 | 啮齿动物 | 肾综合征出血热 | 亚洲、欧洲、美洲、非洲 |
| | 新疆出血热病毒 | 蜱 | 新疆出血热 | 中国新疆 |
| | Rift 山谷热病毒 | 蚊 | Rift 山谷热 | 非洲 |
| 黄病毒科 | 登革病毒 | 蚊 | 登革出血热 | 东南亚、南美 |
| | 黄热病病毒 | 蚊 | 黄热病 | 非洲、南美 |
| | Kyasanur 森林热病毒 | 蜱 | Kyasanur 森林热 | 印度 |
| | Omsk 出血热病毒 | 蜱 | Omsk 出血热 | 西伯利亚 |
| 披膜病毒科 | Chikungunya 病毒 | 蚊 | Chikungunya 热 | 非洲、东南亚 |
| 沙粒病毒科 | Lassa 病毒 | 啮齿动物 | Lassa 热 | 西非 |
| | Junin 病毒 | 啮齿动物 | 阿根廷出血热 | 南美 |
| | Machupo 病毒 | 啮齿动物 | 玻利维亚出血热 | 南美 |
| 线状病毒科 | Marburg 病毒 | — | Marburg 热 | 非洲、欧洲 |
| | Ebola 病毒 | | Ebola 热 | 非洲 |

# 一、汉坦病毒

汉坦病毒（*hantavirus*）是布尼亚病毒科（*Bunyaviridae*）的一个新属，为肾综合征出血热（hemorrhagic fever with renal syndrome，HFRS）的病原体。HFRS 在我国流行范围广，危害严重，习惯称流行性出血热。此病毒 1978 年由韩国汉坦河附近流行性出血热疫区捕获的黑线姬鼠肺组织中分离出，以后又从病人血清中分离到病毒。

汉坦病毒呈球形、卵圆形或多形态性，平均直径约 120 nm，核酸类型为单负股 RNA。核衣壳外有包膜，包膜上有刺突，为血凝抗原，其凝集鹅红细胞活性在 pH 6.0～6.4 范围最强。病毒增殖时在细胞质内胞核周围出现特殊形态的包涵体。易感动物有黑线姬鼠、长爪沙鼠、大鼠、乳小鼠和金地鼠等。流行性出血热有明显的地区性和季节性，与鼠类分布和活动有关。我国汉坦病毒的宿主动物有几十种，主要有黑线姬鼠、褐家鼠、长尾仓鼠、野兔、猫、犬等。厉螨和小盾恙螨不仅是传播媒介，亦是储存宿主。携带病毒的动物通过唾液、尿、粪排出病毒，污染食物、水、空气等，人或动物经呼吸道、消化道或直接接触等方式被传染。

病毒进入人体后，潜伏期约为 1～2 周，起病急。发病机制主要是病毒直接引起毛细血管损伤、血管通透性增高、血管舒缩功能和微循环障碍。还与病毒感染引起的免疫病理有关，病毒抗原与其抗体形成免疫复合物，沉积在小血管壁和肾小球基底膜等组织，激活补体，导致血管、肾脏的免疫病理损伤，引起出血。典型的临床表现为高热、出血和肾损害。临床过程包括发热期、低血压休克期、少尿期、多尿期和恢复期。病死率较高，隐性感染率较低。汉坦病毒感染后，发病 1～2 天即可出现特异性 IgM，第 7～10 天达高峰。IgG 抗体随之出现，可持续多年。病后免疫力持久。临床应用感染汉坦病毒的鼠肺抗原涂片或细胞培养抗原片，查病人血清中病毒特异性 IgM 或 IgG 抗体，单份血清 IgM 阳性或双份血清 IgG 抗体≥4 倍增高者，均有诊断意义。

对流行性出血热的防治主要是注意灭鼠、消毒、食品卫生、环境卫生、个人防护等。对疫区进行疫情监测和调查，对患者要隔离治疗。我国应用金黄地鼠肾细胞培养汉坦病毒制备精制纯化灭活疫苗，人体接种后无不良反应并能产生较高的中和抗体。

## 二、新疆出血热病毒

新疆出血热病毒是从我国新疆塔里木盆地出血热病人的血液、尸体脏器中以及在疫区捕获的硬蜱中分离获得。分类上为布尼亚病毒科内罗病毒属（*Nairovirus*）的克里米亚-刚果出血热病毒血清组。病毒结构、培养特性和抵抗力与汉坦病毒相似，但其抗原性、传播方式、致病性却不同。能用鸡胚分离传代。

新疆出血热是一种自然疫源性疾病，有严格的地区性和明显的季节性，主要分布在荒漠牧场。硬蜱是该病毒的传播媒介和储存宿主，病毒可经蜱卵传代。野生啮齿动物及家畜等是主要的储存宿主。

每年 4～6 月蜱大量繁殖，也是发病的高峰。人被带病毒的蜱叮咬后，潜伏期为 5～7天。临床表现为发热、全身疼痛、中毒症状和皮肤粘膜有出血点，严重病人有鼻衄、呕血、血尿及蛋白尿。病后机体可产生多种抗体，获得持久免疫力。

微生物学检查与汉坦病毒基本相同，其预防主要针对传染源和传播途径采取措施。我国研制成功的精制灭活乳鼠脑新疆出血热病毒疫苗，该疫苗安全，其预防效果在观察中。

## 第四节 人乳头瘤病毒

乳头瘤病毒属于乳多空病毒科中的乳头瘤病毒属，它包括多种动物乳头瘤病毒和人乳头瘤病毒（human papilloma virus，HPV）。HPV 为 20 面立体对称，呈球形，无包膜。病毒核酸为双股环状 DNA，已发现 HPV 有 60 多个型。HPV 只能感染人的皮肤和粘膜上皮细胞。HPV 的传播主要通过直接接触感染者病损部位或间接接触被病毒污染的物品。生殖器感染主要由性交传播。新生儿可在通过产道时受感染。病毒感染仅停留于局部皮肤和粘膜中，不产生病毒血症。不同型别的 HPV 侵犯的部位和所致疾病不尽相同。例如尖锐湿疣主要由 HPV-6、HPV-11 型引起，也可由 1、2 型所致；跖疣和寻常疣多由 HPV 的 1、2、4型引起；扁平疣主要由 HPV 的 3、10 型所致。宫颈癌的发生与 HPV 的 16、18、33 等型密切相关。

**思考题**

1. 如何防治狂犬病？
2. 黄病毒具有哪些共同特征？
3. 乙脑病毒是通过哪种方式传播的？如何控制感染人群？
4. 肾综合征出血热病毒的自然宿主是什么，怎样传播给人类？

# 第二十章 其他原核细胞型微生物

## 第一节 支 原 体

支原体（mycoplasma）是一类无细胞壁、可通过除菌滤器、能在无生命培养基中生长繁殖的最小原核细胞型微生物。由于它们能形成有分支的长丝，故称之为支原体。支原体在自然界中分布广泛，种类较多，对人有致病作用的主要有支原体属（*Mycoplasma*）的肺炎支原体（*M. pneumonia*）和脲原体属（*Ureaplasma*）的溶脲脲原体（*U. urealyticum*）。

### 一、生物学特性

支原体大小为 0.2～0.3 μm，形态呈多形性，有球、杆、丝状等。革兰染色阴性，但不易着色。常用 Giemsa 法染色，呈淡紫色。支原体主要以二分裂繁殖，营养要求较高，在牛心浸液中添加 10%～20%动物血清及酵母浸膏的低琼脂培养基中培养，生长较慢，2～3 d 后形成"油煎蛋"样小菌落。即菌落中心较厚，向下长入培养基，周边为一层较薄而透明的颗粒区。肺炎支原体的菌落直径为 0.1～0.3 mm，溶脲脲原体的菌落直径仅 0.01～0.04 mm，一般需在低倍镜下观察。肺炎支原体能发酵葡萄糖，溶脲脲原体能水解尿素。支原体对热、干燥及对石炭酸、来苏等化学消毒剂敏感；低温或冷冻干燥可将其长期保存。红霉素、四环素、卡那霉素等抑制或影响蛋白质合成的抗生素对支原体有杀伤作用，可用于治疗；而作用于细胞壁的抗生素对支原体无效。

### 二、致病性与免疫性

致病性支原体一般通过其表面蛋白质紧密粘附在宿主细胞表面，很少侵入血液。其致病机制可能是通过吸取宿主细胞膜的胆固醇与脂质作为营养物质，并产生一些有毒的代谢产物，如神经毒素、$H_2O_2$ 等，使宿主细胞受损。此外，溶脲脲原体可通过粘附在精子表面而影响精子运动、引起不育；并可分解尿素产生大量氨，既具有细胞毒作用，也可促使结石的形成。

肺炎支原体是引起支原体肺炎（亦称原发性非典型性肺炎）的病原体，也可引起上呼吸道感染和慢性支气管炎等。肺炎支原体主要经飞沫通过呼吸道传播，常发生于夏秋季，青少年多见。支原体肺炎约占非细菌性肺炎的 1/2，其病理变化以间质性肺炎为主。感染后一般症状较轻，可表现为头痛、发热、咳嗽等一般症状。偶有严重者，表现为顽固性咳嗽、胸痛、淋巴结肿大等，可伴有心血管、神经系统症状等。

溶脲脲原体可引起泌尿生殖系统感染，甚至造成不育症。溶脲脲原体主要经性接触传播，引起非淋球菌性尿道炎、盆腔炎、阴道炎、输卵管炎等；亦可通过胎盘传给胎儿，引起早产、死胎；或分娩时新生儿经产道感染。

支原体肺炎患者血清中还可产生一种冷凝集素，其本质为 IgM 型的自身抗体，目前认为可能是肺炎支原体感染细胞后，引起宿主细胞膜抗原结构发生改变而产生的自身抗体。冷凝集素与O型人红细胞在4℃条件下凝集，这种凝集在36℃条件下消失，故称为冷凝集试验，可用于肺炎支原体感染的辅助诊断。

### 三、微生物学检查和防治原则

支原体的微生物学诊断主要包括支原体的分离培养和血清学试验。分离到支原体后应做生化反应、红细胞吸附试验、生长抑制试验、代谢抑制试验等进一步鉴定。非特异性冷凝集试验可用于肺炎支原体感染的辅助诊断。早期可用ELISA法、PCR技术分别检测支原体的蛋白抗原和DNA。肺炎支原体疫苗尚在研制阶段。治疗多选用红霉素、氯霉素、四环素等药物。

由于支原体和细菌L型均无细胞壁，两者在生物学特性（如多形性、"油煎蛋"样菌落）及致病性等方面具有某些共同特点，故在进行支原体分离鉴定时应予注意。两者的主要区别是细菌L型在去除诱因后常可恢复为有细胞壁的细菌，而支原体就是一类无细胞壁的微生物。

# 第二节 衣 原 体

衣原体（chlamydia）是一类严格真核细胞内寄生、有独特发育周期、能通过细菌滤器的原核细胞型微生物。过去曾归属于病毒。衣原体的共同特征有：①含有DNA和RNA两种核酸；②细胞壁组成与革兰阴性菌类似；③严格细胞内寄生，有独特的发育周期，以二分裂方式增殖；④有核糖体和自身代谢基本的酶类，但缺乏代谢所需的能量，需宿主细胞提供；⑤对多种抗生素敏感。衣原体分布广泛，常寄生于人类、哺乳动物及禽类，仅少数种类致病。能引起人类疾病的衣原体有沙眼衣原体、肺炎衣原体、鹦鹉热衣原体等，前两者与人类疾病关系密切。

## 一、生物学特性

衣原体在宿主细胞内生长繁殖，有特殊的发育周期，光学显微镜下可见两种不同颗粒结构，即原体（elementary body）和始体（initial body）。原体小（0.2~0.4μm）而致密，呈球形，有细胞壁，是发育成熟的衣原体，Giemsa染色呈紫色，Macchiavello染色为红色。原体有高度传染性，但无繁殖能力。感染宿主细胞后被细胞膜包围形成空泡，在空泡内原体体积逐渐增大发育成始体。始体无胞壁，较大（0.5~1μm），呈球形，电子致密度低，呈纤维网状结构，故又称为网状体。Macchiavello染色呈蓝色。始体无感染性，是细胞内发育周期中的繁殖型，在胞内以二分裂法增殖形成许多子代原体，聚集成各种形态的包涵体。成熟的子代原体从细胞中释出，再感染新的易感细胞，开始新的发育周期。一般每个生活周期约需48~72小时。衣原体营专性细胞内寄生。可用鸡胚卵黄囊接种、易感动物（如小鼠腹腔）接种及传代细胞（如Hela细胞）分离培养。沙眼衣原体是我国学者汤飞凡1956年用鸡胚卵黄囊接种法首次在世界上分离成功的。

根据抗原构造和DNA同源性特点，衣原体属可分为沙眼衣原体（*C. trachomatis*）、肺炎衣原体（*C. pneumoniae*）、鹦鹉热衣原体（*C. psittaci*）和兽类衣原体四个种（表20-1）。其中沙眼衣原体又分为沙眼亚种、性病淋巴肉芽肿亚种（LGV）和鼠亚种。每个生物种又可分成不同的血清型。

表 20-1　四种衣原体的主要性状比较

| 性　状 | 沙眼衣原体 | 肺炎衣原体 | 鹦鹉热衣原体 | 兽类衣原体 |
|---|---|---|---|---|
| 自然宿主 | 人、小鼠 | 人 | 鸟类、低等哺乳类 | 牛、羊 |
| 所致人类疾病 | 沙眼，性传播疾病，幼儿肺炎 | 肺炎，呼吸道感染 | 肺炎，呼吸道感染 | 呼吸道感染 |
| 原体形态 | 圆形、椭圆形 | 梨形 | 圆形、椭圆形 | 圆形 |
| 包涵体糖原 | ＋ | － | － | － |
| 血清型 | 18 | 1 | 不明 | 3 |
| 对磺胺敏感性 | 敏感 | 敏感 | 敏感 | 敏感 |

## 二、致病性与免疫性

不同衣原体所致疾病不同，有些只引起动物疾病，如沙眼衣原体的鼠亚种和鹦鹉热衣原体的大多数菌株；有些只引起人类疾病，如沙眼生物亚种、性病淋巴肉芽肿亚种以及肺炎衣原体等；而有些可引起人畜共患疾病，如鹦鹉热衣原体中部分菌株。

### （一）致病物质

衣原体细胞壁含脂多糖，其毒性作用与革兰阴性菌内毒素相似。此外，衣原体主要外膜蛋白具有抗吞噬作用，有助于其在宿主细胞内繁殖，引起Ⅳ型超敏反应，导致免疫病理损伤。沙眼衣原体主要外膜蛋白还可促使单核细胞产生 IL-1 等细胞因子，沙眼衣原体感染是炎症和瘢痕形成的重要因素。

### （二）所致疾病

1. 沙眼　由沙眼亚种 A、B、Ba 及 C 血清型引起。经眼-眼或眼-手-眼方式直接或间接传播。沙眼衣原体侵入眼结膜上皮细胞后大量繁殖，在细胞浆内形成包涵体，引起局部炎症。早期表现有流泪、结膜充血、滤泡增生及粘液脓性分泌物等，后期可出现乳头增生、结膜瘢痕、眼睑内翻、倒睫及角膜血管翳，严重者可引起角膜损伤，影响视力或致盲，是目前世界上致盲的第一病因。

2. 包涵体结膜炎　由沙眼亚种 B、Ba、D-K 血清型引起。婴儿经产道感染引起滤泡性结膜炎，类似沙眼，但不侵犯角膜，经数周或数月可痊愈。成人经手-眼途径，或因污染的游泳池水而感染起滤泡性结膜炎。

3. 泌尿生殖道感染　经性接触传播引起非淋球菌性泌尿生殖道炎症。男性多表现为尿道炎，一般不发热，可自行缓解，但多数可导致慢性感染并周期性加重，也可合并附睾炎、直肠炎等。在女性可引起尿道炎、宫颈炎、盆腔炎及输卵管炎。

4. 性病淋巴肉芽肿　人是性病淋巴肉芽肿亚种的自然宿主，无动物储存宿主。人类经性接触传播。男性常侵犯腹股沟淋巴结，引起化脓性淋巴结炎和慢性淋巴肉芽肿。女性则侵犯会阴、肛门及直肠组织，引起会阴-肛门-直肠组织狭窄。

5. 上呼吸道感染　由鹦鹉热衣原体和肺炎衣原体引起。前者主要引起鸟类或家禽的自然感染，人类经呼吸道传染，引起上呼吸道感染或肺炎。肺炎衣原体只有一个血清型，无动物储存宿主，可引起人类，尤其是青少年急性呼吸道感染，可导致肺炎、支气管炎、鼻咽炎等，还可形成心包炎、心肌炎和心内膜炎。

**（三）免疫性**

衣原体感染后，机体可以产生特异性细胞免疫和体液免疫，但免疫力一般不强，因而常造成持续感染和反复感染。

## 三、微生物学检查

多数衣原体病根据临床表现即可做出诊断，一般不需微生物检查，如沙眼急性期、包涵体结膜炎、性病淋巴肉芽肿等。但对疾病早期或临床症状不典型者，可进行微生物学检查辅助诊断。沙眼急性期可从患者眼结膜病灶处刮片，经碘液、Giemsa 或荧光抗体染色后，观察上皮细胞胞浆内有无包涵体或沙眼衣原体。性病淋巴肉芽肿可从患者病损部取材或抽取淋巴结脓液、采直肠组织标本等染色镜检。可用 PCR 法直接检测衣原体核酸，做出诊断。

## 四、防治原则

沙眼的预防主要是注意个人卫生，不要共用毛巾、浴巾和脸盆，避免直接或间接接触传染，目前无特异性预防措施。泌尿生殖道衣原体感染的预防应广泛开展性传播疾病知识宣传，积极治愈病人和带菌者。治疗可选用磺胺、红霉素、诺氟沙星等药物。

# 第三节　立克次体

立克次体（Rickettsia）是一类专性活细胞内寄生、革兰阴性的原核细胞型微生物。立克次体是为了纪念首先发现并在研究斑疹伤寒病原体时不幸感染而牺牲的 H. T. Ricketts（美）而命名的。

立克次体的共同特征是：①专性细胞内寄生，以二分裂方式繁殖。②含有 DNA 和 RNA 两类核酸。③有多种形态，主要为球杆状，革兰阴性。④大小介于细菌与病毒之间，普通光学显微镜下可看到。⑤对抗生素敏感。⑥大多是人畜共患病的病原体。

对人致病的立克次体有 5 个属，包括立克次体属（Rickettsia）、柯克斯体属（Coxiella）、东方体属（Orientia）、埃立克体属（Ehrlichia）和巴通体属（Bartonella）。立克次体病多是自然疫源性疾病，呈世界性或地方性流行，我国发现的立克次体病主要有斑疹伤寒、恙虫病和 Q 热等（表 20-2）。

表 20-2　致病立克次体及其致病的流行病学特点

| 属 | 群 | 种 | 所致疾病 | 媒介昆虫 | 贮存宿主 |
|---|---|---|---|---|---|
| 立克次体属 | 斑疹伤寒群 | 普氏立克次体 | 流行性斑疹伤寒 | 人虱 | 人 |
| | | 莫氏立克次体 | 地方性斑疹伤寒 | 鼠蚤 | 鼠 |
| | | 加拿大立克次体 | 加拿大斑疹伤寒 | 蜱 | 兔 |
| | 斑点热群 | 立氏立克次体 | 洛基山斑点热 | 蜱 | 狗、野鼠等 |
| | | 西伯利亚立克次体 | 北亚蜱传斑疹伤寒 | 蜱 | 野兽、鸟 |
| | | 康氏立克次体 | 纽扣热 | 蜱 | 小野生动物 |
| | | 澳大利亚立克次体 | 昆示兰热 | 蜱 | 有袋动物、野鼠 |
| | | 小株立克次体 | 立克次体痘 | 革蜱 | 家鼠 |

续表

| 属 | 群 | 种 | 所致疾病 | 媒介昆虫 | 贮存宿主 |
|---|---|---|---|---|---|
| 柯克斯体属 | | 贝纳柯克斯体 | Q热 | 蜱 | 野生小动物、牛、羊 |
| 东方体属 | 恙虫病群 | 恙虫病立克次体 | 恙虫病 | 恙螨 | 野鼠 |
| 埃立克体属 | 犬埃立克体群 | 查菲埃立克体 | 人单核细胞埃立克体病 | 蜱 | 啮齿类 |
| | 腺热埃立克体群 | 腺热埃立克体 | 腺热埃立克体病 | 蜱 | 啮齿类 |
| | 嗜吞噬细胞埃立克体群 | 人粒细胞埃立克体 | 人粒细胞埃立克体病 | 蜱 | 人、马、狗 |
| 巴通体属 | | 五日热巴通体 | 战壕热、杆菌性血管瘤 | 人虱 | 人 |
| | | 汉赛巴通体 | 猫抓病、杆菌性血管瘤 | 一 | 猫、狗 |
| | | 杆菌样巴通体 | Oroya热、秘鲁疣 | 白蛉 | 人 |
| | | 伊丽莎白巴通体 | 心内膜炎 | 不明 | 不明 |

## 一、生物学特性

立克次体呈多形态性，以球形或杆状多见。大小为（0.3~0.6）μm×（0.8~2.0）μm。革兰染色阴性但不易着色，常用 Giemsa 染色，立克次体被染成紫色或蓝色。立克次体具有细胞壁和细胞膜。其结构与革兰阴性菌相似。细胞壁最外层是由多糖组成的粘液层，在粘液层和细胞壁之间有脂多糖或多糖组成的微荚膜。这些表层结构与其粘附宿主细胞及抗吞噬有关。细胞壁包括外膜、肽聚糖和蛋白脂多糖。胞质内有核糖体，核质为双链 DNA，无核仁和核膜。立克次体专性活细胞内寄生，二分裂法繁殖，繁殖速度较慢，9~12 h 分裂一次。

斑疹伤寒等立克次体的脂多糖与变形杆菌某些 X 菌株的菌体抗原有共同的耐热多糖抗原（表 20-3）。因此，利用这些变形杆菌菌株代替立克次体抗原，进行非特异性定量凝集反应，测定人或动物血清中相应的抗体，称为外斐反应（Weil-Felix reaction），用来辅助诊断立克次体病。

表 20-3　主要立克次体与变形杆菌菌株抗原交叉现象

| 立克次体 | OX$_{19}$ | OX$_2$ | OX$_k$ |
|---|---|---|---|
| 普氏立克次体 | +++ | + | — |
| 斑疹伤寒立克次体 | +++ | + | — |
| 恙虫病立克次体 | — | — | +++ |
| 五日热巴通体 | — | — | — |

## 二、致病性与免疫性

### （一）感染途径

人类感染立克次体主要通过节肢动物如人虱、鼠蚤、蜱或螨的叮咬而传播。人虱、鼠蚤在叮咬处排出带有立克次体的粪便而污染伤口侵入人体；以蜱、螨为媒介的传播途径是由叮咬处直接进入人体；Q 热立克次体可经接触、呼吸道或消化道途径感染人体。

### （二）致病机制

立克次体的致病物质主要有内毒素和磷脂酶A。内毒素的主要成分是脂多糖，其活性与肠道杆菌内毒素相似，如致热原性，损伤内皮细胞，致微循环障碍和中毒性休克等。磷脂酶 A 能溶解宿主细胞膜或细胞内吞噬体膜，有利于立克次体穿入宿主细胞并在其中生长繁殖。立克次体表面粘液层结构有利于粘附到宿主细胞表面和抗吞噬作用，可增强对易感细胞的侵袭力。立克次体侵入人体后，先在局部淋巴组织或小血管内皮细胞中繁殖，引起初次立克次体血症。再经血流扩散至全身器官的小血管内皮细胞中繁殖后，大量立克次体释放入血导致第二次立克次体血症。由立克次体产生的内毒素等毒性物质也随血流波及全身，引起毒血症。

立克次体损伤血管内皮细胞，常伴有全身实质性脏器的血管周围广泛性病变，在皮肤可出现皮疹，在肝、脾、肾等则出现相应脏器损害症状。晚期体内可形成抗原-抗体免疫复合物，可加重临床症状，甚至可因心、肾衰竭而死亡。

### （三）所致疾病

由立克次体引起的疾病统称为立克次体病。包括斑疹伤寒、Q热和恙虫病等（表20-2）。

1. 流行性斑疹伤寒　由普氏立克次体引起，人虱为介，在人与人之间传播，流行于冬春季节。除高热、头痛、皮疹外，可伴有神经系统、心血管系统的损伤。

2. 地方性斑疹伤寒　由莫氏立克次体引起，以鼠蚤为媒介从鼠传给人。很少累及神经系统和心血管系统。

3. 恙虫病　由恙虫病立克次体引起，以恙螨为媒介传播。该病的特征是先在叮咬局部出现红色血疹，再变成水疱并破裂，溃疡中央呈黑色焦痂。

4. Q热　由贝纳柯克斯体引起，在动物间传播媒介是蜱，当感染动物的尿及粪便污染环境后，可经呼吸道或消化道使人受染，出现发热、头痛、腰痛等临床症状。

### （四）免疫性

人患立克次体病后，体内可产生中和立克次体及其毒素的抗体，还能诱发细胞免疫。由于立克次体严格的活细胞内寄生，故其免疫以细胞免疫为主，多数患者病后可获得强而持久的免疫。

## 三、微生物学检查

因立克次体特别容易引起实验室感染，所以在进行立克次体的微生物学检查时必须严格遵守实验室操作规程，以防感染事故的发生。

进行病原体的分离可在发病的早期或用药前采集病人血液，接种至易感动物腹腔（恙虫病立克次体用小鼠，其他均用雄性豚鼠）进行分离。若接种后豚鼠体温＞40℃，同时有阴囊红肿，表示有立克次体感染，可进一步对分离出的毒株用免疫荧光或其他方法鉴定。也可收集血清作免疫学试验，应采集急性期和恢复期双份血清以观察抗体效价的动态变化。外斐反应是立克次体病常用的血清学检测方法。一般单份标本的抗体效价在1：160以上，或恢复期效价比急性期增高4倍以上时有诊断意义。但要注意排除变形杆菌感染的可能性。

## 四、防　治　原　则

预防的重点是控制和消灭其中间宿主及储存宿主，如灭鼠、灭蚤、灭虱，加强个人自身防护。特异性预防可接种灭活疫苗。治疗可用氯霉素、四环素及多西环素。禁用磺胺类药物（不能抑制立克次体，反有促进其繁殖作用）。

# 第四节 螺 旋 体

螺旋体（spirochete）是一类细长柔软、弯曲呈螺旋状、运动活泼的原核细胞型微生物。与细菌基本结构相似。广泛存在于自然界和动物体内，种类繁多。根据其免疫原性、螺旋数目、大小与规则程度及两螺旋间距离的不同分为 2 科 7 属，能引起人和动物疾病的有 3 个属：①钩端螺旋体属；②密螺旋体属，主要有梅毒螺旋体、雅司螺旋体和品他螺旋体；③疏螺旋体属，有回归热螺旋体和伯氏螺旋体等。

## 一、钩端螺旋体

钩端螺旋体（*Leptospira*）简称钩体，种类多，分致病性和非致病性两种。致病性钩体有多种型别，对人和动物引起钩体病。

### （一）生物学特性

钩端螺旋体菌体为圆柱形，大小 0.15 $\mu$m×（6~12）$\mu$m。在暗视野显微镜下观察，可见螺旋盘绕细密、规则，形似一串发亮的微细串珠，菌体一端或两端弯曲成钩状，常使菌体呈 C、S 形状。菌体最外层为外膜，其内是螺旋状的肽聚糖层和胞质膜包绕着细胞质，在外膜和肽聚糖层之间，有周浆鞭毛（periplasmic flagella）或称轴丝，各由一端伸展至菌体的中央，运动活泼。革兰染色阴性，但着色较难。常用 Fontana 镀银染色法，菌体染成棕褐色（彩图 20-1）。常用含 10％兔血清和蛋白胨的 Korthof 培养基培养生长良好。钩体生化反应不活泼，不分解糖类、蛋白质和氨基酸。钩体对干燥、热、直射日光的抵抗力均弱。56℃、10 min 死亡。对青霉素、金霉素敏感。

### （二）致病性与免疫性

钩端螺旋体的致病物质有：①溶血素，不耐热，对氧稳定。能破坏红细胞而溶血。注入小羊体内，可引起贫血、肝大、出血、黄疸与血尿。②内毒素样物质，与细菌脂多糖类似，但结构不同。耐热，能使动物发热，引起炎症和坏死。③细胞毒性因子，注入小鼠，出现肌肉痉挛、呼吸困难而死亡。

钩体所致的钩体病是地理分布最广泛的人畜共患的传染病，广泛在野生动物和家畜中流行。我国已从多种动物中检出钩体，其中以鼠类和猪为主要传染源和储存宿主，带菌率很高，且排菌期长。动物感染后大多呈无症状的"带菌"状态。其长期在肾小管中生长繁殖，不断从尿中排出，污染水源和土壤。人类接触污染的水源和土壤，使钩体有机会穿过正常或破损的皮肤和粘膜侵入人体而受感染。孕妇感染钩体后，也可经胎盘感染胎儿引起流产。也可经吸血昆虫传播。钩体病多流行于夏秋季，如果雨季造成内涝或山洪暴发可引起暴发流行。

钩体自皮肤粘膜侵入人体后，即在局部繁殖，并进入血流引起钩体血症。经 1~2 周后，散布至肝、肾、脾、肺及脑等器官引起各种症状。因钩体及其释放的毒性产物作用，患者可引起发热、全身酸痛、眼结膜充血、腓肠肌剧痛、淋巴结肿大等症状，全身毛细血管内皮细胞损伤并伴有微循环障碍，以至主要器官受损。临床上常见有流感伤寒型、黄疸出血型、肺出血型、脑膜脑炎型、肾功能衰竭型等。部分病人恢复期后可出现眼和神经系统后发症。

患病 1～2 周血中出现特异性抗体，具有凝集和增强吞噬细胞的吞噬等作用，血液中钩体迅速被清除，故以体液免疫为主。但抗体对肾内钩体作用较小，故尿中排菌可达数月。隐性感染或病后，可获得对同型菌株持久性免疫力，但对异型钩体仅有部分免疫或无免疫力。

### （三）微生物学检查

1. 检查螺旋体　发病 1 周内取血，第 2 周起即可取尿液，有脑膜炎症状者取脑脊液进行：①直接镜检，将标本离心集菌后，作暗视野显微镜检查或用 Fontana 镀银法染色镜检。②分离培养与鉴定，将标本接种于 2 至 3 管 Korthof 培养基中，28℃培养 2～4 周（或复方明胶培养基培养 5～7 天）。如有呈云雾状生长，用暗视野显微镜检查钩体，再用血清学方法鉴定其群型；如 40 天仍未生长则报告钩体培养阴性。③将上述标本注入幼豚鼠或田鼠腹腔内，3～5 天后取血、腹腔液镜检及培养。死后解剖，可见皮下及肺有出血斑，内脏有大量钩体。④分子生物学方法如 PCR 检查法和同位素或生物素标记 DNA 探针法检查患者或动物尿中的钩体 DNA。

2. 血清学诊断　一般在病初及发病 2～4 周各采血一次进行：①显微镜凝集试验检测病人血清有无同型抗体，其效价在 1∶300 以上或双份血清效价≥4 倍增长则有诊断意义。②间接凝集试验，检测病人血清中有无相应抗体。③ELISA 检测钩体病人血清中特异性抗体。

### （四）防治原则

消灭传染源、切断传播途径和增强机体抗钩体的免疫力是预防的主要措施。保护好环境以及对易感人群进行多价死疫苗接种，所用疫苗必须是当地流行的血清型。近年国内试用钩体外膜亚单位疫苗，有一定效果。治疗首选青霉素、庆大霉素或多西环素等。脑膜炎型可首选甲硝唑，因此药易通过血脑屏障，能破坏菌体 DNA 结构。

## 二、梅毒螺旋体

梅毒螺旋体又称苍白密螺旋体（*Treponema pallidum*，TP）是人类梅毒的病原体。梅毒是性病，在许多国家仍然相当流行，危害较大。

### （一）生物学特性

TP 纤细，螺旋致密规则，大小 0.2 μm×（6～15）μm，两端尖直，运动活泼。菌体表面有荚膜样粘多糖。电镜下菌体内有轴丝，最外层为外膜，其内为浆膜，轴丝是运动器官。菌体由蛋白质、类脂及糖类组成。用 Fontana 镀银染色，螺旋体为棕褐色，菌体变粗易于查见。新鲜标本可直接在暗视野显微镜下观察其形态和运动方式（图 20-2）。TP 对温度和干燥特别敏感。离体后干燥 1～2 h 或 50℃、5 min 死亡。在血液中 4℃放置 3 天可死亡，故血库冷藏 3 天以上的血液已无传染梅毒的危险。对化学

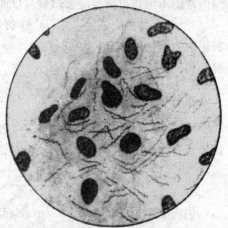

**图 20-2　梅毒螺旋体**

消毒剂敏感，在 1%～2%石炭酸内数分钟死亡。

TP 的抗原：①表面特异性抗原，能刺激机体产生特异性凝集抗体；②类属抗原，能刺激机体产生补体结合抗体；③TP 侵入人体破坏组织后，组织中磷脂粘附于 TP 表面形成复合抗原，使机体产生抗磷脂的自身抗体，称之为反应素。

### （二）致病性与免疫性

TP 的致病因素包括：①TP 表面的粘多糖和唾液酸，可粘附宿主细胞，阻止补体和吞噬细胞的杀菌作用；②透明质酸酶：有利于菌体扩散，破坏毛细血管，导致组织坏死、溃疡，形成梅毒特征性的病理损害。

TP 引起的梅毒可分先天性和获得性两种。在自然情况下，人是梅毒的唯一传染源。先天性梅毒（胎传梅毒）经垂直感染胎儿，扩散至肝、脾、肾上腺等器官大量繁殖，引起胎儿的全身感染。获得性梅毒分为 3 期：①Ⅰ期梅毒，感染后 3 周左右局部出现无痛性硬下疳，多见于外生殖器，其溃疡渗出物中含大量 TP，传染性极强。约 1 个月，下疳常自愈。螺旋体则潜伏体内，经 2～3 个月无症状的潜伏期后进入Ⅱ期。②Ⅱ期梅毒，全身皮肤粘膜常出现梅毒疹，淋巴结肿大，也可累及骨、关节、眼和神经系统。在梅毒疹及淋巴结中有大量螺旋体，有较强传染性。经一段时间后症状可消退，但常发生复发性Ⅱ期梅毒。③Ⅲ期梅毒，又称晚期梅毒。Ⅱ期梅毒经 2 年左右隐伏，部分病人复发而进入Ⅲ期。出现皮肤粘膜溃疡性坏死病灶，并侵犯内脏组织或器官，进展和消退交替进行。严重者经 10～15 年后，引起心血管及中枢神经系统病变。此期病灶中螺旋体少，传染性小，破坏性大，可危及生命。

梅毒的免疫是传染性免疫，以细胞免疫为主。人感染 TP 后，首先经吞噬细胞吞噬和杀灭，机体逐渐产生特异性体液免疫和细胞免疫。这种免疫力不完全，多数病人不能完全清除体内的螺旋体，进而发展为Ⅱ期和Ⅲ期梅毒。

### （三）微生物学检查

1. 检查 TP　Ⅰ期梅毒取硬下疳渗出液，Ⅱ期梅毒取梅毒疹渗出液或局部淋巴结抽出液。直接在暗视野显微镜下检查，见有运动活泼的密螺旋体有助于诊断。

2. 非螺旋体抗原试验　用正常牛心肌的心脂质作为抗原，测定病人血清中的反应素。国内常用不加热血清反应素试验（USR）和快速血浆反应素环状卡片试验（RPR）。

3. 螺旋体抗原试验　用 TP 作抗原，测定病人血清中 TP 特异性抗体。常用的有荧光密螺旋体抗体吸收（FTA-ABS）试验（间接免疫荧光法）、螺旋体血凝试验（间接血凝试验）和 TP 制动试验等。

### （四）防治原则

梅毒是一种性病，应加强性卫生教育和严格社会管理。对病人要早期确诊，彻底治疗。用足量青霉素治疗，疗效短，效果好。

## 三、伯氏疏螺旋体

伯氏疏螺旋体（*Borrelia burgdorferi*，BB）是 Lyme 病的病原体，1977 年在美国康涅狄格州 Lyme 镇发现本病，故名。BB 大小 $0.2\,\mu m \times$（10～40）$\mu m$，有 5～10 个不规则的螺旋，在暗视野显微镜下扭曲、翻转，运动活泼。革兰染色阴性，但不易着色。Giemsa 染色为淡紫色，镀银法呈棕褐色。常用 BSK 培养基（含有牛血清白蛋白）培养，最适生长条件：36℃、pH 7.5、5%～10% $CO_2$，需培养 2～3 周。分裂繁殖一代约 12 小时。

Lyme 病是硬蜱传播的自然疫源性疾病。储存宿主主要是野生哺乳动物。感染的蜱叮咬人，BB 随唾液侵入皮肤，在局部繁殖，皮肤出现慢性游走性红斑（ECM）、发热、头痛、关节痛或局部淋巴结炎等。随后 ECM 向周围扩散，逐渐出现皮损，形成关节炎，心脏、神经系统多脏器损害。未经治疗的病例一般在起病后约 2 个月内可缓解，但常可复发。

Lyme 病菌血症期短暂，病变组织中螺旋体少，直接镜检和培养较困难。常于发病后数周取病人血清或脑脊液用 ELISA 法可检出特异性抗体。特异性 IgM 多在 ECM 发生后 2～4 周出现，特异性 IgG 通常在发病后 6～8 周出现。可用 PCR 技术检查各种标本内 BB 的 DNA。

本病以预防为主，防止蜱咬伤。早期 Lyme 病口服四环素、多西环素、阿莫西林、红霉素等有效。如伴有神经系统等深部组织损害，则需青霉素联合头孢曲松等静脉滴注。

## 四、回归热螺旋体

回归热螺旋体（*B. recurrentis*）是回归热的病原体。生物学特性类似 BB。回归热是一种由节肢动物传播的、有周期性反复发作的急性传染病。按回归热传播媒介不同，分为两类，均属于疏螺旋体属：回归热螺旋体，以人虱为传播媒介，自然宿主是人，引起流行性回归热；以蜱为传播媒介，引起地方性回归热，在我国已少见。诊断回归热症，必须在发热期间由耳垂或指端取血 1～2 滴，制片用暗视野显微镜观察或 Giemsa 染色后观察，如见有细如卷发的疏螺旋体即可诊断。必要时作小白鼠试验。治疗主要用青霉素、四环素等。

## 思考题

1. 对人类致病的支原体有哪些？它们各通过什么途经感染？通常引起哪些疾病？
2. 衣原体有哪些共同特点？有哪些种类？各引起哪些疾病？
3. 常见的立克次体有哪些？各引起哪些疾病？如何传播的？
4. 常见致病性螺旋体有哪些种类？简述其致病性。
5. 今有一疑似梅毒患者，如何取材检验帮助临床诊断？

# 第二十一章 真 菌

真菌（fungus）是一类有细胞壁，不分根、茎、叶和不含叶绿素，以寄生或腐生方式生存，少数为单细胞，多数为多细胞，能进行无性或有性繁殖的真核细胞型微生物。真菌在自然界中分布广泛，绝大多数对人类有益，少数可引起人类疾病。

## 第一节 真菌的基本特性

### 一、真菌的形态与结构

与细菌比较，真菌的大小、结构和化学组成等均存在很大差异。真菌比细菌大几倍至几十倍，用普通光学显微镜放大几百倍就能清晰地观察到。真菌的细胞壁中无肽聚糖，但含由多聚 N-乙酰氨基葡萄糖构成的大分子几丁质，其坚韧性主要依赖于几丁质。故不受青霉素、头孢菌素的作用。

**（一）单细胞真菌**

细胞呈圆形或椭圆形。以出芽（budding）方式繁殖，芽生孢子成熟后与母体分离，形成新的个体。能引起人类疾病的有新型隐球菌和白假丝酵母菌等。

**（二）多细胞真菌**

又称丝状菌或霉菌（mold），由菌丝和孢子组成。

1. 菌丝（hypha） 是由孢子长出芽管并逐渐延长形成。菌丝又可长出许多分支并交织成团，形成菌丝体（mycelium）。

（1）按功能不同可将菌丝分为：①营养菌丝，即能伸入培养基中吸取营养物质的菌丝；②气中菌丝，即能向空气中生长的菌丝；③生殖菌丝：即可产生孢子的气中菌丝。

（2）按结构不同可将菌丝分为：有隔菌丝和无隔菌丝。前者在菌丝内形成隔膜，将菌丝分成数个细胞。后者在菌丝内无隔膜，整条菌丝内含有多个细胞核。大多数致病性真菌的菌丝为有隔菌丝。

（3）按形态不同菌丝可分为：螺旋状、球拍状、结节状、鹿角状、梳状和关节状菌丝等。因不同真菌菌丝的形态不同，故可据此鉴别真菌。

2. 孢子（spore） 是真菌的繁殖结构。根据繁殖方式不同，孢子分为有性孢子和无性孢子两种。病原性真菌大多通过形成无性孢子而繁殖。无性孢子按形态不同分为三种：

（1）分生孢子（conidium）：真菌中最常见的一种无性孢子，由生殖菌丝末端的细胞分裂或收缩形成，也可由菌丝侧面出芽形成。分生孢子又分为大分生孢子和小分生孢子两种，前者由多个细胞组成，体积较大多成梭状、棒状或梨状；后者仅由一个细胞构成，体积较小。

（2）叶状孢子（thallospore）：由菌丝内细胞直接形成。包括由细胞出芽生成的芽生孢子；由菌丝内胞浆浓缩，胞壁增厚形成的厚膜孢子；以及由菌丝细胞壁变厚并分隔成长方形的节段而形成的关节孢子三种类型。

（3）孢子囊孢子（sporangiospore）：是由菌丝末端膨大形成孢子囊，囊内含有许多孢子，孢子成熟后则破囊而出。

各种霉菌的菌丝和孢子的形态不同（图21-1），是鉴别真菌的重要标志。

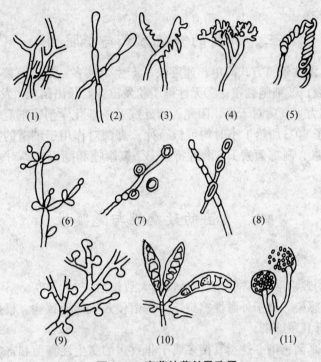

**图 21-1　真菌的菌丝及孢子**

（1）有隔菌丝；（2）球拍状菌丝；（3）梳状菌丝；（4）鹿角状菌丝；

（5）螺旋状菌丝；（6）芽生孢子；（7）厚膜孢子；（8）关节孢子；

（9）小分生孢子；（10）大分生孢子；（11）孢子囊孢子

部分真菌在不同的环境条件（营养、温度等）下，可发生单细胞真菌与多细胞真菌两种形态的可逆转换，称为真菌的双相性。如组织胞浆菌和球孢子菌等在室温（25℃）条件下发育为丝状菌；而在宿主体内或在含有动物蛋白的培养基上37℃培养时则呈酵母菌型。

## 二、真菌的培养特性与菌落特征

### （一）培养特性

真菌的营养要求不高，培养真菌常用沙保培养基（Sabouraud medium），主要含葡萄糖、蛋白胨和琼脂。培养真菌最适的 pH 为 4～6，最适的温度一般为 22～28℃，但有些深部感染真菌在 37℃ 条件下才生长良好。真菌一般生长缓慢，需培养 1～2 周长出菌落。

### （二）菌落特征

真菌菌落可分三种类型：

1. 酵母型菌落　为单细胞真菌形成的菌落形式。菌落光滑湿润、柔软且致密，类似细菌菌落。多数单细胞真菌培养后都形成酵母型菌落，如隐球菌的菌落。

2. 类酵母型菌落  有些单细胞真菌在出芽繁殖后形成的芽管不与母细胞脱离而形成假菌丝。假菌丝可伸入培养基中，但菌落外观与酵母型菌落相似。如白假丝酵母菌的菌落。

3. 霉菌型菌落（丝状菌落）  为多细胞真菌形成的菌落形式。菌落可呈绒毛状、棉絮状等。菌落的中心与边缘、表层与底层可呈现不同颜色。丝状菌落的形态和颜色可作为鉴别真菌的依据。

## 三、真菌的繁殖方式与抵抗力

1. 无性繁殖  无性繁殖方式简单、速度快、产生个体多，是真菌繁殖的主要方式，其方式有：①菌丝断裂；②细胞裂殖；③无性孢子萌发出芽，长出菌丝，发育成新的个体。

2. 真菌的抵抗力  真菌对干燥、阳光、紫外线及一般化学消毒剂有较强的抵抗力；但不耐热，菌丝与孢子 60℃ 加热 1 小时均可被杀死。真菌对作用于细菌的抗生素不敏感。抗真菌药物如灰黄霉素、制霉菌素 B、两性霉素 B、氟康唑和酮康唑等对多种真菌均有抑制作用。

## 四、真菌的致病性与免疫性

### （一）致病性

不同种类真菌的致病形式不同。真菌性疾病大致包括：

1. 致病性真菌感染  属于外源性感染，由真菌侵入机体而致病。根据感染部位可分为浅部真菌感染和深部真菌感染。

2. 条件致病性真菌感染  这类真菌多属于非致病的腐生性真菌和寄居在人体的正常菌群，其感染多发生于机体局部或全身免疫功能降低及菌群失调的情况下。常见的条件致病性真菌有白假丝酵母菌、新型隐球菌、卡氏肺孢子菌等。

3. 真菌性中毒  某些真菌如黄曲霉菌、镰刀菌、节菱孢菌等污染粮食或食品后，在其生长繁殖过程中可产生毒素，人食入后可导致急性或慢性中毒。有些真菌本身即有毒性如有毒的蘑菇，人及牲畜误食后也可引起急性中毒。

4. 真菌超敏反应性疾病  某些真菌如青霉菌、镰刀菌、着色真菌等的孢子或其代谢产物可作为变应原，引发超敏反应，导致哮喘、超敏性鼻炎、荨麻疹等疾病。

5. 真菌毒素与肿瘤  某些真菌毒素与肿瘤的发生有关，如黄曲霉毒素可诱发肝癌。

### （二）免疫性

机体对真菌的免疫包括非特异性免疫和特异性免疫。皮脂腺分泌的不饱和脂肪酸具有抗真菌作用。学龄前儿童皮脂腺发育尚未完善，故易患头癣。另外，正常菌群的拮抗作用和吞噬细胞的吞噬作用均在抗真菌的非特异性免疫中发挥着重要作用。

真菌感染后可刺激机体产生细胞免疫和体液免疫。细胞免疫在抗真菌感染中的作用较重要。细胞免疫功能低下或缺陷者易患真菌感染。真菌感染诱生的抗体可发挥调理吞噬作用等。

# 第二节　致病性真菌

## 一、浅部感染真菌

### （一）皮肤癣菌（dermatophytosis）

此类真菌可侵犯人的皮肤、毛发和指（趾）甲，引起各种癣症。皮肤癣菌分为 3 个菌属，即毛癣菌属（*Trichophyton*）、表皮癣菌属（*Epidermophyton*）和小孢子癣菌属（*Microsporum*）。皮肤癣菌在沙保培养基上生长，形成丝状菌落。可根据菌落的形态、颜色以及镜检孢子、菌丝的形态，对皮肤癣菌进行初步鉴定（表 21-1）。

表 21-1　皮肤癣菌的形态特点及侵犯部位

| 菌属 | 主要致病性皮肤癣菌 | 菌落特点 | 孢子和菌丝的形态 | 侵犯部位 皮肤 | 甲 | 毛发 |
|---|---|---|---|---|---|---|
| 毛癣菌属 | 红色毛癣菌、紫色毛癣菌、须毛癣菌、许兰毛癣菌、断发毛癣菌 | 可呈颗粒状、粉末状、绒毛状等，颜色可为红、白、黄、棕等色 | 细长棒状薄壁的大分生孢子及侧生葡萄状的小分生孢子。菌丝可有螺旋状、球拍状和鹿角状等 | ＋ | ＋ | ＋ |
| 表皮癣菌属 | 絮状表皮癣菌 | 初为白色鹅毛状，后转为黄绿色粉末状 | 卵圆形大分生孢子，陈旧培养物可见厚膜孢子。菌丝为球拍状、结节状 | ＋ | ＋ | － |
| 小孢子癣菌属 | 铁锈色小孢子癣菌 | 菌落由绒毛状逐渐变至粉末状，颜色为灰色、橘红色或棕黄色 | 厚壁梭形大分生孢子和卵圆形小分生孢子。菌丝为结节状、梳状和球拍状等 | ＋ | － | ＋ |

皮肤癣菌感染属外源性感染，通过接触癣症患者或患癣的动物（如狗、猫等）而受到传染。一种癣菌可引起机体不同部位的感染，而同一部位的病变也可由不同癣菌引起。微生物学检查可取皮屑、指（趾）甲屑或病发，经 10% KOH 消化后镜检。皮屑和甲屑中见到菌丝；病发内、外见到菌丝和孢子，可初步诊断为皮肤癣菌感染。若要作出菌种的鉴定，可经沙保培养基培养或玻片小培养后，根据菌落特征、菌丝和孢子的特征鉴定是何种皮肤癣菌。

### （二）申克孢子丝菌（*Sporotrichum schenckii*）

广泛存在于土壤及植物表面等，经皮肤微小伤口感染，可引起皮肤、皮下组织及其附近淋巴管的慢性炎症，导致化脓、溃疡渗出及亚急性或慢性肉芽肿。此菌也可通过呼吸道或消化道感染，经血行播散至其他器官引起深部感染。

申克孢子丝菌为双相性真菌：在组织内为酵母菌型，镜下可见圆形或雪茄样出芽细胞，常位于中性粒细胞和单核细胞内，偶见菌丝和星状体；在沙保培养基上培养为丝状菌型，菌落初为灰白色粘稠小点，后逐渐扩大形成黑褐色的皱褶薄膜。

## 二、深部感染真菌

深部感染真菌是指能侵犯深部组织和内脏的真菌。深部真菌感染可由致病性真菌和条件致病性真菌所致。致病性深部感染真菌属外源性，侵入机体后即可致病，如组织胞浆菌、副球孢子菌、皮炎芽生菌等，引起的感染多见于美洲，我国少见。在我国，深部真菌感染主要是由条件致病性真菌所致。

条件致病性真菌亦称机会致病性真菌，多数是宿主的正常菌群成员，宿主免疫力降低是其致病的主要条件。近年来，条件致病性真菌引起的深部感染日益增多，已成为导致危重病人死亡的重要原因。条件致病性真菌主要有：

### （一）白假丝酵母菌（*Candida albicans*）

通常称为白色念珠菌，是念珠菌属中主要的条件致病菌。

1. 生物学特性　菌体呈椭圆形，以芽生孢子出芽繁殖，孢子伸长形成芽管，不与母细胞脱离，形成丝状称为假菌丝。培养特征是在沙保培养基中于 37℃培养 1～3 d 形成类酵母型菌落；在玉米粉培养基上可长出厚膜孢子。假菌丝和厚膜孢子有助于白色念珠菌的鉴定。

2. 致病性　白假丝酵母菌通常存在于正常人的口腔、上呼吸道、阴道及肠道内，当机体免疫功能低下或菌群失调时可引起疾病。白假丝酵母菌可侵犯人体许多部位，主要引起以下类型感染：

（1）皮肤粘膜感染：皮肤感染好发于皮肤皱褶处，如腋窝、腹股沟及指（趾）间等皮肤潮湿部位。粘膜感染可发生鹅口疮、口角糜烂、外阴与阴道炎等。

（2）内脏感染：常可引起支气管炎、肺炎、食管炎、肠炎、膀胱炎、肾盂肾炎、心内膜炎及心包炎等。偶尔也可引起败血症。

（3）中枢神经系统感染：可引起脑膜炎和脑脓肿等，常由呼吸系统及消化系统病灶播散所致。

### （二）新型隐球菌（*Cryptococcus neoformans*）

本菌广泛存在于土壤和鸽粪中。某些正常人体表、口腔、粪便中也可分离到该菌。

1. 生物学特性　菌体呈圆形，外周有厚荚膜，常用印度墨汁负染后镜检；在沙保培养基上形成白色、光滑、湿润的酵母型菌落。

2. 致病性　新型隐球菌一般为外源性感染，由呼吸道传播，大多数感染者症状不明显，且能自愈。细胞免疫功能低下者感染该菌后，首先引起肺部感染，然后从肺部经血行播散，最易侵犯中枢神经系统，引起慢性脑膜炎；还可播散至皮肤、粘膜、骨和内脏器官等。

3. 微生物学检查　取可疑患者脑脊液、痰液、脓汁等标本经墨汁负染后镜检，见有圆形或椭圆形的菌体，其外有宽厚的荚膜即有诊断意义。必要时作分离培养、生化反应及动物试验进行鉴定。

### （三）曲霉菌

本菌在自然界分布广，种类多，对人致病的主要有烟曲霉菌、黄曲霉菌等。烟曲霉菌主要由呼吸道侵入，引起支气管哮喘和肺部感染，也可侵入血流播散至各器官引起全身性感染。黄曲霉菌产生的黄曲霉素与恶性肿瘤的发生有关，如可导致肝癌。

另外，曲霉菌的孢子可作为变应原引起超敏反应。

### （四）毛霉菌

广泛存在于自然界中，常引起食物霉变，在机体免疫力低下时可引起感染。感染多发生在鼻或耳部，也可经血流播散，引起脑膜炎等。

## 思考题

1. 病原性真菌可引起哪些疾病？
2. 机会致病性真菌感染机体的条件是什么？
3. 如何防止真菌性食物中毒？

# 医学寄生虫学

高兴政 编

# 第一章 医学寄生虫学总论

## 概 述

医学寄生虫学 (medical parasitology) 是研究感染人的寄生虫和寄生虫病的科学。它主要研究与医学有关的寄生虫的形态结构、生理、生物化学、免疫学、分子生物学、生活史、寄生虫与宿主的相互关系、寄生虫病的实验诊断 (病原学、免疫学和分子生物学诊断)、流行因素与防治原则,还研究传播媒介的形态、生活史、生态、与疾病的关系和防制原则。

医学寄生虫包括寄生虫病的病原体和传播媒介。病原体为医学原生动物、医学蠕形动物和少数医学节肢动物,传播媒介主要包括蛛形纲和昆虫纲的节肢动物。

寄生虫对人类的危害主要有作为病原体引起寄生虫病、作为传播媒介传播传染病,以及由其造成的经济损失和对社会发展的影响等。寄生虫病遍及全球,尤其是热带和亚热带地区的发展中国家,寄生虫病的发病率和病死率均很高,对人类危害极大,造成无法估量的经济损失,严重地影响社会和经济的发展。联合国开发计划署/世界银行/世界卫生组织联合倡议的热带病研究特别规划 (TDR) 致力于在全世界范围内重点防治的 6 种热带病中,除麻风病外,其余 5 种 (疟疾 malaria, 血吸虫病 schistosomiasis, 丝虫病 filariasis, 利什曼病 leishmaniasis, 锥虫病 trypanosomiasis) 均属寄生虫病,根据疾病的负担和流行现状,2000年在此基础上又增加了结核病和登革热,并将丝虫病分为淋巴丝虫病 (lymphatic filariasis) 和盘尾丝虫病 (onchocerciasis),锥虫病分为非洲锥虫病 (African trypanosomiasis) 和恰加斯病 (Chagas' disease),统称 10 大热带病,其中寄生虫病占 7 种。

我国幅员辽阔,大部分地区处于温带和亚热带,寄生虫病分布广泛。经过半个多世纪的不懈努力,我国寄生虫病的防治工作虽然已取得巨大成绩,但目前其仍然是一个严重的问题。在某些地区造成流行的复杂因素仍然存在,有些寄生虫病的发病率时有增加,一些食源性寄生虫病 (如肝吸虫病、带绦虫病和旋毛虫病等) 不断增加,有的甚至引起地方性流行。机会性寄生虫病 (如弓形虫病、肺孢子虫病和隐孢子虫病等) 感染率也有增高的趋势,因此控制和消灭寄生虫病的任务仍然十分艰巨。

## 小 结

1. 医学寄生虫学是研究感染人的寄生虫和寄生虫病的科学。医学寄生虫包括寄生虫病的病原体 (医学原生动物、医学蠕形动物和少数医学节肢动物) 和传播媒介 (蛛形纲和昆虫纲节肢动物)。

2. 寄生虫对人类的主要危害有作为病原体引起寄生虫病、作为传播媒介传播传染病,以及由其造成的经济损失和对社会发展的影响等。

3. 联合国开发计划署/世界银行/世界卫生组织联合倡议的热带病研究特别规划 (TDR) 致力于在全世界范围内重点防治的 10 种热带病中,有 7 种 (疟疾、血吸虫病、淋巴丝虫病、盘尾丝虫病、利什曼病、非洲锥虫病和恰加斯病）属寄生虫病。

## 思考题

1. 什么叫医学寄生虫学？学习医学寄生虫学的目的是什么？
2. 医学寄生虫对人类的主要危害有哪些？

# 第一节　寄生现象与寄生虫

凡是两种生物生活在一起的现象统称共生（symbiosis），根据共同生活中的两种生物之间的营养、居住和利害关系，可将生物种间的共同生活方式分为三种类型，即互利共生、片利共生和寄生生活。现重点介绍寄生生活。

### 寄生生活（parasitism）

两种生物在一起生活，其中一种生物从中获利并生存，而另一种生物受到损害的现象称寄生生活。获利并生存的动物叫寄生虫（parasite），受损害的一方称宿主（host）。

1. 寄生虫的类型

（1）按寄生虫在人体的寄生部位分体外寄生虫（ectoparasite）和体内寄生虫（endoparasite）：寄生在宿主体表或体表开口腔道（如耳）内的寄生虫称体外寄生虫，如蜱、螨、虱等。寄生在宿主体内的寄生虫称体内寄生虫。体内寄生虫可寄生在宿主的细胞、血液或其他组织器官内，以及消化道或体腔内，如寄生的原生动物和蠕形动物。

（2）按寄生生活的时间分永久性寄生虫（permanent parasite）和暂时性寄生虫（temporary parasite）：寄生在宿主体表或体内的寄生虫不能离开宿主独立生活，这种寄生虫称永久性寄生虫，如血吸虫、肥胖带绦虫等。有些寄生虫仅在叮咬吸血时接触宿主，这种寄生虫称暂时性寄生虫，如蜱、蚊等。

（3）按寄生虫对宿主的选择分专性寄生虫（obligatory parasite）和兼性寄生虫（facultative parasite）：寄生虫生活史至少有部分或全部阶段必须营寄生生活，这种寄生虫称专性寄生虫。但许多专性寄生虫在宿主外也有自生生活阶段，如隐孢子虫卵囊和溶组织内阿米巴包囊在外界环境可生存一段时间。既可营自生生活，又能营寄

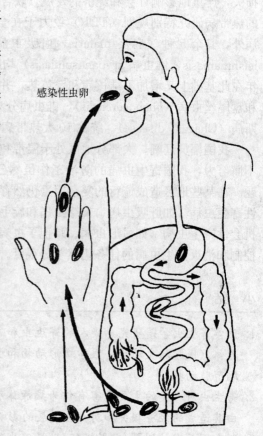

感染性虫卵

图 1-1　蠕形住肠线虫生活史（直接型生活史）

生生活的寄生虫，偶然进入人体，造成损伤，这种寄生虫叫兼性寄生虫，如棘阿米巴等。

2.宿主的类型

寄生虫生活史中，有的寄生虫只需一个宿主，有的则需两个或两个以上宿主。寄生虫性成熟阶段（成虫）或有性增殖阶段寄生的宿主叫终宿主（final host）。如肥胖带绦虫成虫寄生在人体小肠内，故人是肥胖带绦虫的终宿主。寄生虫的不成熟阶段（幼虫）或无性阶段寄生的宿主叫中间宿主（intermediate host）。寄生虫生活史有一个或多个中间宿主，若有一个以上的中间宿主，依发育的先后顺序分别命名为第一中间宿主和第二中间宿主，如华支睾吸虫幼虫阶段先后寄生在豆螺、沼螺和淡水鱼虾体内，所以豆螺、沼螺是第一中间宿主，淡水鱼虾为第二中间宿主。有些寄生虫除寄生在人体外，还可寄生在某些脊椎动物体内，感染动物是此种寄生虫的传染源，并能传染给人，在流行病学中这种动物起贮存和保虫作用，这种脊椎动物称保虫宿主（reservoir host）。如许多野生动物（如海狸）为蓝氏贾第鞭毛虫的保虫宿主。某些蠕虫幼虫侵入非正常宿主，虽能存活，但不能发育为成虫，保持幼虫阶段，当此幼虫有机会进入正常宿主，就能继续发育为成虫，这种非正常宿主称转续宿主（paratenic host）。如卫氏并殖吸虫幼虫在非正常宿主（野猪）体内，长期保持幼虫阶段，当正常宿主

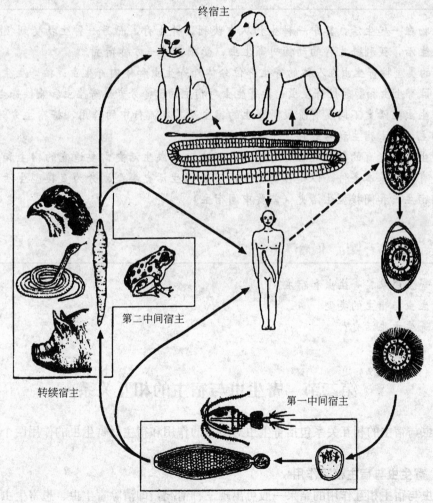

图 1-2　曼氏迭宫绦虫生活史（间接型生活史）

（人）食入含肺吸虫的野猪肉时，就可在人体内发育为成虫，野猪为卫氏并殖吸虫的转续宿主。

3. 寄生虫生活史（life cycle）

寄生虫完成一代的生长、发育和繁殖及宿主转换的全部过程称寄生虫生活史。

寄生虫生活史复杂，完成生活史需要两个基本条件，即适宜的宿主和外界环境。生活史包括寄生虫感染阶段侵入宿主的方式和途径、在宿主体内移行或到达寄生部位的途径、正常的寄生部位、离开宿主的方式、在外界环境中的发育以及所需的各种宿主和传播媒介。

生活史类型主要以是否需要中间宿主划分为直接型生活史和间接型生活史。

直接型生活史：仅有终宿主，不需要中间宿主的生活史（图1-1）。通过空气、接触和污染的食物或饮水传播，如肠道内寄生虫（似蚓蛔线虫、毛首鞭形线虫等）属此类型。

间接型生活史：具有终宿主和一个或多个中间宿主的生活史（图1-2）。如寄生在组织、器官内的寄生虫（卫氏并殖吸虫、华支睾吸虫等）属此类型。

## 小　结

1. 两种生物在一起生活，其中一种生物从中获利，并生存，而另一种生物受到损害的现象称寄生生活，获利并生存的动物叫寄生虫，受损害的一方称宿主。
2. 寄生虫的类型按寄生虫在人体的寄生部位分体外寄生虫和体内寄生虫；按寄生生活的时间分永久性寄生虫和暂时性寄生虫；按寄生虫对宿主的选择分专性寄生虫和兼性寄生虫。
3. 根据寄生虫生活史不同发育阶段所寄生的宿主及其在流行中的作用，将宿主分为终宿主、中间宿主、保虫宿主和转续宿主。
4. 寄生虫生长、发育的整个过程称寄生虫生活史，完成生活史需要适宜的宿主和在外界环境中发育两个基本条件。以是否需要中间宿主将生活史类型划分为直接型生活史（不需要中间宿主）和间接型生活史（需要中间宿主）。

## 思考题

1. 什么叫寄生现象、寄生虫和宿主？
2. 阐述寄生虫与宿主的类型。
3. 什么叫寄生虫生活史？

# 第二节　寄生虫与宿主的相互关系

寄生虫与宿主的相互关系包括寄生虫对宿主的作用和宿主对寄生虫的作用两个方面。

### （一）寄生虫与宿主相互作用

寄生虫与宿主相互作用的结果一般可出现三种情况，即清除寄生虫、患寄生虫病和带虫状态。

1. 寄生虫侵入人体后诱导宿主产生获得性免疫力，抑制和杀伤寄生虫，使寄生虫不能继续生存，而被宿主全部清除。

2. 寄生虫侵入人体后，逃避宿主免疫系统的作用，在宿主体内生长、发育、繁殖，对宿主造成不同程度的损害，出现病理变化和临床症状，引起寄生虫病（parasitic disease）。

寄生虫病多为慢性感染，并有幼虫移行、异位寄生、人兽共患和机会致病的特点。

（1）慢性感染：寄生虫病不同于病毒、细菌和真菌病，寄生虫在宿主体内繁殖慢，数量少，临床症状较轻，常呈慢性过程。

（2）幼虫移行：有些蠕虫感染阶段侵入人体后，其幼虫可经循环系统、呼吸系统或其他组织移行后，到达寄生部位，这属于生活史的正常移行，如似蚓蛔线虫在人体内的游移。而幼虫移行症（larva migrans）是指某些动物体内寄生的蠕虫幼虫进入非正常宿主（人）内，不能发育为成虫，但可在人体内长期移行，破坏组织，产生疾病。如斯氏狸殖吸虫幼虫可引起皮肤和内脏幼虫移行症。

（3）异位寄生（ectopic parasitism）：有些寄生虫在正常寄生部位以外的组织或器官内寄生，并造成损伤。如血吸虫虫卵除沉着在主要寄生部位（肝、肠）外，还可寄生在肺、脑等部位。

（4）人兽共患：有些寄生虫除寄生在人体外，还可寄生在某些脊椎动物体内，人和动物体内的寄生虫可互为传染源，造成人与动物之间寄生虫病的传播，这种在人与脊椎动物之间自然传播的寄生虫病称人兽共患寄生虫病（parasitic zoonosis）。如旋毛虫病为人兽共患寄生虫病。

（5）机会致病：当机体免疫功能不全或抵抗力下降时，体内寄生虫异常增殖，致病力增强，出现明显的临床症状和体征，这种现象称为机会致病，这些寄生虫叫机会致病寄生虫（opportunistic parasite），如隐孢子虫为机会致病寄生虫。

3. 寄生虫侵入人体后，宿主能杀伤大部分，不能全部清除体内的寄生虫，但对再感染具有一定的抵抗力。寄生虫在宿主体内能长期生存，但无临床症状，呈带虫状态（carrier）或隐性感染（latent infection）。

### （二）寄生虫对宿主的作用

大多数寄生虫都对宿主造成损害，寄生虫对宿主的危害主要取决于虫种、数量、毒力、在人体内的游移过程、寄生部位和生理活动。寄生虫对宿主的危害主要有夺取营养、机械性损害、毒素作用和免疫病理作用，造成对宿主的综合作用。

1. 夺取营养，影响营养物质的吸收　寄生虫在宿主体内生长、发育和繁殖所需的营养物质主要来源于宿主，如钩虫吸血掠夺宿主体内的蛋白质和铁比通过饮食补充的多，可导致贫血。有些寄生虫（钩虫、蓝氏贾第鞭毛虫等）可造成肠粘膜损伤，引起吸收营养功能障碍。

2. 机械损害　由于寄生虫在肠道、组织或细胞内寄生，可引起堵塞腔道、压迫组织和破坏细胞等机械性损害。似蚓蛔线虫在小肠内大量寄生可阻塞肠道，引起肠梗阻。链状带绦虫囊尾蚴和细粒棘球绦虫棘球蚴在脑内寄生，压迫周围组织，引起占位性病变，疟原虫和杜氏利什曼原虫分别寄生在红细胞和巨噬细胞内，并在细胞内繁殖，导致细胞破坏。

3. 毒素作用　寄生虫的分泌物、排泄物以及死亡虫体的分解产物对宿主均有毒性作用，造成对宿主的损害。如溶组织内阿米巴分泌的蛋白水解酶侵蚀肠壁，破坏组织。

4. 免疫病理　寄生虫体内和体表许多成分、线虫的蜕皮液和绦虫的囊液等均可作为抗原，诱导宿主产生免疫病理反应，造成局部和远离寄生部位的组织免疫损伤，其反应类型与其他病原（如微生物）产生的免疫病理现象相似。

（1）速发型变态反应（Ⅰ型变态反应）：引起Ⅰ型变态反应的抗体主要是 IgE，如蠕虫感染引起的荨麻疹；棘球蚴破裂，囊液被大量吸收，可致过敏性休克。

（2）细胞毒型变态反应（Ⅱ型变态反应）：如疟原虫和杜氏利什曼原虫引起的免疫溶血。

（3）免疫复合物型变态反应（Ⅲ型变态反应）：如血吸虫、疟原虫和杜氏利什曼原虫引起的肾脏病变。

（4）迟发型或细胞介导型变态反应（Ⅳ型变态反应）：此型变态反应是细胞介导的变态反应，如血吸虫卵引起的虫卵肉芽肿等。

### （三）宿主对寄生虫的作用

1. 宿主的饮食和营养状况对寄生虫感染的影响　宿主饮食或营养状况影响寄生虫的感染，高蛋白饮食可抑制肠内原虫的发育，而低蛋白饮食却有助于阿米巴病症状和并发症的出现。宿主的全身营养状况对寄生虫病的发生和发展都具有重要作用，如在人体营养状况良好时，钩虫感染可无临床症状。否则，尽管寄生的钩虫数量不多，却能引起钩虫病。

2. 免疫反应　宿主的免疫反应是宿主对寄生虫作用的主要表现，其免疫反应主要为宿主的免疫系统识别和清除寄生虫的作用，包括固有免疫（天然免疫）和适应性免疫（获得性免疫）。

（1）固有免疫：固有免疫是人类在长期的进化过程中逐渐建立起来的天然防御能力，抗间日疟原虫感染与 Duffy 血型的存在与否有关。

固有免疫还包括皮肤粘膜的屏障作用、吞噬细胞的吞噬作用、炎症反应，以及一些体液因素对寄生虫的杀伤作用等。

（2）适应性免疫：一般来说，寄生虫感染与病毒、细菌、霉菌的免疫过程基本相似，但大多数寄生虫感染所产生的获得性免疫水平比病毒和细菌低。许多原虫和蠕虫感染对再感染有短期抵抗力，只有在寄生虫存活时，它们才能诱导宿主产生获得性免疫力，这在抑制寄生虫感染上可能具有重要作用。

## 小　结

1. 寄生虫与宿主相互作用的结果有三种情况，即清除寄生虫、患寄生虫病和呈带虫状态。
2. 寄生虫病的特点主要有慢性感染、幼虫移行、异位寄生、人兽共患和机会致病等。
3. 寄生虫对宿主造成的损害主要取决于虫种、数量、毒力、在人体内的游移过程、寄生部位和生理活动。寄生虫对宿主的危害主要有夺取营养、机械性损害、毒素作用和免疫病理作用，造成对宿主的综合作用。
4. 宿主对寄生虫的作用虽受宿主的饮食和营养状况的影响，但主要表现为宿主的免疫作用。

## 思考题

1. 阐述寄生虫与宿主相互作用的结果。
2. 寄生虫病的特点有哪些？
3. 阐述寄生虫对宿主的危害。
4. 阐述宿主对寄生虫的作用。

# 第三节　寄生虫感染的免疫

研究抗寄生虫的特异性适应性免疫，对理解寄生虫致病机制、免疫学诊断、流行和防治都具有十分重要的意义。

### （一）寄生虫抗原特点

寄生虫的结构和生活史复杂决定寄生虫抗原的复杂性和多源性。

1. 抗原的复杂性　按寄生虫抗原的来源分表面抗原、代谢抗原和虫体抗原。其中表面抗原和代谢抗原的免疫原性较强。

2. 抗原的多源性　寄生虫抗原具有属、种、株、期的特异性，不同属、种或株的寄生虫，以及同一种株寄生虫生活史不同发育阶段既有特异性抗原，又有共同抗原。共同抗原是免疫诊断中交叉反应的基础，特异性抗原的分离、提纯和鉴定在提高免疫诊断的特异性、敏感性，研究免疫病理以及研制寄生虫疫苗等方面均具有重要的作用。

### （二）抗寄生虫的适应性免疫的不同类型

宿主对寄生虫感染产生的特异性免疫应答分消除性免疫（sterilizing immunity）和非消除性免疫（non-sterilizing immunity）。

1. 消除性免疫　宿主能完全清除体内寄生虫，并对再感染产生完全、稳固的免疫力，如热带利什曼原虫诱导的免疫，这是寄生虫感染中罕见的一种免疫状态。

2. 非消除性免疫　大多数寄生虫均可诱导宿主产生一定的抗再感染免疫力，但不能完全清除体内已有的寄生虫，虫数维持低水平，一旦用药物清除体内的寄生虫，获得性免疫逐渐减弱，以至消失。非消除性免疫包括带虫免疫（premunition）和伴随免疫（concomitant immunity）。

（1）带虫免疫：某些血内寄生虫（疟原虫、克氏锥虫、弓形虫）诱导一种特异的免疫应答，可杀伤体内的大部分寄生虫，但仍残存少量寄生虫，而导致临床症状消失，并产生抗特异性攻击的能力。

（2）伴随免疫：某些蠕虫（如血吸虫）感染诱导宿主产生抗同种寄生虫幼虫攻击感染的能力，而已寄生的寄生虫成虫完全不受保护性免疫反应的作用，可继续存活，这种现象称伴随免疫。伴随免疫在血吸虫病最明显。

### （三）免疫效应机制

1. 抗体依赖效应机制　大多数寄生虫均可诱导宿主产生明显的体液免疫，在蠕虫感染时 IgE 常增高，IgM 和 IgG 在原虫感染最重要。体液免疫可与细胞免疫有协同作用，但抗体的保护作用一般是不完全的。

2. 细胞介导免疫机制　在抗原虫和蠕虫适应性免疫中细胞免疫起重要作用。虽然寄生虫很善于逃避宿主的抗体反应，但逃避细胞免疫却不常见。

### （四）免疫逃避

寄生虫侵入免疫功能正常的宿主体内，有些可逃避宿主的免疫作用而发育、繁殖、生存，这种现象称为免疫逃避（immune evasion）。

1. 组织学隔离　有些寄生虫寄生在组织、细胞和腔道中，特殊的生理屏障使之与免疫系统隔离。肠内寄生虫能防止大部分免疫效应的攻击。细胞内寄生虫（利什曼原虫、刚地弓形虫和旋毛形线虫）可避开免疫反应。

2. 抗原变异（antigenic variation）　寄生虫在体内寄生过程中，有抗原变异现象，从而逃避宿主体内特异性免疫反应对其的杀伤作用。引起睡眠病的布氏锥虫表面糖蛋白改变，产生新抗原。

3. 抗原伪装（拟态）（mimicry）　抗原伪装是寄生虫体表结合宿主的抗原，或被宿主抗原包被，逃避宿主免疫系统的识别。如血吸虫成虫吸附宿主分子，以致宿主不能识别，成虫仍可能在人体内存活 10 年以上。

4. 免疫抑制（immune suppression）　多种寄生虫（如疟原虫）在感染宿主期间对宿主产生免疫抑制作用，使寄生虫在宿主体内长期存活，形成带虫者。

## 小　结

1. 研究抗寄生虫的特异性适应性免疫，对理解寄生虫致病机理、免疫学诊断、流行和防治都具有十分重要的意义。

2. 寄生虫的结构和生活史复杂使寄生虫抗原具有复杂性（表面抗原、代谢抗原和虫体抗原）和多源性（寄生虫抗原具有属、种、株和期的特异性）的特点。寄生虫抗原中表面抗原和代谢抗原的免疫原性强。

3. 寄生虫感染宿主时可产生不同程度的适应性免疫，其中消除性免疫罕见，大多数寄生虫可诱导宿主产生非消除性免疫，在非消除性免疫中有两种寄生虫感染特有的免疫现象，即带虫免疫和伴随免疫。

4. 免疫效应杀伤寄生虫机制

   （1）大多数寄生虫均可诱导宿主产生明显的体液免疫。

   （2）抗原虫和蠕虫的获得性免疫中细胞免疫起重要作用。

5. 寄生虫可逃避宿主的免疫作用而发育、繁殖和生存，其机理为组织学隔离、抗原变异、抗原伪装和免疫抑制等。

## 思考题

1. 研究寄生虫免疫的意义是什么？
2. 什么叫消除性免疫、非消除性免疫、带虫免疫和伴随免疫？
3. 阐述寄生虫免疫逃避机制。

# 第四节 寄生虫病的流行与防治

## (一) 寄生虫病的流行

1. 寄生虫病流行的基本环节 寄生虫病与其他传染病一样，在一个地区必须具备三个基本条件，即传染源、传播途径和易感人群，当这三个环节在一个地区同时存在并相互联系，就会造成寄生虫病的流行。

(1) 传染源：人体寄生虫病的传染源有人（包括患者和带虫者）和动物（包括受染的家畜和野生动物）。

(2) 传播途径 (route of infection)：寄生虫从传染源到易感宿主感染的全过程叫传播途径，包括寄生虫从传染源排出、在外界（包括在中间宿主和节肢动物体内发育）生存和发育为感染阶段（寄生虫侵入人体后能继续发育或繁殖的阶段）及经合适的侵入途径进入新宿主三个过程。

人体寄生虫的主要侵入途径有：

①经口感染：这是最常见的侵入途径。主要通过污染的饮水、食物或手感染，如溶组织内阿米巴和蓝氏贾第鞭毛虫成熟包囊经口感染。

②直接经皮肤感染：接触土壤和疫水，钩虫丝状蚴和血吸虫尾蚴经皮肤侵入人体。

③经医学节肢动物感染：杜氏利什曼原虫经白蛉叮咬感染人体。

④接触感染：阴道毛滴虫和疥螨可通过直接接触和间接接触传播。

⑤经胎盘感染：疟原虫和弓形虫可通过胎盘传给胎儿，造成先天性感染。

(3) 易感人群 易感人群是指对某些寄生虫缺乏固有免疫和适应性免疫的人群，一般来说未感染过寄生虫的人，以及儿童、免疫力低下或免疫缺陷者均为易感者。

2. 影响寄生虫病的流行因素 寄生虫病的传播受生物因素、自然因素和社会因素的影响。

(1) 生物因素：有些寄生虫生活史需要中间宿主或传播媒介，这些寄生虫病的流行与中间宿主和传播媒介的地理分布和活动季节相符，如血吸虫病的流行地区与中间宿主（钉螺）的地理分布一致。

(2) 自然因素：自然因素包括地理环境和气候因素（温度、湿度、雨量和光照等）。如斯氏狸殖吸虫的第二中间宿主溪蟹只适合生长在山区小溪。如温度低于 $15\sim16\,^{\circ}\mathrm{C}$，疟原虫不能在蚊体内发育，影响疟疾的流行。

(3) 社会因素：社会因素包括经济状况、科学水平、文化教育、医疗卫生、防疫保健，以及生产和生活习惯等，这些社会因素在控制寄生虫病的流行上都起重要作用。

3. 寄生虫病流行的特点

(1) 地方性：寄生虫病的分布有明显的地方性特点，寄生虫病多分布在温暖、潮湿的地区，其流行与中间宿主和传播媒介的地理分布一致，有些食源性寄生虫病的分布与当地居民的饮食习惯密切相关。

(2) 季节性：寄生虫病多流行在温暖、潮湿的夏秋季，其流行与中间宿主和传播媒介的季节消长一致，人们的生活与生产活动因季节而异，如在夏季常接触疫水，易感染血吸虫病。

（3）自然疫源性：在人迹罕至的原始森林和荒漠地区，有些寄生虫可在脊椎动物（主要是野生动物）之间相互传播与流行，人偶然进入这些地区时，可通过一定途径传播给人，这些地区称为自然疫源地。如旋毛虫病的传播和流行。

### （二）寄生虫病的防治原则

寄生虫病的防治要采取控制和消灭传染源、切断传播途径以及预防感染和保护健康人群等综合防治措施。

1. 控制和消灭传染源

（1）治疗病人和带虫者。

（2）查治和处理保虫宿主：有价值的动物要定期治疗，无价值又有害的感染动物（如鼠等）要采取措施加以消灭。

（3）监测疫情，及时发现传染源，控制其输入或扩散。

2. 切断传播途径　改造环境或用药物控制和消灭中间宿主和传播媒介，加强粪便和水源管理，注意个人卫生、饮食卫生和饮水卫生都是切断寄生虫病传播的重要手段。

3. 预防感染，保护健康人群

（1）积极开展预防寄生虫病的宣传教育、普及防治寄生虫病的基本知识，是防治寄生虫病最经济有效的方法。

（2）建立良好的卫生行为和饮食习惯。

（3）加强集体和个人防护

①改进生产方式和改善生产条件，减少与寄生虫感染阶段的接触机会。

②对某些寄生虫病（如疟疾）可采取预防服药，对严重危害人类健康的寄生虫病（如疟疾和血吸虫病等）应积极开展疫苗防治的研究。

③用驱避剂防止吸血节肢动物的叮咬。

## 小　结

1. 寄生虫病的流行病学是研究寄生虫病的分布、传播和流行规律，从而制定防治措施，达到控制和消灭寄生虫病的科学。

2. 寄生虫病的流行必须具备三个基本条件，即传染源、传播途径和易感人群。

   （1）人体寄生虫的传染源主要有人（患者和带虫者）和动物（受染家畜和野生动物）。

   （2）传播途径主要包括经水、食物、土壤、空气、节肢动物和接触传播。主要侵入途径有经口、皮肤、医学节肢动物叮咬、接触和经胎盘感染。

   （3）易感人群为缺乏固有免疫和无适应性免疫的人群，主要包括未感染过寄生虫的人群、儿童、免疫力低下或免疫缺陷者。

3. 寄生虫病的流行与传播是由寄生虫从宿主排出开始，经外界环境或传播媒介体内的发育和侵入新宿主的过程，因此寄生虫病的传播受生物因素、自然因素和社会因素的影响，其流行特点有地方性、季节性和自然疫源性。

4. 寄生虫病的防治要采取控制和消灭传染源、切断传播途径，以及预防感染和保护健康人群等综合性防治措施。

## 思考题

1. 阐述寄生虫病流行的基本环节。
2. 阐述寄生虫病的传播途径和侵入途径。
3. 寄生虫病的主要防治原则有哪些?

# 第二章 医学原生动物

## 概　述

原虫（protozoa）为单细胞真核动物，迄今已发现 65 000 余种，广泛分布于自然界，绝大部分营自生生活，少数营寄生生活，寄生于人体的原虫有 40 余种，称医学原虫。其中能引起人体发病、危害健康的原虫只有 10 余种。

## 第一节　阿米巴原虫

### 一、溶组织内阿米巴

溶组织内阿米巴（*Entamoeba histolytica* Schaudinn，1903）又称痢疾阿米巴，寄生于结肠，在一定条件下可侵入肠壁组织形成溃疡，引起阿米巴痢疾。并可侵入血管，随血流到达肝、肺、脑等，引起炎症或脓肿。

#### （一）形态
溶组织内阿米巴生活史中有滋养体和包囊两个时期。

1. 滋养体　是阿米巴运动、摄食及增殖的阶段。虫体外形多变，一般直径为 12～60 µm。肠道内虫体的体积较小（12～30 µm），内外质分界不明显，不吞噬红细胞，称肠腔型滋养体。侵入组织内的滋养体体积较大（20～60 µm），内外质分明，常吞噬红细胞，称组织型滋养体。滋养体在适宜温度（34℃）运动活跃，透明的凝胶状外质迅速突出，形成叶状或指状伪足，然后颗粒性溶胶状内质渐次流入，使其具有定向运动的特点，内质中有时可见吞噬的红细胞。铁苏木素染色，可见一泡状核，核膜内缘有一层排列均匀整齐的染色质粒，核仁位于核中央，核仁与核膜之间可见网状核纤丝。被吞噬的红细胞染成蓝黑色，其大小和数目不等（图 2-1）。

2. 包囊　圆球形，直径 10～20 µm。碘液染色，包囊淡黄色，囊壁光滑，内有核 1～4 个，核仁位于核中央。未成熟包囊中可见棕色糖原块和棒状拟染色体（chromatoid body）。糖原块和拟染色体随包囊的成熟而逐渐消失或仅有少量残存。铁苏木素染色，包囊蓝黑色，核构造同滋养体，拟染色体棒状，两端钝圆，糖原块被溶解而呈空泡状（图 2-1）。

#### （二）生活史
溶组织内阿米巴的四核包囊为感染阶段。四核包囊污染食物或饮水，经口感染。在小肠下段经碱性消化液的作用，囊壁变薄，虫体活跃，四核滋养体脱囊而出，随即分裂为八个滋养体，移行至结肠粘膜皱褶或肠腺窝处寄生，以肠内粘液、细菌和已消化的食物为营养，进行二分裂增殖。部分虫体向下移行，因肠内环境变化，肠内容物中水分被吸收，滋养体停止

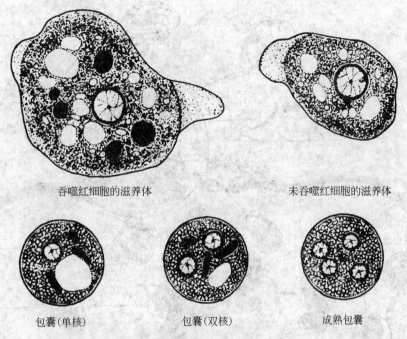

吞噬红细胞的滋养体        未吞噬红细胞的滋养体

包囊(单核)        包囊(双核)        成熟包囊

**图 2-1　溶组织内阿米巴**

活动，排出未消化食物，团缩变圆，分泌囊壁形成包囊。包囊随粪便排出，成熟包囊污染食物、水源可引起传播。这是溶组织内阿米巴的基本生活史（图2-2）。

在一定条件下，滋养体侵入宿主肠壁组织，二分裂增殖，吞噬红细胞和组织细胞，引起肠壁溃疡。若滋养体侵入肠壁静脉，随血流至肝、肺、脑等组织，形成脓肿。肠壁内的滋养体可随坏死组织脱落入肠腔，随粪便排出体外，在外界很快死亡，无传播作用（图2-2）。

### （三）致病

宿主的免疫功能状态对阿米巴滋养体能否侵入组织很重要。免疫功能正常的人感染溶组织内阿米巴后，多为无症状带虫者。当宿主全身或局部免疫力降低，如营养不良、感染、肠粘膜损伤或肠功能紊乱等，则有利于阿米巴滋养体侵入组织。

溶组织内阿米巴借助伪足的机械性运动、酶的溶组织作用及其毒素等的综合作用侵入组织。阿米巴首先粘附于靶细胞上，经阿米巴穿孔蛋白的作用，改变靶细胞质膜的通透性，引起细胞溶解。另外阿米巴虫体富含半胱氨酸蛋白酶，也可使靶细胞溶解。

肠阿米巴病早期病变限于肠粘膜，继而虫体侵入粘膜下层，并在粘膜下层繁殖扩散，形成口小底大的烧瓶样溃疡。坏死的肠粘膜、血液和滋养体落入肠腔。患者出现腹痛、腹泻，排粘液脓血便，次数增多，味极腥臭等阿米巴痢疾症状。病变可波及整个结肠，但以回盲部多见，慢性病例粘膜增生可形成阿米巴肿（amoeboma）。

肠外阿米巴病以肝多见，其次是肺。滋养体随血流播散所致的肝脓肿，脓液呈酱红色，由坏死、溶解的组织和血液组成。在炎症病灶与正常组织交界处有大量滋养体。患者有发热、肝肿大、肝区疼痛等症状。肺脓肿可因血液循环播散而致，但多数是因肝脓肿穿破横膈，进入胸腔直接侵入肺而引起。若阿米巴侵入脑、纵隔、心包、脾、皮肤、生殖器官等处，可引起相应部位的炎症、溃疡或脓肿。

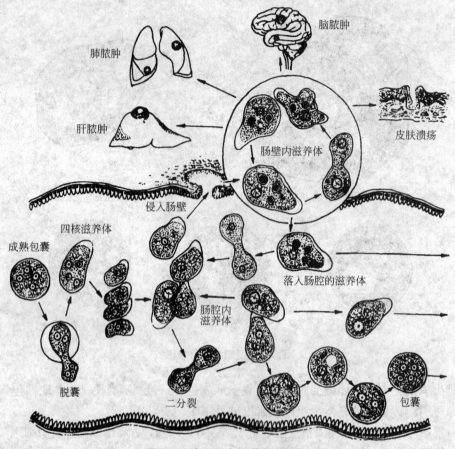

图 2-2　溶组织内阿米巴生活史

**（四）实验诊断**

1. 病原学检查　从不同病变部位取材，查到滋养体和包囊即可确诊。

（1）滋养体检查：挑取少许阿米巴痢疾患者的粘液脓血便，用生理盐水直接涂片，镜检。粪便阴性患者，必要时可用乙状结肠镜、直肠镜自溃疡边缘或深层取活组织或刮拭物涂片，检出率高。肠外阿米巴病可取穿刺液、痰液、病灶刮拭物等涂片检查。取材容器必须洁净，无化学药品及尿液污染，取材后立即送检，并注意保温。

（2）包囊检查：包囊多见于慢性阿米巴痢疾患者或带囊者的成形粪便中，常用碘液涂片法检查。也可用 33％硫酸锌浮聚法、汞碘醛离心沉淀法浓集包囊，提高检出率。

2. 免疫学诊断　间接血凝试验（IHA）、间接荧光抗体试验（IFA）和酶联免疫吸附试验（ELISA）等免疫学诊断方法已用于阿米巴病的诊断和流行病学调查。

**（五）流行**

溶组织内阿米巴分布于世界各地，从北极圈到热带地区均有流行，但以热带、亚热带感染率为高。然而，阿米巴病的发生与卫生条件、社会经济状况的关系更为密切。

传染源为排出包囊的带囊者和慢性患者。每人每天可排出包囊 100 万个至 3.5 亿个。包囊抵抗力较强，包囊还可完整无损地通过蝇和蟑螂的消化道。包囊通过污染环境、蔬菜、饮水及手指等经口感染。

**（六）防治**

1. 预防本病应加强卫生宣传教育，搞好环境卫生、个人卫生和饮食卫生，饭前便后洗手，不吃不洁食物及不喝生水。

2. 加强粪便管理，注意保护水源，防止污染。消灭苍蝇、蟑螂等传播媒介。

3. 治疗病人和带虫者　首选甲硝唑（灭滴灵），其次为替硝唑，能杀死滋养体，迅速控制症状。慢性病人和反复发作者可用二氯散糠酸酯，该药口服后吸收缓慢，结肠内浓度高，可清除原虫。

## 二、其他人体阿米巴

在人体内寄生的其他阿米巴多不致病，或仅在重度感染时出现轻微症状，现将比较常见的在肠腔内寄生的哈氏内阿米巴（*Entamoeba hartmanni* von Prowazek，1912）、结肠内阿米巴（*E. coli* Grassi，1879）、微小内蜒阿米巴（*Endolimax nana* Wenyon et O'Connor，1917）、布氏嗜碘阿米巴（*Iodamoeba butschlii* von Prowazek 1912）和寄生在口腔内的齿龈内阿米巴（*E. gingivalis* Gros，1849）列表比较（表 2-1，图 2-3）。

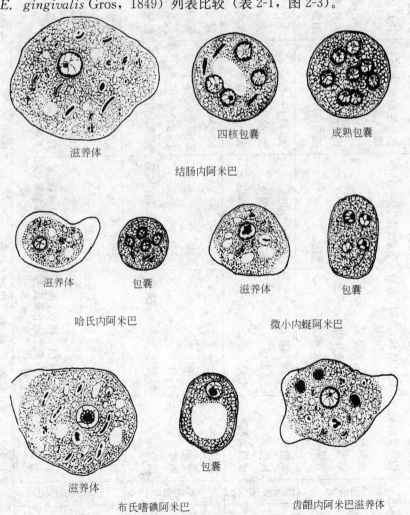

滋养体　　四核包囊　　成熟包囊

结肠内阿米巴

滋养体　　包囊　　　　滋养体　　包囊

哈氏内阿米巴　　　　　微小内蜒阿米巴

滋养体　　　　包囊

布氏嗜碘阿米巴　　　　齿龈内阿米巴滋养体

**图 2-3　其他人体常见阿米巴**

**表2-1　人体常见阿米巴鉴别表**

| | | | 溶组织内阿米巴 | 哈氏内阿米巴 | 结肠内阿米巴 | 微小内蜒阿米巴 | 布氏嗜碘阿米巴 | 齿龈内阿米巴 |
|---|---|---|---|---|---|---|---|---|
| 滋养体 | 生理盐水涂片 | 直径(μm) | 12~60 | 3~12 | 20~50 | 3~12 | 6~20 | 10~30 |
| | | 伪足及活动力 | 伪足指状、透明、运动活泼,定向活动 | 运动迟缓,定向活动 | 伪足短而宽,伸展迟缓,无定向 | 伪足短而钝,迟缓、无定向 | 伪足伸展缓慢,无定向 | 伪足多,活泼 |
| | 铁苏木素染色 | 细胞核 | 1个,不易见 | 1个,不易见 | 1个,可见 | 1个,隐约可见 | 1个,偶见 | 1个,不易见 |
| | | 细胞质 | 内外质分明 | 内外质分明 | 内外质不分明 | 内外质不分明 | 内外质不分明 | 内外质分明 |
| | | 吞噬物 | 红细胞、细菌 | 细菌 | 细胞、碎屑物 | 细菌、碎屑物 | 细菌、碎屑物 | 细菌、白细胞、偶有红细胞 |
| | 细胞核 | 核仁 | 小、常居中部 | 小、常居中部 | 大、偏一侧 | 小、位于中部 | 小、位于中部 | 居中或偏位 |
| | | 核周染色粒 | 小、居中;均匀分布 | 小、居中或偏位;细小、分布不均 | 大、偏位;大小不一、分布不均 | 大、居中或紧贴核膜 | 大、有染色质围绕 | 排列整齐 |
| 包囊 | 碘液涂片 | 直径(μm) | 10~20 | 4~10 | 10~30 | (7~9)×(5~7) | 8~10 | |
| | | 形态 | 圆形 | 圆形 | 圆形 | 椭圆形 | 椭圆形或不规则形 | |
| | | 胞核 | 1~4个 | 1~4个 | 1~8个 | 1~4个 | 1个,被挤向一边 | |
| | | 糖原 | 棕黄色,见于未成熟包囊 | 棕黄色包囊 | 同哈氏内阿米巴 | 偶见微小糖原块 | 1~2个,棕黄色 | |
| | 铁苏木素染色 | 胞核 | 同滋养体 | 同滋养体 | 同滋养体 | 同滋养体 | 同滋养体或核仁于一侧;染色质粒聚成半月形在另一边 | |
| | | 拟染色体 | 1至数个、棒状,两端钝圆,主要见于未成熟包囊 | 4~6个,短棒状,熟包囊常不能见到 | 碎片状或束状,边缘不整 | 小点状、小杆状,或无 | 无 | |
| 寄生部位 | | | 结肠、肝、肺、脑等组织 | 结肠 | 结肠 | 结肠 | 结肠 | 口腔齿龈 |
| 致病情况 | | | 阿米巴痢疾、肝、肺、脑等脓肿、皮肤溃疡 | 多不致病,大量寄生时可有消化道症状 | 不致病 | 多不致病可有急、慢性腹泻 | 不致病 | 常与齿龈、牙槽的化脓感染并存 |

## 小 结

1. 阿米巴原虫均有活动的滋养体阶段，并以二分裂繁殖。除齿龈内阿米巴外，其他阿米巴滋养体在条件不利的情况下可形成包囊，包囊为传播和感染阶段，成熟包囊经口感染。

2. 溶组织内阿米巴感染阶段为成熟的四核包囊，侵入途径为经口感染，基本生活史过程为包囊→肠腔内滋养体→包囊，多无临床表现。但是当虫株毒力较强、宿主全身或肠道局部的抵抗力降低、寄生环境对原虫有利时，虫体则侵入组织，导致疾病。

3. 溶组织内阿米巴所致肠损害常见于回盲部和乙状结肠、直肠等部分，典型病变为口小底大的烧瓶样溃疡。肠外阿米巴病以肝损害最常见，其次为肺、脑等。

4. 以病原学检查发现滋养体或包囊确诊。

5. 溶组织内阿米巴病的防治原则为：①注意个人卫生、饮水卫生和饮食卫生；②加强粪便管理，防止粪便污染环境和饮水；消灭苍蝇和蟑螂等传播媒介；③治疗病人和带囊者。常见阿米巴原虫的生活史和致病特点见表2-2。

表2-2　常见阿米巴原虫的生活史和致病特点

| 虫　种 | 寄生部位 | 感染阶段 | 传播方式 | 致 病 | 主要病原学诊断 |
|---|---|---|---|---|---|
| 溶组织内阿米巴 | 回盲部和结肠 | 成熟包囊（4核） | 经口 | 肠阿米巴病<br>肠外阿米巴病 | 阿米巴痢疾：生理盐水涂片查滋养体<br>带囊者：碘液涂片查包囊 |
| 哈氏内阿米巴 | 结肠 | 成熟包囊（4核） | 经口 | 不致病 | 稀便：生理盐水涂片查滋养体<br>成形粪便：碘液涂片查包囊 |
| 结肠内阿米巴 | 回盲部和结肠 | 成熟包囊（8核） | 经口 | 不致病 | 同哈氏内阿米巴 |
| 微小内蜒阿米巴 | 回盲部和结肠 | 成熟包囊（4核） | 经口 | 不致病 | 同哈氏内阿米巴 |
| 布氏嗜碘阿米巴 | 回盲部和结肠 | 成熟包囊 | 经口 | 不致病 | 同哈氏内阿米巴 |
| 齿龈内阿米巴 | 齿龈、扁桃腺隐窝 | 滋养体 | 经口 | 一般不致病 | 齿龈刮拭物生理盐水涂片查滋养体 |

## 思考题

1. 阐述溶组织内阿米巴生活史的基本过程。

2. 论述溶组织内阿米巴的致病机理。

3. 阿米巴病的病原学诊断方法主要有哪些？

4. 简述阿米巴病的流行特点和主要防治原则。

# 第二节　鞭 毛 虫

## 一、杜氏利什曼原虫

杜氏利什曼原虫（*Leishmania donovani* Laveran et Mesnil，1903）寄生于人和哺乳动物的单核吞噬细胞系统，引起黑热病（Kala-azar）。其致病力较强，极少自愈，如不治疗常因并发症死亡。

### (一) 形态

杜氏利什曼原虫在人和犬等哺乳动物体内为无鞭毛体，在白蛉的消化道内为前鞭毛体。

1. 无鞭毛体（amastigote） 寄生于巨噬细胞内。虫体很小，呈椭圆形，大小为 $(2.9\sim5.7)$ μm× $(1.8\sim4.0)$ μm。虫体经瑞氏或姬氏染色，胞质呈淡蓝色，细胞核大，圆形，与动基体（kinetoplast）均呈深紫色。动基体杆状或点状，位于核旁（图 2-4）。

2. 前鞭毛体（promastigote） 成熟前鞭毛体呈梭形，大小为 $(14.3\sim20)$ μm× $(1.5\sim1.8)$ μm。虫体经染色，胞质呈淡蓝色，紫红色细胞核位于虫体中部。动基体在虫体前部，杆状，呈紫红色。由基体发出一根鞭毛，游离于虫体之外，与虫体等长或略长于虫体，虫体借助鞭毛的不停地摆动而运动（图 2-4）。

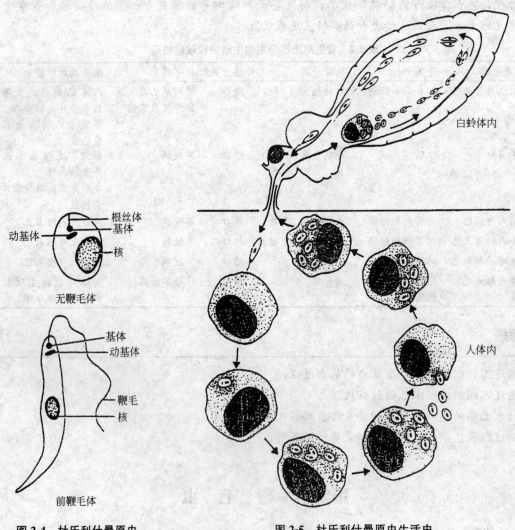

图 2-4 杜氏利什曼原虫　　　　图 2-5 杜氏利什曼原虫生活史

## (二) 生活史

杜氏利什曼原虫生活史需要节肢动物白蛉和人或哺乳动物（主要为犬）两个宿主。在两个不同宿主体内均可进行二分裂增殖。

1. 在白蛉体内的发育 当雌性白蛉叮刺病人或感染的哺乳动物时，吸入血液或皮肤内无鞭毛体。在白蛉胃内发育为前鞭毛体，以纵二分裂法繁殖，虫体数量明显增加，沿消化道向前移动，最终集中在白蛉的口腔和喙，并具有感染性。

2. 在人体内的发育 当感染白蛉再叮咬健康人或哺乳动物时，前鞭毛体随白蛉的唾液注入宿主体内，前鞭毛体进入巨噬细胞后失去鞭毛并逐渐变圆，发育为无鞭毛体，以二分裂方式繁殖，虫体大量增加，导致巨噬细胞破裂，释放出的无鞭毛体又可进入附近的巨噬细胞，并随巨噬细胞到达全身，特别是在肝、脾、骨髓和淋巴结等富含巨噬细胞的组织、器官。如感染者受到雌性白蛉叮咬，无鞭毛体再次进入白蛉胃内，重复其在白蛉体内的发育繁殖过程（图 2-5）。

## (三) 致病

杜氏利什曼原虫寄生在人的单核吞噬细胞内，引起相应的组织器官受损，导致黑热病。其致病的特点如下：

1. 潜伏期长 约为 3～5 个月或更长时间。

2. 肝、脾、淋巴结肿大 无鞭毛体在巨噬细胞中繁殖，致使巨噬细胞大量被破坏。同时刺激巨噬细胞大量增生和浆细胞增加，引起富含这些细胞的组织、器官，如肝、脾、淋巴结肿大，其中以脾肿大最常见。

3. 不规则发热 患者的热型不规则，部分病人可出现高热。患者因抵抗力低下，并发细菌感染也是发热的重要原因。

4. 血细胞减少 血细胞（红细胞、白细胞和血小板）明显减少。全血细胞减少性贫血的原因主要有：①脾肿大引起脾功能亢进；②骨髓的造血功能受到抑制；③免疫溶血也是重要的原因。

患者因血小板大量减少常出现鼻衄、牙龈出血等症状。黑热病患者外周血白细胞明显下降，导致机体抵抗力低下，易引起继发性细菌感染。常见的有支气管肺炎和"走马疳"。这些并发症常常是患者的死亡原因。

5. 特殊临床表现

（1）皮肤型黑热病：大多分布于平原地区，我国常见的皮肤型黑热病为结节型，无鞭毛体常存在于结节皮损处。

（2）淋巴结型黑热病：患者无黑热病史，局部淋巴结肿大，无压痛和红肿，嗜酸性粒细胞增多是本病的特征之一。

## (四) 实验诊断

常用的病原学检查方法有：

1. 穿刺检查 包括骨髓穿刺和淋巴结穿刺。将穿刺物涂片、染色和镜检。临床上常用骨髓穿刺。

2. 动物接种和体外培养法 如果虫数少，涂片不易发现，可将穿刺物接种于敏感动物

（如地鼠）腹腔，1～2个月后取动物肝、脾做印片、切片或涂片，染色后查无鞭毛体；或将穿刺物接种于 NNN 培养基，在 25℃温箱中培养 1 周后检查前鞭毛体，这些方法可提高检出率。

3. 皮肤活组织检查　对疑似皮肤型黑热病的患者，可从结节处刮取少许皮肤组织涂片、染色，检查无鞭毛体。

### （五）流行

杜氏利什曼原虫引起的疾病属人兽共患寄生虫病，保虫宿主主要是犬，传播媒介为白蛉。此病可在人与人、动物与动物、动物与人之间传播，主要流行于亚洲的印度、中国、孟加拉和尼泊尔，欧洲的地中海沿岸地区及非洲和拉丁美洲。我国黑热病在新中国成立前流行于山东、山西、河北、河南、安徽、甘肃、新疆、宁夏、陕西、青海、四川、辽宁、湖北、内蒙古及北京等地，主要集中在长江以北的地区。

### （六）防治

1. 治疗病人　葡萄糖酸锑钠是治疗黑热病的特效药。抗锑剂病人可用戊脘脒治疗。
2. 消灭保虫宿主　犬是黑热病的重要传染源，因此在治疗病人的同时必须对犬进行管理，发现病犬应及时捕杀。
3. 消灭白蛉　消灭白蛉是控制黑热病的重要环节。

## 二、蓝氏贾第鞭毛虫

蓝氏贾第鞭毛虫（*Giardia lamblia* Stiles，1915）简称贾第虫，主要寄生于人体十二指肠，可引起贾第虫病（giardiasis），此病在旅游者中发病较高，又称旅游者腹泻。

### （一）形态

蓝氏贾第鞭毛虫生活史包括滋养体和包囊两个阶段。

1. 滋养体　虫体呈倒置梨形，大小为（9.5～21）μm×（5～15）μm，两侧对称，腹面扁平，背面隆起，腹面前半部向内凹陷，形成 1 个左右两叶的吸器，虫体借助吸器吸附于宿主的肠粘膜上。虫体有 4 对鞭毛，按其位置分别称前侧鞭毛、后侧鞭毛、腹鞭毛、尾鞭毛，虫体借助鞭毛的摆动而运动。染色虫体可见 1 对泡状核，并列在吸器底部，核仁大而明显。吸器之后有 2 个大而弯曲、深染的中体（图 2-6）。

2. 包囊　椭圆形，大小为（8～12）μm×（7～10）μm，碘液染色包囊呈黄绿色，囊壁厚，囊壁与虫体之间有明显空隙。未成熟包囊内核 2 个，成熟包囊核 4 个，包囊内还可见丝状物（图 2-6）。

### （二）生活史

滋养体主要寄生在人的十二指肠，以纵二分裂法繁殖，虫体以吸器吸附在肠粘膜上，通过胞饮和渗透作用吸取营养，并造成肠粘膜损害。滋养体随肠内容物到达结肠肠腔，由于肠内环境的改变，虫体分泌囊壁形成包囊。包囊随成形粪便排出体外。包囊的抵抗力较强，为感染阶段。当四核包囊污染水源和食物，经口感染后，虫体在十二指肠脱囊形成滋养体。如感染者出现腹泻，随粪便排出的滋养体在外界不能形成包囊而很快死亡。

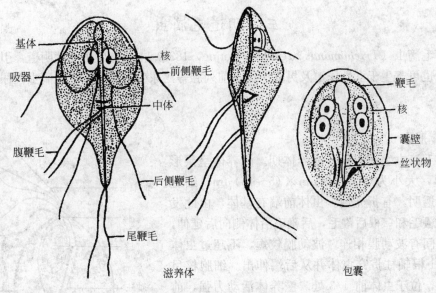

基体

吸器

核

前侧鞭毛

中体

腹鞭毛

后侧鞭毛

尾鞭毛

鞭毛

核

囊壁

丝状物

滋养体

包囊

**图 2-6 蓝氏贾第鞭毛虫**

### （三）致病

正常人感染蓝氏贾第鞭毛虫多无症状，称带虫者。少数感染者可出现临床症状。

蓝氏贾第鞭毛虫的致病作用受宿主免疫力、肠道内环境和虫株毒力等多种因素的影响。通常免疫缺陷、丙种球蛋白缺乏、胃酸缺乏、胃切除和患有胰腺疾病的人容易感染、发病。儿童感染率高于成人。患者临床症状轻重不一。

病人可出现腹痛、腹泻，粪便呈水样，有恶臭。伴有厌食、呕吐、发热。严重感染儿童可导致脂溶性维生素缺乏，影响发育。少数寄生在胆管系统可引起胆囊炎或胆管炎，产生胆绞痛和黄疸。

### （四）实验诊断

1. 生理盐水涂片法　常用于检查稀便中的活滋养体。
2. 碘液染色法　检查成形粪便中的包囊，此法适用于慢性期病人和带囊者。
3. 十二指肠引流法　如粪便检查阴性，可取十二指肠引流液查滋养体。此法检出率高。

### （五）流行与防治

蓝氏贾第鞭毛虫呈世界性分布。近年来在欧美许多国家曾多次暴发流行。此虫在我国分布较广，儿童感染率较高。旅游者多见，此病在夏秋季发病率较高。

带囊者是本病的主要传染源。四核包囊是贾第虫病的感染阶段，粪便中的包囊污染水或食物，经口感染，是蓝氏贾第鞭毛虫主要的传播途径。苍蝇和蟑螂等媒介昆虫也可机械性地携带包囊，在贾第虫病的传播上起重要作用。

治疗病人和带虫者常用甲硝唑。

加强粪便管理，保护水源不被污染，注意个人卫生和饮食、饮水卫生，搞好环境卫生，消灭苍蝇和蟑螂，可有效地预防本病感染。

# 三、阴道毛滴虫

阴道毛滴虫（*Trichomonas vaginalis* Donne，1837）主要寄生于女性阴道，引起滴虫性阴道炎，也可寄生于女性尿道及男性尿道、前列腺等泌尿生殖器官，导致滴虫性尿道炎及前列腺炎。

## （一）形态

阴道毛滴虫生活史仅有滋养体期。滋养体呈梨形或椭圆形，大小为（10～30）μm×（5～15）μm，细胞质均匀、透明，有折光性。虫体前端有基体，由此发出4根前鞭毛和一根后鞭毛，后鞭毛沿体侧向后延伸，与虫体之间有波动膜相连。波动膜较短，不超过虫体的一半。1根轴柱贯穿虫体并从后端伸出。细胞核呈长椭圆形，位于虫体前1/3处。滋养体活动力强，前鞭毛起推动作用，而后鞭毛和波动膜的摆动使虫体旋转（图2-7）。

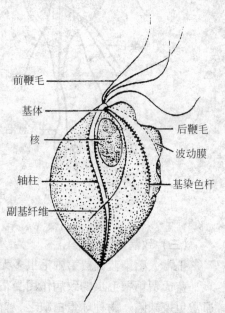

图 2-7　阴道毛滴虫

## （二）生活史

阴道毛滴虫生活史简单，滋养体既是感染阶段又是致病阶段。

滋养体主要寄生于女性阴道后穹窿，也可寄生于女性尿道或男性尿道、前列腺。滋养体以二分裂繁殖，以吞噬或吞饮方式摄取营养。虫体在外界的抵抗力强，可通过直接或间接接触传播。

## （三）致病

本虫的致病力与虫株毒力有关。感染毒力弱的虫株可不出现临床症状，称为带虫者。毒力强的虫株可引起滴虫性阴道炎。

阴道毛滴虫的感染和致病还与阴道内环境有密切关系。正常妇女阴道中乳酸杆菌可酵解阴道上皮细胞中的糖原产生乳酸，使阴道pH维持在3.8～4.4之间，从而抑制其他细菌的生长繁殖。月经前后妇女的生理变化较大，特别是月经后阴道pH近于中性，又富有血清，有利于虫体的繁殖。而阴道毛滴虫寄生在阴道，消耗糖原，妨碍乳酸杆菌的酵解作用，影响乳酸生成，使阴道由酸性趋向中性或偏碱性，有利于其他细菌的繁殖，为阴道毛滴虫寄生及致病创造了条件。

滴虫性阴道炎常见症状有白带增多，外阴瘙痒，有时伴腰痛。典型白带呈泡沫状，或呈脓液状，并伴有臭味。尿道感染则出现尿痛、尿急、尿频等症状，前列腺感染可造成前列腺肿大疼痛。但大多数男性感染者无症状，呈带虫状态。

## （四）实验诊断

常采用病原学诊断。

1. 生理盐水涂片法　取阴道后穹窿分泌物，或离心尿液取沉淀做生理盐水涂片。检查到活阴道毛滴虫滋养体即可确诊。冬季检查应注意保温，以防过冷，滴虫活动力降低。

2. 培养法　取阴道分泌物置于肝浸汤培养基内培养，48 小时后镜检，检出率较高。主要用于轻度感染者。

### (五) 流行与防治

阴道毛滴虫呈世界性分布，以 20~40 岁女性感染率最高，在我国感染很常见。

阴道毛滴虫患者和带虫者均为传染源。滴虫性阴道炎是以性传播为主的寄生虫病，主要通过性生活直接传播，间接传播则是通过坐式马桶、公共浴池、游泳池以及使用公用浴具、游泳衣裤等感染。

滴虫性阴道炎患者和带虫者应及时治疗，消除传染源。常用药物有口服甲硝唑，局部可用乙酰胂胺（滴维净）或甲硝唑栓剂等。预防本病除了要注意女性经期卫生、定期普查外，若反复感染应检查和治疗男性配偶。同时要注意个人卫生和公共卫生，提倡使用蹲式厕所和淋浴。

## 小 结

1. 寄生于人体的鞭毛虫有十几种。常见的鞭毛虫有杜氏利什曼原虫、蓝氏贾第鞭毛虫、阴道毛滴虫。
2. 鞭毛虫的生活史除杜氏利什曼原虫需两个宿主外，其他鞭毛虫只需一个宿主。杜氏利什曼原虫通过媒介昆虫白蛉传播，其他鞭毛虫在人与人之间传播。
3. 寄生于组织和血液中的鞭毛虫对人的危害严重，而寄生于腔道如消化道、泌尿生殖道的鞭毛虫对人的危害相对较轻（表 2-3）。

表 2-3　鞭毛虫小结

| | 杜氏利什曼原虫 | 蓝氏贾第鞭毛虫 | 阴道毛滴虫 |
|---|---|---|---|
| 感染期 | 前鞭毛体 | 成熟包囊 | 滋养体 |
| 感染方式 | 经白蛉叮咬 | 经口食入 | 接触 |
| 寄生部位 | 单核吞噬细胞 | 十二指肠 | 阴道、尿道 |
| 致病阶段 | 无鞭毛体 | 滋养体 | 滋养体 |
| 临床表现 | 肝、脾、淋巴结肿大，全血细胞减少，不规则发热 | 腹痛、腹泻、胆囊炎 | 阴道炎 尿道炎 |
| 病原学诊断 | 骨髓穿刺检查 动物接种 体外培养 | 生理盐水涂片 碘液染色 十二指肠引流法 | 生理盐水涂片 |
| 保虫宿主 | 犬 | 无 | 无 |
| 流行 | 亚洲，欧洲地中海沿岸地区及非洲和拉丁美洲 | 世界性分布 | 世界性分布 |

## 思考题

1. 阐述黑热病主要的临床表现、病原学检查和防治原则。
2. 阐述杜氏利什曼原虫、阴道毛滴虫和蓝氏贾第鞭毛虫的生活史要点。
3. 阐述阴道毛滴虫和蓝氏贾第鞭毛虫的致病特点、病原学检查和防治原则。

# 第三节 孢 子 虫

## 一、疟 原 虫

疟原虫（malaria parasite）是疟疾的病原体，疟疾是严重危害人类健康的寄生虫病之一。分布遍及全世界。

寄生于人体的疟原虫共有 4 种，即间日疟原虫（*Plasmodium vivax* Grassi and Feletti，1890）、恶性疟原虫（*P. falciparum* Welch，1897）、三日疟原虫（*P. malariae* Laveran，1881）和卵形疟原虫（*P. ovale* Stephens，1922）。在我国主要是间日疟原虫和恶性疟原虫，其他两种疟原虫少见。

### （一）形态

疟原虫的发育阶段较多，在红细胞内寄生的时期有环状体、滋养体、裂殖体和配子体，它们是确诊疟疾和鉴别虫种的主要依据。疟疾患者血涂片用姬氏或瑞氏染色后油镜观察。现以间日疟原虫为代表描述：

表 2-4　间日疟和恶性疟原虫红内期形态鉴别

| | | 间日疟原虫 | 恶性疟原虫 |
|---|---|---|---|
| 环状体 | | 环较大，约等于红细胞直径的 1/3；核 1 个；细胞质淡蓝色；红细胞内多含 1 个原虫，偶有 2 个 | 环纤细，约等于红细胞直径的 1/5；核 1 个，但常见 2 个；红细胞可含 2 个以上原虫，虫体可位于红细胞的边缘 |
| 滋养体 | | 虫体增大，细胞质分布不均匀，形状不规则，空泡明显，有伪足伸出，棕褐色疟色素细小杆状 | 外周血不易见到 |
| 未成熟裂殖体 | | 核开始分裂，核越多虫体越呈圆形，疟色素开始集中 | 外周血不易见到 |
| 成熟裂殖体 | | 裂殖子 12～24 个，通常 16 个，排列不规则；疟色素集中成堆，虫体占满胀大的红细胞 | 外周血不易见到 |
| 配子体 | 雌 | 圆形，占满红细胞；细胞质蓝色；核较小、致密，呈深红色，多位于虫体一侧；疟色素分散 | 新月形，两端较尖，细胞质蓝色；核较小、致密，深红色，位于虫体中央；疟色素深褐色，多集中在核周围 |
| | 雄 | 圆形，略大于正常红细胞，细胞质蓝而略带红色，核疏松、淡红色，位于虫体中央；疟色素分散 | 腊肠形，两端钝圆，细胞质色蓝而略带红色，核疏松、淡红色，位于虫体中央；疟色素黄棕色，多集中在核周围 |
| 被寄生红细胞的变化 | | 从滋养体开始出现薛氏小点，胀大，色淡 | 大小正常或略缩小，紫蓝色，边缘常皱缩；常见有几颗粗大紫褐色茂氏小点 |

1. 环形体（ring form）　虫体体积小，细胞核一个，呈红色，位于虫体的一侧，细胞质蓝色，呈环状，中央有一空泡，虫体直径约为红细胞的 1/3，被寄生的红细胞无变化。

2. 滋养体（trophozoite）　由环状体发育而来，虫体胞质增多，分布不均匀，形状不规则，可有空泡，或伸出伪足，其内出现少量棕褐色、细小杆状疟色素（malarial pigment）。被寄生的红细胞胀大，颜色变淡，并出现一些红色小点，称为薛氏小点（Schüffner's dots）。

3. **裂殖体（schizont）** 滋养体继续发育，胞质和疟色素颗粒增多，细胞核开始分裂，此时期称未成熟裂殖体（immature schizont）。当细胞核继续分裂到一定数目，胞质随之分裂，每一个核被一团细胞质包裹形成裂殖子（merozoite），疟色素逐渐集中成堆，成熟裂殖体（mature schizont）含有12～24个裂殖子。被寄生的红细胞变化同滋养体时期。4种疟原虫成熟裂殖体所含裂殖子数目及排列形式不同。

4. **配子体（gametocyte）** 部分裂殖子侵入红细胞后可发育为雌、雄配子体。配子体呈圆形或卵圆形，虫体变大，核一个，胞质增多，分布均匀，形状规则，疟色素均匀分布在胞质内。被寄生的红细胞变化同滋养体时期。雌配子体较雄配子体大，虫体占满胀大的红细胞，胞质深蓝色，核稍小，染色质致密，常位于虫体的一侧。雄配子体胞质蓝而略带红色，核较大，染色质疏松，常位于虫体的中央。

### （二）生活史

寄生在人体内的疟原虫生活史基本相同，在人体进行裂体生殖及配子生殖开始，在蚊体内完成配子生殖，并进行孢子生殖。疟原虫在人体内发育分为红细胞外期和红细胞内期及配子体形成。在蚊体内发育有配子生殖和孢子生殖。现以间日疟原虫生活史为例（图 2-8）叙述如下：

1. 在人体内的发育

（1）红细胞外期（exo-erythrocytic stage）：疟原虫在人体内先后在肝细胞和红细胞内发育。在肝细胞内进行裂体增殖的过程称红细胞外期（红外期）。感染疟原虫的雌性按蚊刺吸人血时，蚊唾液腺内的子孢子随唾液进入人体，侵入肝细胞，在肝细胞内进行裂体增殖，形

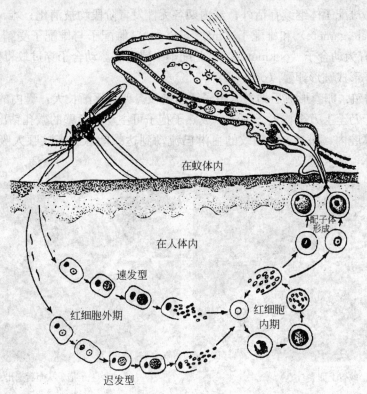

**图 2-8 疟原虫生活史**

成裂殖子，成熟裂殖体内有数以万计的裂殖子，最终肝细胞破裂，裂殖子逸出，进入血流，一部分被巨噬细胞和多形核白细胞吞噬，一部分则侵入红细胞，开始红细胞内的发育。

Lysenko 等（1977）提出子孢子的遗传性有两种不同的类型，一类是速发型子孢子（tachysporozoite），另一类是迟发型子孢子（bradysporozoite），两种类型的子孢子同时侵入肝，速发型子孢子在短期内完成裂体增殖，而迟发型子孢子则需经过一段较长的休眠体后才开始发育，完成红外期的裂体增殖，这是疟疾复发的原因。

（2）红细胞内期（erythrocytic stage）：疟原虫寄生的肝细胞破裂，一部分裂殖子侵入红细胞，进行红细胞内的发育称红细胞内期（红内期）。

①红细胞内期裂体增殖：裂殖子侵入红细胞，经环状体、滋养体、未成熟裂殖体，最后发育为成熟裂殖体。裂殖体成熟后胀破被寄生的红细胞，裂殖子及疟原虫的代谢产物进入血流，一部分裂殖子又侵入新的红细胞，再进行裂体增殖，如此反复进行，使越来越多的红细胞被疟原虫寄生和破坏。

4种疟原虫在红细胞内完成一代裂体增殖的时间不同，间日疟原虫和卵形疟原虫为48小时，三日疟原虫为72小时，恶性疟原虫为36～48小时。这与疟疾发作的周期时间关系密切。

②配子体形成：疟原虫在红细胞内经几代裂体增殖后，部分裂殖子侵入红细胞后不再进行裂体增殖，而发育为雌、雄配子体，这是疟原虫有性生殖的开始。配子体在人体内经30～60天衰老变性，被吞噬细胞消灭。

2. 在蚊体内的发育　疟原虫在蚊体内的发育包括有性生殖（配子生殖）和无性生殖（孢子增殖）。

（1）配子生殖：当雌性按蚊刺吸患者血液时，红细胞内疟原虫的各发育阶段均随血液进入蚊胃，除雌、雄配子体继续存活外，红内期各无性发育阶段均被消化。雌、雄配子体发育为雌配子（female gamete）和雄配子（male gamete），雌配子与雄配子受精形成合子（zygote）。合子发育为动合子（ookinete），至此配子生殖完成。动合子穿过蚊胃壁的上皮细胞，在弹性纤维膜下形成圆形卵囊（oocyst）。

（2）孢子增殖：卵囊形成后即进入孢子增殖阶段。卵囊逐渐长大，囊内的核和胞质反复分裂，形成数千乃至上万个梭形孢子。成熟子孢子可主动从囊壁的微孔钻出，或卵囊破裂后散出至蚊的体腔内（图2-9），随蚊的血淋巴流动到达蚊唾腺。当蚊叮人吸血时，子孢子随唾液侵入人体，使人感染。

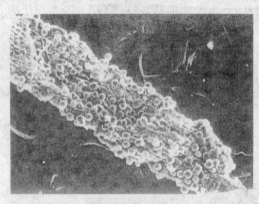
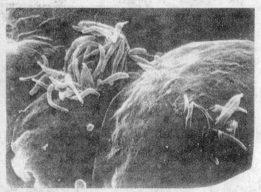

蚊胃上卵囊　　　　　　　　　　　　　子孢子从卵囊逸出

图 2-9　食蟹猴疟原虫（采自陈佩惠）

## （三）致病

疟原虫生活史中的红内期是主要的致病阶段。红内期的裂体增殖可引起疟疾发作、贫血和脾肿大，这是疟疾临床表现的三大基本症状。

1. 潜伏期  由子孢子侵入人体到疟疾发作之前所需的时间称潜伏期。包括生活史中红外期的发育时间和数代红内期裂体增殖所需的时间。潜伏期的长短取决于疟原虫的种类、虫株、感染方式、感染数量和人体的免疫力等。在我国，间日疟种株不同，潜伏期长短不同，长潜伏期为6～12个月，甚至可达2年，短潜伏期为11～25天。恶性疟潜伏期为7～27天，三日疟为18～35天。

2. 疟疾发作（paroxysm）  疟疾的一次典型发作表现为寒战、发热和出汗退热3个连续阶段。疟疾发作是由红内期的裂体增殖所致。经过几代红内期裂体增殖，当血中虫体密度达到发热阈值时疟疾发作。发作原因为红内期成熟裂殖体胀破所寄生的红细胞，裂殖子、疟原虫代谢产物、残余和变形的血红蛋白以及红细胞碎片等一并进入血流，其中相当一部分被巨噬细胞和多形核白细胞吞噬，刺激这些细胞产生内源性热原质，后者与疟原虫代谢产物共同作用于下丘脑的体温调节中枢，引起发热。

经数小时后，血液中致病性物质被吞噬、降解，裂殖子又侵入新的红细胞，内源性热原质不再产生，机体通过大量出汗，体温逐渐恢复正常，从而进入发作间歇期。整个发作时间大约6～10小时。

疟疾发作的周期与疟原虫红内期裂体增殖所需要的时间是一致的。由于4种疟原虫完成红内期裂体增殖所需的时间不同，所以疟疾发作周期也不同。间日疟原虫及卵形疟原虫裂体增殖时间为48小时，故隔日发作一次；3日疟则3日发作一次；恶性疟36～48小时发作一次（图2-10）。

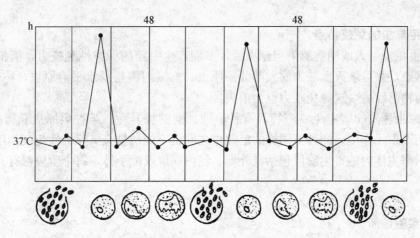

**图 2-10  间日疟热型与原虫发育的关系**

3. 再燃（recrudescence）与复发（relapse）  疟疾治疗不彻底或发作数次后机体产生免疫力，大部分疟原虫被杀死，发作自行停止。患者若无再次感染，由残存在红细胞内的少数虫体在一定条件下大量增殖又引起的疟疾发作，称为疟疾的再燃。残存的虫体由于抗原变异，逃避了宿主的免疫杀伤作用；或宿主的抵抗力及特异性免疫力下降，使残存的虫体大量增殖，出现再燃。

经过药物治疗或免疫杀伤作用，红内期疟原虫全部被消灭，疟疾发作停止，患者无再次感染的情况下又出现疟疾发作，称疟疾的复发。复发的原因是肝细胞内迟发型子孢子休眠后进行裂体增殖，释放的裂殖子进入红细胞繁殖引起的疟疾发作。再燃和复发与疟原虫虫种有关，恶性疟原虫和三日疟原虫均无迟发型子孢子，故无复发，只有再燃，间日疟原虫和卵形疟原虫既有复发也有再燃。

4. 贫血　疟疾患者多次发作后可出现贫血，红细胞内期疟原虫直接破坏红细胞是贫血的主要原因之一。但疟疾患者贫血程度常常超过疟原虫直接破坏红细胞的程度。因此贫血还与脾功能亢进、免疫溶血和骨髓造血功能抑制有关。

5. 脾肿大　疟疾患者多在初发3～4天后，脾开始肿大，早期质地柔软，若疟疾长期不愈或反复发作，脾高度纤维化，包膜增厚，质地坚硬，即使疟原虫被彻底消灭，脾也不能缩小到正常体积。脾肿大的主要原因是由于疟原虫及其代谢产物刺激脾充血和单核吞噬细胞增生所致。

6. 凶险型疟疾　机体在缺乏免疫力的情况下，如儿童和青年，特别是来自非疟区或低疟区的人群，感染疟原虫数量多，常可出现凶险型疟疾。绝大多数由恶性疟原虫所致，间日疟原虫偶见。其发病特点为来势凶猛，病情险恶，死亡率高。临床上可分为脑型、厥冷型、超高热型、胃肠型等。其中以脑型疟最常见。

凶险型疟疾的机理非常复杂，可能是由于微血管被疟原虫所寄生的红细胞阻塞所致。被寄生的红细胞表面有疣状突起，可与微小血管的内皮细胞特异性粘连，聚集并阻塞微血管，导致局部组织缺氧及细胞变性坏死，以至发生全身性功能紊乱。

7. 先天性疟疾　是指在没有按蚊叮咬或输血的情况下，由母体传给新生儿的疟疾。主要是因胎盘受损，母体血液直接进入胎儿血，或分娩过程中母体血污染胎儿伤口所致。胎儿出生后即可出现贫血和脾肿大等症状。

### （四）疟原虫的免疫特点

1. 带虫免疫　人或动物感染疟原虫后，多能产生一定的保护性免疫力，能抵抗同种疟原虫的再感染，并可杀灭血液中的大部分疟原虫，血液内维持低水平疟原虫，称带虫免疫。当虫体被药物消除后，这种免疫力也会消失。

2. 疟原虫诱发的宿主免疫应答具有种、株、期的特异性。某种疟原虫获得的免疫力，对其他种疟原虫无作用；同种不同株的疟原虫之间也不能诱发交叉保护性免疫作用。疟原虫在脊椎动物宿主体内的寄生阶段包括红外期、红内期以及配子体，每个阶段都有其特有的功能性抗原。

### （五）实验诊断

1. 病原学检查　从患者血内查到疟原虫是确诊疟疾的依据。

薄、厚血膜涂片法：取耳垂血或指尖血，在同一张载玻片上制作薄、厚血涂片，用瑞氏或姬氏染液染色，镜检。采血时间：间日疟在发作后几小时以内为宜，可查到环状体、滋养体、裂殖体和配子体时期；恶性疟在发热时取血可查到以环状体为主的疟原虫，滋养体及裂殖体在外周血内较难查到。

2. 免疫学检查　常用的免疫学诊断方法有间接荧光抗体试验（IFA）、酶联免疫吸附试验（ELISA）、间接血凝试验（IHA）等。免疫学诊断仅作为辅助诊断。

### （六）流行

疟疾呈世界性分布，全球有 90 多个国家和地区为疟疾的流行区。其中，非洲流行最严重，其次是亚洲和中南美洲。疟疾也是我国的主要寄生虫病之一，其分布广泛，以长江以南及黄河下游各省较为普遍，南岭和秦岭、淮河之间的地域以间日疟为主；南岭山脉以南地区以恶性疟为主，三日疟少见，卵形疟原虫仅发现几例。

传染源：血液中有配子体的疟疾病人和带虫者都是传染源。

传播途径：蚊虫叮咬是最主要的传播途径。在我国以中华按蚊、嗜人按蚊、微小按蚊和大劣按蚊为重要传疟蚊种。

易感人群：对疟疾感染缺少保护性免疫力的人群为易感人群。除 Duffy 血型阴性的西非黑人对间日疟不感染外，人类对上述 4 种疟原虫普遍易感。流行区儿童和非疟区或低疟区人群，由于缺乏免疫力，易感性强；而流行区的成人由于反复感染的机会多，可呈带虫状态。

疟疾的流行与自然因素和社会因素都有一定的关系。温度低于 15℃时，疟疾不能传播，称为疟疾传播的休止期。雨量影响蚊虫孳生环境和蚊媒的种群数量变动。除自然因素以外，社会因素如社会经济水平、人群文化素质、风俗习惯、卫生条件及医疗防疫措施等因素都直接和间接地影响疟疾的传播和流行。

### （七）防治

防治疟疾必须采取综合性防治措施，切断流行的 3 个环节。

1. 治疗病人、控制传染源　包括对现症病人、有疟疾病史者、复发者和带虫者的治疗。杀灭红细胞外期和配子体的常用药物有伯氨喹；杀灭红细胞内期的常用药物有氯喹、羟基喹哌、青蒿素。

2. 灭蚊、防蚊（见昆虫有关章节）。

3. 保护健康人群　在流行季节，对流行区的人群和进入流行区的无免疫力人群进行预防服药，是防止疟疾感染的有效措施。主要的预防用药有乙胺嘧啶（杀红细胞外期疟原虫）加磺胺多辛。

## 二、刚地弓形虫

刚地弓形虫（*Toxoplasma gondii* Nicolle and Manceaux, 1908）简称弓形虫。该虫体呈世界性分布，人和动物都能感染，引起人兽共患弓形虫病（toxoplasmosis）；弓形虫属于机会致病原虫，当宿主免疫力下降时，可出现严重的弓形虫病。

### （一）形态

与临床和流行有关的弓形虫发育阶段有滋养体、假包囊（包囊）和卵囊（图 2-11）。

1. 滋养体（trophozoite）　在中间宿主有核细胞内生长、发育、繁殖的单个虫体，可游离于体液中，也可寄生于细胞内。细胞内寄生的虫体呈纺锤形或椭圆形；游离的虫体呈新月形或弓形，一端较尖，一端钝圆。经姬氏或瑞氏染色，胞质呈蓝色，胞核呈紫红色，位于虫体中央。

2. 假包囊（pseudocyst）或包囊（cyst）　假包囊是由宿主细胞膜包绕的数个至十多个速殖子（tachyzoite）的集合体；包囊呈圆形或椭圆形，大小为 $30\sim60\mu m$，虫体外有囊壁，

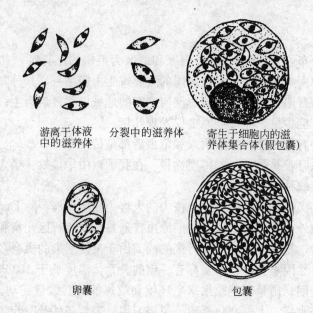

游离于体液中的滋养体　　分裂中的滋养体　　寄生于细胞内的滋养体集合体(假包囊)

卵囊　　　　　　　　　　　包囊

**图 2-11　弓形虫的主要形态**

囊内含数个至数千个缓殖子（bradyzoite）。假包囊内速殖子和包囊内缓殖子统称滋养体。

3. 卵囊（oocyst）　圆形或椭圆形，大小为 $10\sim12\mu m$，具有两层囊壁。成熟卵囊含有 2 个孢子囊，每个孢子囊内含 4 个新月形子孢子。

### （二）生活史

弓形虫生活史包括在终宿主体内的裂体增殖、配子生殖和在中间宿主体内的无性生殖（图 2-12）。

1. 在终宿主体内的发育繁殖　弓形虫的终宿主为猫及猫科动物。猫食入成熟卵囊，卵囊内子孢子在小肠腔逸出，侵入小肠绒毛上皮细胞进行裂体增殖，如此反复。经数代裂体增殖后，部分裂殖子进入上皮细胞后发育为雌、雄配子体，然后发育为雌、雄配子，受精后形成合子，进而发育为卵囊，并从上皮细胞落入肠腔，随猫的粪便排出。卵囊在外界适宜温、湿度下，经 2~5 天发育为具有感染性的卵囊。

2. 在中间宿主体内的发育繁殖　弓形虫对中间宿主无严格的选择性，人、其他哺乳动物、鸟类、鱼类和爬行类均可寄生。与人关系密切的动物牛、羊、猪、鼠等常见。中间宿主（人）若食入成熟卵囊，子孢子在肠腔内逸出，侵入肠壁，随血流或淋巴扩散到宿主的各种组织，侵入有核细胞内，进行分裂繁殖，直至细胞破裂，速殖子又侵入新的有核细胞发育、繁殖，如此重复，使组织细胞大量破坏，严重者可导致宿主死亡，此阶段为急性感染期。

当宿主免疫力增强时，虫体繁殖减慢，形成包囊。包囊在宿主体内可存活数月、数年，甚至终生。此时宿主处于慢性隐性感染状态，一旦宿主免疫力低下（如患肿瘤或长期使用免疫抑制剂）或免疫缺陷（如艾滋病病人），包囊破裂，缓殖子逸出，可造成虫体播散。

人或其他动物除食入卵囊感染外，也可食入动物肉中的包囊或假包囊，滋养体侵入肠壁，随血流至各种组织，侵入有核细胞形成包囊、假包囊。猫若食入包囊、假包囊，滋养体也可在体内进行有性繁殖，形成卵囊。

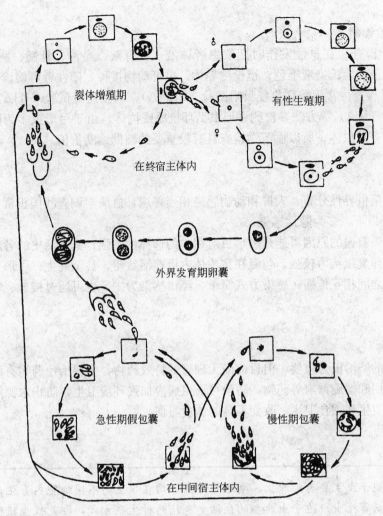

裂体增殖期

有性生殖期

在终宿主体内

外界发育期卵囊

急性期假包囊

慢性期包囊

在中间宿主体内

**图 2-12 弓形虫生活史**

## （三）致病

弓形虫在人体各种组织的有核细胞内寄生,并在其中繁殖,大量破坏细胞导致弓形虫病。

1. **先天性弓形虫病** 孕妇在妊娠期内感染弓形虫,不论是显性或隐性感染都有可能经胎盘传给胎儿,造成流产、早产、死产或畸胎,以妊娠早期感染症状较重。存活的婴儿病死率高。婴儿可出现脑积水、小脑畸形、精神障碍、小眼畸形、脉络膜视网膜炎,以及脊柱裂、腭裂、兔唇,甚至智力发育不全或癫痫。

2. **获得性弓形虫病** 食入被卵囊污染的食物或吃未熟的含包囊的动物肉,均可感染弓形虫。后天感染弓形虫多呈慢性隐性感染状态,可无任何临床症状,但在一定条件下如患艾滋病、肿瘤等疾病或应用免疫抑制剂,宿主免疫力下降,可出现急性感染症状。这取决于感染的虫数、虫株的毒力和人体的免疫状态。

弓形虫主要侵犯脑、眼、淋巴结、心、肺、肌肉等部位,可引起脑膜脑炎、脉络膜视网膜炎、肺炎、心肌炎等病变。严重者可导致死亡。

**（四）实验诊断**

1. 病原学检查　在急性发作时期取患者体液（脑脊液、血液、骨髓、胸水、羊水等）涂片，瑞氏染液或姬氏染液染色，镜检滋养体。也可动物接种，阳性者可确诊。

2. 血清学检查　常用酶联免疫吸附试验（ELISA）、间接血凝试验（IHA）和间接免疫荧光抗体试验（IFA）等方法，检测弓形虫循环抗原或抗体。由于弓形虫多为隐性感染，病原学检查不易查到虫体，所以血清学检查具有较重要的辅助诊断价值。

**（五）流行**

弓形虫病呈世界性分布。人群和动物感染相当普遍，血清学调查我国正常人群弓形虫感染率约在10％以下，多为隐性感染。

弓形虫感染普遍的原因可能是弓形虫对宿主的选择性不强；其生活史的各阶段均具有感染性；包囊和卵囊抵抗力较强，包囊在宿主体内可存活数年，甚至终生；弓形虫可在其终宿主与中间宿主之间相互传播；感染方式简单，经口感染为主，也可通过接触、输血，或器官移植等方式感染。

**（六）防治**

弓形虫病的防治极为重要，但目前尚无理想的特效药物，主要治疗药物有磺胺药物与乙胺嘧啶联合应用和螺旋霉素等药物。防治弓形虫病应加强环境卫生，防止水源污染，注意个人卫生、饮水卫生和饮食卫生，改变不良的饮食习惯。

## 小　结

寄生于人体的孢子虫主要有疟原虫、刚地弓形虫，均在宿主的不同细胞内寄生，其中刚地弓形虫为机会致病寄生虫。孢子虫典型的生活史包括两种生殖方式，即无性生殖阶段（裂体增殖和孢子生殖）和有性生殖阶段（配子生殖）。两种孢子虫的生活史、致病、病原学诊断及流行情况列表总结如表2-5。

表2-5　两种孢子虫比较表

| 虫种 | 感染阶段 | 感染途径 | 寄生部位 | 感染宿主 | 致病情况 | 传播媒介 | 病原学诊断 | 流行情况 |
|---|---|---|---|---|---|---|---|---|
| 疟原虫 | 子孢子 | 昆虫叮咬 输血 胎盘 | 红细胞 肝细胞 | 人 | 发热 贫血 脾肿大 凶险性疟疾 | 按蚊 | 厚、薄血涂片查疟原虫 | 非洲、亚洲、中南美洲，国内南方较多 |
| 刚地弓形虫 | 卵囊 假包囊 包囊 滋养体 | 经口 胎盘 输血 器官移植 | 有核细胞 | 猫科动物为终宿主，人和多种动物为中间宿主 | 先天性弓形虫病 获得性弓形虫病 | 无 | 血液、渗出液及穿刺物涂片查滋养体，动物接种查滋养体 | 世界性流行，国内14个省、市、自治区均有病例报道 |

## 思考题

1. 阐述间日疟和恶性疟原虫红细胞内期的主要形态特征。
2. 阐述疟原虫和弓形虫的生活史要点。
3. 阐述疟疾发作的机理，以及复发、再燃的原因。
4. 阐述疟疾免疫的特点。
5. 阐述疟疾的病原学检查方法。
6. 疟疾的防治原则有哪些？
7. 阐述与诊断有关的弓形虫阶段的形态特征。
8. 阐述弓形虫的致病特点。
9. 阐述弓形虫病的诊断方法和主要防治原则。

# 第三章 医学蠕形动物

蠕虫（helminth）是借肌肉伸缩而做蠕形运动的无脊椎动物。在自然界中分布甚广，多数营寄生生活。寄生于人体且与医学有关的蠕虫称医学蠕虫。由蠕虫引起的疾病称蠕虫病。

医学蠕虫主要包括扁形动物门的吸虫和绦虫、线形动物门的线虫和棘头动物门的棘头虫。

蠕虫可根据发育方式分为两大类：

1. 土源性蠕虫　生活史简单，在发育过程中不需要中间宿主，其卵或幼虫直接在外界发育为感染阶段。食入被污染的食物或接触土壤感染宿主。绝大多数线虫，特别是肠道寄生线虫都属于此类。

2. 生物源性蠕虫　生活史复杂，在发育过程中幼虫必须经过中间宿主体内发育至感染阶段，所有的吸虫和棘头虫，大部分绦虫和少数线虫属于此类。

某些寄生于动物的蠕虫，侵入非正常宿主（人体）后，保持幼虫状态，不能发育成熟，且无固定的寄生部位，在皮肤和内脏中长期移行造成局部或全身性病变，称幼虫移行症。依病变部位不同，分皮肤幼虫移行症和内脏幼虫移行症。

# 第一节　吸　　虫

## 一、华支睾吸虫

华支睾吸虫（*Clonorchis sinensis* Cobbold，1875）简称肝吸虫。成虫寄生在人体肝胆管内，引起华支睾吸虫病。

### （一）形态

1. 成虫　体形狭长，背腹扁平，前端较尖，后端钝圆，形似葵花籽。体壁薄而柔软、半透明。虫体大小一般为（10～25）mm×（3～5）mm。口吸盘略大于腹吸盘，前者位于虫体前端，后者位于虫体前 1/5 处。消化道简单，肠管位于虫体两侧，其末端为盲端。雄性生殖器官有睾丸 1 对，位于虫体后 1/3 处，前后排列，分支状。雌性生殖器官有卵巢 1 个，分叶状，其背侧有一椭圆形受精囊和略弯曲的劳氏管，管状子宫盘绕于卵巢与腹吸盘之间，其内充满虫卵，卵黄腺分布于虫体两侧中段。

2. 虫卵　形似芝麻，黄褐色，大小为（27～35）μm×（12～20）μm。前端较窄且有明显卵盖，盖周围的卵壳增厚形成肩峰，另一端有一小疣。卵内含有一个成熟毛蚴（图 3-1）。

### （二）生活史

成虫寄生在人或哺乳动物的肝胆管内，虫卵随胆汁进入肠腔，随粪便排出体外。虫卵落入水中，被第一中间宿主淡水螺（赤豆螺、长角涵螺、纹沼螺等）吞食后，在螺消化道内孵出毛蚴，经胞蚴、雷蚴和尾蚴的发育、繁殖阶段。成熟尾蚴自螺体逸出，进入水中，遇到第

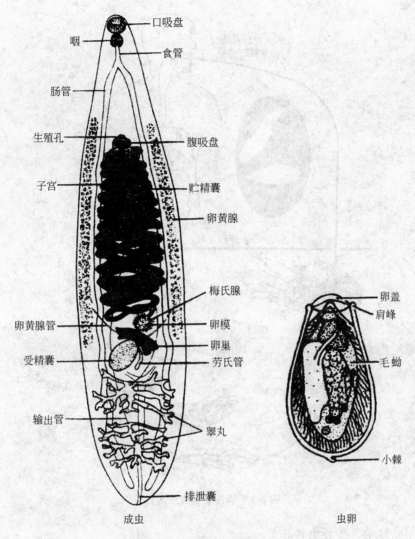

图 3-1 华支睾吸虫成虫及虫卵

二中间宿主淡水鱼、虾，即钻入其皮下、肌肉等处，形成囊蚴。囊蚴被终宿主吞食后，在消化液的作用下，在十二指肠内脱囊为童虫。童虫经胆总管移行至肝胆管，也可经血管或穿过肠壁达到肝胆管内，发育为成虫。从食入囊蚴到发育成熟、产卵，约需 1 个月。成虫在人体内的寿命一般可达 20～30 年（图 3-2）。

**（三）致病**

成虫寄生在肝胆管，其病变程度因感染轻重而异。轻度感染，可不出现临床症状。重度感染，病变明显。由于虫体在胆管中吸附、运动、吸食胆管上皮及其分泌物等的刺激作用及代谢产物诱发的变态反应，可引起胆管内膜及胆管周围炎症反应，使胆管局限性扩张及胆管上皮增生，甚至导致肝硬化。由于虫体堵塞胆管，可出现胆管炎、胆囊炎或黄疸。死亡虫体碎片、虫卵、胆管上皮脱落细胞构成核心，可形成胆管结石。此外，华支睾吸虫的感染还可引起肝癌。

临床表现一般以消化系统症状为主，食欲减退、上腹部不适、厌油腻、消瘦、腹痛、腹

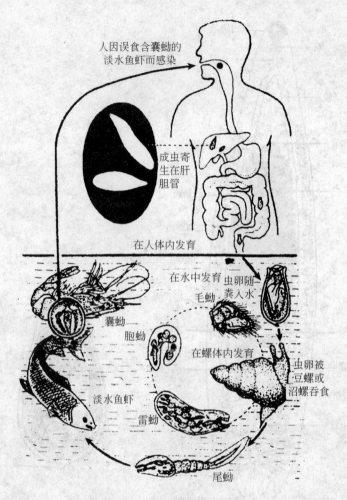

人因误食含囊蚴的
淡水鱼虾而感染

成虫寄
生在肝
胆管

在人体内发育

在水中发育    虫卵随
毛蚴      粪入水

囊蚴
胞蚴

在螺体内发育

虫卵被
豆螺或
沼螺吞食

淡水鱼虾
雷蚴

尾蚴

图 3-2  华支睾吸虫生活史

泻和便秘、肝区隐痛。少数患者肝大。

**（四）实验诊断**

1. 病原学诊断  在粪便中检获虫卵是确诊的主要依据。一般在感染后 1 个月可在粪便中发现华支睾吸虫虫卵，主要方法有：

（1）直接涂片法：操作简便，但检出率不高，容易漏诊。

（2）改良加藤法：可用于定性和定量检查。虫卵检出率可达 95% 以上。

（3）沉淀法：可用水洗或离心沉淀法，阳性率较直接涂片法高。

（4）十二指肠引流液检查：把引流十二指肠液或胆汁进行离心沉淀检查，可查获虫卵。因病人有一定痛苦，故不常用。

2. 免疫学诊断  可用于普查和辅助诊断。常用方法有：皮内试验、间接血凝试验（IHA）和酶联免疫吸附试验（ELISA）。

**（五）流行**

华支睾吸虫主要分布在亚洲，如中国、日本、朝鲜、越南等国家。在我国除青海、宁夏、内蒙古、西藏等尚未报道外，各省、市、自治区均有不同程度流行，其中广东、台湾两省为主要流行区。

造成本病流行的主要原因有：

1. 传染源 终宿主（病人和带虫者）和保虫宿主（猫、犬和猪等）均为本病的传染源。

2. 传播途径 华支睾吸虫的感染主要是因食入生的或未煮熟的淡水鱼虾所致。囊蚴可寄生于鱼体的全身，以肌肉为最多。在烧、烤、烫或蒸全鱼时，因温度不够、时间不足或鱼肉过厚等原因，未能杀死全部囊蚴，食这种鱼及生鱼片易感染。此外，抓鱼后不洗手或用生鱼污染的刀及砧板切熟食品，用盛过生鱼的器皿存放熟食品也可使人感染。

3. 中间宿主 华支睾吸虫生活史中有两个中间宿主。第一中间宿主主要有纹沼螺、赤豆螺、长角涵螺。第二中间宿主为淡水鱼虾，淡水鱼有草鱼、鳊鱼、鲤鱼、麦穗鱼、白鲩等。这些螺、鱼、虾在沟渠、坑塘、湖泊普遍存在，由于粪便管理不当，虫卵入水，感染鱼虾，引起华支睾吸虫病的流行。

### （六）防治

1. 开展卫生宣传教育 使群众了解本病的危害性及其传播途径，自觉不吃生或未煮熟的鱼虾，注意生、熟食厨具分开使用。

2. 搞好环境卫生 加强粪便管理，防止虫卵污染水域。

3. 治疗病人及带虫者 吡喹酮为首选药物。

## 二、布氏姜片吸虫

布氏姜片吸虫（*Fasciolopsis buski* Lankester，1857）简称姜片虫。寄生在人体的小肠，引起布氏姜片吸虫病。

### （一）形态

1. 成虫 长椭圆形，两侧对称。雌雄同体。虫体肥厚，背腹扁平，不透明。活虫为肉红色，死虫固定后呈灰白色，长20～75 mm，宽8～20 mm。虫体前端稍窄，后端较宽。口吸盘较小，在虫体前端，其后为腹吸盘，呈漏斗状，明显大于口吸盘。肠管有4～6个波浪状弯曲，分布在虫体两侧，末端为盲端。两个睾丸高度分支，呈珊瑚状，前后排列于虫体后半部两肠管之间；卵巢为短的分支状，位于虫体中部睾丸之前，子宫盘曲在卵巢与腹吸盘之间，其内充满虫卵。卵黄腺发达，分布于虫体两侧（图3-3）。

2. 虫卵 椭圆形，色淡黄。大小为（130～140）$\mu$m×（80～85）$\mu$m，为人体最大的寄生虫卵。卵盖不明显，卵壳薄，内含1个卵细胞和数十个卵黄细胞（图3-3）。

### （二）生活史

成虫寄生于人和猪的小肠，以肠腔内半消化食物为食，成虫产卵，卵随粪便排出体外，落入水中，在适宜温度下，经3～4周发育为毛蚴，毛蚴自卵内逸出，遇中间宿主扁卷螺，侵入其体内。在螺体内约1～2个月经胞蚴、母雷蚴、子雷蚴、尾蚴的发育、繁殖，尾蚴自螺体逸出，附着于水生植物菱角、荸荠、茭白的表面，形成囊蚴。终宿主食入含囊蚴的水生植物而感染。囊蚴经消化液和胆汁的作用，后尾蚴逸出，用吸盘吸附在肠粘膜上，约1～3个月发育为成虫。寄生虫数一般数条至数十条，每一成虫日产卵量约为15 000～25 000个，

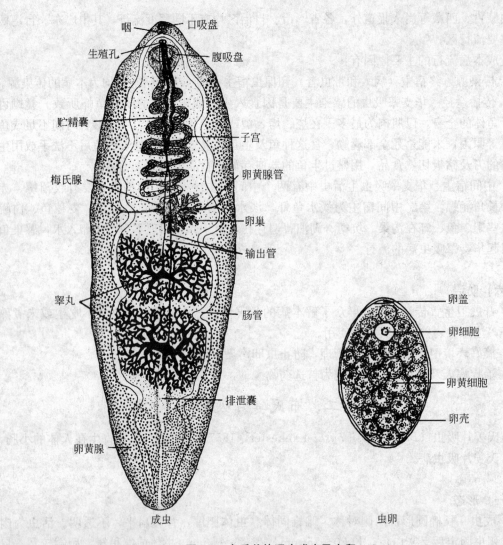

图 3-3  布氏姜片吸虫成虫及虫卵

成虫寿命约为 1 年左右，长者可达 4～5 年（图 3-4）。

### （三）致病

布氏姜片吸虫腹吸盘肌肉发达，吸附力强，造成被吸附的肠粘膜与其附近组织发生炎症反应，充血、水肿，严重者可引起出血、溃疡或脓肿。感染虫数较多时，虫体覆盖肠粘膜，影响宿主消化与吸收功能，导致营养不良和消化功能紊乱；大量感染时，虫体成团可引起肠梗阻。此外，虫体的代谢产物、分泌物可引起变态反应和嗜酸性粒细胞增多。

轻度感染可无明显症状，或仅有轻度消化系统症状。大多数患者表现为右季肋下或脐周隐痛，食欲不振，感染严重者可有倦怠无力、消瘦、贫血、腹泻与便秘交替等症状。儿童重度反复感染可导致发育障碍和智力减退等。

### （四）实验诊断

布氏姜片吸虫病的诊断主要依赖于病原学检查。

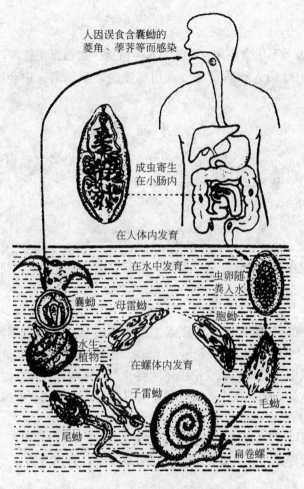

人因误食含囊蚴的
菱角、荸荠等而感染

成虫寄生
在小肠内

在人体内发育

在水中发育

虫卵随
粪入水

囊蚴

母雷蚴

胞蚴

水生
植物

在螺体内发育

子雷蚴

毛蚴

尾蚴

扁卷螺

**图 3-4 布氏姜片吸虫生活史**

1. 粪便检查 检获虫卵即可确诊。水洗沉淀法可提高检出率。
2. 虫体鉴定 检查粪便中排出或偶尔呕出的成虫。按其形态特征进行鉴别。

### (五) 流行

本病主要流行于亚洲的温带和亚热带地区，多分布在广种水生植物的湖沼地区。在我国，除东北和西北地区以外，其他省、市、自治区都有报道，以长江流域及南方某些地区为重。

1. 传染源 病人、带虫者和猪是本病的主要传染源。家猪是主要保虫宿主。用人粪、猪粪作肥料，种植水生植物，致含卵粪便污染水体，是造成本病流行的主要因素之一。

2. 中间宿主和植物媒介 扁卷螺广泛分布于池塘、沼泽、沟渠及水田。绝大多数水生植物如荸荠、茭白、菱角、蕹菜、水浮莲等都可成为布氏姜片吸虫的植物媒介。

3. 传播途径 流行区居民生食菱角、荸荠、茭白等水生植物或误饮含囊蚴的生水，而感染。

## （六）防治

1. 开展卫生宣传　不生食菱角、荸荠等水生植物。加强粪便管理，防止虫卵污染水源。
2. 普查普治　治疗病人和病畜均可选用吡喹酮、硫氯酚。中药槟榔煎剂驱虫效果也较好。

# 三、并殖吸虫

并殖吸虫（*Paragonimus*）寄生在人和肉食哺乳动物肺或其他组织。在我国主要有两种，即卫氏并殖吸虫（*Paragonimus westermani* Kerbert，1878）和斯氏并殖吸虫（*Paragonimus skrjabini* Chen，1959）。

## 卫氏并殖吸虫

卫氏并殖吸虫成虫主要寄生于人体肺部，引起卫氏并殖吸虫病，简称肺吸虫病。

### （一）形态

1. 成虫　外形椭圆，肥厚，背面隆起。虫体活时呈红褐色，固定后为灰白色。体长7.5～12.0 mm，宽4～6 mm，厚3.5～5.0 mm。雌雄同体，口吸盘与腹吸盘大小相似，腹吸盘位于虫体中部稍前。弯曲的肠支沿虫体两侧分布，末端为盲端。睾丸2个，分支状，左右并列于虫体后1/3处；卵巢1个，分叶状，与盘曲的子宫并列于腹吸盘之后，卵黄腺分布于虫体两侧（图3-5）。

2. 虫卵　椭圆形，但不规则，金黄色，大小为（80～118）$\mu$m×（48～60）$\mu$m，卵盖明显，常倾斜，卵壳厚薄不一，卵盖对侧卵壳明显增厚，卵内含有1个卵细胞和10余个卵黄细胞（图3-5）。

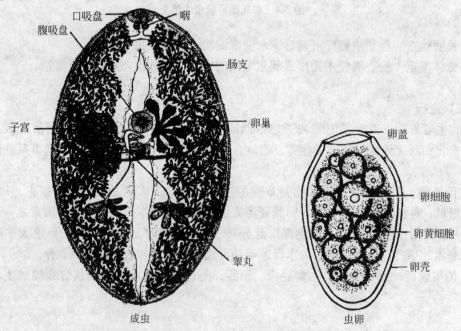

图 3-5　卫氏并殖吸虫成虫及虫卵

（二）生活史

成虫主要寄生于终宿主（人）和保虫宿主（肉食哺乳动物）肺部，成虫产卵，卵随痰咳出，或咽下，随粪便排出。虫卵入水，在 25～30℃，经 15～20 天孵出毛蚴，毛蚴遇到第一中间宿主川卷螺即钻入其体内，经胞蚴、母雷蚴、子雷蚴的发育增殖，形成许多尾蚴，尾蚴从螺体内逸出，在水中游动，遇到第二中间宿主溪蟹、蝲蛄，侵入其体内，形成囊蚴。终宿主食入含有囊蚴的溪蟹、蝲蛄，童虫在小肠脱囊而出。童虫可穿过肠壁进入腹腔，游走于腹腔各脏器之间，经过 1～3 周窜扰后，穿过膈肌经胸腔入肺，发育为成虫。部分童虫在移行过程中，可侵犯脑、眼、皮下等器官和组织称异位寄生。异位寄生的虫体多不能发育成熟。囊蚴自进入人体发育到成虫产卵，约需 2 个月。成虫寿命 5～6 年，长者可达 20 年（图3-6）。

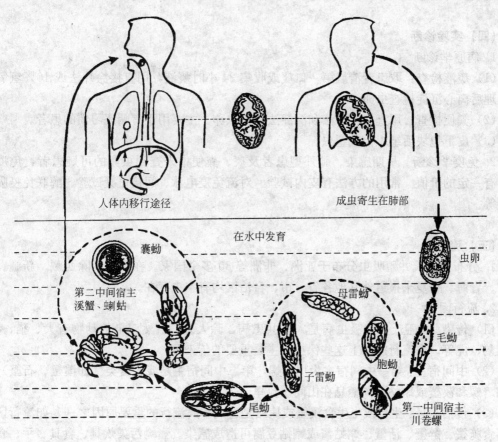

图 3-6 卫氏并殖吸虫生活史

（三）致病

主要是童虫或成虫在组织及脏器之间窜扰移行、寄生所致的机械性破坏及虫体代谢产物等抗原物质所致的免疫病理反应，其病变发展过程大致可分为：

1. 组织破坏和明显变态反应期 主要是童虫移行的破坏作用及诱导宿主产生的变态反应。患者出现食欲不振、乏力、腹痛、腹泻、低热、胸痛、咳嗽、荨麻疹等症状。

**2. 脓肿和囊肿期**

(1) 脓肿期 病变呈窟穴状或隧道状。病灶周围形成肉芽组织，构成薄膜状脓肿壁，形成脓肿。

(2) 囊肿期 虫体周围组织坏死、液化。病灶周围出现明显的肉芽组织增生，形成囊肿，囊壁边界清楚。囊内容物逐渐变成赤褐色粘稠性液体，患者主要表现为低热、胸痛、咳嗽、咳血痰或铁锈色痰。

**3. 愈合期（瘢痕期）** 由于虫体死亡或窜扰他处，囊肿内容物被吸收或排空，囊塌陷，其间隙由肉芽组织所填充，继之纤维化，形成瘢痕。

由于虫体的游走特性，常移行于肺部以外的组织，称异位寄生。如虫体移行于脑部，患者常出现阵发性剧烈头痛、癫痫、瘫痪、视力障碍等，称脑型。虫体在腹腔及各脏器间窜扰，出现腹痛、腹泻等症状，称腹型。以游走性皮下包块和结节为主要临床表现，称皮下包块型。

**（四）实验诊断**

**1. 病原学诊断**

(1) 痰液检查：取患者清晨第一口痰或收集 24 小时痰液，用直接涂片法或 10％氢氧化钠处理后离心沉淀检查虫卵。

(2) 粪便检查：用直接涂片法和沉淀法检查虫卵。主要用于有咽痰习惯的患者。

(3) 皮下包块活组织检查童虫。

**2. 免疫学诊断** 早期感染、肺外型患者及痰、粪便中未查到虫卵的可疑患者，免疫学诊断有一定的价值。常用的方法有皮内试验、对流免疫电泳、间接血凝试验、酶联免疫吸附试验等。

**（五）流行**

**1. 分布** 卫氏并殖吸虫分布于亚洲、非洲等 30 多个国家。在我国，除西藏、新疆、内蒙古、青海、宁夏未报道外其他各省、市、自治区均有本虫存在。

**2. 流行因素**

(1) 传染源：卫氏并殖吸虫病是人兽共患病。除人外，自然感染的动物有犬、猫、狼、狐、豹、虎等。在流行病学上这些保虫宿主是重要的传染源。

(2) 中间宿主：第一中间宿主为川卷螺，第二中间宿主是淡水蟹类（如溪蟹、石蟹）和蝲蛄。螺和溪蟹或蝲蛄共同栖息在山间溪流里。

(3) 传播途径：生食或半生食溪蟹或蝲蛄是造成本病流行的重要原因之一。如流行区居民喜食腌蟹、醉蟹、活蟹、蝲蛄酱或蝲蛄豆腐可造成感染。囊蚴污染炊具、食具、手、食物等亦被感染。

(4) 转续宿主：野猪、猪、兔、鼠、蛙、鸡、鸟等多种动物已被证实可作为转续宿主。转续宿主在流行病学上是一个不可忽视的因素。

**（六）防治**

做好卫生宣传教育工作，不吃生的或未熟的溪蟹、蝲蛄、野猪肉等，不饮生水，防止囊蚴污染炊具、食具。加强粪便管理，不随地吐痰，防止虫卵污染水源。改变不卫生的饮食习惯是预防本病的关键。开展普查普治，治疗患者首选药物为吡喹酮。

## 斯氏并殖吸虫

斯氏并殖吸虫，成虫主要寄生于果子狸、猫、犬等动物体内。在人体内，侵入的虫体以童虫形式在皮下或各器官组织间移行，引起幼虫移行症。

### （一）形态

1. 成虫　虫体狭长，两端较尖，长 11.0～18.5 mm，宽 3.5～6.0 mm。腹吸盘位于虫体前 1/3 处，略大于口吸盘。雌、雄生殖器官并列特点与卫氏并殖吸虫相同（图 3-7）。

2. 虫卵　椭圆形，多数不对称，金黄色，大小为（71～81）μm×（45～48）μm，卵壳厚薄不均匀，卵内含 1 个卵细胞和多个卵黄细胞。

### （二）生活史

与卫氏并殖吸虫相似。终宿主为果子狸、犬、猫、豹等。人是非正常宿主，童虫在人体处于滞育状态，以寄生皮下为多见，亦可寄生于其他部位。第一中间宿主为拟钉螺和小豆螺等。第二中间宿主为溪蟹。

### （三）致病

本虫对人体的危害主要是童虫在人体到处游窜，造成皮肤或全身性病变。引起皮肤和内脏幼虫移行症，皮肤幼虫移行症主要表现为游走性皮下包块或结节。虫体可侵犯多个器官，出现相应的症状和体征，如胸膜炎、心包炎、肝肿大等，称内脏幼虫移行症。

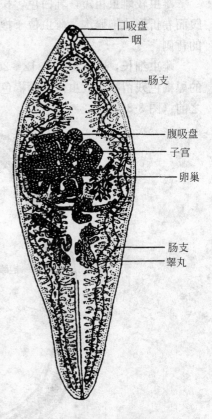

图 3-7　斯氏并殖吸虫成虫

### （四）实验诊断

皮下包块或结节活组织检查童虫。免疫学检验是本病的重要诊断方法。

### （五）流行与防治

斯氏并殖吸虫只分布于中国，如江西、浙江、广东、湖北、广西、云南、山西、陕西等地。

本病流行因素与防治措施与卫氏并殖吸虫相似。

## 四、日本血吸虫

血吸虫又称裂体吸虫。寄生人体的血吸虫主要有 5 种，即日本血吸虫（*Schistosoma japonicum* Katsurada，1904）、埃及血吸虫（*S. haematobium* Bilharz，1852）、曼氏血吸虫（*S. mansoni* Sambon，1907）、间插血吸虫（*S. intercalatum* Fisher，1934）、湄公血吸虫（*S. mekongi* Voge Bruekner and Bruce，1978）。

血吸虫病是当代发展中国家 10 种主要热带病之一，危害严重。我国仅有日本血吸虫病。

### （一）形态

1. 成虫　雌雄异体。虫体细长呈圆柱形。口、腹吸盘位于虫体前端。

雄虫较雌虫粗短，乳白色，长 12～20 mm，宽 0.5～0.55 mm。自腹吸盘后虫体两侧向腹面卷折形成抱雌沟。雌虫位于抱雌沟内。睾丸 7 个，椭圆形，呈串珠状排列于腹吸盘后方的背侧。

雌虫细长，圆柱形，长 12～26 mm，宽 0.1～0.3 mm。肠管内充满红细胞消化后残留的黑褐色残留物，故虫体呈深褐色或黑色。卵巢 1 个，长椭圆形，位于虫体中部肠支汇合处之前（图 3-8）。

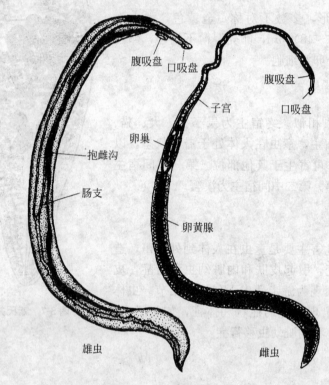

**图 3-8　日本血吸虫成虫**

2. 虫卵　成熟虫卵椭圆形，淡黄色，大小为（74～106）$\mu m \times$（55～80）$\mu m$。卵壳薄而均匀，无卵盖，一侧有一小棘，卵壳表面常附有宿主组织残留物。其内含一成熟毛蚴，在毛蚴与卵壳的间隙中常有大小不一的油滴状毛蚴分泌物（图 3-9）。

3. 毛蚴　活动时呈长椭圆形，静止或固定后呈灰白色，卵圆形或梨形，平均大小为 99 $\mu m \times 25 \mu m$，周身披有纤毛。体内有一顶腺，一对侧腺（图 3-9）。

4. 尾蚴　属叉尾型，由体部和尾部组成，尾部又分尾干和尾叉。体部长 100～150$\mu m$，尾干长 140～160 $\mu m$，尾叉长 50～70 $\mu m$。全身披有小棘。体前端为一头器，有口吸盘和腹吸盘，在体中后部有 5 对钻腺（图 3-9）。

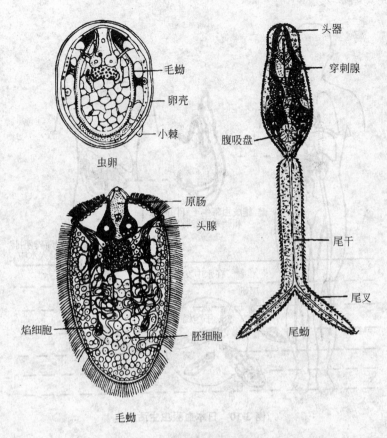

**图 3-9　日本血吸虫虫卵、毛蚴和尾蚴**

**（二）生活史**

日本血吸虫成虫寄生于人及多种哺乳动物的门静脉和肠系膜静脉，虫体常逆血流移行至肠粘膜下层的静脉末梢交配产卵。卵随血流入肝，部分虫卵沉积于结肠壁小静脉。卵约经 11 天发育成熟。沉积于肠组织的虫卵，由于卵内毛蚴分泌的可溶性抗原（SEA）可透过卵壳进入组织，引起炎症反应，导致组织坏死，形成嗜酸性脓肿。由于肠蠕动，腹内压力和血管内压力的作用，使坏死组织向肠腔破溃脱落，虫卵随粪便排出体外。

虫卵随粪便入水，在合适的温度、pH 和光照下，孵出毛蚴。毛蚴在水中作直线运动，可存活 1～3 天。遇中间宿主钉螺，即侵入螺体，经母胞蚴和子胞蚴无性生殖阶段，形成大量尾蚴。分批陆续逸出，在水体表层活动。当遇终宿主时，以口、腹吸盘附着宿主皮肤，借尾叉摆动和体部收缩推动，以及穿刺腺分泌的溶蛋白酶溶解皮肤组织的作用，经数分钟甚至 10 秒钟，即可钻入宿主皮肤，脱掉尾部，形成童虫。

童虫侵入小血管或淋巴管，随血流至右心，经肺动脉、肺静脉至左心，进入体循环到达肠系膜动脉，经毛细血管网入肠系膜静脉，到肝门静脉发育，呈雌雄合抱状态，发育成熟后，逆血流至肠系膜静脉寄生、产卵。成虫以血液为食。从尾蚴侵入至成虫成熟产卵约需 1 个月。雌虫每日产卵约 1000～3000 个。成虫寿命一般 3～5 年，长者可达 20～30 年（图3-10）。

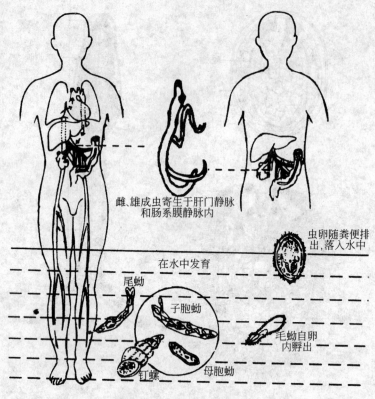

雌、雄成虫寄生于肝门静脉
和肠系膜静脉内

虫卵随粪便排
出,落入水中

在水中发育

尾蚴

子胞蚴

毛蚴自卵
内孵出

钉螺

母胞蚴

**图 3-10　日本血吸虫生活史**

### (三) 致病

在日本血吸虫感染的过程中,各发育阶段(尾蚴、童虫、成虫和虫卵)均能对人体造成不同的和复杂的免疫病理损害。以虫卵致病最严重。

1. 尾蚴和童虫所致损害　尾蚴侵入皮肤可引起Ⅰ型和Ⅳ型变态反应。局部皮肤出现丘疹、红斑和瘙痒等,称尾蚴性皮炎。尾蚴重复侵入,皮疹反应逐渐加重。童虫在宿主体内移行引起所经过组织器官损害,童虫移行至肺部,患者常出现咳嗽、咯血、发热、嗜酸性粒细胞增多等。

2. 成虫所致损害　成虫一般无明显的致病作用。但其吸盘吸附于血管壁,可引起静脉炎与静脉周围炎。虫体的代谢产物、分泌物、排泄物和虫体表皮更新的脱落物等抗原物质,与机体的相应抗体结合形成免疫复合物,诱发Ⅲ型变态反应。

3. 虫卵所致损害　虫卵是日本血吸虫病的主要致病因素,虫卵引起的肉芽肿和纤维化病变是血吸虫病的主要病变。当虫卵发育成熟,卵内毛蚴分泌的可溶性抗原(SEA)透过卵壳不断释放,抗原通过巨噬细胞呈递给辅助性 T 细胞,使 T 细胞致敏。致敏的 T 细胞再次受抗原刺激,产生多种淋巴因子,吸引嗜酸性粒细胞、浆细胞、巨噬细胞、中性粒细胞等至虫卵周围,形成虫卵肉芽肿。肉芽肿常出现中心坏死,称嗜酸性脓肿。随着卵内毛蚴死亡,组织修复,出现上皮样细胞和成纤维细胞增生,并产生胶原纤维,导致纤维化,形成瘢痕组织。

虫卵主要沉积于肝内门静脉分支及结肠,多为降结肠、乙状结肠与直肠的肠壁静脉内，尤以肝病变最为严重。在门静脉周围出现广泛的纤维化，导致干线型纤维化和肝硬化。和门静脉高压，引起肝脾大，腹壁、食管及胃底静脉曲张，上消化道出血及腹水等症状。

4. 免疫复合物所致损害　血吸虫童虫、成虫、虫卵的代谢产物、分泌物和排泄物以及虫体表皮更新的脱落物均可随血循至各组织，成为循环抗原，循环抗原与相应抗体结合，形成免疫复合物。在组织内沉积，引起组织损伤，即Ⅲ型变态反应。血吸虫病的肾小球病变与免疫复合物的沉积有关。

5. 临床表现　临床将血吸虫病分为急性、慢性和晚期血吸虫病。急性血吸虫病患者出现发热、咳嗽、腹痛、腹泻、排粘液血便、肝脾大等症状。粪便检查易查到血吸虫卵。慢性期多数无明显的临床症状，或表现有腹痛、腹泻、粘液血便、肝脾大、消瘦等。晚期血吸虫病可出现门脉高压、肝硬化、巨脾、腹水。门脉高压可致食管下段及胃底静脉曲张，以至破裂，引起消化道大出血而死亡。儿童和青少年如感染严重，使垂体前叶功能减退而致侏儒症。

6. 异位寄生与异位损害　日本血吸虫成虫在门脉系统以外的静脉内寄生称异位寄生。门脉系统以外的器官或组织的血吸虫虫卵肉芽肿称异位损害（ectopic lesion）或异位血吸虫病。多见于肺和脑。

**（四）实验诊断**

1. 病原学检查　从粪便中查见虫卵或孵出毛蚴，以及从组织中检出活虫卵都是诊断的依据。

（1）粪便直接涂片法：方法简便，易行，但检出率低。在急性血吸虫病患者的粘液血便中较易检出虫卵。改良加藤法可提高检出率。

（2）沉淀法与毛蚴孵化法：检查水洗粪便沉渣，如未检出虫卵，可用孵化法。孵化法是利用虫卵在适宜的条件下可孵出毛蚴，毛蚴在水中作直线运动，用肉眼或放大镜观察。

（3）直肠粘膜活组织检查：对慢性和晚期或粪检阴性又疑似血吸虫病的患者，可采用活组织检查。对检获的虫卵，应鉴别其死活。如查见活卵和/或近期变性卵可作为治疗的依据。

2. 免疫学诊断

（1）皮内试验：多用于流行病学调查。

（2）环卵沉淀试验（COPT）：可作防治效果考核和监测方法。

（3）间接血凝试验（IHA）：IHA操作简便，判断结果快、敏感性高，国内已广泛应用。

（4）酶联免疫吸附试验：可用于诊断、考核疗效、流行病学调查和监测。

（5）检测循环抗原：采用杂交瘤技术制备血吸虫单克隆抗体，检测血吸虫循环抗原。阳性者可以确诊。

## （五）流行

1. 分布　日本血吸虫病流行于亚洲的中国、日本、菲律宾、印度尼西亚。在我国流行于长江流域及其以南的 12 个省、市、自治区，如上海、江苏、安徽、江西、湖南、四川、福建等。

2. 流行因素

（1）传染源：血吸虫病是人兽共患病。除人外，至少有 40 种家畜和野生动物自然感染。如牛、猪、犬、猫等，但主要的传染源是人和牛。

（2）传播途径：在流行区，粪便污染水源是造成血吸虫病流行的重要原因之一，这与当地的农业生产方式、生活习惯及家畜的饲养管理有关。

钉螺是日本血吸虫的唯一中间宿主。多孳生于土质肥沃、杂草丛生、水流缓慢的湖沼、沟渠、池塘等处。

我国血吸虫病流行区按地理环境、钉螺分布和流行病学特点分水网型、山丘型和湖沼型三种类型：

①水网型：人主要因生产或生活接触疫水而感染；②山丘型：人的感染以农田劳动为主；③湖沼型：人主要是通过打芦苇感染。

（3）易感人群：不论性别、年龄和种族，人对日本血吸虫皆易感。其中非流行区人群和流行区儿童，由于缺乏获得性免疫力，一旦接触疫水，往往发生急性感染。

## （六）防治

血吸虫病防治的基本方针是综合措施、因地制宜、科学防治。

1. 消灭传染源　治疗病人、病畜，主要治疗药物为吡喹酮，以消灭传染源。

2. 控制和消灭钉螺　切断传播途径，达到控制血吸虫病的目的。因地制宜结合当地实际开展灭螺工作，可采用改造环境，消灭钉螺孳生地，以及用火烧、围垦、药物等方法灭螺。

3. 粪便管理　防止粪便污染水源是控制血吸虫病流行的重要环节。

4. 安全用水与个人防护　在疫区提倡用井水或分塘、分池用水等。避免水源污染和减少人体皮肤与疫水接触的机会。对必须接触者，可涂擦皮肤防护药物，如磷苯二甲酸丁二酯油膏或乳剂、防蚴宁等。

## 小　结

1. 在我国寄生人体的吸虫主要有 5 种：华支睾吸虫（肝吸虫）、布氏姜片吸虫（姜片虫）、卫氏并殖吸虫（肺吸虫）、斯氏并殖吸虫、日本裂体吸虫（血吸虫）。

2. 生活史特征：吸虫均为生物源性蠕虫。生活史复杂。除血吸虫、布氏姜片吸虫外，均需两个中间宿主。具多个幼虫发育阶段，且均有幼体繁殖。

3. 5 种吸虫的生活史、致病及治疗总结于表 3-1。

表 3-1 5 种吸虫的生活史、致病及治疗用药

| 鉴别点 虫种 | 宿主 | | | | 幼虫时期 | 寄生部位 | 感染阶段 | 感染方式 | 主要致病 | 实验诊断 | 治疗用药 |
|---|---|---|---|---|---|---|---|---|---|---|---|
| | 终宿主 | 中间宿主 | 保虫宿主 | 转续宿主 | | | | | | | |
| 华支睾吸虫 | 人 | 第一中间宿主：豆螺、沼螺等 第二中间宿主：淡水鱼和虾 | 狗、猫、鼠 | | 毛蚴、胞蚴、雷蚴、尾蚴、囊蚴、童虫 | 肝胆管 | 囊蚴 | 经口 | 胆管炎、胆囊炎、胆结石、肝肿大、肝硬化、消化道症状等 | 改良加藤法；沉淀法；十二指肠引流 | 吡喹酮 |
| 布氏姜片吸虫 | 人 | 中间宿主：扁卷螺 | 猪 | | 毛蚴、胞蚴、母雷蚴、子雷蚴、尾蚴、囊蚴、童虫 | 小肠 | 囊蚴 | 经口 | 常出现消化道症状 | 直接涂片法；沉淀法 | 吡喹酮和槟榔 |
| 卫氏并殖吸虫 | 人 | 第一中间宿主：川卷螺 第二中间宿主：溪蟹、蝲蛄 | 犬、猫等 | 野猪、兔、鼠等 | 毛蚴、胞蚴、母雷蚴、子雷蚴、尾蚴、囊蚴、童虫 | 主要是肺，其次为脑、皮下等身体各处 | 囊蚴 | 经口 | 成虫可引起肺脓肿、肺囊肿；异位损害 | 痰或粪便中查虫卵；皮下包块或结节活组织检查；免疫诊断 | 吡喹酮 |
| 斯氏并殖吸虫 | 果子狸、猫、犬等，人为非正常宿主 | 第一中间宿主：拟钉螺 第二中间宿主：溪蟹 | | | 毛蚴、胞蚴、母雷蚴、子雷蚴、尾蚴、囊蚴、童虫 | 童虫移行于人体各组织 | 囊蚴 | 经口 | 皮肤和内脏幼虫移行症 | 取包块活组织检查；免疫学检查 | 吡喹酮 |
| 日本血吸虫 | 人 | 钉螺 | 牛、鼠、猪等 | | 毛蚴、母胞蚴、子胞蚴、尾蚴、童虫 | 肠系膜静脉、门静脉 | 尾蚴 | 经皮肤 | 卵在肝引起肉芽肿与纤维化；出现急性、慢性与晚期血吸虫病 | 沉淀法；毛蚴孵化法；改良加藤法；免疫诊断 | 吡喹酮 |

## 思考题

1. 描述与临床诊断有关的 5 种吸虫的形态结构特点。
2. 写出 5 种吸虫感染阶段、感染途径、寄生部位和主要致病阶段。
3. 写出 5 种吸虫的终宿主、中间宿主和保虫宿主。
4. 阐述 5 种吸虫的致病特点。
5. 5 种吸虫病的病原学诊断方法主要有哪些？
6. 简述 5 种吸虫病的防治原则。

# 第二节 绦 虫

## 一、链状带绦虫

链状带绦虫（*Taenia solium* Linnaeus，1758）又称猪带绦虫、猪肉绦虫和有钩绦虫。成虫寄生在人的小肠，引起猪带绦虫病。幼虫寄生在人体的很多组织、器官中，引起猪囊虫病，又称猪囊尾蚴病。

### （一）形态

**1. 成虫**

（1）外部形态：虫体背腹扁平、带状，乳白色，略透明。体长 2～4 m，虫体由 700～1000 节片组成，分头节、颈部和链体，链体由幼节、成节和孕节组成。

（2）虫体各节的形态特征（图 3-11）：

①头节：球形，直径约 0.6～1 mm，其上有 4 个吸盘，1 个顶突，顶突上有大小相间排列的两圈小钩，小钩约 25～50 个。

②颈部：纤细，与头节紧密相连，具有生发功能。

③幼节：扁而宽，其内有尚未发育成熟的生殖系统。

④成节：为方形，每成节均有发育成熟的雌、雄生殖器官各一套。

⑤孕节：长方形，位于虫体的末端，节片内只有子宫的主干和侧支。侧支的分支数为 7～13 支，其内充满虫卵，每个孕节子宫含虫卵 3 万～5 万个。

**2. 囊尾蚴** 为椭圆形白色半透明囊泡，大小为 5 mm×10 mm。囊内充满液体，囊壁分两层，外层为皮层，内层为间质层，有向内凹陷的头节或头节翻出，其构造与成虫相似（图 3-12）。

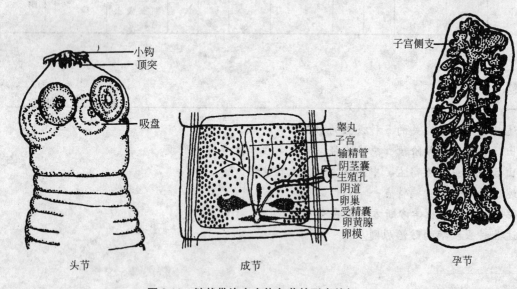

头节　　　　　　　　　　成节　　　　　　　　　孕节

**图 3-11　链状带绦虫虫体各节的形态特征**

3. 虫卵 卵壳薄，易破裂，一般不易查到完整虫卵，完整虫卵为类圆形，卵壳薄，不易见到。不完整虫卵形状近圆球形，直径约 31～43 μm，外层为厚胚膜，呈黄褐色，具有放射状条纹，胚膜内的幼虫含有 3 对小钩，称六钩蚴（图 3-13）。

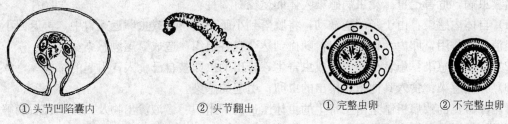

① 头节凹陷囊内　　② 头节翻出　　　　① 完整虫卵　　② 不完整虫卵

图 3-12　囊尾蚴　　　　　　　　　图 3-13　带绦虫卵

## （二）生活史

链状带绦虫的成虫寄生在人体小肠，以头节上的吸盘和小钩固着于肠壁。孕节可自动脱落，随粪便排出人体。孕节或虫卵被猪食入，在猪的小肠内经消化液的作用，胚膜破裂，六钩蚴逸出，钻入肠壁，进入血管或淋巴管，随血循环到达猪的全身各组织，经 10 周发育为成熟囊尾蚴。含囊尾蚴的猪肉，称"米猪肉"，猪囊尾蚴在猪体内可存活数年。人若食入含有活囊尾蚴的猪肉可被感染。囊尾蚴在肠内受胆汁的刺激，头节翻出，吸附在肠壁上，约2～3个月发育为成虫，人为终宿主。成虫在人体可活 10～20 年，也可长达 25 年。人若误食虫卵，卵内的六钩蚴逸出，钻入肠壁，进入血管或淋巴管，随血循环到人体各组织发育为囊尾蚴。所以人既是终宿主，又是中间宿主（图 3-14）。

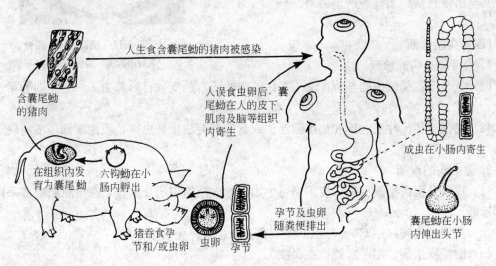

图 3-14　链状带绦虫生活史

## （三）致病

链状带绦虫的成虫和囊尾蚴都可寄生人体，成虫引起猪带绦虫病，囊尾蚴引起猪囊虫病。

1. 猪带绦虫病 成虫寄生于人体小肠内，一般无明显症状。由于吸盘、小钩刺激肠粘

钩刺激肠粘膜引起肠壁炎症，以及虫体的毒素、代谢产物被人体吸收，病人可出现腹痛、腹泻、消化不良、腹胀、消瘦等症状。

2. **猪囊虫病** 囊尾蚴可寄生于人体的皮下、肌肉、脑、眼、心、肝、肺、腹膜等处，引起猪囊虫病，危害严重。囊虫病感染人体的途径有3种：

（1）自体内感染：由于肠的逆蠕动，将脱落到小肠中的孕节或虫卵返入胃中，再返回小肠，经消化液作用，卵内六钩蚴孵出，随血到达全身各组织，造成囊尾蚴感染。

（2）自体外感染：患者小肠内有成虫寄生，排出的虫卵被自己食入，引起的感染。

（3）异体感染：食入其他患者排出的虫卵，引起的感染。

囊尾蚴常见的致病机制是由于寄生的虫体压迫周围组织、囊液渗出物及虫体死亡后崩解产物刺激组织引起组织炎症和变态反应，导致囊虫病。

根据寄生部位囊虫病的临床症状不同，其分型为：

（1）皮下及肌肉型：此型多见。寄生在皮下时呈结节状，数量不等，头部及躯干多见，四肢少。

（2）脑型：本型对人的危害严重。其症状复杂，严重者可出现颅内压增高、癫痫发作、偏瘫、失语、神志不清、视物模糊等症状，还可出现精神症状，甚至突然死亡（图3-15）。

（3）眼型：猪囊尾蚴可寄生于眼的任何部位，以眼部玻璃体及视网膜下最常见。轻者可出现视力障碍，视物模糊不清，重者造成失明。虫体存活时，一般病人可耐受，死后可出现视网膜炎、脉络膜炎或脓性全眼球炎，甚至出现视网膜剥离等严重后果。

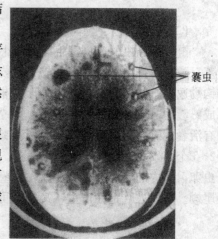

囊虫

**图3-15 脑囊虫CT探查**
（采自山西医科大学传染科赵和平）

**（四）实验诊断**

1. 猪带绦虫病的诊断

（1）查孕节：粪便中的孕节冲洗干净后，观察子宫侧支数目，若为7～13支即为猪带绦虫。

（2）粪便直接涂片法、饱和盐水漂浮法或自然沉淀法检查虫卵，阳性率低，不能确定虫种。

2. 囊虫病的诊断

（1）皮肤及肌肉型囊虫病：皮下型可手术摘除做活组织压片检查，深层肌肉型多采用免疫学诊断。

（2）脑型囊虫病：用CT、核磁共振观察囊虫结节；免疫学诊断。

（3）眼型囊虫病：用眼底镜检查囊虫。

（4）免疫学检查，如酶联免疫吸附试验、间接血凝试验、酶标对流免疫电泳试验等，对囊虫病的诊断具有一定价值。

**（五）流行**

1. **分布** 链状带绦虫呈世界性分布。在我国主要分布于吉林、辽宁、黑龙江、内蒙古、河北、山西、山东、河南、广西、云南、贵州、甘肃、陕西及福建等省、自治区，多为散发病例。

2. 流行因素

（1）养猪方法不当：有的地区采用放养，加之人随地排便，有的地区厕所和猪圈相连，使猪有机会吃到病人排出的孕节或虫卵，造成猪的感染。

（2）食肉习惯及烹饪方法不当：生食或食用未熟的含囊尾蚴猪肉而引起感染。或因刀和砧板的污染（用同一刀和砧板切生肉和熟食或凉拌菜）增加感染的机会。

### （六）防治

1. 加强卫生宣传

（1）不吃生肉或半熟的猪肉，切生肉与熟肉或蔬菜的刀和砧板要分开，防止感染绦虫。

（2）注意个人卫生和饮食卫生，饭前便后要洗手，防止感染。

（3）如排便发现节片，应尽早驱虫，防止自体内、自体外、异体感染。

2. 改善养猪方法和条件　厕所与猪圈应分开，把放养改为圈养等。

3. 治疗病人和带虫者　这是消除传染源的重要手段。常用的药物有：南瓜籽和槟榔合剂、吡喹酮、阿苯达唑和氯硝柳胺。

## 二、肥胖带绦虫

肥胖带绦虫（*Taenia saginata* Goeze，1782）也称牛带绦虫、牛肉绦虫或无钩绦虫、此虫的形态和生活史与链状带绦虫基本相似。

### （一）形态（表 3-2，图 3-16）

表 3-2　两种带绦虫形态的区别

| 区别点 | 链状带绦虫 | 肥胖带绦虫 |
|---|---|---|
| 1. 成虫 | | |
| 体长 | 2～4m | 4～8m |
| 体节 | 体壁肌肉薄，乳白色，透明 | 体壁肌肉肥厚，乳白色，不透明 |
| 节片 | 700～1000 节 | 1000～2000 节 |
| 头节 | 近球形，直径约 0.6～1mm，其上有 4 个吸盘，有顶突、两圈小钩，小钩共约 25～50 个 | 略呈方形，直径约 1.5～2.0mm，只有 4 个吸盘，无顶突及小钩 |
| 孕节 | 长方形，子宫侧支数为 7～13 支，分支不整齐；含虫卵 3 万～5 万个 | 长方形，子宫侧支数为 15～30 支，分支较整齐；含虫卵 8 万个 |
| 2. 囊尾蚴 | 大小似黄豆，囊内头节的结构与成虫相同 | 略大于猪囊尾蚴，囊内头节的结构与成虫相同 |
| 3. 虫卵 | 链状带绦虫卵与肥胖带绦虫卵形态相似，不易鉴别，故统称带绦虫卵 | |

### （二）生活史

肥胖带绦虫的唯一终宿主是人，人不是此虫的中间宿主。

成虫寄生于人体小肠，其吸盘吸附于肠粘膜上，脱落的孕节活动能力强，可自动从肛门逸出，但大多随粪便排出体外。孕节和虫卵污染草地和水源，如被牛食入，在十二指肠孵出六钩蚴，借助小钩及穿刺腺溶解肠粘膜，钻入肠壁，随血液循环到达牛的各组织中，约60～70 天发育为牛囊尾蚴，牛为中间宿主。当人食入生的或半熟的含牛囊尾蚴的牛肉时，在人体小肠牛囊尾蚴受胆汁的刺激，头节翻出，吸附在肠壁上，约 8～10 周发育为成虫。成虫寿

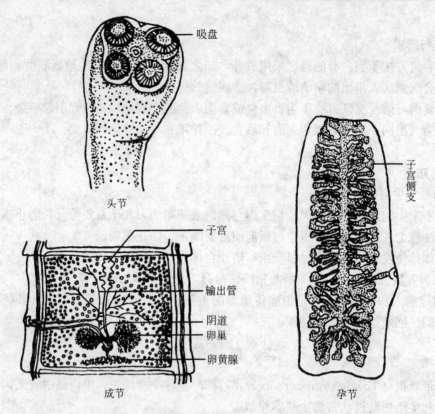

图 3-16　肥胖带绦虫虫体各节的形态特征

命一般为 3～5 年，长的可达 30 年以上。

### （三）致病

牛带绦虫感染者一般无明显症状，严重者可出现腹部不适、消化不良、恶心、腹胀、腹泻等，由于孕节常自动从肛门逸出，故肛门及会阴部有瘙痒感。

### （四）实验诊断

感染者常在粪便中发现孕节，或由于孕节自动从肛门逸出，可散落在褥单上或掉到衣裤内。

1. 检查孕节或虫卵为确诊依据，子宫侧支数，若为 15～30 支，即为牛带绦虫。

2. 肛门拭子法检查虫卵，或用自然沉淀法从粪便中查虫卵，但不能确定虫种。

### （五）流行

1. 流行地区　呈世界性分布，主要以牧区为主，尤以牛肉为食的少数民族地区，如我国新疆、内蒙古、西藏、四川、云南、贵州、广西、甘肃及台湾的一些地区，其他地区散在分布。

2. 流行因素

（1）由于粪便管理不善或随地大便的习惯，粪便污染牧场、水源及地面，牛食入孕节或虫卵而感染。

（2）在流行区人有食生的或未熟牛肉的习惯，故当地居民牛带绦虫感染率高。

（3）烹调时肉块过大，达不到杀死牛囊尾蚴的温度。生、熟砧板不分，用切生肉的刀和砧板切熟食，有可能感染牛囊尾蚴，患牛带绦虫病。

### （六）防治

同猪带绦虫防治原则。

## 三、细粒棘球绦虫

细粒棘球绦虫（*Echinococcus granulosus* Batsch，1786）亦称包生绦虫。成虫寄生在犬、狼等食肉动物，幼虫（棘球蚴）寄生于人体及草食动物牛、马、羊等体内，引起细粒棘球蚴病（echinococcosis），又称包虫病（hydatid disease, hydatidosis, echinococcosis）。

### （一）形态

1. 成虫　为绦虫中最小的虫种，长 2～7 mm。由头节、颈部、幼节、成节、孕节各一节组成。头部有顶突和 4 个吸盘。顶突可伸缩，上有两圈小钩，呈放射状排列。各节均扁长。成节有雌雄生殖器官各一套。孕节约占虫体全长的 1/2，子宫向两侧伸出不规则的侧囊，内含 200～800 个虫卵（图 3-17）。

2. 虫卵　圆形或椭圆形，直径约 30～40 μm，胚膜较厚，有放射状条纹，卵内含一个六钩蚴。

3. 棘球蚴（hydatid cyst）　为圆形或不规则形囊状体。大小依寄生部位、寄生时间和寄生宿主而异，直径 1 厘米至数十厘米不等。棘球蚴为单房性囊，由囊壁和囊内含物（囊液、原头蚴、生发囊、子囊、孙囊）组成（图 3-18）。

囊壁：有两层，外层为角皮层，内层为生发层。囊壁外有宿主组织形成的纤维性包膜，易于剥离。

角皮层（laminated layer）：由生发层细胞分泌而成，乳白色，半透明，厚约 1 mm，似粉皮状，较脆，易破。无细胞结构，此层对生发层有保护作用。

生发层（germinal layer）：也称胚层，厚约 20 μm，紧贴在角皮层内。向囊内长出原头蚴、生发囊和子囊。生发层基质内可见许多细胞核。

原头蚴（protoscolex）：椭圆形或圆形，为向内翻卷的头节（图 3-19）。

生发囊（brood capsule）：也称育囊，是仅有一层生发层的小囊，直径约 1 cm，在小囊内壁上有 5～30 个数量不等的原头蚴。

子囊（daughter cyst）：可由棘球蚴（母囊）的生发层直接长出，也可由原头蚴或生发囊发育而成。子囊结构与母囊相似，子囊内还有与其结构相似的孙囊（granddaughter cyst）。

棘球蚴液（hydatid fluid）：无色透明或略带黄色，棘球蚴液中蛋白质具抗原性。原头蚴、生发囊和子囊可从胚层上脱落下来，悬浮在囊液中，统称棘球蚴砂（hydatid sand）或称囊砂。

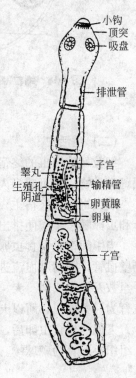

小钩
顶突
吸盘

排泄管

子宫
睾丸
生殖孔　　输精管
阴道　　　卵黄腺
卵巢

子宫

**图 3-17　细粒棘球绦虫成虫**

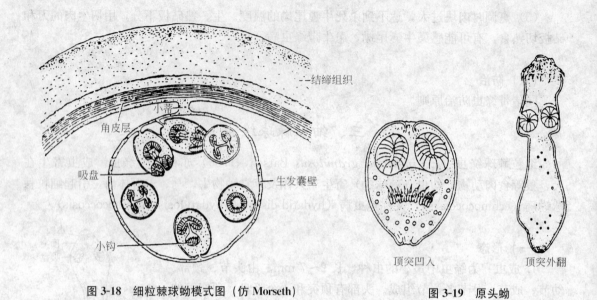

图 3-18　细粒棘球蚴模式图（仿 Morseth）　　　　图 3-19　原头蚴

（图中标注：结缔组织、小蒂、角皮层、吸盘、生发囊壁、小钩；顶突凹入、顶突外翻）

### （二）生活史

细粒棘球绦虫的终宿主是犬、狼和豺等食肉动物；中间宿主是羊、牛、骆驼、猪、鹿等偶蹄类动物，偶可感染人。

成虫寄生在终宿主——犬的小肠上段，借顶突上的小钩和吸盘固着在肠绒毛隐窝内。孕节和虫卵随宿主粪便排出，污染牧场、畜舍、蔬菜、水源、土壤及牲畜皮毛等。

当中间宿主误食虫卵或孕节后，在肠内经胆汁和消化酶的作用孵出六钩蚴，六钩蚴钻入肠壁血管，随门脉血流进入肝、肺等器官，经 3～5 个月发育成棘球蚴。棘球蚴囊内可有数千至数万个原头蚴。犬、狼等终宿主吞食食草动物的内脏棘球蚴后，其内每个原头蚴都可能发育为一条成虫，所以犬肠内的成虫可达成千上万条。

人偶然误食虫卵后，卵内六钩蚴在人的小肠孵出，钻入肠壁小静脉或淋巴管，随血流侵入组织，发育为棘球蚴。棘球蚴在人体内可存活 40 年或更久（图 3-20）。

### （三）致病

棘球蚴病的病程缓慢，潜伏期 1～30 年。在人体生活时间可达 53 年。多数病人没有明显症状。随着囊肿的逐渐长大，对人体的占位性压迫症状逐渐明显。患者多在童年感染，成年后才出现症状，其危害的严重程度取决于棘球蚴体积、数量、寄生部位和有无并发症。临床病理常将包虫囊分为两种，即活动性囊与低活动性囊。活动性囊生长缓慢，免疫原性强，易引起并发症；低活动性囊通常无症状，生长缓慢，易自身变性或钙化。

棘球蚴病的临床表现比较复杂，常见症状有：

1. 局部压迫和刺激症状　棘球蚴不断生长发育，挤压寄生的器官及邻近器官，受累部位有轻微疼痛和坠胀感。肝棘球蚴病常表现为肝肿大、肝区疼痛、坠胀不适、上腹饱满。肺棘球蚴病可有呼吸急促、胸痛、咳嗽、血痰等呼吸道症状。脑棘球蚴病症状与脑瘤相似，可引起头痛、呕吐及癫痫等。骨棘球蚴病易造成骨质破坏或病理性骨折。

2. 过敏及中毒症状　棘球蚴液渗出，进入血液可引起皮肤瘙痒、荨麻疹等症状，血常

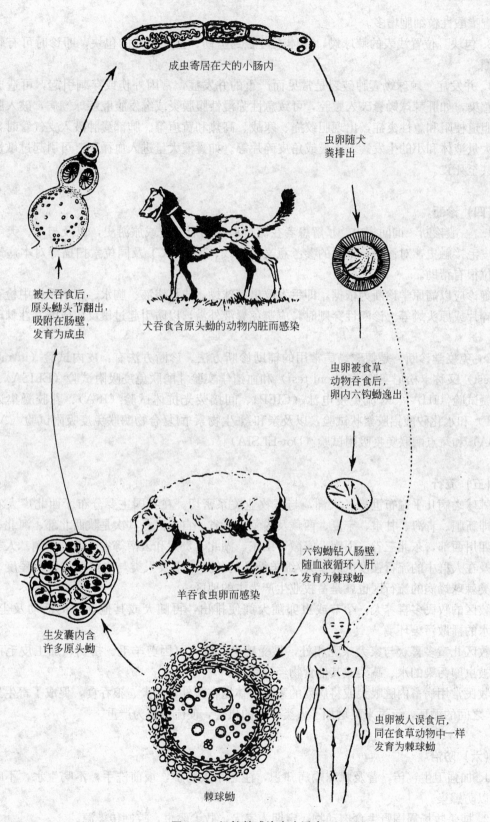

成虫寄居在犬的小肠内

虫卵随犬
粪排出

被犬吞食后,
原头蚴头节翻出,
吸附在肠壁,
发育为成虫

犬吞食含原头蚴的动物内脏而感染

虫卵被食草
动物吞食后,
卵内六钩蚴逸出

六钩蚴钻入肠壁,
随血液循环入肝
发育为棘球蚴

羊吞食虫卵而感染

生发囊内含
许多原头蚴

虫卵被人误食后,
同在食草动物中一样
发育为棘球蚴

棘球蚴

图 3-20 细粒棘球绦虫生活史

规检查嗜酸性粒细胞增多。

3. 包块  位置浅表的棘球蚴，在体表可触到坚韧、富有弹性的包块，叩诊时可有棘球蚴震颤。

4. 并发症  棘球蚴囊肿破裂是常见而严重的并发症，常因外伤或穿刺引起，可造成继发性感染，如肝棘球蚴囊破入腹腔，可致急性弥漫性腹膜炎或继发腹腔棘球蚴病，破入胆道引起胆道梗阻和急性炎症，出现胆绞痛、寒战、高热和黄疸等。肺部囊肿破入支气管时，可咳出大量液体和小的生发囊、子囊或角皮碎片等。如囊液大量进入血循环，可引起过敏性休克，甚至死亡。

### （四）诊断

1. 一般诊断  询问病史，了解患者在流行地区的居住史或旅游史，以及与羊、犬等动物和皮毛接触史，对诊断有重要的参考意义。X线、B超、CT及同位素扫描等对本病诊断与定位很有帮助。

确诊应以病原学诊断为依据，即手术取出棘球蚴，或从痰液、胸水、腹水及尿中检获棘球蚴碎片或原头蚴等。诊断性穿刺时，应避免囊液外溢，以防引起过敏反应或继发性棘球蚴病。

2. 免疫学诊断  是棘球蚴病常用的辅助诊断方法。诊断方法有：皮内试验（intradermal test）又称卡松尼实验（Casoni test）和血清学实验［酶联免疫吸附试验（ELISA）、间接血凝试验（IHA）、对流免疫电泳（CIEP）、间接荧光抗体试验（IFA）、乳胶凝集试验（LAT）和水化矽酸铝胶絮状试验，以及亲和素-生物素-酶复合物酶联免疫吸附试验（ABC-ELISA）和斑点酶联免疫吸附试验（Dot-ELSIA）］。

### （五）流行

棘球蚴病几乎遍布世界各大洲，与畜牧业关系密切。在我国主要分布于西北广大农牧区，即新疆、青海、甘肃、宁夏、西藏及内蒙古等省、自治区，其次是陕西北部、河北、山西、四川西部，东北三省、河南、安徽、山东、湖北、贵州和云南等省有散发病例。人类的感染及在人群中的流行强度取决于犬/绵羊循环的传播水平及人类与之接触的密切程度。因而人类棘球蚴病的流行区也就是畜牧业生产为主的地区。

牧区的牧民多喜养犬，孕节或虫卵随犬粪便排出，再随犬或其他动物的活动及尘土、风、水的播散污染环境。

牧区儿童多喜欢与家犬亲昵相处，易受感染，成人可因剪羊毛、挤奶、加工皮毛而感染，被虫卵污染的水、蔬菜或其他食物经口感染。

牧民常用病畜内脏喂犬或将病死的家畜尸体抛在野外，任犬、狼吞食，促成了寄生虫在犬/羊之间的循环，反过来又增加了人类感染的机会，使流行更为严重。

### （六）防治

1. 加强卫生宣传，普及棘球蚴病知识，注意个人防护，饭前洗手，不喝生水，不吃生菜，以防感染。

2. 捕杀牧场周围野生食肉动物，定期为家犬、牧犬驱虫，控制传染源。

3. 加强对屠宰场和个体屠宰点的检疫，严格处理病畜内脏，深埋或焚烧，严禁乱抛或喂犬。

4. 治疗病人，以手术治疗为主，早期小的棘球蚴病可用药物治疗，阿苯达唑效果好，也可用吡喹酮和甲苯达唑。

## 四、微小膜壳绦虫

微小膜壳绦虫（*Hymenolepis nana* V. Siebold，1852，Blanchard，1891）也称短膜壳绦虫，寄生于鼠及人的小肠，引起微小膜壳绦虫病（hymenolepiasis）。

### （一）形态

1. 成虫　为小型绦虫，体长一般为 5～80 mm，约 100～200 个节片。头节呈球形，直径约 0.13～0.40 mm，有 4 个吸盘，中央有一个可以伸缩的顶突，其上有 20～30 个小钩，呈单圈排列。颈部细长。幼节小，成节逐渐增大。虫体后段的孕节最宽大，所有节片均宽度大于长度。孕节中子宫呈袋状，其内充满虫卵（图 3-21）。

2. 虫卵　近圆形或椭圆形，大小为（48～60）$\mu$m×（36～48）$\mu$m，无色透明，外有薄卵壳，内有一层较厚的胚膜，胚膜的两端略隆起，并从隆起处发出 4～8 根丝状物（polarfilaments），弯曲延伸在胚膜与卵壳之间，胚膜内含一个六钩蚴（图 3-22）。

### （二）生活史

微小膜壳绦虫的发育可以需要中间宿主，也可以不需要中间宿主。

1. 直接感染和发育　成虫寄生在鼠类和人的小肠，脱落的孕节或孕节破裂后散出的虫卵随宿主粪便排出体外，如被宿主吞食，虫卵在小肠内消化液作用下六钩蚴孵出，然后钻入肠绒毛，经 3～4 天发育为似囊尾蚴（cysticercoid），再经 2～3 天，似囊尾蚴自肠绒毛中逸出，返回肠腔，并移向小肠下段，借其头节上的小钩和吸盘附着于肠壁上，逐渐发育为成虫。从食入虫卵至发育为成虫并排出孕节或虫卵约需 2～4 周。成虫在人体内的寿命约 1 个月（图 3-23）。

若孕节在宿主肠道中停留较长时间而被消化，释出的虫卵可直接在肠内孵出六钩蚴，钻入肠绒毛，经似囊尾蚴发育为成虫，造成自体内重复感染（autoreinfection）。即在同一个宿主肠道内完成整个生活史。

2. 经中间宿主感染和发育　微小膜壳绦虫也可经中间宿主传播。多种蚤类幼虫，以及面粉甲虫（*Tenebrio* spp.）和赤拟谷盗（*Tribolium ferrugineum*）等都可作为中间宿主。这些昆虫吞食虫卵后，六钩蚴可在昆虫血腔内发育为似囊尾蚴。鼠类或人误食含似囊尾蚴的中间宿主而感染。

### （三）致病

该虫的致病作用，主要是由于虫体头节上的吸盘、小钩和体表微毛对宿主肠壁的机械性损伤以及虫体的毒性分泌物所致。虫体附着部位，肠粘膜水肿、出血，甚至坏死，有的可形成溃疡，深达肌层。

轻型患者一般没有明显症状。感染严重者，尤其是儿童，可有恶心、呕吐、食欲不振、腹痛、腹泻、衰弱、消瘦以及头痛、头晕、烦躁、失眠等一般消化系统和神经系统症状。有

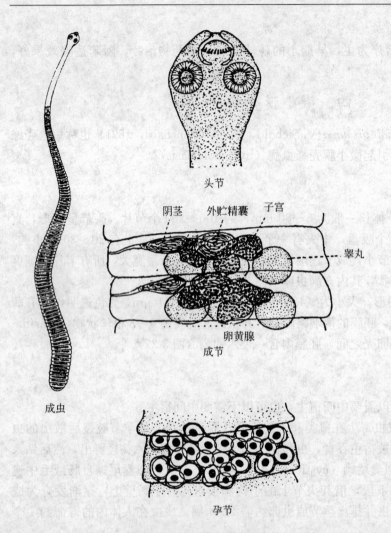

头节

阴茎　外贮精囊　子宫

睾丸

卵黄腺

成节

成虫

孕节

**图 3-21　微小膜壳绦虫成虫**

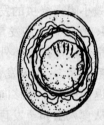

**图3-22　微小膜壳绦虫虫卵**

自体内重复感染的患者常出现重症感染，寄生人体的虫体数可达上千条。

**（四）实验诊断**

从粪便中查到虫卵或孕节即可确诊。采用水洗沉淀法或饱和盐水浮聚法可提高检出率。

**（五）流行病学**

微小膜壳绦虫呈世界性分布，国内分布也很广泛，感染率一般在 1‰ 左右，以儿童的感染率较高。

人体感染以虫卵直接感染为主要方式，通过中间宿主感染的较少。因而该病的流行与个人卫生习惯有关。鼠类是重要的保虫宿主。

**（六）防治**

注意环境卫生和个人卫生。加强营养，增强抵抗力。粮仓的工作人员应加强自身的保

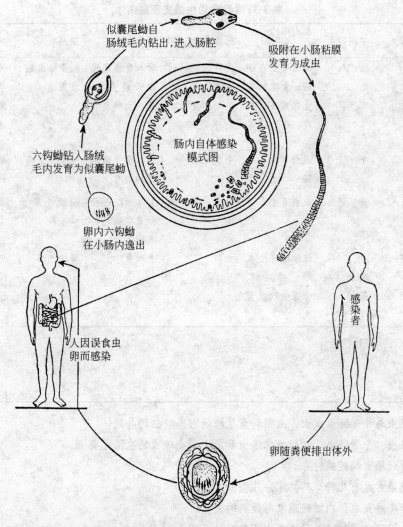

似囊尾蚴自
肠绒毛内钻出,进入肠腔

吸附在小肠粘膜
发育为成虫

六钩蚴钻入肠绒
毛内发育为似囊尾蚴

肠内自体感染
模式图

卵内六钩蚴
在小肠内逸出

人因误食虫
卵而感染

感染者

卵随粪便排出体外

**图 3-23 微小膜壳绦虫生活史(采自孙义临著人体寄生虫学图谱)**

护。灭鼠也是防病的重要措施。

## 小 结

1. 国内寄生在人体的绦虫主要有 6 种:曼氏迭宫绦虫(*Spirometra mansoni*)、链状带绦虫(*Taenia solium*)、肥胖带绦虫(*Taenia saginata*)、微小膜壳绦虫(*Hymenolepis nana*)、细粒棘球绦虫(*Echinococcus granulosus*)、多房棘球绦虫(*Echinococcus multilocularis*)。本书重点介绍其中 4 种绦虫(表 3-3)。

2. 形态学特征:绦虫成虫背腹扁平,长带状。虫体分节,少的 3~4 节,多则数千节。体长从数毫米至数米,由头节、颈部和链体三部分组成。多为雌雄同体。头节和孕节形态特征是鉴别绦虫的重要依据。

**表 3-3　4 种绦虫生活史及致病**

| 虫种 | 终宿主 | 中间宿主 | 在人体的寄生部位 | 感染阶段 | 感染方式 | 致病 | 病原学诊断 |
|---|---|---|---|---|---|---|---|
| 链状带绦虫 | 人 | 猪、人 | 成虫寄生在小肠，囊尾蚴寄生在皮下、肌肉、眼、脑等处 | 猪带绦虫病的感染阶段：囊尾蚴；囊虫病的感染阶段：虫卵 | 食入囊虫肉患猪带绦虫病；食入虫卵患囊虫病 | 猪带绦虫病、囊虫病 | 绦虫病：检查孕节或虫卵；囊虫病：可用活检、CT、免疫学诊断 |
| 肥胖带绦虫 | 人 | 牛 | 成虫寄生在小肠 | 牛囊尾蚴 | 食入含牛囊尾蚴的牛肉 | 牛带绦虫病 | 检查孕节或肛周检查虫卵 |
| 微小膜壳绦虫 | 鼠、人 | 蚤、甲虫 | 成虫寄生在小肠 | 虫卵，似囊尾蚴 | 食入虫卵或含似囊尾蚴的蚤或甲虫 | 短膜壳绦虫病 | 粪检虫卵 |
| 细粒棘球绦虫 | 犬科动物 | 牛、羊、骆驼、人等 | 棘球蚴寄生在肝、肺、脑、骨等组织器官内 | 虫卵 | 食入虫卵 | 棘球蚴病 | 免疫学检查、CT、手术确诊 |

## 思考题

1. 阐述猪带绦虫与牛带绦虫成虫、虫卵和囊尾蚴的形态特征的异同。
2. 阐述猪带绦虫、牛带绦虫、细粒棘球绦虫和微小膜壳绦虫的生活史要点。
3. 阐述上述 4 种绦虫的致病特点。
4. 囊虫病的感染方式有几种？其临床分几型？
5. 解释微小膜壳绦虫自体内增殖现象与致病的关系。
6. 阐述上述 4 种绦虫病的病原学检查方法和防治原则。

# 第三节　线　虫

## 一、似蚓蛔线虫

似蚓蛔线虫（*Ascaris lumbricoides* Linnaeus，1758）简称蛔虫，是人体最常见的寄生虫之一。成虫寄生在小肠，可引起蛔虫病（ascariasis）。

### （一）形态

1. 成虫　呈长圆柱形，形似蚯蚓，头、尾两端略细。活时呈淡红色，死后呈灰白色。体表有纤细的横纹，两侧有明显的侧线。雌虫长 20～35 cm，尾端圆锥状。雄虫长 15～31 cm，尾端向腹面卷曲（图 3-24）。

2. 虫卵 有受精卵和未受精卵两种类型。受精卵呈宽椭圆形，大小为（45～75）μm×（30～50）μm。卵壳厚而无色，由内向外为蛔甙层、壳质层、受精膜，光镜下仅可见厚而均匀的壳质层。卵壳外常有一层凹凸不平呈波浪状的蛋白质膜，因被胆汁染色，故虫卵呈棕黄色。卵内含一大而圆的卵细胞，卵细胞与卵壳两端常见新月形空隙。未受精卵呈长椭圆形，大小为（88～94）μm×（39～44）μm，卵壳与蛋白质膜均较薄，无蛔甙层。卵内含许多大小不等的屈光颗粒（图 3-25）。

## （二）生活史

蛔虫的生活史属直接型，生活史分三个阶段：虫卵在外界土壤中的发育；幼虫在人体内移行和成虫在小肠内寄生（图 3-26）。

成虫寄生在人体的小肠内，以空肠最多。以宿主半消化食物为营养。雌、雄成虫交配后雌虫产卵，卵随粪便排出体外，污染环境，受精卵在荫蔽、潮湿、氧气充足和适宜温度（21～30℃）的土壤中发育，约经 2 周，其内的卵细胞发育为第一期幼虫，再经 1 周，卵内幼虫经第一次蜕皮后发育为感染期卵。感染期卵被人食入，在小肠内，卵内幼虫分泌透明质酸酶和蛋白酶，以及虫体活动，使之破壳而出。孵出的幼虫侵入小肠粘膜和粘膜下层，钻入肠壁小静脉或淋巴管，经肝、右心到肺，穿破肺毛细血管进入肺泡，在此幼虫进行第二和第三次蜕皮，然后，幼虫再沿支气管、气管向上移行至咽，被宿主吞咽，经食管、胃到小肠，在小肠内经第四次蜕皮，数周后发育为成虫。自感染性虫卵进入人体到雌虫开始产卵约需 2 个月。成虫寿命约为 1 年。每条雌虫每日排卵约 24 万个。宿主体内的成虫数目一般为一至数十条，个别可达上千条。

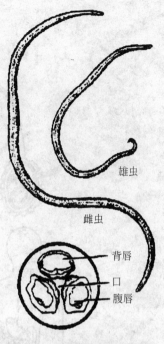

图 3-24 似蚓蛔线虫的成虫和头端顶面观

雄虫
雌虫
背唇
口
腹唇

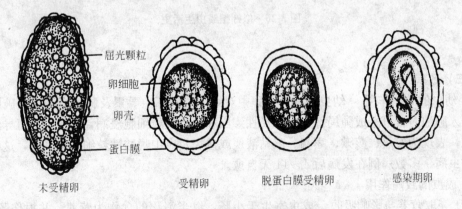

屈光颗粒
卵细胞
卵壳
蛋白膜

未受精卵　受精卵　脱蛋白膜受精卵　感染期卵

图 3-25 似蚓蛔线虫虫卵各期形态

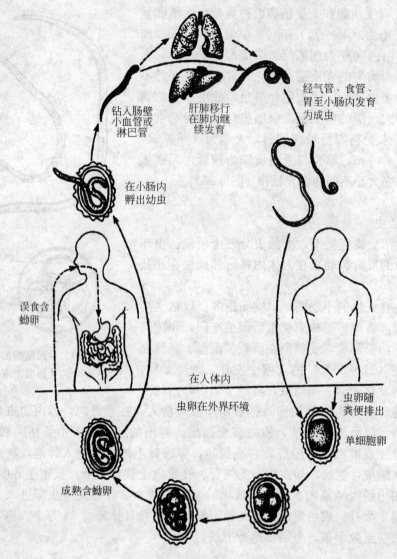

图 3-26　似蚓蛔线虫生活史

**（三）致病**

1. 幼虫的致病作用　　幼虫在移行过程中对组织的破坏主要累及肺。当幼虫穿破肺毛细血管进入肺泡时，可造成肺局部出血、炎性渗出和嗜酸性粒细胞浸润，大量感染可导致蛔蚴性肺炎，表现为发热、咳嗽、哮喘、咳粘液痰或血痰及血中嗜酸性粒细胞增高等，这种现象称肺蛔虫病。多数病例在发病后 4～14 天自愈。

2. 成虫的致病作用

（1）夺取营养与影响吸收：成虫寄生于小肠，以半消化的食物为营养，并损伤肠粘膜，影响小肠的消化和吸收功能，引起一系列消化道症状。主要症状有腹部不适、阵发性脐周疼痛、恶心、呕吐、食欲不振、消化不良、腹泻或便秘等。重度感染儿童可出现营养不良，甚至发育障碍。

（2）变态反应：虫体的分泌物、代谢产物常使患者出现荨麻疹、血管神经性水肿、皮肤瘙痒等变态反应，其主要原因是由于蛔虫变应原被人体吸收后，引起 IgE 介导的变态反应所致。

（3）并发症：成虫有窜扰、钻孔习性。当寄生环境发生变化时，如宿主体温升高或食入刺激性食物，或不适当驱虫治疗，均可刺激虫体乱窜或钻孔，进入胆总管、胰管、阑尾等处分别引起胆道蛔虫病、蛔虫性胰腺炎、蛔虫性阑尾炎等并发症，也可引起肠穿孔和局限性或弥漫性腹膜炎。感染虫数较多时，虫体可扭结成团阻塞肠管而导致肠梗阻。

### （四）实验诊断

似蚓蛔线虫雌虫产卵量大，用粪便直接涂片法查虫卵效果较好，改良加藤法、自然沉淀法、饱和盐水浮聚法检出率高。粪便中查不到虫卵的疑似患者，可参考临床症状，采用药物试验性驱虫诊断。

### （五）流行

蛔虫呈世界性分布，尤在温暖、潮湿和卫生条件差的地区，人群感染普遍。蛔虫广泛流行的原因除生活史比较简单外，主要是蛔虫的生殖力强，产卵量大；二是虫卵对外界环境的抵抗力强，受精蛔虫卵在荫蔽、潮湿的土壤中可存活数月至 1 年。人因不良的卫生习惯和生产方式而感染。

### （六）防治

1. 加强卫生宣传教育，普及卫生知识，纠正不良卫生习惯和行为，防止食入蛔虫卵，减少感染机会。

2. 加强粪便管理和无害化处理　改善环境卫生，消灭苍蝇，是阻断传播的重要措施。

3. 药物治疗　治疗患者及带虫者，对学龄儿童采用集体服药驱虫。驱虫时间宜在感染高峰之后的秋、冬季节。常用驱虫药物有阿苯达唑、甲苯达唑、左旋咪唑、噻嘧啶等。

## 二、蠕形住肠线虫

蠕形住肠线虫（*Enterobius vermicularis* Linn.，1758，Leach，1853）简称蛲虫（pinworm），寄生于人体回盲部，引起蛲虫病（enterobiasis）。儿童及成人均可患病，尤以儿童多见。

### （一）形态

1. 成虫　虫体细小，线头状，乳白色。前端两侧有头翼，咽管末端膨大呈球形，称咽管球，雌虫大小为（8～13）mm×（0.3～0.5）mm，中部膨大，尾端直而尖细。雄虫较雌虫小，大小为（2～5）mm×（0.1～0.2）mm，尾端向腹面卷曲，有交合刺一根。

2. 虫卵　呈不对称椭圆形，无色透明，一侧扁平，一侧略凸，形似柿核，大小为（50～60）μm×（20～30）μm，壳质层两层，刚排出的虫卵，卵内细胞已发育至蝌蚪期，感染性虫卵内为一条盘曲的幼虫（图 3-27）。

### （二）生活史

成虫寄生在人体回盲部，以盲肠、升结肠和回肠末端多见，虫体可游离于肠腔或借助体前端的头翼、唇瓣和咽管球的收缩而附着于肠粘膜。以肠内容物、肠组织和血液为食。雌、雄虫交配后，雄虫很快死亡，雌虫常脱离宿主肠壁，晚间移向直肠。宿主睡眠后，可自肛门爬出体外，虫体在肛门周围受温湿度变化及空气的刺激，借子宫的强力收缩，排出虫卵，雌虫产卵后，一般都枯萎死亡，少数亦能爬回直肠，或误入阴道、膀胱等处，引起异位损害。

粘附在肛门周围的虫卵，由于温度（34～36℃）、湿度（相对湿度 90％～100％）适宜，氧气充足，约经 6 小时，卵内胚胎很快发育为幼虫，卵内蜕皮 1 次，发育为感染期虫卵。当患者因肛门奇痒，用手搔抓肛门周围皮肤时，虫卵极易污染手指，造成肛门-手-口直接传染。散落在室内灰尘、用具或食物上的感染性虫卵，可经口吞食或随空气吸入而使人感染。虫卵在十二指肠孵出幼虫，幼虫沿小肠下行，途中蜕皮两次，至结肠再蜕皮一次发育为成虫。自吞入感染性虫卵至发育为成虫产卵，约需 2～6 周，雌虫寿命约 2～4 周，最长者可达 101 天。

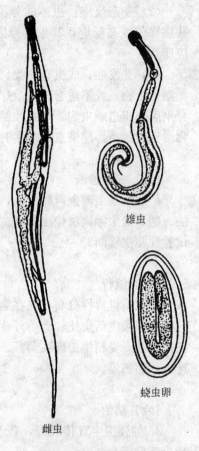

雄虫

蜕虫卵

雌虫

**图 3-27　蠕形住肠线虫**

### （三）致病

雌虫在肛门附近产卵，刺激皮肤引起肛门及会阴部奇痒，是蛲虫病的主要症状。患者常常用手搔痒，极易引起继发性炎症。患儿常有烦躁不安、易怒、夜惊、失眠、食欲减退、消瘦和神经衰弱等，长期反复不愈，可影响儿童身心健康。

虫体附着可致肠粘膜轻度损伤，一般症状不严重。蛲虫有时可引起异位损害（阴道炎、子宫内膜炎、输卵管炎、尿道炎和膀胱炎），危害较大。

### （四）实验诊断

由于雌虫有晚间在肛门外产卵的特性，常用透明胶纸法和棉拭子法在肛门周围检查虫卵。检查时间应在患者清晨排便前。

此外，粪便中检获成虫或患者入睡 1～3 小时后，肛周检获雌性蛲虫，亦可确诊。

### （五）流行因素

蛲虫感染遍及全世界。我国人群感染也较普遍，特别是集体生活的儿童，最易感染。

感染方式简单，主要是经肛门-手-口感染。由于蛲虫夜间在肛门周围产卵，肛门奇痒，患儿常用手搔痒，虫卵污染手指，因吸吮手指，致自身反复感染。此外，因虫卵具有粘性，容易粘在玩具、内衣和被褥上，当清理床铺、整理内衣时，卵混入尘埃，飞扬于空气中，经口或鼻吸入虫卵而感染。

### （六）防治原则

根据蛲虫寿命仅 2～4 周，如果注意避免重复感染，虽不经治疗，一般也可自愈，故应抓好预防这一环节。

1. 做好卫生宣教工作 注意个人卫生和环境卫生，避免相互感染。

2. 防止自体感染 衣服、被褥勤洗烫，患儿夜间睡眠时不宜穿开裆裤，避免手指直接搔抓肛周皮肤，防止自身感染。

3. 治疗病人 对托儿所、幼儿园的患儿应进行集体治疗。常用药物有阿苯达唑、甲苯达唑、噻嘧啶等。外用药如蛲虫膏、氧化氨基汞（白降汞）软膏等有止痒和杀虫作用。

## 三、毛首鞭形线虫

毛首鞭形线虫（*Trichuris trichiura* Linnaeus，1771）简称鞭虫（whipworm），主要寄生于人体盲肠，引起鞭虫病（trichuriasis）。

### （一）形态

1. 成虫 形似马鞭，前部细长，约占虫体 3/5，后 2/5 较粗。雄虫长 30～45 mm，尾端向腹面卷曲，末端有一根交合刺，具交合刺鞘。雌虫长 35～50 mm，尾端直而钝圆。

2. 虫卵 纺锤形，黄褐色，大小为（50～54）$\mu$m×（22～23）$\mu$m，卵壳较厚，两端各有一个透明塞，称为盖塞或透明栓，卵内含 1 个未分裂的卵细胞（图 3-28）。

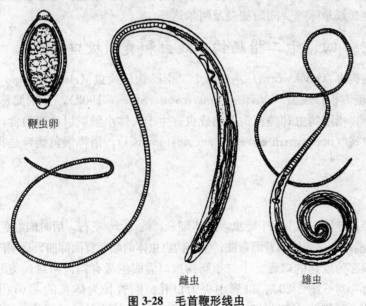

鞭虫卵  雌虫  雄虫

**图 3-28 毛首鞭形线虫**

### （二）生活史

成虫寄生于人盲肠，感染严重者亦可见于阑尾、回肠下段、结肠及直肠等处。卵随粪便排出体外，在适宜温、湿度条件下，约经 3～5 周卵发育为含成熟幼虫的感染期卵。人因误食该虫卵而感染，在小肠内经消化液的作用，卵内幼虫约在感染后 1 小时自卵壳一端盖塞处孵出，侵入肠粘膜，摄取营养，进行发育，约 10 天左右下行至盲肠发育为成虫。自吞入感染期卵到发育为成虫产卵，约需 1 个月。成虫寿命约 3～5 年。

### （三）致病

成虫以其细长前端钻入肠粘膜乃至粘膜下层，以组织液和血液为食。轻度感染一般无明显症状，当虫数较多时，由于局部组织的损伤及其分泌物的刺激，使局部肠壁组织出现充血、水肿或出血等慢性炎症反应，患者可出现头晕、食欲不振、腹痛、腹泻、大便潜血或带有鲜血及消瘦等症状。严重感染的儿童偶有脱肛现象，多发于营养不良及并发肠道细菌感染的病例。

### （四）诊断

鞭虫病诊断以粪便检查虫卵为确诊依据，可采用直接涂片法、饱和盐水漂浮法，或水洗自然沉淀法及改良加藤法等。

### （五）流行和防治

鞭虫为世界性分布，多见于热带、亚热带及温带地区，在我国感染较普遍。其感染率一般不及蛔虫高。

防治应注意环境卫生和个人卫生，加强粪便管理，保护水源。对患者应驱虫治疗，常用药物有甲苯达唑、氟苯咪唑、间酚嘧啶及阿苯达唑。

## 四、十二指肠钩口线虫和美洲板口线虫

寄生人体的钩虫（hookworm）主要有十二指肠钩口线虫（*Ancylostoma duodenale* Dubini，1843）和美洲板口线虫（*Necator americanus* Stiles，1902），分别简称十二指肠钩虫和美洲钩虫。十二指肠钩虫和美洲钩虫的成虫寄生于人体小肠，以血液为食，造成人体慢性失血，引起钩虫病（hookworm disease，ancylostomiasis），俗称懒黄病，是我国重点防治的寄生虫病之一。

### （一）形态

1. 成虫　雌雄异体，雌虫大于雄虫。虫体细长，约1 cm左右，活时肉红色，死后灰白色。十二指肠钩虫虫体前端和后端均向背面弯曲；美洲钩虫虫体前端朝背面仰曲，后端向腹面弯曲。

钩虫前端顶部为发达的口囊。十二指肠钩虫口囊腹侧缘有钩齿两对；美洲钩虫口囊腹侧缘有半月形板齿一对（图3-29）。口囊中央为口孔。咽管长为体长的1/6，其后端略膨大，咽管壁肌肉发达，肌细胞交替收缩，有利于吸取血液。钩虫体内有头腺一对，能分泌抗凝素，抗凝素具有抗凝血酶原的作用，防止宿主肠壁伤口的血液凝固（表3-4）。

表3-4　寄生人体两种钩虫成虫的鉴别

| 鉴别要点 | 十二指肠钩口线虫 | 美洲板口线虫 |
| --- | --- | --- |
| 体形 | 呈"C"形 | 呈"∫"形 |
| 口囊 | 腹侧前缘有两对钩齿 | 腹侧前缘有一对半月形板齿 |
| 交合伞 | 略呈圆形 | 略呈扁圆形 |
| 背辐肋 | 远端分2支，每支再分3小支 | 基部分2支，每支再分2小支 |
| 交合刺 | 两刺呈长鬃状，末端分开 | 一刺末端形成倒钩，与另一刺的末端合并包于膜内 |

钩虫雄虫生殖系统为单管型。体末端膨大，为角皮延伸形成的膜质交合伞，并具交合刺一对。雌虫生殖系统为双管型，虫体末端呈圆锥形。

2. 虫卵　椭圆形，大小为（56～76）$\mu$m×（35～40）$\mu$m。卵壳薄，无色透明，卵内含卵细胞，新鲜粪便中的虫卵内细胞多为4～8个，卵壳与细胞间有明显的环形间隙。患者便秘或粪便放置过久，卵内细胞可分裂为桑椹期，甚至发育为幼虫。两种钩虫虫卵极相似，不易区别（图3-30）。

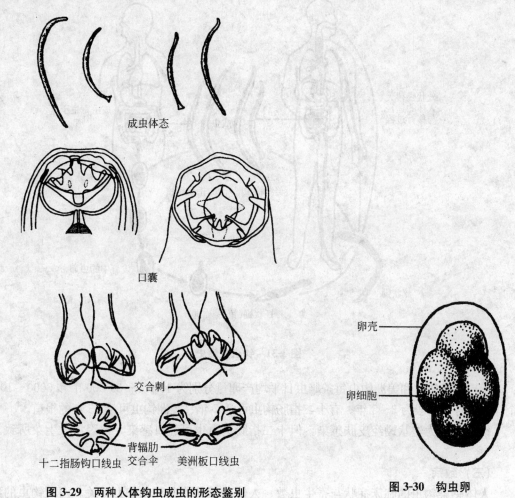

成虫体态

口囊

交合刺

十二指肠钩口线虫　　背辐肋　　美洲板口线虫
　　　　　　　　　　交合伞

图3-29　两种人体钩虫成虫的形态鉴别

卵壳

卵细胞

图3-30　钩虫卵

## （二）生活史

两种钩虫生活史基本相同。成虫寄生在人体小肠上段，借口囊内的钩齿或板齿咬附肠粘膜，以血液、组织液、肠粘膜为食。雌、雄交配后，雌虫产卵，卵随粪便排出体外。虫卵在温暖（25～30℃）、潮湿（相对湿度60%～80%）、荫蔽、氧气充足的土壤中，卵内细胞很快分裂，24小时内孵出第一期杆状蚴，经第一次蜕皮，发育为第二期杆状蚴，杆状蚴以土壤中细菌、有机物为食。再经5～6天，虫体停止摄食，经第二次蜕皮，发育为丝状蚴，即感染期蚴。

丝状蚴主要生存于1～2 cm深的表层土壤内，并常呈聚集性活动，在温、湿度适宜的土壤中，丝状蚴可存活15周左右。冬季大都自然死亡。

丝状蚴具有向温、向湿的特性，当与人的皮肤接触时，活动力增强，依靠机械性穿刺和酶的作用，从皮肤薄嫩处，经毛囊、汗腺口或破损皮肤钻入人体。在局部停留约 24 小时，其后进入小静脉或淋巴管，随血流经右心到肺，穿过肺微血管进入肺泡，向上移行至咽，随吞咽活动被咽下，经食管、胃到达小肠。幼虫在小肠内迅速发育，3～4 天经过第三次蜕皮，虫体口囊形成，咬附在肠壁上摄取营养，经 10 天左右经第四次蜕皮发育为成虫。自丝状蚴经皮肤感染至成虫产卵，一般需 5～7 周（图 3-31）。

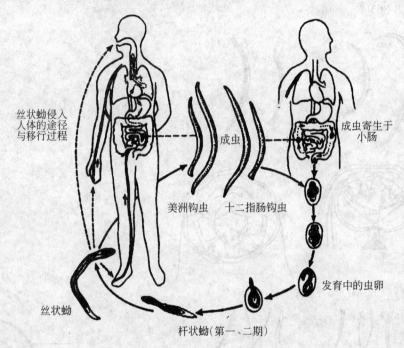

丝状蚴侵入
人体的途径
与移行过程

成虫

成虫寄生于
小肠

美洲钩虫　十二指肠钩虫

发育中的虫卵

丝状蚴

杆状蚴(第一、二期)

图 3-31　钩虫生活史

十二指肠钩虫和美洲钩虫每条雌虫日平均产卵量分别为 10 000～30 000 个和 5000～10 000个。成虫寿命一般为 3～5 年。有十二指肠钩虫可活 7 年、美洲钩虫可活 15 年的报道。

钩虫主要为丝状蚴经皮肤感染，但十二指肠钩虫也可经口感染，常因食入生菜所致。

**（三）致病**

人体感染钩虫的临床症状与寄生虫数、人体的营养状况和免疫力有关。两种钩虫的致病作用基本相同，但十二指肠钩虫对人的危害比美洲钩虫大。

1. 幼虫致病作用

（1）钩蚴性皮炎：钩虫的丝状蚴侵入皮肤后，约在数十分钟内皮肤出现针刺、烧灼和奇痒感，以及充血斑点或丘疹，1～2 天内发展为红肿、水泡，抓破后可流出黄色液体。若继发细菌感染则会形成脓疱，最后结痂、脱皮而愈。皮炎多见于与土壤接触的足趾、足背、手背、指（趾）间的皮肤。

（2）肺部病变：钩虫幼虫移行至肺，穿过肺微血管进入肺泡时，可引起局部出血及炎症病变。患者出现咳嗽、痰中带血，常伴畏寒、发热等全身症状。血中嗜酸性粒细胞增多，症状一般持续数日至十余日。

## 2. 成虫致病作用

（1）消化道症状：成虫寄生在小肠内，以口囊内的钩齿和板齿咬附肠粘膜，并经常更换咬附部位，造成肠粘膜散在出血点及小溃疡。患者常有上腹不适及隐痛、恶心、呕吐、腹泻等症状。少数患者出现喜食生米、生豆、泥土等异常症状，称"异嗜症"，补充铁剂后，大多数患者此症状消失。

（2）贫血：钩虫吸血活动和咬附伤口的渗血导致人体长期慢性失血，铁和蛋白质不断丢失出现贫血。因为缺铁，血红蛋白合成速度慢于红细胞新生的速度，故临床上出现的贫血为低色素小细胞性贫血。患者皮肤蜡黄、粘膜苍白、头晕、乏力，严重者可有心慌、气促、面部及下肢浮肿等贫血性心脏病的症状。流行区 10 岁以下儿童感染率高，儿童患钩虫病易引起营养不良，生长发育障碍，甚至出现侏儒症。钩虫贫血与宿主全身营养状况有关。

钩虫长期寄生于人体引起宿主慢性失血的原因有：①钩虫头腺分泌的抗凝物质抑制血凝；②钩虫吸血时咽管收缩、扩张频繁，使吸进的血迅速从体内排出；③钩虫吸血时造成受损组织的少量渗血，其渗血量与虫体吸血量大致相当；④钩虫不断地更换咬附部位，造成宿主肠壁的广泛损伤。

实验测定，一条美洲钩虫每天使人失血约 0.03 ml，而十二指肠钩虫约为 0.15 ml。

## （四）实验诊断

### 1. 粪便检查

（1）直接涂片法：简便易行，但轻度感染者易漏检，反复多次检查可提高检出率。

（2）饱和盐水浮聚法：检出率比直接涂片法高约 5～6 倍。

（3）钩蚴培养法：采用滤纸试管法，此法检出率高于饱和盐水浮聚法，可鉴别两种钩虫丝状蚴，确定虫种。

### 2. 免疫学诊断　应用于钩虫产卵前，并结合病史进行早期诊断。主要方法有皮内试验（用成虫或钩蚴抗原均可）和间接荧光抗体试验（采用脱鞘的幼虫作抗原）等。

## （五）流行

### 1. 分布　钩虫病呈世界性分布，多见于热带及亚热带地区。我国除少数西北地区外，各省均有流行。一般南方高于北方，南方以美洲钩虫为主，北方以十二指肠钩虫占优势，但多数地区为混合感染。

### 2. 流行因素　患者和带虫者是钩虫病的传染源。钩虫病的流行与自然环境、种植作物、生产方式及生活条件等有密切关系。在夏秋季节种植旱地作物时，人们接触含幼虫的土壤而感染。

## （六）防治

### 1. 普查普治　在流行区进行普查普治，是预防钩虫病的重要环节。驱虫宜在每年冬、春季进行。常用驱虫药有甲苯达唑、左旋咪唑、阿苯达唑、噻嘧啶等。合并用药可提高驱虫效果。

### 2. 加强粪便管理　防止粪便污染外界环境。

### 3. 加强个人防护　改良耕作方法，尽量减少手、足直接与泥土接触，必要时可涂防护剂（1.5％左旋咪唑硼酸酒精、15％噻苯达唑软膏）涂抹手足皮肤以防感染。

## 五、班氏吴策线虫和马来布鲁线虫

寄生在人体的丝虫有 8 种，在我国仅有两种，即：班氏吴策线虫（*Wuchereria bancrofti* Cobbold，1877），简称班氏丝虫；马来布鲁线虫（*Brugia malayi* Brug，1972），简称马来丝虫。丝虫成虫寄生在人体淋巴系统内，可引起丝虫病。

### （一）形态

1. 成虫  两种丝虫成虫的形态相似，皆为乳白色线状虫体，体表光滑，雌雄异体。雌虫大于雄虫，雄虫尾端向腹面卷曲 2～3 圈，生殖器官单管型；雌虫尾端钝圆，略向腹面弯曲，生殖器官双管型。近阴门处子宫内含有微丝蚴。

2. 微丝蚴  丝虫产出的幼虫称微丝蚴。活时呈蛇形运动，微丝蚴直径和红细胞直径相近，可在毛细血管里移行。微丝蚴呈丝状，前端钝圆，后端尖细，外被一层无色透明的鞘膜，体内有许多圆形或椭圆形体核（图 3-32）。微丝蚴的体态、头间隙、体核、尾核是两种微丝蚴鉴别的要点（表 3-5）。

表 3-5  班氏吴策线虫微丝蚴和马来布鲁线虫微丝蚴的形态鉴别

| 鉴别点 \ 种类 | 班氏吴策线虫微丝蚴 | 马来布鲁线虫微丝蚴 |
|---|---|---|
| 大小 | （244～296）μm×（5.3～7）μm | （177～230）μm×（5～6）μm |
| 体态 | 弯曲自然，柔和 | 弯曲僵硬，大弯中有小弯 |
| 头间隙（长：宽） | 1:1 或 1:2 | 2:1 |
| 体核 | 圆形，排列均匀，清晰可数 | 卵圆形，大小不等，排列紧密，不易分清 |
| 尾核 | 无 | 两个，尾核处角皮膨大 |

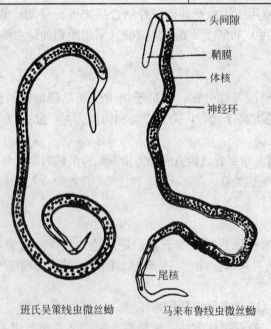

头间隙
鞘膜
体核
神经环

尾核

班氏吴策线虫微丝蚴　　马来布鲁线虫微丝蚴

图 3-32  丝虫微丝蚴

## （二）生活史

班氏丝虫和马来丝虫的生活史都需要两个发育阶段，即幼虫在中间宿主蚊体内发育和成虫在终宿主人体内发育（图 3-33）。

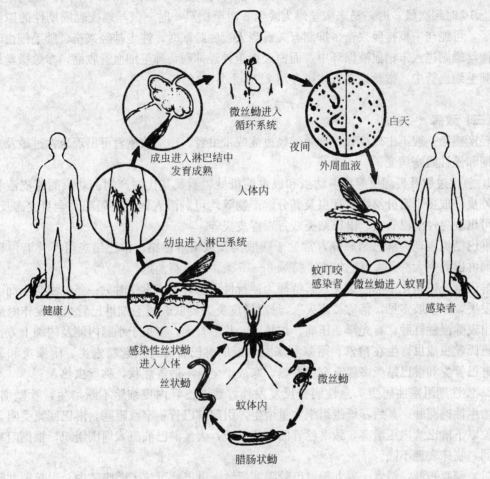

微丝蚴进入
循环系统

成虫进入淋巴结中
发育成熟

白天

夜间

外周血液

人体内

幼虫进入淋巴系统

蚊叮咬
感染者

微丝蚴进入蚊胃

健康人

感染者

感染性丝状蚴
进入人体

丝状蚴

微丝蚴

蚊体内

腊肠状蚴

**图 3-33　丝虫生活史**

1. **在蚊体内的发育过程**　病人血中微丝蚴被蚊吸入其胃内后，经 1～7 小时，脱去鞘膜，穿过蚊胃壁，经血腔侵入胸肌，幼虫在胸肌内约经 2～4 天缩短变粗，活动减弱，形如腊肠，称腊肠期幼虫。虫体继续发育为细长、活跃的丝状蚴，即感染性幼虫。丝状蚴离开胸肌，进入血腔，其中大部分到达蚊下唇。当蚊再次叮人吸血时，丝状蚴自下唇逸出，经吸血刺入的伤口或正常皮肤侵入人体。

2. **在人体内的发育过程**　丝状蚴侵入人体皮肤后，进入小淋巴管，最后寄生于大淋巴管或淋巴结内，两次蜕皮后发育为成虫。成虫以淋巴液为食。雌、雄虫交配后，雌虫产出微丝蚴。微丝蚴可停留在淋巴液中，但多数自淋巴系统进入血循环。自丝状蚴侵入人体至外周血液中查见微丝蚴，班氏丝虫约需 3～5 个月，马来丝虫约需 80～90 天。微丝蚴在人体的寿命一般为 2～3 个月。成虫寿命一般为 4～10 年，个别可长达 40 年。

两种丝虫成虫寄生于淋巴系统的部位不同，马来丝虫多寄生在上、下肢浅部淋巴系统，以下肢为多；班氏丝虫可在浅部淋巴系统，更多在深部淋巴系统中寄生，主要见于下肢、阴囊、精索、腹腔、腹股沟、肾盂等部位。

微丝蚴的夜现周期性：微丝蚴在人的外周血液循环中呈周期性出现，白天滞留于肺的微血管内，而在夜晚则出现于外周末梢血液中，微丝蚴在外周血液中夜多昼少的现象称夜现周期性（nocturnal periodicity）。两种微丝蚴出现于外周血液中的高峰时间不同，班氏微丝蚴为晚上 10 时到次晨 2 时，马来微丝蚴为晚上 8 时至次晨 4 时。微丝蚴夜现周期性的原因尚未明了，可能与中枢神经兴奋、抑制有关。当人夜晚睡眠时，迷走神经兴奋、肺毛细血管舒张，微丝蚴则进入末梢血液循环中，而白天迷走神经抑制，肺毛细血管收缩，多数微丝蚴停滞于肺毛细血管中。微丝蚴在人体可存活 2～3 个月。

### （三）致病

轻度感染一般不出现症状，称微丝蚴血症或带虫者。感染较重者可出现急性过敏及炎症反应期和慢性阻塞病变。

1. 急性过敏及炎症反应期　幼虫和成虫的机械刺激及其代谢产物、幼虫的蜕皮液和蜕下的外皮、成虫子宫分泌物、死虫及其分解产物等均可刺激人体产生局部及全身变态反应。此时可出现急性淋巴管炎、淋巴结炎或丹毒样皮炎等。

淋巴结炎表现为淋巴结肿痛，常见于腹股沟及腋窝淋巴结。淋巴结炎可不伴有淋巴管炎，而淋巴管炎大都并发淋巴结炎，持续 3～15 天，可自行消退。

淋巴管炎通常先于淋巴结炎，其特征为逆行性淋巴管炎，发作时见一条红线自上而下离心性发展，以下肢多见，俗称"流火"。丹毒样皮炎为皮肤表浅毛细淋巴管炎，发作时局部皮肤出现弥漫性红肿、有光泽、压痛、灼热感，状似丹毒，多见于小腿内侧及内踝上方。

班氏丝虫成虫寄生在精索、附睾和睾丸附近的淋巴管时可引起精索炎、附睾炎和睾丸炎。淋巴管炎和淋巴结炎多伴有突然发热、寒战、全身不适等症状，称丝虫热。

2. 慢性期阻塞性病变　急性病变反复发作，致淋巴管内皮细胞不断增生，管壁增厚，出现增生性肉芽肿，其后，纤维组织大量增生，引起淋巴管狭窄或阻塞，淋巴回流受阻，阻塞部位以下淋巴管内压增高，致淋巴管曲张或破裂，大量淋巴液流入周围组织，根据阻塞部位不同，临床表现不同。

（1）鞘膜积液：精索、睾丸等淋巴管阻塞所致。淋巴液可流入鞘膜腔内，引起睾丸鞘膜积液，阴囊肿大。

（2）乳糜尿等：主动脉前淋巴结或肠淋巴干受阻时，从小肠吸收的乳糜液经腰淋巴干反流到肾盂、输尿管，若此处淋巴管破裂，则尿呈乳白色，状似牛奶，称乳糜尿。

（3）象皮肿：浅表的淋巴管阻塞后，阻塞部位下端淋巴液外渗，由于淤积的淋巴液中蛋白质含量较高，刺激纤维组织增生，使局部皮肤明显增厚，弹性减弱，皮肤变粗变硬形似象皮，故称象皮肿。临床常出现下肢象皮肿、阴囊象皮肿。

两种丝虫成虫寄生部位有所不同。马来丝虫多寄生于四肢表浅淋巴系统中，故患者主要表现为上、下肢淋巴管炎、淋巴结炎和象皮肿，并以下肢为多见。班氏丝虫除寄生在四肢表浅淋巴管、淋巴结以外，还寄生于深部淋巴系统内，故除四肢病变外，还可引起精索、附睾及睾丸的急性炎症以及鞘膜积液、阴囊象皮肿、乳糜尿等。

### （四）实验诊断

丝虫病的诊断包括病原学诊断和免疫学诊断。

1. 病原学诊断　血液中查出微丝蚴即可确诊。由于微丝蚴具有夜现周期性，取血时间以夜晚9时至清晨2时为宜。

（1）新鲜血滴法：取一大滴末梢血，置于凹载玻片上，用生理盐水稀释后加盖玻片，在镜下观察，检查活动的微丝蚴。多用于筛选感染者，但不能鉴别虫种。

（2）厚血膜法：取耳垂血3大滴涂成厚血膜，干后溶血、固定，用瑞氏或姬氏染液染色，镜检。此法检出率高，且可鉴别虫种。

（3）离心浓集法：取患者静脉血2 ml，溶血后离心，取沉渣镜检。检出率高。

（4）海群生白天诱出法：适用于夜间取血不便者，白天口服海群生2~6 mg/kg，30~90分钟间采血检查：此法有时易漏诊或引起不良反应。

（5）乳糜尿、鞘膜积液、乳糜腹水检查：上述标本经乙醚脱脂后，加水离心沉淀。取沉淀物镜检，但检出率较低。

2. 免疫学诊断

感染早期，轻度感染及晚期丝虫病患者血液及体液中不易查到微丝蚴，可用免疫学方法作辅助诊断。

抗体检测：常用间接荧光抗体试验（IFAT）和酶联免疫吸附试验（ELISA），用于辅助诊断及流行病学调查。

抗原检测：检测丝虫病人血清中的循环抗原（CAg）常用的方法有对流免疫电泳（CIE）、夹心法酶联免疫吸附试验（S-ELISA），可用于疗效考核及流行病学调查。

### （五）流行

丝虫病流行于热带及亚热带，我国丝虫病多分布于山东、河南、江苏、上海、浙江、安徽、湖南、湖北、江西、福建、四川、贵州、广东、海南、广西、台湾等17个省、市、自治区。除山东、海南、台湾仅有班氏丝虫外，其余地区两种丝虫都有。经过40多年的防治，到1994年已达到基本消灭丝虫病标准。

丝虫病的传染源为微丝蚴血症者。传播班氏丝虫的主要蚊种为淡色库蚊、致倦库蚊，马来丝虫的传播媒介为中华按蚊和嗜人按蚊。自然界的气温、湿度和雨量均可影响蚊虫的孳生、繁殖及微丝蚴在蚊体内的发育。

### （六）防治

在防治丝虫病的工作中，普查普治和防蚊灭蚊是两项主要措施。

1. 普查普治　通过普查，及早发现、治疗微丝蚴血症者，以消除传染源。治疗药物以海群生为主。我国采用0.3%海群生药盐法，在防治丝虫病中发挥重要作用。

2. 防蚊灭蚊　挂蚊帐，涂擦驱蚊油防止蚊虫叮咬。消除蚊的孳生地，杀灭成蚊及幼蚊是控制和消灭丝虫病的主要措施。

## 六、旋毛形线虫

旋毛形线虫（*Trichinella spiralis* Owen，1835）简称旋毛虫，寄生人体可引起旋毛虫病。旋毛虫病是一种危害严重的人兽共患寄生虫病。

### （一）形态

1. 成虫　细线状，乳白色，头端较尾端稍细。雌虫大小为（3～4）mm×0.06mm，雄虫为（1.4～1.6）mm×0.04mm。咽管结构特殊，甚长，约占虫体长的1/3～1/2，生殖系统雌雄均为单管型。雌虫尾端钝圆，子宫内充满虫卵，近阴门处已孵化为幼虫。雄虫尾端具一对叶状交配附器，无交合刺。

2. 幼虫　新产出的幼虫细长（124μm×6μm），随血循环移行至横纹肌内形成囊包。囊包呈梭形，其纵轴与肌纤维平行，大小约（0.25～0.50）mm×（0.21～0.42）mm，内含1～2条卷曲的幼虫（图3-34）。

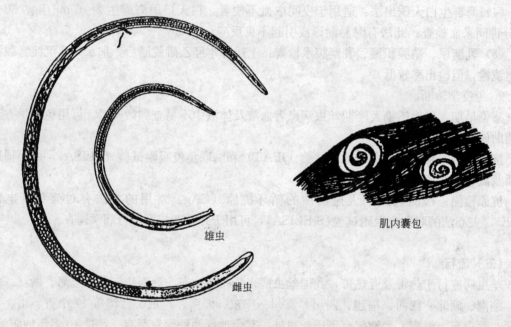

雄虫

雌虫

肌内囊包

图 3-34　旋毛形线虫

### （二）生活史

成虫和幼虫寄生于同一宿主体内，不需在外界发育，但完成生活史必须更换宿主。成虫寄生在小肠，主要是十二指肠，幼虫寄生于横纹肌细胞中。寄生的宿主既是终宿主，又是中间宿主。除人外，猪、鼠、猫、犬及多种野生动物，如狼、狐、野猪、熊等均可作为本虫的宿主。

宿主食入含有活旋毛虫囊包的肉类后，经胃液和肠液的消化作用，数小时后幼虫逸出，并钻入十二指肠及空肠上段的粘膜内，经24小时发育后再返回肠腔，在48小时内幼虫蜕皮4次，发育为成虫。雌、雄成虫交配后，雄虫大多死亡，雌虫重新侵入肠粘膜内寄生，并产幼虫。每条雌虫一生产幼虫1500～2000条，雌虫寿命为1～4个月。

新生幼虫大多侵入局部肠粘膜淋巴管或小静脉，随淋巴和血循环到达全身各组织，但只有到达横纹肌内的幼虫才能继续发育。幼虫多侵入血液供应丰富的肌肉，如膈肌、舌肌、腹肌、胸肌、肋间肌、腓肠肌等处。约在感染1个月内幼虫形成梭形囊包。如未进入新宿主，半年后囊包开始钙化，幼虫随之死亡。

### （三）致病

旋毛形线虫对人体的致病与寄生的幼虫数量、幼虫的活力、幼虫侵犯部位和宿主的免疫力等因素有关。轻者可无症状，重者可在发病后 3～7 周死亡。旋毛虫的致病过程可分三期：

1. 侵入期　幼虫自囊包内逸出至发育为成虫阶段，时间约 1 周。由于幼虫和成虫侵入肠粘膜，尤其是成虫以肠绒毛为食，加之虫体分泌物、排泄物的刺激，肠粘膜出现广泛炎症，患者可出现恶心、呕吐、腹痛、腹泻等消化道症状。

2. 幼虫移行期　指新生幼虫经血循环移行至全身各器官及侵入横纹肌内发育的阶段，时间约 2～3 周。幼虫的机械损伤及其分泌物的毒性作用引起所经组织的炎症反应，患者可出现全身性血管炎、水肿、发热和血中嗜酸性粒细胞增多等。幼虫进入横纹肌后，致肌纤维变性、坏死。患者可出现全身肌肉酸痛，压痛，尤以腓肠肌、肱二头肌明显。患者还可出现心肌炎、肺水肿、胸腔积液、心包积液等。重者可因心力衰竭、毒血症、呼吸系统并发症而死亡。

3. 成囊期　是指移行到横纹肌的幼虫形成囊包的时期，也是受损肌细胞修复的过程。幼虫所寄生的肌细胞膨大，形成梭形肌腔包绕虫体，外周结缔组织增生形成囊壁。此时组织的急性炎症消退，全身症状日渐减轻，但肌痛可持续数月。重症患者可发生恶病质、虚脱、心力衰竭，或并发肺炎、脑炎等，可因毒血症、心肌炎而死亡。

### （四）实验诊断

旋毛虫病临床表现复杂，诊断时要注意询问病人食不熟肉类病史。实验诊断以肌肉活检查出囊包幼虫为确诊依据，血清学检查为重要的诊断方法。

1. 病原学检查　从患者疼痛肌肉处，如腓肠肌、肱二头肌取一小块肌肉，作压片法或切片镜检，查找囊包幼虫。

2. 免疫学检查　旋毛虫具有较强的免疫原性，因此免疫学诊断具有较高的敏感性和特异性，且检出率高，可检出轻度及早期感染者。常用的方法有皮内试验、环蚴沉淀试验、皂土絮状试验、间接荧光抗体试验、酶联免疫吸附试验、免疫酶染色试验等。常用于诊断及流行病学调查。

### （五）流行

旋毛虫病流行于世界各地，以欧洲、北美洲发病率高。我国自 1964 年西藏首次发现人体旋毛虫病例以来，在云南、贵州、甘肃、四川、河南、福建、江西、湖北、广东、广西、内蒙古、吉林、辽宁、黑龙江、天津及香港等地均有人体感染的报道。各地均有动物感染，是重要的人兽共患寄生虫病。

在自然界，旋毛虫是肉食动物的寄生虫，主要在动物之间传播。在我国，感染率较高的动物有猪、犬、猫、鼠、熊、狐等 10 余种，均可成为人类感染的自然疫源。其中猪是人类感染旋毛虫的主要传染源。凉拌、腌制、熏烤及涮食等食肉方法常不能杀死幼虫。人因食入含囊包的生肉而感染，另外，切生肉的刀或砧板污染旋毛虫囊包幼虫也是传播的方式之一。

## （六）防治

1. 加强宣传教育，改变食肉方式，不吃生的或未熟透的肉类是预防本病的关键。
2. 加强肉类检疫，未检疫的猪肉不准上市，发现有旋毛虫病的肉类要坚决焚毁。
3. 改善养猪方法，提倡圈养及使用熟饲料。捕杀鼠类，减少传染源。
4. 常用治疗药物有阿苯达唑、甲苯达唑等。

# 小 结

1. 寄生在人体的线虫主要有似蚓蛔线虫、毛首鞭形线虫、蠕形住肠线虫、十二指肠钩口线虫、美洲板口线虫、班氏吴策线虫、马来布鲁线虫、旋毛形线虫等。
2. 成虫形态结构特点：虫体呈圆柱状或线状，两侧对称，雌雄异体。雌虫大于雄虫，雌虫尾部钝圆，雄虫尾部卷曲或呈伞状。
3. 生活史特点：线虫生活史包括卵、幼虫和成虫三个阶段。幼虫发育的显著特征是蜕皮，幼虫一般需蜕皮4次发育为成虫，幼虫生活史类型分直接型（不需中间宿主）和间接型（需中间宿主）两类。

线虫的生活史特点及致病见表3-6。

表3-6 线虫小结

| 虫种 | 在人体的寄生部位 | 感染阶段 | 感染方式 | 终宿主 | 中间宿主 | 致病阶段 |
|---|---|---|---|---|---|---|
| 似蚓蛔线虫 | 小肠 | 感染期虫卵 | 经口感染 | 人 | 无 | 成虫、幼虫（以成虫为主） |
| 蠕形住肠线虫 | 回盲部 | 感染期虫卵 | 肛门-手-口 | 人 | 无 | 成虫 |
| 毛首鞭形线虫 | 盲肠 | 感染期虫卵 | 经口感染 | 人 | 无 | 成虫 |
| 钩虫 | 小肠 | 丝状蚴 | 经皮肤感染 | 人 | 无 | 成虫、幼虫（以成虫为主） |
| 丝虫 | 淋巴系统 | 丝状蚴 | 经蚊叮咬感染 | 人 | 蚊 | 成虫、幼虫（以成虫为主） |
| 旋毛形线虫 | 小肠、横纹肌 | 囊包幼虫 | 经口感染 | 人、猪等 | 人、猪等 | 成虫、幼虫（以幼虫为主） |

# 思考题

1. 描述蛔虫、钩虫、蛲虫、鞭虫的成虫和虫卵的形态特点。
2. 描述十二指肠钩虫和美洲钩虫成虫，以及班氏丝虫和马来丝虫微丝蚴的主要形态区别。
3. 阐述上述6种线虫的生活史要点。
4. 阐述钩虫贫血的机理。
5. 蛔虫可引起哪些并发症？
6. 阐述上述6种线虫的致病特点，以及病原学检查方法。
7. 简述上述6种线虫的防治原则。

# 第四章　医学节肢动物

## 概　　述

节肢动物是无脊椎动物。主要特征为：由几丁质及醌单宁蛋白组成虫体的外骨骼；虫体两侧对称；具有成对附肢；身体及附肢均分节。节肢动物的种类很多，其中危害人类健康的节肢动物称医学节肢动物。

### （一）医学节肢动物的分类

医学节肢动物主要包括以下 5 个纲：

1. 昆虫纲（Insecta）　虫体分头、胸、腹 3 部，有触角 1 对，足 3 对。与人类疾病有关的种类有蚊、蝇、白蛉、蚤、虱和蜚蠊等。

2. 蛛形纲（Arachnida）　虫体分头胸部及腹部或头胸腹融合为一体，足 4 对，无触角。能传播或引起疾病的有硬蜱、软蜱、恙螨、疥螨、蠕形螨和尘螨等，能毒害人体的有毒蜘蛛和蝎子。

3. 甲壳纲（Crustacea）　虫体分头胸部和腹部，触角 2 对，步足 5 对，多数种类水生，与医学有关的种类有剑水蚤、溪蟹、蝲蛄、淡水虾等，是某些蠕虫的中间宿主。

4. 唇足纲（Chilopoda）　虫体窄长，背腹扁，由头及若干形状相似的体节组成。头部有触角 1 对。体节除后 2 节外，每节有足 1 对。第 1 对足变形为毒爪。如蜈蚣。

5. 倍足纲（Diplopoda）　虫体长管形，由头及若干形状相似的体节组成。头部有触角 1 对，体节除前 3 节外，每节有足 2 对，如马陆。

在上述各纲中，以昆虫纲和蛛形纲与人类疾病关系密切。

### （二）医学节肢动物对人体的危害

医学节肢动物对人体的危害分直接危害和间接危害。

1. 直接危害　医学节肢动物本身直接对人体造成危害。其危害有骚扰、刺蜇与吸血、毒害、致敏和寄生。如蝇的骚扰影响休息；蚊、虱、蜱等叮刺吸血；毒蜘蛛及某些蜱的毒素可毒害人体；尘螨的分泌物、排泄物及死亡虫体等可引起变态反应（过敏性哮喘、过敏性鼻炎）；人疥螨侵入皮内寄生，引起疥疮；某些蝇类幼虫寄生于人体，引起蝇蛆病。

2. 间接危害　医学节肢动物携带病原体传播疾病。传播疾病的节肢动物称传播媒介或病媒节肢动物。由节肢动物传播的疾病称虫媒病。虫媒病的种类很多，其病原体有病毒、立克次体、细菌、螺旋体、原虫和蠕虫等（表 4-1）。医学节肢动物传播疾病的方式分机械性传播和生物性传播。

**表 4-1 我国常见的医学节肢动物与疾病关系**

| 媒介种类 | 传播或所致的疾病 | 病原体 | 感染人体方式 |
|---|---|---|---|
| 蚊 | 疟疾 | 疟原虫 | 吸血感染 |
| | 丝虫病 | 丝虫 | 吸血时丝状蚴从蚊下唇逸出，钻入皮肤 |
| | 流行性乙型脑炎 | 乙型脑炎病毒 | 吸血感染 |
| | 登革热 | 登革热病毒 | 吸血感染 |
| 蝇 | 痢疾 | 痢疾杆菌 | 病原体污染食物，经口感染 |
| | 伤寒 | 伤寒杆菌 | 同上 |
| | 霍乱 | 霍乱弧菌 | 同上 |
| | 脊髓灰质炎 | 脊髓灰质炎病毒 | 同上 |
| | 蠕虫病 | 蛔虫、鞭虫 | 同上 |
| | 原虫病 | 溶组织内阿米巴、蓝氏贾第鞭毛虫 | 同上 |
| | 蝇蛆病 | 蝇幼虫 | 蝇产卵（或幼虫）于患处 |
| 白蛉 | 内脏利什曼病 | 杜氏利什曼原虫 | 吸血感染 |
| 蚤 | 鼠疫 | 鼠疫耶氏菌 | 吸血感染 |
| | 鼠型斑疹伤寒 | 莫氏立克次体 | 蚤粪中病原体污染伤口、粘膜感染 |
| | 微小膜壳绦虫病 | 微小膜壳绦虫 | 虫卵经口感染或误食蚤类感染 |
| 虱 | 虱传回归热 | 回归热疏螺旋体 | 挤破虱体，病原体经伤口或粘膜感染 |
| | 流行性斑疹伤寒 | 普氏立克次体 | 虱粪中病原体经伤口或粘膜感染 |
| 硬蜱 | 远东型蜱媒脑炎 | 远东型蜱媒脑炎病毒 | 吸血感染 |
| | 克里米亚-刚果出血热 | 克里米亚-刚果出血热病毒 | 吸血感染 |
| | 莱姆病 | 伯氏疏螺旋体 | 吸血感染 |
| | 北亚蜱媒斑疹伤寒 | 西伯利亚立克次体 | 吸血、蜱粪中病原体污染伤口感染 |
| 软蜱 | 地方性回归热 | 波斯疏螺旋体 | 吸血或基节液中病原体污染伤口感染 |
| 恙螨 | 恙虫病 | 恙虫病东方体 | 吸血感染 |
| | 肾病综合征出血热 | 汉坦病毒 | 吸血感染 |
| 疥螨 | 疥疮 | 人疥螨 | 接触感染 |
| 蠕形螨 | 毛囊炎、皮脂腺炎 | 毛囊蠕形螨、皮脂蠕形螨 | 接触感染 |
| 尘螨 | 过敏性哮喘、过敏性鼻炎、过敏性皮炎 | 屋尘螨、粉尘螨、埋内宇尘螨等 | 吸入尘螨的分泌物、排泄物、皮壳等过敏原 |

（1）机械性传播：病原体在医学节肢动物体表或体内，其形态和数量均无变化，节肢动物对病原体的传播只起携带传递作用，如蝇传播痢疾、伤寒等肠道传染病。

（2）生物性传播：病原体必须在媒介体内发育繁殖后才具有传染性。根据病原体在节肢动物体内发育或/和繁殖方式，可分以下 4 种类型：

①发育式：病原体在节肢动物体内仅发育，不增殖，如丝虫幼虫期在蚊体内的发育。

②繁殖式：病原体在节肢动物体内只繁殖，无明显的形态变化，如鼠疫耶氏菌在蚤体内的增殖。

③发育繁殖式：病原体在节肢动物体内经历发育和繁殖两个阶段。如疟原虫在按蚊体内的配子生殖和孢子增殖。

④经变态期或经卵传递式：某些病原体在节肢动物体内可经变态期传递或侵入卵巢内，经卵传至下一代，如远东型蜱媒脑炎病毒在全沟硬蜱体内可经变态期和经卵传递。

### (三) 医学节肢动物的生态

节肢动物的生态是指节肢动物与周围环境的相互关系。节肢动物与周围环境中的生物和非生物因素构成了生态系统。个体生态学主要研究环境因素与节肢动物的孳生、活动、取食、栖息、季节消长、越冬、寿命等的相互关系。生物因素主要包括节肢动物的食物、天敌及病原体等，非生物因素主要有温度、湿度、雨量、光照、土壤等，以温度对节肢动物的影响最显著。对节肢动物生态的深入研究，是为了掌握其发生发展规律，找出其存活的不利因素，针对薄弱环节，制订切实可行的防制措施。

### (四) 病媒节肢动物的判定

判定一个地区某种节肢动物是否是某种疾病的传播媒介，必须具备以下条件：

1. 生物学证据　该节肢动物是当地的优势种或常见种（数量较多），与人类的关系密切。

2. 流行病学证据　该节肢动物的地理分布和季节消长与疾病的流行地区和流行季节相一致。

3. 自然感染证据　从采获的可疑节肢动物体内分离出病原体或查到病原体的感染期。

4. 实验感染证据　人工感染节肢动物，病原体能在其体内增殖或发育至感染期，并能感染易感的实验动物。

### (五) 医学节肢动物的防制原则

医学节肢动物的防制是预防和控制虫媒病流行的重要手段。应贯彻综合防制的原则。以节肢动物的生态特点为依据，结合当地实际情况，采取正确的防制方针，力求高效、经济、简便和安全。把医学节肢动物的种群数量控制在不足以传播疾病的水平。综合防制包括环境防制、物理防制、化学防制、生物防制或其他有效手段。

1. 环境防制　通过环境防制消除节肢动物的孳生地及栖息环境，从而达到防制目的，这是治本的措施。环境防制包括环境改造、环境处理和改善居住条件。

2. 物理防制　利用机械、热、光、声等手段，杀灭、驱赶或隔离害虫。如用蝇拍灭蚊蝇，使用蚊帐，装置纱门、纱窗等隔离蚊、蝇；高温灭虱；光诱器诱捕蚊。

3. 化学防制　化学防制是指使用天然或合成的药物毒杀或驱避医学节肢动物。如拟除虫菊酯杀虫剂、驱避剂等。

4. 生物防制　利用节肢动物的天敌或其致病生物来防制节肢动物。如鱼类可捕食蚊幼虫；苏云金杆菌 H-14 型可使蚊幼虫致病死亡。

5. 遗传防制　使用辐射、化学杂交不育、性畸变、染色体易位等方法，改变或移换节肢动物的遗传物质，降低其生殖力，减少其种群数量。目前遗传防制处于研究实验阶段。

6. 法规防制  制定法规和条例，防止媒介节肢动物传入本国，对某些媒介节肢动物实行检疫、监管以及强制性地进行防制。

## 小 结

1. 危害人类健康的节肢动物称医学节肢动物。以昆虫纲和蛛形纲节肢动物与人类疾病关系密切。

2. 医学节肢动物对人体的危害分为直接危害和间接危害。直接危害是医学节肢动物本身直接对人体的危害，如骚扰、刺蜇、吸血、毒害、致敏和寄生（蝇蛆、疥螨等）。间接危害指医学节肢动物携带病原体传播疾病。传播方式有机械性和生物性传播方式，以生物性传播危害较大。根据病原体在节肢动物体内发育繁殖方式可分为 4 种类型。节肢动物携带和传播的病原体有病毒、立克次体、螺旋体、细菌、原虫和蠕虫等。

3. 节肢动物的生态是指节肢动物与周围环境的相互关系。研究节肢动物的生态是为防制节肢动物提供理论基础。

4. 判定病媒节肢动物必须具备生物学证据、流行病学证据、自然感染证据和实验感染证据。

5. 医学节肢动物的防制应贯彻综合防制的原则。综合防制包括环境防制、物理防制、化学防制、生物防制或其他有效手段防制。

## 思考题

1. 叙述节肢动物的形态特点。
2. 阐述医学节肢动物对人类的危害。
3. 简述医学节肢动物传播疾病的方式。
4. 如何防制医学节肢动物？

# 第一节 昆 虫 纲

昆虫纲是动物界种类最多，数量最大的一个纲，在医学节肢动物中最为重要，能传播人体疾病的主要有蚊、蝇、白蛉、蚤、虱、蜚蠊等。

昆虫纲的主要特征是：成虫体分头、胸、腹 3 部分；头部有触角 1 对；胸部有足 3 对，翅两对，双翅目昆虫仅有前翅，后翅退化为平衡棒，有的昆虫无翅（蚤、虱）。

依据昆虫取食方式，其口器分为咀嚼式、舐吸式和刺吸式 3 种类型。

昆虫从卵到成虫的发育过程中，其形态、生理和生活习性发生的一系列变化叫做变态。昆虫的变态分全变态与半变态两类。

1. 全变态  生活史分卵、幼虫、蛹及成虫 4 个时期，在形态、生理功能、生活习性各时期之间有显著差别，如蚊、蝇等。由卵发育为幼虫称孵化。幼虫多次蜕皮，每一次蜕皮进入一个新龄期。最后一个幼虫龄期发育为蛹的过程叫化蛹。由蛹发育为成虫的过程称羽化。

2. 半变态  生活史分卵、若虫、成虫 3 个时期，若虫体小，形态与成虫相似，仅生殖器官尚未发育，生活习性与成虫相似。属半变态的昆虫有虱、臭虫、蜚蠊等。

# 一、蚊

蚊（mosquito）属于双翅目蚊科（Culicidae），种类多、分布广，是重要的一类医学昆虫。全世界已知有 3000 多种，我国已发现 350 多种，其中与疾病有关的按蚊属（*Anopheles*）、库蚊属（*Culex*）和伊蚊属（*Aedes*）蚊种占半数以上。

## （一）形态

成虫：蚊是小型昆虫，体长约 1.6～12.6 mm，呈灰褐色，棕褐色或黑色，虫体分头、胸、腹 3 部分（图 4-1）。

1. 头部　似半球形，两侧有复眼一对，蚊口器称喙，属刺吸式口器，由上、下颚各 1 对，上内唇和舌各 1 个，共同组成细长的针状结构，包藏在鞘状下唇内（图 4-2）。雄蚊上、下颚退化，不能叮刺吸血，只以植物液汁为食。喙的两侧有触须 1 对，按蚊属雌、雄蚊触须均与喙等长，库蚊属与伊蚊属雄蚊触须比喙长，而雌蚊触须很短。在触须背面外侧有触角 1 对，由 15 节组成，每节生有轮毛，雄蚊轮毛长而密，雌蚊轮毛短而稀，据此可区分雌雄。

2. 胸部　分前胸、中胸、后胸。每胸节各有足 1 对，后胸有平衡棒 1 对，司虫体平衡。中胸有翅 1 对，翅脉上覆盖的鳞片可形成白斑或暗斑，为蚊分类依据。蚊足细长，分为基节、转

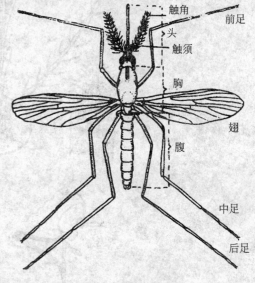

图 4-1　成蚊外部形态

节、股节、胫节及跗节，跗节又分 5 节，第 5 跗节末端有爪和爪垫各 1 对。有的蚊种足上的鳞片形成黑白斑和环纹。

3. 腹部　由 11 节组成，第 2～8 节明显可见，最后 3 节变为外生殖器，雌蚊腹部末端有尾须 1 对，雄蚊则为钳状抱器，其构造复杂，为鉴定蚊种的依据。

## （二）生活史

蚊的发育为全变态，生活史分卵、幼虫、蛹和成虫 4 个时期（表 4-2，图 4-3）。

1. 卵　蚊卵较小，长不到 1 mm。按蚊卵呈舟形，两侧有浮囊，浮于水面；库蚊卵呈长圆锥形，相互粘连成卵块；伊蚊卵呈橄榄形。蚊卵必须在水中孵化。

2. 幼虫　俗称孑孓，幼虫分 4 龄，第四龄为成熟幼虫。虫体分头、胸、腹 3 部分，头部有触角、复眼、单眼各 1 对，口器为咀嚼式，两侧有口刷，可迅速摆动，以摄取水中浮游生物。库蚊属与伊蚊属幼虫第 8 腹节背面有 1 对呼吸管，故幼虫在水面下停留时，虫体与水面成角度；按蚊属幼虫无呼吸管，有 1 对呼吸孔，第 1～7 腹节背面有成对掌状毛，故停留时，虫体与水面平行。在夏季，约经 5～8 天发育，蜕皮 4 次化蛹。

3. 蛹　侧面观呈逗点状，不食能动，分头胸部与腹部，头胸部背面有 1 对呼吸管。常停息在水面，如遇惊扰时即潜入水中。在夏季，经 2～3 天羽化为成蚊。

4. 成蚊　羽化后不久即行交配。雄蚊交配后死亡，雌蚊吸血卵巢发育，卵成熟后，产

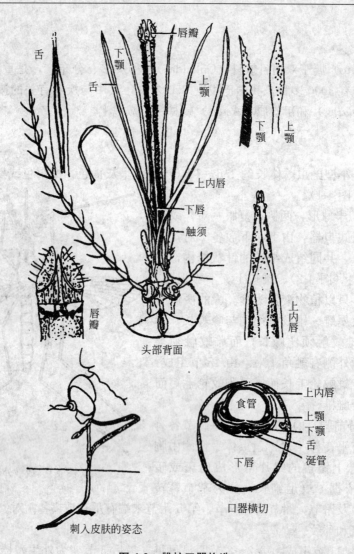

图 4-2  雌蚊口器构造

于水中。一年可繁殖 7~8 代，雌蚊寿命 1~2 个月。

表 4-2  三属蚊各期形态主要区别

| 期别 | 按 蚊 | 库 蚊 | 伊 蚊 |
|------|-------|-------|-------|
| 卵 | 舟状，有浮囊<br>单个，散在，浮于水面 | 长圆锥形，无浮囊<br>聚集成块，浮于水面 | 橄榄形，无浮囊<br>单个，沉于水底 |
| 幼虫 | 有呼吸孔 1 对<br>有掌状毛，静态时平浮于水面 | 呼吸管细长，无掌状毛<br>静态时倒垂，与水面成角度 | 呼吸管短粗，无掌状毛<br>静态时同库蚊 |
| 蛹 | 呼吸管短而粗，口有裂隙<br>尾鳍毛与副尾鳍毛前后排列 | 细长，无裂隙<br>二尾鳍毛并列（或缺一） | 呼吸管宽宽，口呈三角形<br>无裂隙，仅有尾鳍毛 |
| 成蚊 | 灰褐色，雌雄蚊触须与喙等长，翅有黑白斑，虫体与停落面成一角度 | 棕黄色，雄蚊触须与喙等长，雌蚊触须甚短，翅无黑白斑，虫体与停落面平行 | 黑色，雌、雄蚊触须同库蚊，有白斑，翅无黑白斑，停落姿态同库蚊 |

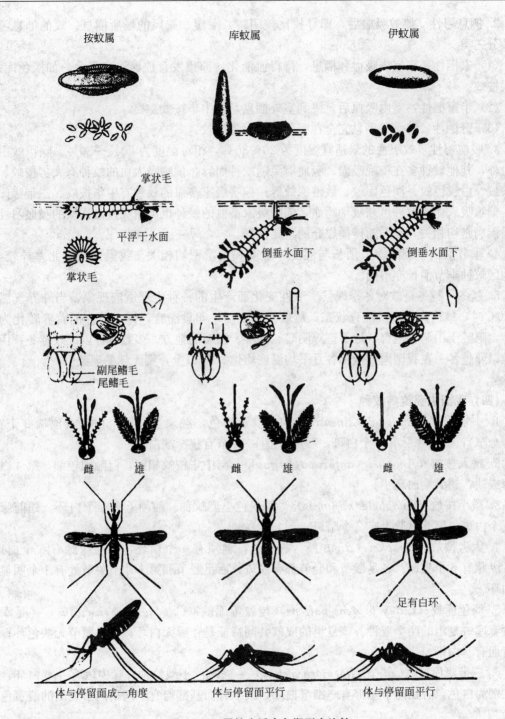

按蚊属　　　　　库蚊属　　　　　伊蚊属

掌状毛

平浮于水面　　　掌状毛　　　倒垂水面下　　　倒垂水面下

副尾鳍毛
尾鳍毛

雌　　雄　　　　雌　　雄　　　　雌　　雄

足有白环

体与停留面成一角度　　体与停留面平行　　体与停留面平行

**图4-3　三属蚊生活史各期形态比较**

**（三）生态**

1. 孳生习性　雌蚊产卵的地点就是蚊的孳生地（水中），但蚊对孳生环境的选择因种而异。按蚊多产卵于静止或流动的清水，如稻田、苇塘、山间溪流等；库蚊多产卵于污水中，如污水坑、下水道等；伊蚊则产卵于小型容器的积水中，如盆、轮胎积水、树洞等处。

2. 栖息习性 雌蚊吸血后，即寻找比较阴暗、潮湿、避风的场所栖息。蚊的栖息习性大致分三类。

（1）家栖性：在室内吸血和栖息，待胃血消化，卵巢发育成熟飞离房舍。如淡色库蚊、嗜人按蚊。

（2）半家栖性：室内吸血后，飞到室外栖息，如中华按蚊。

（3）野栖性：吸血与栖息完全在野外，如大劣按蚊。

3. 吸血习性 蚊吸血的最适宜温度为 20～35℃，相对湿度为 70%～80%。除伊蚊白天吸血外，其他蚊种多在夜晚吸血。吸血对象随蚊种而异，偏嗜吸人血的蚊种有大劣按蚊、嗜人按蚊、白纹伊蚊、淡色库蚊、致倦库蚊等；偏嗜吸家畜血的蚊种有中华按蚊、三带喙库蚊等。偏嗜吸人血的蚊种可兼吸动物血，偏嗜吸家畜血的蚊种也可兼吸人血。蚊的吸血习性与传播疾病密切相关，是判断传播媒介的重要依据。

4. 季节消长 蚊的季节消长与温度、湿度和雨量密切相关。我国气候南北差异较大，各地区蚊种季节消长亦不同。

5. 越冬 越冬是蚊对冬季气候季节性变化而产生的一种生理适应现象，当外界气温低于 10℃ 时，蚊进入休眠或滞育状态，雌蚊不食不动，卵巢滞育，体内贮存的营养转化为脂肪体，隐匿于山洞、地窖、地下室等阴暗、潮湿、温暖的地方。多数蚊种以成蚊越冬，伊蚊多数以卵越冬。在我国南方全年各月平均温度均达 10℃ 以上，则无越冬现象。

### （四）我国主要传病蚊种

1. 中华按蚊（Anopheles sinensis） 成蚊灰褐色，触须上具 4 个白环（顶端 2 个宽，另 2 个窄），翅前缘脉有 2 个白斑，后足跗节 1～4 节有狭窄端白环。

2. 嗜人按蚊（Anopheles anthropophagus） 与中华按蚊相似，但触须较细，第 4 白环很窄或缺，翅尖端白斑小。

3. 微小按蚊（Anopheles minimus） 棕褐色小型蚊种。触须上有 3 个白环，翅前缘脉有 4 个白斑，第 6 纵脉上有 2 个暗斑。

4. 大劣按蚊（Anopheles dirus） 灰褐色，触须有 4 个白环，翅前缘脉有 6 个白斑，第 6 纵脉有 6 个黑斑。各足股节和胫节都有白斑，后足胫节和第 1 跗节关节处有 1 个明显的宽白环。

5. 淡色库蚊（Culex pipiens pallens）与致倦库蚊（C. p. quinquefasciatus） 是库蚊属尖音库蚊复组的两个亚种。该复组的成蚊共同特征是：喙无白环；各足跗节无淡色环；腹部背面有基白带。

6. 三带喙库蚊（Culex tritaeniorhynchus） 棕褐色小型蚊种。喙中段有一宽白环，触须尖端为白色，各足跗节基部有一细窄白环，腹节背面基部均有中间稍向下突出的淡黄色的狭带。

7. 白纹伊蚊（Aedes albopictus） 是小型蚊种，黑色，在中胸盾片上有一正中白色纵纹。后足跗节 1～4 节有基白环，末节全白。腹部背面 2～6 节有基白带。

### （五）与疾病的关系

蚊传播疾病均属生物性传播。

1. 疟疾 传播媒介为按蚊，在我国大部平原地区，特别是水稻种植区的传播媒介为中华按蚊；长江流域的山区和丘陵地带为嗜人按蚊；南方山区和丘陵地区为微小按蚊；海南山林地区为大劣按蚊。上述按蚊叮咬疟疾患者，吸入疟原虫雌、雄配子体。病原体在蚊体内发育、繁殖，形成大量子孢子，进入唾腺，如再次叮咬健康人时可引起感染。

2. 丝虫病　班氏丝虫病的主要传播媒介为淡色库蚊和致倦库蚊，其次为中华按蚊；马来丝虫病的传播媒介是中华按蚊与嗜人按蚊。上述蚊种叮咬丝虫病患者，吸入丝虫微丝蚴，病原体在蚊体内发育为丝状蚴，并到达口器，如再次叮咬健康人时，丝状蚴可经皮肤钻入，引起感染。

3. 流行性乙型脑炎　病原体为流行性乙型脑炎病毒，主要传播媒介有三带喙库蚊、白纹伊蚊、淡色库蚊、致倦库蚊等，受染蚊虫终生携带病毒，病毒可经卵传代。

4. 登革热　病原体为登革热病毒，以骨及关节剧痛为特征，登革休克综合征病死率较高。曾流行于广东、广西和海南。其主要传播媒介为白纹伊蚊和埃及伊蚊。受染伊蚊终生携带病毒，可经卵传代。

### (六) 防制原则

1. 环境防制　改造和治理蚊的孳生、栖息环境，如疏通沟渠，填平洼地，清除积水，以减少蚊幼虫孳生，降低成蚊密度。此外，改善人群居住环境，悬挂蚊帐，安装纱门窗防止叮咬也很重要。

2. 化学防制　使用化学合成杀虫剂，具见效快、使用方便等优点。常用药物有敌敌畏、敌百虫、马拉硫磷、溴氰菊酯等，对蚊虫有持久的杀伤能力。杀虫剂应轮换使用，以减少蚊虫的抗药性。

3. 生物防制　利用生物或生物代谢产物防制蚊虫，如捕食性生物，在稻田中放养柳条鱼，可减少蚊幼虫密度；致病性生物苏云金杆菌、球形芽孢菌等均可使蚊幼虫死亡。生物防制由于不污染环境和无抗药性，故日益受到重视。

## 二、白　蛉

白蛉 (sandfly) 是一种小型吸血昆虫，与人类疾病有关的为白蛉属蛉种。

### (一) 形态

成虫体长 1.5～4.0 mm，呈灰黄色，全身密布细毛。体分头、胸、腹 3 部。

头部复眼大而黑。触角细长。触须向下后方弯曲。口器为刺吸式。

胸背隆起呈驼背状，翅狭长，末端尖，停息时两翅向背面竖立。足细长。

腹部分 10 节，第 2～6 节背面的毛按其形态可分平卧毛、竖立毛及平卧竖立杂交毛 3 种类型。第 8～10 节转化为雌、雄外生殖器。

### (二) 生活史和生态

白蛉属于全变态昆虫，生活史分卵、幼虫、蛹及成虫 4 个阶段。雌蛉产卵于潮湿土壤中。在适宜的条件下，经 6～12 天孵化为第一龄幼虫，幼虫以泥土中有机物为食，蜕皮 3 次后变为第四龄幼虫，约需 20～30 天化蛹。经 6～10 天羽化为成虫蛉，1～2 天内即可交配、吸血、产卵。雌蛉寿命为 2～3 周（图 4-4）。

白蛉幼虫在土质疏松，温、湿度适宜，有机质丰富的条件下营自生生活。其孳生地为墙

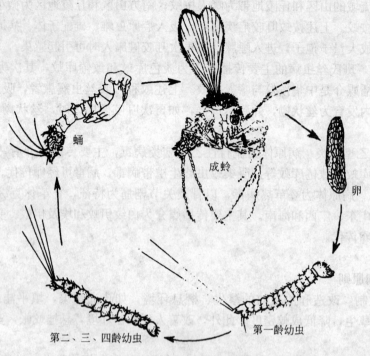

图 4-4　白蛉生活史

缝、畜圈、鼠洞等处。

仅雌蛉吸血，吸血时间多在黄昏至黎明前。不同蛉种吸血对象不同。竖立毛类蛉多吸人及哺乳动物血，平卧毛类蛉则嗜吸鸟类、爬行动物血。

白蛉活动力较弱，呈跳跃式飞行。活动范围一般在 30 米以内。成虫常栖息在阴暗无风的场所，如屋角、墙缝、畜舍、桥洞等处。

白蛉的季节消长与当地温度变化有关，黄淮地区的白蛉 5～9 月出现。一年多繁殖一代。白蛉以幼虫越冬。

### （三）与疾病的关系

在我国白蛉主要传播内脏利什曼病，即黑热病。其主要传播媒介是中华白蛉，此外还有长管白蛉、吴氏白蛉和亚历山大白蛉。

白蛉叮咬黑热病人，杜氏利什曼原虫无鞭毛体在其胃内发育为前鞭毛体，并大量繁殖，最后集中于口器，此种白蛉再叮咬人时，前鞭毛体随唾液注入人体，造成感染。

### （四）防制原则

白蛉飞行能力弱，活动范围小，季节短，繁殖力不强，对化学杀虫剂敏感。故应以药物杀灭成蛉作为防制的主要措施。主要用溴氰菊酯、有机磷类杀虫药室内喷洒。环境治理措施包括清扫房屋、畜舍卫生，清除幼虫孳生地等。并做好个人防护。

## 三、蝇

蝇（fly）属于双翅目，环裂亚目（Cyclorrhapha）。与人类疾病有关的多为蝇科（Myscidae)、丽蝇科（Colliphoridae）、麻蝇科（Sarcophagidae）及狂蝇科（Oestridae）的蝇种。

### （一）形态

成蝇体长 5～10mm，全身被有鬃毛，体呈暗灰、黑或黄褐色。许多蝇种带有绿、蓝金属光泽。

1. **头部**　半球形，复眼大。雄蝇两复眼距离较窄，雌蝇较宽。头顶有 3 个排成三角形的单眼。触角由三节构成。第 3 节最长，其基部外侧有一根触角芒。口器多为舐吸式，下唇末端有一对半圆形的唇瓣，用以舐吸取食。触须位于基喙上。吸血蝇类口器为刺吸式（图4-5）。

2. **胸部**　前胸与后胸退化，中胸发达。翅一对，其翅脉中第 4 纵脉的弯度及其与第 3 纵脉末端的距离为分类特征。后翅退化为平衡棒。足较短，附节末端有一对发达的爪和爪垫，中间有一爪间突。爪垫上密布细毛，可分泌粘液，适于携带各种病原体（图 4-6）。

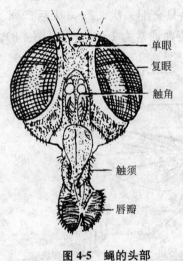

图 4-5　蝇的头部

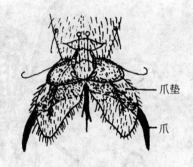

图 4-6　蝇足的爪垫

3. **腹部**　由 10 节组成，可见前 5 节，其余演化为外生殖器。雌蝇外生殖器为产卵器，呈长管状，平时收缩在腹内，产卵时伸出。雄蝇外生殖器是鉴定蝇种的重要依据。

### （二）生活史

蝇为全变态昆虫，生活史分卵、幼虫、蛹、成虫 4 个阶段，少数蝇种可直接产幼虫（如麻蝇）。

1. **卵**　椭圆形或香蕉状，乳白色，长约 1 mm，卵常堆积成块。在夏季 1 天内即可孵化为幼虫。

2. **幼虫**　俗称蛆，呈乳白色，圆柱形，前尖后钝，无足无眼。分 3 龄，经 2 次蜕皮变为三龄幼虫。三龄幼虫第 8 腹节后侧有后气门一对，由气门环、气门裂和钮孔组成，是呼吸孔道。后气门的形状是幼虫分类的依据（图 4-7）。幼虫在孳生地营自生生活，大约经 4～8 天幼虫入土化蛹。

3. **蛹**　棕褐色，呈圆筒状。蛹壳由第三龄幼虫表皮硬化而成。不食不动，经 3～6 天羽化为成蝇。

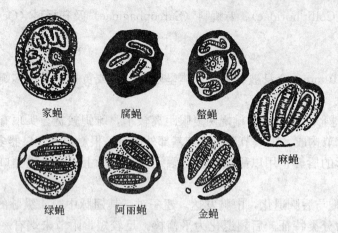

图 4-7　常见蝇幼虫后气门

4. 成蝇　羽化后 1～2 天成蝇交配，通常一生只交配一次，2～3 天后产卵。雌蝇一次产卵几十个到几百个，一生可产卵 4～6 次。成蝇寿命通常为 1～2 个月（图 4-8）。

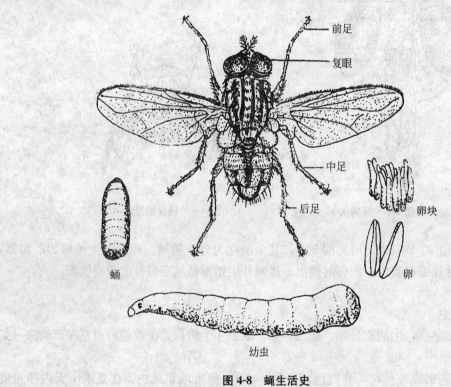

图 4-8　蝇生活史

### （三）生态

1. 孳生习性　蝇幼虫以腐败有机物为食，孳生物质是其生存的基本条件。根据孳生物的性质将孳生场所分 5 种类型，即：人粪类、畜粪类、腐败动物质类、腐败植物质类和垃圾类。不同蝇种孳生场所各异。如大头金蝇主要孳生物质是稀人粪；绿蝇以腐败动物质为主；麻蝇主要在酱缸、腌菜缸中孳生；家蝇则适应性较强，对孳生地要求不太严格。

2. 食性 成蝇的食性与其传播疾病密切相关,非吸血类蝇具舐吸式口器,为杂食性。常舐吸人和动物的排泄物、分泌物、腐败的动植物,及人的食物、饭菜、糖果等。蝇取食频繁,具有边吃、边吐、边排粪便的习性,加之体多鬃毛、爪垫分泌粘液等特点,故极易携带各种病原体传播疾病。

3. 栖息与活动 成蝇栖息与活动范围极为广泛,既选择与孳生地相关的场所,也进入人的住房、厨房等处活动。蝇有趋光性,白天活动,夜晚停息,温度升高活动力增强,飞行距离可达 1~2 公里。可随交通工具(汽车、船、飞机)携带到较远的地方。

4. 季节分布 蝇类的季节分布因蝇种和气候而异,按蝇种的密度高峰所在季节,可将蝇类分为春秋型、夏秋型、夏型和秋型。春秋型蝇类有:巨尾阿丽蝇、元厕蝇、厩腐蝇等;夏秋型有大头金蝇、黑尾黑麻蝇、丝光绿蝇等;夏型有市蝇、厩螫蝇等;秋型主要为家蝇。夏秋型与秋型蝇类为夏秋季肠道传染病的主要传播媒介。

5. 越冬 蝇类以蛹越冬为主,蛹期对低温抵抗力最强。成蝇常选择在地窖、地下室等潮湿、温暖处越冬。在我国南方冬季月均气温在 10℃ 左右,无越冬。

**(四)我国常见的蝇种**

1. 家蝇(*Musca domestica*) 深灰褐色,体中型,胸背部有 4 条黑色纵纹,翅第 4 纵脉末端向前弯曲成折角,梢端与第 3 纵脉靠近,腹部淡黄或橙色。我国家蝇有 20 余种,其中最常见的是舍蝇。

2. 大头金蝇(*Chrysomyia megacephala*) 成蝇头大,复眼深红,故有红头蝇之称。颊部橘黄色,体躯肥大并有青绿色金属光泽。

3. 丝光绿蝇(*Lucilia sericata*) 体中型,有绿色金属光泽,颊部银白色,胸部背面鬃毛发达。

4. 黑尾麻蝇(*Helicophagella melanura*) 暗灰色,中胸背板有 3 条黑纵纹,腹部背面具有黑白相间的棋盘状方斑。

5. 巨尾阿丽蝇(*Aldrichina grahami*) 体大型,中胸背板前缘中央有 3 条黑纵纹,腹部背面有蓝色光泽。

6. 厩螫蝇(*Stomoxys calcitrans*) 暗灰色,略似家蝇,喙细而长,为刺吸式口器,刺吸人畜血液。翅第 4 纵脉末端向前略呈弧形弯曲。

**(五)与疾病的关系**

蝇类对人体的危害主要是成蝇,为机械性传播媒介,其幼虫可作为病原体寄生于人体。

1. 传播疾病

(1)机械性传播 这是主要传病方式,蝇类以体表多毛、杂食性和活动力强等特点极易携带(体内外)病原体,在人群中传播疾病。传播的疾病主要有:病毒病:脊髓灰质炎、肝炎等;细菌病:伤寒、痢疾、霍乱、结核病等;寄生虫病:阿米巴痢疾、贾第虫病、蛔虫病、鞭虫病等。

(2)生物性传播 仅少数蝇类为生物性传播媒介,其中最主要的是非洲的舌蝇属(*Glossina*)传播锥虫病(睡眠病)。此外,家蝇可作为中间宿主传播结膜吸吮线虫病。

2. 蝇蛆病(myiasis) 蝇类幼虫寄生于宿主组织器官中引起的疾病称蝇蛆病。在临床,根据蝇幼虫的寄生部位,可分为眼蝇蛆病,皮肤蝇蛆病,口腔、耳鼻喉蝇蛆病,泌尿生殖道蝇蛆病，胃肠道蝇蛆病等类型。

### （六）防制原则

1. 环境治理　消除居住区蝇类赖以生存的物质，及时清除粪便、垃圾并进行无害化处理，是灭蝇最根本的方法。用人工扑打、诱捕等方法灭成蝇亦很有成效。

2. 化学防制　对蝇类活动、栖息、孳生地（如厕所、畜舍、垃圾场）进行滞留喷洒杀虫剂效果极好。常用杀虫剂有 0.2% 马拉硫磷乳剂、倍硫磷、敌敌畏、溴氰菊酯等。

3. 生物防制　利用蝇类的天敌寄生蜂可杀灭蝇蛹；其致病性生物苏云金杆菌 H9 的外毒素可使蝇蛆中毒死亡。

# 四、蚤

蚤（flea）属于蚤目（Siphonaptera），俗称跳蚤，为恒温动物的体外寄生虫，全世界共 2000 余种蚤，我国有 450 余种，其中少数可传播疾病。

### （一）形态

成蚤较小，大小为 1～3 mm，体棕黄或深褐色，两侧扁平，体表有毛、鬃、刺等结构。

1. 头部　有的蚤有单眼，触角 1 对位于两侧触角沟内，口器为刺吸式。

2. 胸部　分 3 节，无翅，有前、中、后 3 对足，长而发达，适于跳跃。

3. 腹部　共有 10 节，雄蚤第 8、9 节与雌蚤第 7、8、9 节为生殖节，其形态是蚤分类的依据。第 10 节为肛节。

### （二）生活史

蚤生活史为全变态，包括卵、幼虫、蛹、成虫 4 个阶段。

1. 卵　椭圆形，淡黄色，卵常撒落在啮齿动物巢穴内或其栖息地，在适宜的温度、湿度条件下，经 3～5 天即可孵化为幼虫。

2. 幼虫　乳白色，较小，口器为咀嚼式，分 3 个龄期，主要以动物皮屑及成虫血粪块为食。经 2～3 周蜕皮 2 次发育为三龄幼虫，并吐丝作茧化蛹。

3. 蛹　长椭圆形，常粘有尘土、碎屑等物，通常 1～2 周后羽化为成虫。

4. 成虫　成虫羽化后即可交配、吸血。产卵于栖息地，雌蚤一生可产卵数百至数千粒，其寿命为 1～2 年（图 4-9）。

### （三）生态习性

1. 对宿主的选择　以啮齿类动物蚤类最多，其流行病学意义较大。根据其对宿主的选择可分 3 种类型，即：多宿主型、寡宿主型与单宿主型。凡能传播人畜虫媒病的蚤对宿主无严格选择性，这成为传播疾病的重要因素。

2. 吸血习性　雌、雄蚤均吸血且频繁，一日需吸血数次，并有边吸血边排粪便的习性。因吸血过量，未消化的血可随蚤粪排出，为幼虫的重要食物。

3. 对温度敏感　蚤对温、湿度很敏感。成虫常因宿主发病，体温升高或死亡后体温下降而离开，另寻新宿主。此外，温度和空气振动等外界条件刺激使成虫破茧而出。这可解释为何人进入其栖息地时可被蚤大量侵袭。此习性对传播疾病较为重要。

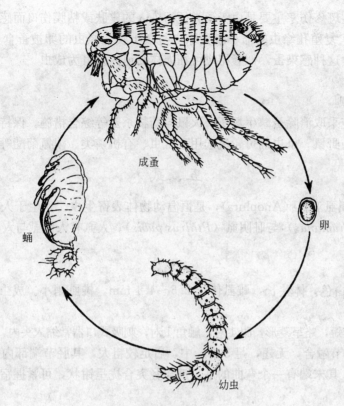

图 4-9　蚤生活史

## （四）与疾病的关系

蚤对人体的危害除叮刺骚扰、潜入皮下寄生等直接危害外，主要可传播以下疾病：

1. **鼠疫**　是一种自然疫源性疾病，病原体是鼠疫耶氏菌，通常通过蚤类在啮齿类动物间传播，当人或家栖鼠类进入疫源地活动时被带菌蚤叮咬而感染。

蚤是腺鼠疫流行的唯一传播媒介，病原体能长期保存在蚤体内（图 4-10）。鼠疫耶氏菌只在蚤前胃的几丁质刺间繁殖，形成菌栓，阻塞消化道。当它再次吸血时，血液难以进入消化道，冲击菌栓而污染。吸血间隙时，咽部收缩，带菌的血液回流至宿主体内而致感染。

鼠疫的主要传播媒介有印鼠客蚤、方形黄鼠蚤等。

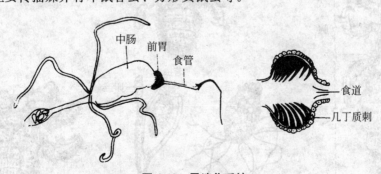

图 4-10　蚤消化系统

2. **鼠型斑疹伤寒**　病原体为莫氏立克次体，啮齿动物为主要保存宿主，蚤吸血感染后，立克次体在其胃上皮细胞内繁殖，细胞破裂后进入胃内，随蚤血粪排出。蚤粪中病原体可存活数年之久。鼠型斑疹伤寒主要是由于蚤粪便污染人的皮肤或粘膜伤口而感染。

3. 蠕虫病　犬复殖孔绦虫、缩小膜壳绦虫与微小膜壳绦虫的卵被蚤食入可发育为似囊尾蚴。人偶然误食这种感染蚤，似囊尾蚴可在人体肠道内发育为成虫。

### （五）防制原则

蚤类的防制应采取消除蚤孳生场所、灭鼠与药物杀蚤等综合措施。保持人居室与畜圈的卫生，捕杀家鼠与野鼠。杀虫剂可轮流选用敌百虫、有机磷类、溴氰菊酯等。

## 五、虱

虱（louse）属虱亚目（Anoplura），是恒温动物体表寄生虫。寄生于人体的有两种，即人虱（*Pediculus humanus*）与耻阴虱（*Pthirus pubis*）。人虱有人体虱与人头虱两个亚种。

### （一）形态

1. 人虱　灰白色，体狭长，雌虱体长 2.5～4.4 mm，雄虱稍小。成虫分头、胸、腹 3 部分。

（1）头部：较短，略呈菱形，眼 1 对，触角 1 对，刺吸式口器常缩入头内，吸血时才伸出。

（2）胸部：3 节融合，无翅，足 3 对，中、后足较粗大，其胫节端部内侧有 1 个指状胫突，跗节仅 1 节，其末端有一个弯曲的爪，爪与胫突合拢呈钳状，可紧握宿主毛发或衣物纤维。

（3）腹部：分节明显，雌虱腹部末端呈"W"形，雄虱腹部末端钝圆，内有 1 个交合刺。

2. 耻阴虱　较小，体形宽短似蟹状，胸部甚宽。中、后足胫节与爪较前足明显粗大。腹部宽短，第 5～8 节侧缘有锥状突起各 1 对，其末端有刚毛。

### （二）生活史

虱的发育为半变态，生活史分卵、若虫、成虫 3 期（图 4-11、12）

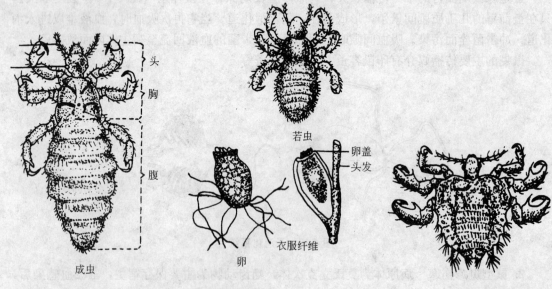

图 4-11　人虱各期形态　　　　　　　　　　　图 4-12　耻阴虱

1. 卵　白色，椭圆形，一端有盖。雌虱产卵时分泌粘液使卵粘在毛发或衣物纤维上。约1周卵孵化为若虫。

2. 若虫　较小，形似成虫，生殖器官未成熟，若虫经15天3次蜕皮发育为成虫。

3. 成虫　寿命大约1个月左右，雌、雄成虫孵出后1天内即可交配，一次可产卵200个左右。

### （三）生态

1. 寄生部位　人头虱寄生于人头发中，人体虱则在内衣缝中，耻阴虱则以阴毛、肛毛处多见，并可寄生于睫毛处。

2. 吸血习性　成虫、若虫均嗜吸人血，不耐饥，1日常吸血数次。并有边吸血边排粪便习性。

3. 适应性　虱对温湿度变化敏感，当人体患病或死亡，体温发生变化时爬离原宿主。这对其传播疾病具有重要作用。

人虱的传播主要是通过人与人之间直接或间接接触，耻阴虱则多为性接触传播，故联合国世界卫生组织将耻阴虱感染列为性病之一。

### （四）与疾病的关系

虱叮人吸血可引起丘疹、疱疹与皮炎，及继发性细菌感染。

虱作为传病媒介，主要传播以下疾病：

1. 流行性斑疹伤寒　病原体是普氏立克次体，虱吸流行性斑疹伤寒患者血液后，病原体侵入虱肠上皮细胞，大量繁殖，胀破细胞并从粪便中排出。虱边吸血、边排便，粪中病原体污染皮肤伤口而感染。

2. 战壕热　又称"五日热"，病原体是五日热立克次体，传病机制与流行性斑疹伤寒相同。

3. 回归热　病原体是回归热疏螺旋体，虱叮咬病人时，病原体在虱体腔内大量繁殖，当人挤破虱体时，病原体逸出，可经皮肤伤口或粘膜侵入。

### （五）防制原则

1. 防虱　加强公共卫生宣传教育，勤洗澡、勤洗发、勤更衣。

2. 灭虱　物理方法灭虱，如蒸煮、冷冻衣物方法简单、效果好。

3. 药物灭虱可用20％百部酒精浸剂、1％二氯苯醚菊酯局部涂抹灭虱，效果较持久。

## 六、蜚　　蠊

蜚蠊（cockroach）俗称蟑螂，属蜚蠊目蜚蠊科昆虫，世界分布极广，它可携带多种病原体，传播疾病，我国以德国小蠊和美洲大蠊常见。

### （一）形态

蜚蠊成虫椭圆，背腹扁平，淡褐至棕褐色，具油亮光泽。德国小蠊体长约15 mm，而美洲大蠊可达35 mm。

1. 头部　较小，大部隐伏于前胸腹面。上有复眼及单眼各1对，触角细长呈丝状。口器为咀嚼式。

2. 胸部　前胸背板大，翅 2 对，亦有无翅者，足粗大，多毛，善于疾行。

3. 腹部　扁阔，分 10 节，雌虫最末腹板为分叶状，具有夹持卵荚的功能，卵荚的形态可作为分类依据。

### （二）生活史和生态习性

蜚蠊的发育为半变态，生活史分卵、若虫和成虫 3 期。蜚蠊生活史周期较长，可达数月至 1 年以上。成虫寿命 6～12 个月，一生可产 4～14 个卵荚（图 4-13、14）。

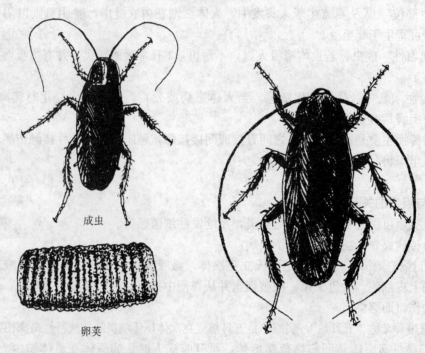

成虫

卵荚

**图 4-13　德国小蠊**　　　　**图 4-14　美洲大蠊**

凡阴暗、湿热并有食物和饮水的场所均适于蜚蠊孳生、繁殖。如厨房的碗橱、食品柜、灶墙等处的缝隙中和下水道等处。

蜚蠊虽有翅，但主要靠足活动，昼伏夜行取食，善群居。

蜚蠊为杂食性昆虫，喜食含糖食物，亦食人和动物的排泄物、分泌物及腐败食物，并需常饮水，耐饥性强。

卵荚、若虫、成虫都可以越冬，低于 7.5℃时蜚蠊越冬，其场所与孳生场所基本一致。

### （三）与疾病关系

蜚蠊传播疾病方式与蝇类相似，主要通过体表或体内（肠道为主）携带病原体，污染食物和食具等，机械性传播多种疾病。

主要传播的疾病有：

1. 细菌类　细菌性痢疾、伤寒、霍乱等。

2. 病毒类　脊髓灰质炎、乙型肝炎等。

3. 寄生虫类　阿米巴痢疾、蓝氏贾第鞭毛虫病、蛔虫病、蛲虫病、鞭虫病等。此外蜚蠊亦可作为某些蠕虫的中间宿主。如：美丽筒线虫、念珠棘头虫等。

## （四）防制原则

1. 环境防制 保持环境卫生，消除蜚蠊栖息与孳生场所是最有效的治本措施。

2. 化学防制 将特效杀虫剂二氯苯醚菊酯、溴氰菊酯、敌百虫等喷洒于蜚蠊栖息活动场所，隐匿的缝隙、孔穴等处杀虫。

# 小 结

1. 昆虫纲的主要特征为：成虫分头、胸、腹3部，有触角1对，足3对，翅2对，但有些昆虫后翅退化形成平衡棒，有些昆虫翅完全消失。

2. 昆虫的发育分全变态与半变态，全变态生活史有卵、幼虫、蛹、成虫4个时期，其中幼虫与成虫的形态与生态习性截然不同。半变态昆虫生活史有卵、若虫、成虫3个时期，其中若虫与成虫形态与生态习性相似。

3. 医学昆虫对人类的危害主要有直接危害（叮咬、骚扰、毒害、致敏、寄生）与间接危害（传播病原体），以后者危害严重。

4. 医学节肢动物昆虫纲昆虫主要有蚊、蝇、白蛉、蚤、虱和蜚蠊，其生活史、生态及传播疾病情况列表如下（表4-3）：

**表4-3 医学节肢动物昆虫纲种类、生活史、生态与传播疾病**

| 种类 | 生活史 | 主要虫种 | 口器 | 食性 | 传播疾病 | 传病方式 |
|---|---|---|---|---|---|---|
| 蚊 | 全变态 | 中华按蚊 | 刺吸式 | 偏嗜畜血 | 疟疾、丝虫病 | 生物性传播 发育繁殖式（疟原虫） 发育式（丝虫） 经卵传递式（乙脑病毒、登革病毒） |
| | | 嗜人按蚊 | | 偏嗜人血 | | |
| | | 大劣按蚊 | | 偏嗜人血 | 疟疾 | |
| | | 微小按蚊 | | 嗜人畜血 | | |
| | | 淡色库蚊 | | 偏嗜人血 | 丝虫病、流脑 | |
| | | 三带喙库蚊 | | 偏嗜畜血 | 流脑、登革热 | |
| | | 白纹伊蚊 | | 偏嗜人血 | | |
| 白蛉 | 全变态 | 中华白蛉 | 刺吸式 | 兼吸人畜血 | 内脏利什曼病 | 生物性传播 发育繁殖式（杜氏利什曼原虫） |
| 蝇 | 全变态 | 家蝇 | 舐吸式 | 杂食性 | 肠道寄生虫病 病毒病 细菌病 | 机械性传播 （多种病原体） 生物性传播 发育式（某些线虫） |
| | | 大头金蝇 | | | | |
| | | 丝光绿蝇 | | | | |
| | | 黑尾麻蝇 | | | | |
| | | 巨尾阿丽蝇 | | | | |
| 蚤 | 全变态 | 印鼠客蚤 | 刺吸式 | 兼吸人畜血 | 鼠疫 鼠型斑疹伤寒 | 生物性传播 繁殖式（鼠疫耶氏菌、莫氏立克次体） 发育式（某些蠕虫） |
| | | 致痒蚤 | | | | |
| 虱 | 半变态 | 人虱 | 刺吸式 | 吸人血 | 流行性斑疹伤寒 虱传回归热 战壕热 | 生物性传播 繁殖式（普氏立克次体、五日热立克次体、回归热疏螺旋体） |
| | | 耻阴虱 | | | | |
| 蜚蠊 | 半变态 | 德国小蠊 | 咀嚼式 | 杂食性 | 肠道寄生虫病、细菌病，以及脊髓灰质炎、乙肝等病毒病 | 机械性传播 （多种病原体） 生物性传播 发育式（某些线虫） |
| | | 美洲大蠊 | | | | |

## 思考题

1. 什么叫变态？举例说明变态的类型。

2. 阐述蚊栖息与吸血的特点。

3. 白蛉活动与栖息有何特点？

4. 蝇和蜚蠊与机械性传播疾病有关的形态和生活习性有哪些？

5. 什么叫蝇蛆病？

6. 阐述蚤和虱与传播疾病有关的形态和生态特点。

7. 蚊、蝇、白蛉、蚤、虱、蜚蠊传播哪些疾病？并阐述其传病机理。

8. 如何防制上述医学昆虫？

# 第二节　蛛 形 纲

　　蛛形纲的主要特征为虫体分头胸部和腹部，或头胸腹愈合成一体，无触角、无翅，成虫足4对。其中危害人体的有蝎亚纲（Scorpiones）、蜘蛛亚纲（Araneae）和蜱螨亚纲（Acari）。蜱螨亚纲对人类危害较大。

　　蜱螨亚纲：头胸腹愈合成一体。虫体由躯体及颚体构成。多为圆形或椭圆形。躯体表皮膜质或革质，其上有骨化板、条纹、刚毛等。气门的有无及位置因种而异。成虫和若虫有足4对，幼虫3对。

　　蜱螨生活史分卵、幼虫、若虫和成虫期，若虫除生殖器未成熟外，其外形与成虫相似。蜱螨亚纲中有医学意义的有蜱、恙螨、疥螨、蠕形螨和尘螨等。

## 一、硬蜱和软蜱

　　蜱属于寄螨目（Parasitiformes）、蜱总科（Ixodoidea）、硬蜱科（Ixodidae）和软蜱科（Argasidae）。我国已知硬蜱（hard ticks）约100多种，软蜱（soft ticks）10种。

### （一）形态

　　虫体分颚体（假头）和躯体两部分。躯体呈椭圆形，体长2～10 mm，吸饱血后可胀大如赤豆，可达30 mm。

　　1. 硬蜱　颚体位于躯体前端，从体背面可以看到，由颚基、螯肢、口下板及须肢组成（图4-15）。雌蜱的颚基背面有1对孔区，有感觉及分泌体液帮助产卵的功能。螯肢长杆状，末端有齿状趾，用于切割宿主皮肤。口下板位于螯肢腹面，上具纵列的倒齿，与螯肢合拢形成口腔。口下板用以穿刺和附着宿主皮肤。须肢位于螯肢的两侧，起支撑作用。

　　躯体暗褐色。背面有盾板，雄蜱盾板大，覆盖整个背面，雌蜱盾板小，仅覆盖体背面的

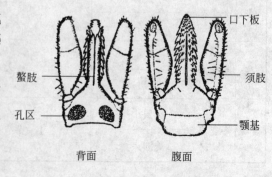

**图4-15　硬蜱雌虫颚体（采自姚文炳）**

前部（图 4-16）。足 4 对，足分 6 节，即基节、转节、股节、胫节、后跗节和跗节，跗节末端有爪 1 对及爪垫 1 个。第 1 对足跗节背面近端部有哈氏器，司嗅觉。第 4 对足基节后外侧有气门板 1 对。生殖孔位于腹面前部正中，肛门位于腹面后部正中（图 4-17）。

2. 软蜱　雌、雄软蜱外观相似，颚体位于躯体腹面的前部，从体背面看不到。颚基小，背面无孔区，须肢各节可自由活动。躯体无骨化板，体表多呈颗粒状、乳突状或具皱纹、圆陷窝。气门板小，位于第 4 对足基节的前外侧。第 1、2 对足基节间有基节腺的开口（图 4-18）。

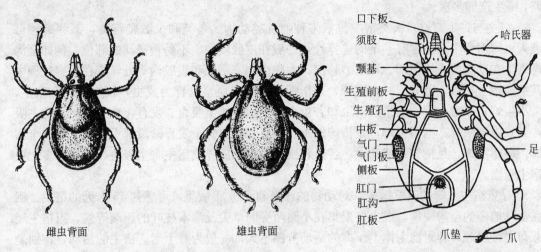

图 4-16　全沟硬蜱（采自邓国藩）

图 4-17　全沟硬蜱雄虫腹面（仿自邓国藩）

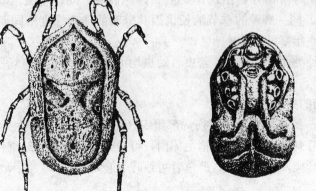

图 4-18　软蜱（乳突钝缘蜱）（采自邓国藩，Павловский）

## （二）生活史

蜱的发育过程分卵、幼虫、若虫、成虫 4 个时期。卵呈椭圆形、淡黄或褐色，常堆集成团。幼虫吸饱血后蜕皮为若虫。硬蜱若虫只有 1 龄，软蜱有 1～4 龄或更多。硬蜱完成生活史所需时间因蜱种而异，由几个月至 3 年，寿命几个月至 1 年左右。软蜱完成生活史需 1 个月至 1 年，寿命一般为 5、6 年，甚至可活十几年以上。

## （三）生态

1. 栖息地与产卵　硬蜱多栖息于森林、草原、灌木丛等处，也可栖息于小型兽类的洞穴及家畜圈舍中。幼虫、若虫、成虫均吸血，多在白天吸血，各期只吸血1次，每次吸血时间较长，一般需要数天。吸饱血后雌虫落地产卵，1次把卵产完，产卵后雌蜱死亡。

软蜱多栖息于中小型兽类的洞穴或岩窟内、禽舍鸟巢、家畜圈舍及人房墙壁的缝隙中。吸血活动一般在夜间，成蜱一生需吸血多次，但时间短，数分钟至1小时。每次吸血后落地产卵，一生产卵多次。

2. 宿主与寄生部位　蜱类宿主包括多种哺乳类动物、鸟类和少数爬行类，某些蜱种可侵袭人。蜱对寄生部位常有一定的选择性，一般在皮肤较薄、不易被搔动的部位。例如全沟硬蜱寄生在动物或人体颈部、耳后、腋窝、大腿内侧、阴部和腹股沟等处。蜱在发育过程中按其更换宿主次数，可分：一宿主蜱，是指蜱从幼虫吸血至发育为成虫，仅寄生一个宿主，如微小牛蜱；二宿主蜱，是指蜱幼虫和若虫在一个宿主体上吸血、发育，成虫则另找宿主吸血，如残缘璃眼蜱；三宿主蜱，是指蜱幼虫、若虫和成虫每个发育阶段都更换宿主，如全沟硬蜱；多宿主蜱，是指软蜱的幼虫、各龄若虫和成虫都需寻找宿主寄生吸血，成虫需多次更换宿主吸血。

3. 寻觅宿主　蜱的嗅觉敏锐，对动物的汗臭和$CO_2$很敏感，可感知15米远的宿主。栖息在森林地带的全沟硬蜱，成虫多聚集在小路两旁的草尖及灌木枝叶的顶端等候，当宿主经过并与之接触时即爬附宿主体上。蜱的活动范围不大，一般为数十米。宿主的活动，特别是候鸟的季节迁移，对蜱类的播散起着重要作用。

4. 季节消长　硬蜱在不同季节的活动取决于其本身的发育类型以及自然条件。如全沟硬蜱各活动期从4月中旬开始出现，成虫5月达高峰，幼、若虫活动为双峰型（6月为主峰，9月为次峰）。同一蜱种的季节消长也因其分布的地理纬度不同而有差异。软蜱因多在宿主的洞巢内，终年都可活动。

越冬虫期因种类而异，成虫、若虫、幼虫均可越冬，多在栖息场所越冬。

## （四）与疾病的关系

1. 直接危害　蜱叮刺吸血可损伤局部组织（充血、水肿、急性炎症）。某些蜱唾液中含有神经毒素，在叮刺宿主时，注射宿主体内，可导致运动性神经纤维传导阻滞，引起上行性肌肉麻痹，发生瘫痪，称蜱瘫痪，严重者可致呼吸衰竭死亡。

2. 传播疾病

（1）远东型蜱媒脑炎又称森林脑炎：病原体为远东型蜱媒脑炎病毒，病毒可经变态期和经卵传递。该病流行于我国黑龙江、吉林、内蒙古和新疆的林区，主要媒介为全沟硬蜱。

（2）克里米亚-刚果出血热又称新疆出血热：病原体是克里米亚-刚果出血热病毒。亚东璃眼蜱是主要传播媒介。经叮刺宿主传播本病，病毒能经变态和经卵传递。此病流行于我国新疆。

（3）地方性回归热又称蜱媒回归热：南疆病原体为波斯疏螺旋体，传播媒介为乳突钝缘蜱。北疆为拉氏疏螺旋体，传播媒介为特突钝缘蜱（无人体病例）。蜱可经变态期或经卵传递螺旋体。通过蜱叮刺或基节液污染受损皮肤而感染，而乳突钝缘蜱基节液在吸饱血离体约

5 分钟后才开始分泌，故不具传病意义。

（4）莱姆病：病原体是伯氏疏螺旋体（*Borrelia burgdorferi*）。当蜱叮刺宿主血液时传播螺旋体，也可经变态期和经卵传递。在我国北方林区，全沟硬蜱为主要传播媒介。

（5）北亚蜱媒斑疹伤寒：病原体是西伯利亚立克次体（*Rickettsia sibirica*），能经变态期和经卵传递。人因蜱叮刺、蜱粪便污染皮肤伤口或吸入蜱粪而感染。草原革蜱是主要传播媒介。此病分布于黑龙江、内蒙古、新疆、福建、广东和海南等地区。

### （五）防制原则

1. 环境防制　草原地带采用牧场轮换和牧场隔离，清理家畜圈舍，堵洞嵌缝等防蜱孳生。
2. 药物防制　在多蜱的地点用敌敌畏、马拉硫磷等杀虫剂喷洒，定期对家畜进行药浴。
3. 个人防护　进入有蜱地区要穿五紧服，离开时互检，摘除衣服上的蜱。涂擦驱避剂。

## 二、恙　螨

恙螨（chigger mites）属于真螨目（Acariformes）、恙螨科（Trombiculidae）和列恙螨科（Leeuwenhoekiidae）。全世界约有 3000 多种及亚种。我国有 420 多种及亚种。恙螨幼虫寄生在家畜和其他动物体表，少数种类可寄生于人体体表，引起恙螨皮炎，传播恙虫病等。

### （一）形态

幼虫椭圆形，呈红、橙、淡黄或乳白色，大小约 0.2 mm，饱食后可达 0.5～1 mm。颚体位于躯体前端。螯肢的基节呈三角形，须肢圆锥形，躯体背面前部有盾板，呈长方形、矩形或五角形。盾板上常有 5 根毛和两个圆形感器基，感器基生出丝状或棒状感器。盾板两侧各有眼 1 或 2 个，位于眼板上，有的无眼。足 3 对（图 4-19）。

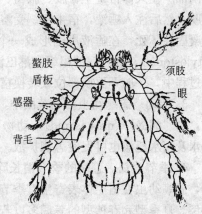

**图 4-19　地里纤恙螨幼虫**
（采自温廷桓）

### （二）生活史

恙螨发育分卵、前幼虫、幼虫、若蛹、若虫、成蛹和成虫 7 期（图 4-20）。卵球形，成堆产于土缝中，经 2～8 天，卵壳破裂，逸出被有薄膜的前幼虫，再经 7～14 天孵出幼虫，遇宿主时即爬至体表叮刺，约 3～5 天饱吸后，落地静止化为若蛹。经蜕皮发育为若虫，以小昆虫及其卵为食。经成蛹、蜕皮发育为成虫。雄虫产精胞于地上，雌虫摄取精胞受精。经 2～3 周开始产卵于泥土表层缝隙中，一生产卵 100～200 个。完成一代生活史要 2～3 个月，每年完成 1～2 代。

### （三）生态

1. 分布与孳生地　恙螨多分布在温暖潮湿地区。孳生在荫蔽、潮湿、多草、多鼠等场所，在寒冷地带、高原和沙漠中，也有适合其生存的微小环境。
2. 宿主与食性　恙螨幼虫的宿主范围广泛，包括哺乳类（主要是鼠类）、鸟类、爬行类，有些种类可侵袭人。多数恙螨幼虫寄生在宿主体表，多在皮薄而湿润处，如鼠的耳窝、

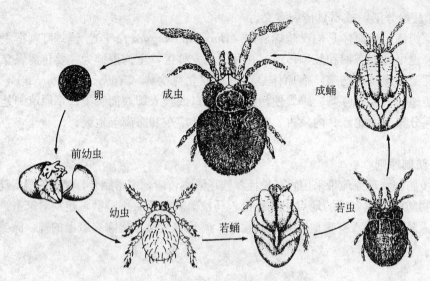

**图 4-20 恙螨生活史**（仿自 Marquardt）

会阴部。在人体常寄生在腰、腋窝、腹股沟、阴部等处。幼虫叮刺宿主时，先以螯肢爪刺入皮肤，然后注入唾液，宿主组织受溶组织酶的作用，致上皮细胞、胶原纤维及蛋白变性，出现凝固性坏死，在唾液周围形成一个环圈，继而形成一条小吸管通到幼虫口中，称为茎口（stylostome），被分解的组织和淋巴液，通过茎口进入幼虫消化道。幼虫只饱食 1 次，在刺吸过程中，一般不更换部位或转换宿主。

3. **活动**　恙螨幼虫活动范围小，一般不超过 1~2 m，常聚集在一起，呈孤立、点状分布，称"螨岛"（mite island）。动物可携带幼虫扩散。幼虫在水中能生活 10 天以上，因此洪水及河水泛滥也可促使恙螨扩散。

4. **季节消长**　恙螨的季节消长除有其本身的生物学特点外，还受温、湿度和雨量的影响，恙螨幼虫在宿主体表寄生有季节消长规律，一般分为 3 型：①夏季型；②春秋型；③秋冬型。夏季型和春秋型的恙螨多以若虫和成虫越冬，秋冬型无越冬现象。

### （四）与疾病的关系

1. **恙螨皮炎**（trombiculosis）　某些恙螨幼虫叮咬人，在叮刺处有痒感，并出现丘疹、水泡，之后形成黑褐色焦痂，焦痂脱落后形成浅在性溃疡。

2. **恙虫病**（tsutsugamushi disease）　病原体为恙虫病东方体（*Orientia tsutsugamushi*）。鼠类是主要储存宿主。由恙螨幼虫经叮刺传播。可经变态和经卵传递病原体。地里纤恙螨是南方诸省区主要媒介，小盾纤恙螨是江苏、山东等地的媒介。恙虫病主要流行于南方各地。

### （五）防制原则

1. **清除孳生地**　灭鼠，搞好环境卫生。

2. **药物杀螨**　在人、鼠经常活动的地方及恙螨孳生地，可喷洒敌敌畏、敌百虫等。

3. **个人防护**　在恙虫病流行季节进入疫区时要穿五紧服，皮肤裸露处涂邻苯二甲酸二甲酯、避蚊胺等。

# 三、疥　螨

疥螨（scab mites）属于真螨目、疥螨科（Sarcoptidae），寄生于人和哺乳动物的皮肤表皮层内，引起疥疮。人疥螨（*Sarcoptes scabiei*）寄生于人体。

## （一）形态

成虫近圆形，背面隆起，雌螨体长约 0.3～0.5 mm，雄螨略小，淡黄或乳白色。颚体短小，螯肢钳形，尖端有小齿。须肢分 3 节。躯体背面有锥突、鳞状横纹、皮棘等，腹面有 4 对足，前两对足末端为吸垫，雌螨后两足末端为长刚毛，雄螨第 3 对足末端为长刚毛，而第 4 对足末端为吸垫（图 4-21）。

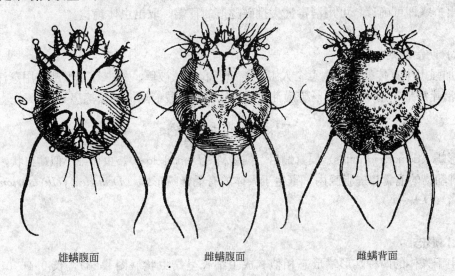

雄螨腹面　　　　　　雌螨腹面　　　　　　雌螨背面

**图 4-21　人疥螨（采自 Mellanby）**

## （二）生活史和生态

疥螨生活史分为卵、幼虫、前若虫、后若虫和成虫 5 期。

疥螨寄生于宿主表皮角质层内，以角质组织和淋巴液为食，以螯肢和足跗节末端爪挖掘隧道(图 4-22)，每隔一段距离有小孔道通至表皮外。雌虫挖掘隧道的能力强。雌螨在隧道中产卵，卵呈椭圆形，淡黄色，壳薄。卵经 3～5 天孵出幼虫。幼虫生活在雌螨所挖的隧道中，经 3～4 天蜕皮为前若虫，经后若虫蜕皮发育为成虫。雄螨与雌性后若虫夜间在宿主皮肤表面交配，雄虫交配后死亡，雌性后若虫交配后钻入宿主皮内，蜕皮为雌虫，约 2～3 天开始产卵，产卵后雌螨死亡。完成一代一般需 10～14 天。雌疥螨寿命 5～6 周。

雌螨离开宿主后，在 15～31℃ 时 1～7 天内活动正常并具感染能力。

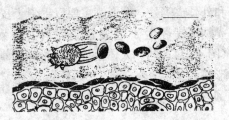

## （三）致病

疥螨多寄生于人体皮肤薄嫩处，如指间、手腕

**图 4-22　疥螨寄生在隧道中**

屈面、肘窝、腋窝、腹股沟、女性乳房下等处，婴儿可见于全身。局部皮肤出现丘疹、水泡、脓疱、结节及隧道。疥螨对人体的损害主要是挖掘隧道的机械性刺激和虫体分泌物、排泄物、代谢产物及死亡虫体的分解产物引起的变态反应。突出的症状是奇痒，夜间更甚。患者常搔破皮肤导致继发感染。

### （四）传播

疥螨的传播主要为直接接触，如同患者握手、同床睡眠等，或间接接触，如使用患者的衣被、用具等而受感染。

### （五）实验诊断

检出疥螨即可确诊。可用消毒针尖挑破隧道的盲端，取出虫体镜检。

### （六）防治原则

1. 加强卫生宣传教育　注意个人卫生，患者衣物、被单、枕巾等需煮沸或用蒸汽处理。
2. 治疗疥疮　用 5%～10% 硫磺油膏或 1% 的苯甲酸苄酯搽剂涂擦患处。

## 四、蠕　形　螨

蠕形螨（demodicid mites）属真螨目、蠕螨科（Demodicidae）。虫体细小似蠕虫状，寄生于人和哺乳动物的毛囊和皮脂腺内。寄生于人体的有毛囊蠕形螨（*Demodex folliculorum*）和皮脂蠕形螨（*D. brevis*）。

### （一）形态

寄生于人体的两种蠕形螨形态相似。成虫细长呈蠕虫状（图 4-23），长 0.1～0.4 mm，乳白色，半透明。颚体梯形位于虫体前端。躯体分足体和末体，足体约占躯体前 1/4～1/3，足 4 对，短粗，芽突状。末体细长，体表有环形皮纹。毛囊蠕形螨的末体长，占躯体的 2/3 以上，末端钝圆。皮脂蠕形螨的末体短，末端尖。

### （二）生活史和生态

两种蠕形螨的生活史相似，分卵、幼虫、前若虫、若虫和成虫 5 期。雌虫产卵于毛囊或皮脂腺内，卵呈小蘑菇状（毛囊蠕形螨）或椭圆形（皮脂蠕形螨），幼虫与前若虫均为 3 对足，若虫足 4 对，外形与成虫相似。雌、雄虫在毛囊口交配后雄虫死亡，雌虫进入毛囊或皮脂腺产卵。完成一代生活史约需半个月。雌螨寿命 4 个月以上。

蠕形螨寄生于皮脂腺发达的部位，多见于鼻尖、鼻沟，其次为额、颏部、颧部、眼周围和外耳道等处，蠕形螨主要以毛囊上皮细胞、腺细胞内容物和皮脂腺分泌物为营养来源。毛囊蠕形螨寄生于毛囊深部，一个毛囊内常有数个。皮脂蠕形螨常单个寄生于皮脂腺（图 4-24）。同一人体上可有两种蠕形螨感染，但毛囊蠕形螨感染率及感染度均高于皮脂蠕形螨。

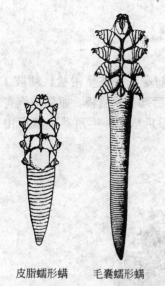

图 4-23 蠕形螨成虫

（采自 Castellani，许世锷）

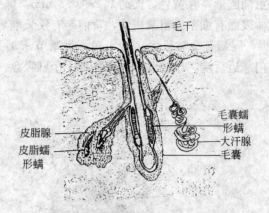

图 4-24 蠕形螨寄生于毛囊、皮脂腺中

（仿自袁方曙）

### （三）致病与流行

绝大多数感染者无自觉症状，或仅有轻微痒感或烧灼感。人体蠕形螨可破坏上皮细胞和腺细胞，引起毛囊扩张，上皮变性，角化过度或角化不全，真皮层毛细血管增生并扩张。虫体的机械刺激和其排泄物的化学刺激可引起皮肤组织的炎症反应。皮脂蠕形螨还可引起皮脂腺分泌物阻塞。此外，虫体的代谢产物可引起变态反应，虫体的进出活动可携带病原微生物，引起感染。临床表现为面部皮肤潮红、丘疹、毛囊口显著扩大，表面粗糙。由于蠕形螨侵犯部位不同，引起相应部位的蠕形螨病。蠕形螨是毛囊炎、酒渣鼻、眼睑缘炎等的病因或病因之一。

人体蠕形螨感染较普遍，国内人群感染率一般在 20％以上，最高达 97.86％。人体感染以毛囊蠕形螨为主，两种蠕形螨常混合感染。蠕形螨的传播主要通过与患者密切接触而感染，也可通过毛巾、衣物等间接传播。

### （四）实验诊断

以检出蠕形螨为确诊依据。可用透明胶带或痤疮压迫器或用手挤压法检查虫体。

### （五）防治原则

治疗蠕形螨的常用药物有口服甲硝唑及维生素 $B_2$。外用 10％硫磺软膏、20％苯甲酸苄酯乳剂、2％甲硝唑冷霜、百部煎剂等。注意个人卫生，避免与患者接触及合用毛巾、脸盆、手绢、衣被等生活用品，以防感染。

## 五、尘　螨

尘螨（dust mites）属于真螨目、蚍螨科（Pyroglyphidae），营自生生活，孳生于室内和工作环境的尘埃中。已发现 34 种，与人过敏性疾病关系密切的主要有 3 种：屋尘螨（*Dermatophagoides pteronyssinus*）、粉尘螨（*D. farinae*）、埋内宇尘螨（*Euroglyphus* maynei）。

### （一）形态

成虫椭圆形，乳黄色，长约 0.2～0.5 mm。颚体位于躯体前端，螯肢呈钳状，须肢1对。躯体表面有细密或粗皱皮纹，背前端有狭长前盾板，雄虫背后部有后盾板。躯体前侧有1对长鬃，尾端有2对长鬃。足4对，足跗节末端具爪和钟罩形爪垫。外生殖器在腹面中央，肛门靠近后端，雄螨肛区两侧各有1个肛吸盘（图4-25）。

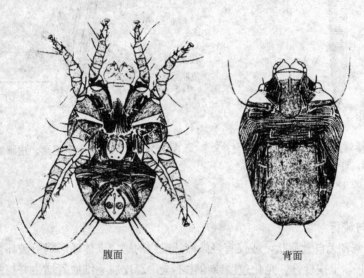

腹面　　　　　　　　背面

**图 4-25　尾尘螨雄虫（采自洪守书等）**

### （二）生活史及生态

尘螨发育经卵、幼虫、第1期若虫、第2期若虫、成虫5期。

尘螨分布广泛，营自生生活。屋尘螨主要孳生于卧室内及被褥、枕芯、软垫、地毯等处。粉尘螨还可在面粉厂、棉纺厂、食品仓库、中药仓库等处孳生。尘螨以人及动物脱落的皮屑、面粉、粮食、花粉、霉菌等为食。尘螨为世界性分布，夏秋密度高。

### （三）致病

尘螨排泄物、分泌物、皮壳和死亡虫体的分解产物等是过敏原，粪粒的致敏性最强。过敏体质者吸入后产生变态反应。表现为过敏性哮喘、过敏性鼻炎、过敏性皮炎。

### （四）实验诊断

询问病史，结合免疫学诊断。常用的免疫学诊断方法有尘螨皮肤挑刺试验、皮内试验、酶联免疫吸附试验等。

### （五）防治原则

注意室内卫生和个人卫生，改变尘螨的孳生环境，保持室内、仓库通风干燥，防止尘螨孳生。或使用尼帕净、虫螨磷等杀螨药灭螨。

治疗病人采用脱敏治疗。

## 小　结

1. 蜱螨类头胸腹愈合为一体。由颚体和躯体组成。成虫和若虫足 4 对，幼虫足 3 对。生活史有卵、幼虫、若虫、成虫等期。硬蜱若虫 1 期；软蜱若虫 1～4 期或更多；恙螨有卵、前幼虫、幼虫、若蛹、若虫、成蛹、成虫 7 期；其他螨类若虫 2 期。

2. 硬蜱多栖息于森林、草原、灌木丛，也可栖息于小型兽类的洞穴及家畜圈舍中。吸血时间长，多在白天侵袭宿主。依各活动期更换宿主的情形可分一、二、三宿主蜱。主要传播远东型蜱媒脑炎、克里米亚-刚果出血热、莱姆病、北亚蜱传斑疹伤寒等。软蜱多栖息于中小型兽类的洞穴或岩窟内、禽舍（鸟巢）、家畜棚圈及人房墙壁缝隙中。多在夜间侵袭宿主，吸血时间短。软蜱为多宿主蜱。主要传播地方性回归热。

3. 恙螨仅幼虫期寄生，孳生在温暖、潮湿、杂草丛生的小溪、河沟旁，有啮齿类活动处。幼虫活动范围小，常群集，形成孤立分散的孳生点。恙螨是恙虫病的传播媒介。

4. 人疥螨寄生于人的表皮角质层内，其全部生活史在皮肤隧道内完成，通过接触感染新宿主，引起疥疮。

5. 蠕形螨寄生在人毛囊和皮脂腺内。寄生于人体的有毛囊蠕形螨和皮脂蠕形螨，是毛囊炎、痤疮、酒渣鼻等的成因或成因之一，通过接触感染。

6. 尘螨生活于居室尘埃和鸟兽巢穴中。常见屋尘螨、粉尘螨和埋内宇尘螨，见于被褥、枕头等处。吸入尘螨的排泄物、分泌物和死亡虫体的分解产物可引起过敏性哮喘、过敏性鼻炎、过敏性皮炎等。

## 思考题

1. 阐述硬蜱、软蜱、恙螨、疥螨、蠕形螨和尘螨的生活史和生态特点。
2. 阐述硬蜱、软蜱、恙螨传播的疾病和传播机理，简述其防制原则。
3. 阐述疥螨、蠕形螨和尘螨所致疾病和致病机理，简述其防治原则。

# 实验指导

白惠卿　陈育民　高兴政　编

# 免疫学基础实验

## 实验一  沉 淀 反 应

当可溶性抗原与相应抗体，两者比例合适并有电解质存在，在一定温度条件下，经过一定的时间，形成肉眼可见的沉淀物，称为沉淀反应。沉淀反应的抗原可以是多糖、蛋白质或类脂等。与相应抗体比较，抗原分子小（$<20\,\mu m$），单位体积内抗原含量多，具有较大的反应面积。为了使抗原、抗体之间比例适合，不使抗原过剩，故一般均应稀释抗原，并以仍能与抗体出现沉淀反应的抗原最高稀释度（可达 1：40 000）为该抗体的沉淀反应效价（滴度），若用稀释抗原的方法测定该抗体的效价，则需将免疫血清做合适的低倍稀释（1：4～1：16），否则就不能出现反应。若同时用标准抗原或参考蛋白工作标准制成标准曲线，则可定量检测未知血清中的抗原浓度。

沉淀反应可以分为以下三种形式：①环状沉淀反应；②凝胶中沉淀反应，如单向扩散、双向扩散、对流电泳、免疫电泳；③微生物学实验中的絮状沉淀反应，如梅毒血清中的康氏及克莱氏试验以及检测白喉杆菌毒力的体外试验——Elek 试验，检测毒素或类毒素的絮状沉淀单位测定等。

## 一、单向免疫扩散法——人 IgG 正常值的测定

**【原理】**

在含有特异抗体的琼脂板中打孔，并在孔中加入定量抗原，当抗原向周围扩散后与琼脂中抗体相结合，即形成白色环状沉淀，其直径或面积与抗原浓度呈正相关。若同时用标准抗原或国际参考蛋白制成标准曲线，即可用以定量检测未知血清的抗原浓度（mg/ml 或 U/ml）。

应用此方法可检测正常人群或患者血清中 IgG、IgA 及 IgM 的含量及正常值。

**【实验材料】**
2%离子琼脂或生理盐水琼脂（内含 2‰NaN$_3$）
标准马抗人 IgG 血清（抗体，北京生物制品研究所生产）
参考蛋白工作标准（北京生物制品研究所生产）
pH 7.2 磷酸盐缓冲液（PBS）
玻璃板或载玻片
打孔器（孔径 3 mm）及打孔模板
微量加样器
湿盒（容器内加湿纱布或泡沫塑料）
1：50 的单人份待检血清标本

**【实验方法】**

1. 标准曲线的制作（示教）

（1）按照玻片大小吸取一定量的 2% 盐水琼脂分装于试管中，熔化后置于 56～60℃水浴中平衡温度备用。例如，用普通载玻片制作 1～1.5 mm 厚琼脂板时，需用 1% 盐水琼脂 4 ml，则本次实验可取 2% 盐水琼脂 2 ml。

（2）稀释抗体，用 pH7.2 PBS 稀释标准马抗人 IgG 血清，稀释至较其效价高 1 倍的浓度。例如，血清效价为 1∶140 则血清应稀释至 1∶70，并分装于试管中，其分装量与所取的 2% 盐水琼脂量相等。

（3）制板：将已稀释的马抗人 IgG 血清（抗体）于 56℃水浴中预热约半分钟，再倾注于已熔化并维持在 56～60℃的 2% 盐水琼脂中，用拇指将管口堵紧，翻转试管 1～2 次，将血清与琼脂混合均匀（注意：血清与琼脂混合时切勿产生气泡），迅速倾注于玻片上，待凝固后即制成。

（4）打孔：将琼脂板置于模板上，在同一直线上用打孔器打孔 5 个，孔距 10 mm，孔径 3 mm。

（5）稀释不同浓度的参考蛋白标准（工作标准）：应根据制品说明进行稀释。例如：工作标准免疫球蛋白 IgG 的含量为 100 U/ml，80.4 μg/U，其稀释范围为 1∶10、1∶20、1∶40、1∶80 及 1∶160。

（6）加样：将已稀释的不同浓度的工作标准顺序用微量加样器每孔加 10 μl（注意：每加样一稀释度均应更换塑料吸头）。

（7）置于湿盒中，放入 37℃温箱，24 小时后观察结果。

（8）用两脚规测量并记录沉淀环的直径，然后以沉淀环直径为纵坐标，不同浓度（U/ml）为横坐标，绘制成标准曲线。应同时进行两份以上的实验并取得结果，取其均值制作标准曲线，以减少误差。

2. 正常人血清中 IgG 值的测定

（1）将已制备好的抗体琼脂板置于打孔模板上，每一琼脂板打 4 个孔（孔径 3 mm，孔距 10 mm）。

（2）将正常人血清用 pH 7.2 PBS 分别作 1∶50 稀释。

（3）用微量加样器分别取 1∶50 稀释的单人份血清标本 10 μl 加入孔中，每份标本应各加两孔（加样每份标本均应更换塑料吸头）。

（4）作好标记置于湿盒中，放入 37℃温箱，24 小时后观察结果。

**【结果判读】**

测量各份标本的沉淀环的直径并计算其均值，然后用标准曲线测出每份标本 IgG 的含量（U/ml），并换算为 mg/ml。

# 二、双向免疫扩散法——抗原分析

**【原理】**

双向扩散法是指可溶性抗原与相应抗体在琼脂介质中相互扩散而形成一定类型沉淀线的方

法。沉淀线的特征与位置不仅取决于抗原、抗体的特异性及相互间浓度比例，而且与其分子大小及扩散速度相关。当抗原、抗体中存在多种成分时，可呈现多条沉淀线甚至交叉反应。

**【实验材料】**

分装有 4 ml 1% 琼脂生理盐水的试管若干支（以待测抗体、抗原的数目而定）

载玻片

打孔器及打孔模板

微量加样器及塑料吸头

抗体及抗原 1、2、3、4、5、6

湿盒

**【实验方法】**

1. 将已熔化的 1% 琼脂盐水管放入 56～60℃ 水浴箱中平衡温度后备用。

2. 将载玻片置于水平桌面上，倾注已熔化琼脂 4 ml，使成厚度约 1.5 mm 的琼脂板。

3. 凝固后，将打孔模板置于琼脂板下，然后用打孔器打孔，根据需要可制成三角型、方阵型或梅花型。本次实验采用三角型，每一个三角型的三个孔为一组，每块琼脂板可制成两组（因本次实验所制备的琼脂板均以载玻片为底板，根据其大小只能采用三角型，同时每一琼脂板也只能制成两组。否则，如采用方阵型或梅花型则因琼脂板边缘琼脂厚度不够造成周边各孔所加抗原或抗体量不足或溢出；如制成三角型三组，因各孔相距过近，相互渗透扩散而难于正确判定结果）。

4. 用微量加样品取 10 μl 抗体加入一孔中，另分别取两种抗原各 10 μl 分别加入另两孔中（每次加样均需更换塑料吸头）。

5. 作好标记，放人湿盒中，置于 37℃ 温箱，24 小时后观察结果。

**【结果分析】**

如下图所示：

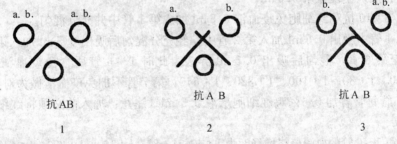

双向扩散法沉淀线的鉴定：

1. 融合性沉淀弧，说明两孔中抗原相同，为同一性反应。

2. 两沉淀线独自形成并形成交叉，说明两孔中的抗原完全不同，为非同一性反应。

3. 融合性沉淀弧出现支线，或同时有另一条或两条沉淀线，说明两孔中抗原有相同部分又有不同部分，此为部分同一性反应。

# 实验二 凝 集 反 应

以凝集反应原理为基础的实验中，除最基本的试管凝集试验及玻片凝集试验外，尚有乳胶颗粒间接凝集抑制试验，间接血细胞凝集试验及葡萄球菌 A 蛋白（SPA）协同凝集试验等。由于乳胶颗粒间接凝集抑制试验——妊娠试验已被酶免疫吸附试验所替代，而间接血细胞凝集试验及 SPA 协同凝集试验又多用于微生物学实验诊断，故此三个试验在此不再介绍。

## 一、试管凝集试验——抗体效价测定

### 【原理】

大分子颗粒性抗原（如细菌、红细胞等）与其相应的抗体相结合。在适量的电解质存在及一定的温度下，经过一定的时间可出现肉眼可见的凝集现象，称凝集反应。

试管凝集试验的应用，一般均以标准抗原（已知抗原）测定免疫血清或患者血清中抗体的效价（如临床常用的肥达反应）。本次试验观察抗鸡红细胞免疫血清与鸡红细胞的凝集反应，因其材料易得，凝集反应快，1 小时可出结果。

### 【实验材料】

1∶10 抗鸡红细胞免疫血清（配制前需经 56℃、30 min 灭活），0.5%鸡红细胞生理盐水悬液

生理盐水

瓦氏试管及 1 ml 刻度吸管

试管架及吸液橡皮乳头、红蜡笔

### 【实验方法】

1. 取瓦氏管 7 支，排列于试管架上并做好标记。

2. 每管各加入生理盐水 0.5 ml。

3. 吸取 1∶10 抗鸡红细胞免疫血清 0.5 ml 加入第 1 管中并充分混匀。

4. 自第 1 管中吸出 0.5 ml 加入第 2 管中，经充分混匀后吸出 0.5 ml 加入第 3 管中，如此依次稀释至第 6 管，混匀后吸出 0.5 ml 弃去。此时 1～6 管所含免疫血清的稀释度为 1∶20、1∶40、1∶80、1∶160、1∶320、1∶640，第 7 管不加免疫血清做为对照。

5. 1～7 管每管各加 0.5%鸡红细胞悬液 0.5 ml（注意：加入前必须将红细胞悬液充分混匀）。

6. 此时第 1～6 管的血清最终稀释度为 1∶40、1∶80、1∶160、1∶320、1∶640、1∶1280。

7. 摇匀后，静置于室温下，1.5～2 h 后观察结果。

### 【结果判读】

1. 观察前切勿摇动试管，以免凝集块分散。

2. 首先应观察对照管，该管因无相对应的免疫血清故不应有凝集现象，血细胞应全部沉于试管底部呈规则的圆盘状。如出现凝集现象则说明实验操作有误或血细胞本身有自凝现

象，实验结果不能成立。

3. 再观察 1～6 试验管，并以＋＋＋＋、＋＋＋、＋＋、＋分别表示凝集强度，不凝集者记以"－"。

＋＋＋＋：完全凝集，呈厚膜状铺于管底，边缘呈锯齿状。

＋＋＋：血细胞呈薄层贴于管底，边缘不齐。

＋＋：中央呈圆盘状沉淀，边缘凝集呈颗粒状。

＋：血细胞呈较大圆盘状沉淀，边缘有少量凝集颗粒。

4. 以仍能出现"＋＋"凝集现象的血清最高稀释度作为该免疫血清的效价（滴度）。例如：在本次实验中第 5 管（1∶640）呈"＋＋"凝集，第 6 管（1∶1280）呈"＋"凝集或"－"，对照管为"－"，则该血清的效价为 1∶640。

## 【注】

1. 免疫血清在实验前须经过 56℃、30 分钟灭活，是指对免疫血清中所含补体活性的灭活，如不经灭活处理则直接影响凝集结果，例如在本次实验中免疫血清中高浓度的补体可使血细胞出现溶解现象。

2. 由于本次实验的抗原为鸡红细胞，属大颗粒性抗原（鸡红细胞较羊红细胞或人红细胞均大 2～3 倍，而且有核）故凝集反应比其他颗粒性抗原时间要短，对温度条件要求不严。一般在室温下经 1～2 h 即可判读结果。而对其他颗粒性抗原均应置于 37℃ 温箱，18～24 h 后观察结果。

3. 本次实验判读凝集反应结果的方法，仅用于对红细胞凝集的判读，不适用于其他颗粒性抗原（如细菌菌体抗原）凝集反应结果的判读。

# 二、玻片凝集试验

## 【原理】

玻片凝集的原理与试管凝集相同，一般均用于诊断未知抗原，如用已知的免疫血清诊断未知的细菌和血型的鉴定等。由于方法简单，并具有较高敏感性和一定的特异性，迄今仍为各实验室所应用。玻片凝集的反应时间短（可在 2～5 min 左右出现凝集），因而对免疫血清的浓度应相应提高（如该免疫血清效价在 1∶1280 以上时，1∶20 稀释应作为玻片凝集的抗体最合适的稀释度）。本实验方法只能作定性实验。

## 【材料】

1∶20 抗羊红细胞免疫血清（用生理盐水配制）

1∶20 抗鸡红细胞免疫血清（用生理盐水配制）

0.5％羊红细胞及鸡红细胞悬液

生理盐水

载玻片、尖吸管、红蜡笔、牙签等

## 【实验方法】

1. 取洁净载玻片一张，用红蜡笔画分 3 格并标明次序。

2. 用尖吸管 3 支分别取抗鸡、抗羊红细胞免疫血清及生理盐水各一滴，分别加于载玻片所画出的 3 个格内（或用微量加样器分别取 25 μl 加至载玻片 3 个格内）。

3. 再用另一支尖吸管吸取羊或鸡红细胞悬液于 3 格内各加入一滴（亦可用微量加样器每格内各加 25 μl）。

4. 用牙签将血细胞与免疫血清及生理盐水充分混匀。注意每混匀一格必须更换牙签或将使用过的一端折断才能混匀另一格，否则将会出现交叉凝集，影响实验结果。

5. 将玻片轻轻摇动 1～2 分钟观察结果。

## 实验三　酶联免疫吸附试验——早期妊娠检测

### 【原理】

利用标记技术，将酶标记到抗体（抗原）上，使待检物中相应的抗原（抗体）与酶标记的抗体（抗原）发生特异反应，在遇到相应的酶底物时，酶能高效、专一地催化底物，生成有颜色的产物。根据颜色的有无或深浅，可以判断待检物中有无特异的抗原（抗体）及其量的大小。本实验方法是一种敏感、特异、简便、无需特殊设备的微量测定技术，可以进行定性、定量、定位检测。

本试验方法可分为：①间接法，检测抗体。②双抗体夹心法，检测抗原。③竞争抑制法，检测抗原。

临床常应用双抗体夹心法诊断早期妊娠。正常男性及未妊娠女性的绒毛膜促性腺激素（hCG）水平在 25 mU/ml 以下，妊娠时末次月经后 30 天 hCG 水平可达到 100 mU/ml，本实验妊娠阳性标准为 25 mU/ml。

### 【实验材料及试剂】（商品试剂盒）

微孔反应板（已包被抗 hCG 的抗体）

酶标记抗体（抗 hCG 单克隆抗体——HRP）

显色液 A（含过氧化氢和稳定剂）

显色液 B（含酶底物：四氯-α 萘酚）

阳性参考（含 hCG 25 mU/ml）

阴性参考

标本（尿液或血清）

吸水纸

### 【实验方法】

1. 取 3 个微孔，注明标记，分别加入标本、阳性参考及阴性参考各一滴。

2. 每孔加入酶标抗体一滴，混匀，室温放置 5 min。

3. 充分倾去孔中液体，用自来水洗 6 次，最后一次将反应孔倒置吸水纸上，吸净残余液体。

4. 每孔加一滴显色液 A 后再加一滴显色液 B，混匀，室温放置 5 min，肉眼观察结果。

5. 观察每孔颜色，对照阳性参考，深色者为阳性（妊娠）；浅色者为阴性（未妊娠）。

（白惠卿）

# 医学微生物学实验

## 实验一　细菌的形态与特殊结构观察

### 【目的】
1. 观察细菌的基本形态与特殊结构。
2. 掌握革兰染色方法。
3. 学会使用显微镜观察细菌。

### 【实验材料及方法】
（一）革兰染色

1. 材料

染液：结晶紫染液

　　　卢戈碘液

　　　95％酒精

　　　石炭酸复红稀释液

菌种：金黄色葡萄球菌、大肠杆菌斜面培养物（已培养 18～24 h）

载玻片、接种环、酒精灯、生理盐水等

2. 方法

（1）涂片：取洁净载玻片 1 张，标明标本序号，并划分出两个区。在每一区滴 1 滴生理盐水；用已灭菌接种环取少许菌苔，与盐水混匀并涂开，空气中自然干燥后，将涂片通过酒精灯外焰 3 次以固定细菌形态。

（2）染色：滴加结晶紫染液覆盖标本 1 min，流水缓缓冲洗直至流经玻片的水最后为无色；滴加碘液覆盖标本 1 min，流水缓缓冲洗；滴加 95％酒精覆盖标本，同时频频倾动玻片，直至不再溶下染料为止，约半分钟，流水缓缓冲洗；滴加石炭酸复红稀释液覆盖标本 1 min，流水缓缓冲洗。用滤纸轻轻吸干水分，待标本充分干燥后用油镜观察。

（二）油镜的使用

普通光学显微镜的接物镜有低倍镜、高倍镜和油镜 3 种。细菌个体微小，必须借助显微镜的油镜，将其放大 1000 倍左右，才能看清。

1. 原理　光线从标本经空气进入镜头时，由于介质密度不同而发生折射，使光线不能全部进入物镜中。在使用低、高倍物镜时，镜头孔径较大，影响尚不显著。而油镜头孔径小，结果视野很暗，物像不清晰。当在玻片上加入折光率与玻片（$n = 1.52$）相近的香柏油 $n = 1.515$），就可避免光线的分散，获得清晰的物像。

2. 使用方法

（1）油镜头的识别：镜头上标有 90× 或 100×；镜头下缘有黑、红或白的圆圈；刻有

"HI" 或 "Oil"。

（2）使用

①标本平放于载物台上，勿使台面倾斜，以免镜油流出。

②使用自然光源时用平面反光镜；使用灯光光源时，用凹面反光镜。

③将集光器升至最高点，使光圈完全打开，尽可能获取入射光。

④先用低倍镜调至视野最亮，并找到标本的适当位置；再在标本上覆盖香柏油，换油镜头。此时，眼从侧方看着物镜，慢慢转动粗调节器，使物镜头浸入油内、几乎与玻片接触为止，勿使两者相碰，以防损伤镜头或玻片。最后从目镜观察，仔细转动粗调节器，使镜头离开玻片，看到模糊物像时，再调节细调节器，使物像清晰。若直至物镜头脱离油滴仍未看到物像，可重复上述操作。

（3）保护：油镜用毕，立即用擦镜纸顺其直径方向擦去油，不要转圈擦。若油已干，可在擦镜纸上蘸少许二甲苯擦拭，并随即用干的擦镜纸擦去二甲苯，以免腐蚀镜头。旋开各镜头，使它们不直接对着集光器，以免因意外撞击而损坏，注意不要用手直接掰动镜头。

（三）细菌基本形态和特殊结构的示教片观察

1. 材料 葡萄球菌、链球菌、大肠球菌、霍乱弧菌、肺炎球菌、伤寒杆菌、破伤风芽孢杆菌示教片。

2. 方法 用油镜仔细观察每张示教玻片。

【结果】

（一）革兰染色

显紫色或蓝色者为革兰阳性菌，显红色者为革兰阴性细菌。

（二）示教片观察

1. 基本形态

葡萄球菌、链球菌为革兰阳性球菌，其优势排列稍有不同。

大肠杆菌为革兰阴性杆菌。

霍乱弧菌为革兰阴性弧菌。

2. 特殊结构

肺炎球菌菌体周围有明显的透明圈即荚膜。

伤寒杆菌菌体周围有周生鞭毛。

破伤风杆菌的菌体一端有球形芽胞，直径大于菌体。

# 实验二　细菌的人工培养

【目的】

1. 掌握基本的细菌接种技术。

2. 了解细菌的常见菌落形态：光滑型，粗糙型。

3. 了解细菌在平皿培养基上生长的特殊现象：色素的产生及溶血现象。

**【实验材料及方法】**

（一）材料

1. 菌种　S型大肠杆菌、R型大肠杆菌、金黄色葡萄球菌、绿脓杆菌、甲型链球菌，均为培养了18～24 h的液体培养物（小试管装）。

2. 培养基　普通肉汤平皿若干，血平皿若干。

3. 接种环、酒精灯等。

（二）方法

1. S型大肠杆菌培养物的接种

（1）取菌：先将接种环在酒精灯外焰中烧灼至发红，并将金属柄部分转动通过外焰3次。用左手示指、中指和拇指夹住试管。用右手小指与手掌夹住棉塞并旋出，将试管口迅速通过火焰以灭菌。将已冷却的灭菌接种环伸入试管，蘸取一环菌液，取出后，旋紧棉塞，将菌液放置一旁的试管架上。

（2）接种：左手取一普通肉汤平皿，以环指和小指托住，用拇指和中指夹起平皿的盖子，示指按在盖顶，此时平皿被打开一条缝。将接种环上的菌液划线接种在平皿上。倒扣平皿于工作台面上。

将接种环置于酒精灯外焰上，从金属柄开始旋转着烧灼，并最终将环烧红以灭菌（注意以上操作均在酒精灯外焰附近完成，以达到无菌要求）。

（3）培养：将接种好的平皿标记后倒置于37℃培养箱培养18～24 h。观察结果。

2. 用同样的操作接种R型大肠杆菌、金黄色葡萄球菌、绿脓杆菌于普通肉汤培养皿上；接种金黄色葡萄球菌、甲型链球菌于血平皿上。37℃下倒置培养18～24 h。

**【结果】**

1. 菌落的观察　光滑型菌落（S）和粗糙型菌落（R）。

S型大肠杆菌平皿上，可见菌落表面光滑，湿润，边缘整齐；R型大肠杆菌平皿上，可见菌落表面粗糙，干皱，边缘不整齐。

2. 色素的产生　金黄葡萄球菌的肉汤培养皿上，可见菌落整体呈金黄色，与培养基的淡黄色相区别，此为脂溶性色素；绿脓杆菌的肉汤培养皿上，可见菌落及周围培养基全为绿色，离菌落越远，绿色越淡，直至显现培养基本来的淡黄色，此为水溶性色素。

3. 溶血现象　金黄色葡萄球菌的血平皿培养，在菌落周围出现大的透明溶血环，此为β溶血，为完全溶血；甲型链球菌的血培养皿，菌落周围出现较小且半透明溶血环，此为α溶血，为不完全溶血。

（陈育民）

# 医学寄生虫学实验

## 实验一 线 虫 实 验

### 一、线虫形态观察（示教）

（一）似蚓蛔线虫

1. 蛔虫卵　注意观察虫卵的形状、大小、颜色（棕黄色）、卵壳厚薄、蛋白质膜的厚薄和卵内含物（卵细胞或卵黄颗粒）特点，注意观察受精卵与未受精卵的区别。

2. 成虫大体标本　注意其外形（圆柱形）、大小、颜色（固定后为乳白色）、体表结构（有纤细横纹，虫体两侧有侧线）和尾部特点（雌虫尾端钝圆，雄虫尾端卷曲）。注意雌、雄虫的区别。

（二）毛首鞭形线虫

1. 鞭虫卵　观察其外形（纺锤形）、颜色（黄褐色）、卵壳（厚）、盖塞及卵内容物（1个卵细胞）。

2. 成虫大体标本　观察虫体外形（马鞭）及尾部特点，注意雌、雄虫的区别。

（三）钩虫

1. 钩虫卵　观察虫卵的形状（椭圆形）、大小、卵壳（薄）、颜色（无色透明）和卵内容物（卵内细胞4～8个），特别注意观察卵壳薄以及卵壳与卵细胞间有明显间隙的特点。

2. 成虫大体标本　肉眼观察两种成虫的固定标本，观察虫体的形状、颜色、长度，及雌、雄虫尾部特征。注意雌、雄虫的区别。

3. 两种钩虫头部和雄虫尾部染色玻片标本　卡红染色，低倍镜观察口囊内钩齿或板齿的数目、形状；雄虫尾部交合伞和交合刺的特征（要经常调节显微镜焦距，以看清口囊和交合伞全貌）。

4. 观察钩虫咬附在人体小肠壁上的病理标本。

（四）蠕形住肠线虫

1. 蛲虫卵　镜下观察蛲虫卵的形状、大小、颜色、卵壳及卵内容物。注意观察蛲虫卵狭长形，两边不对称，无色透明，双层卵壳及卵内含一盘曲幼虫的特点。

2. 成虫大体标本　用肉眼观察成虫，注意观察成虫颜色（乳白色）、外形（细如线头）和尾部特征（雄虫尾部向腹面卷曲，雌虫尾部尖直、透明，似针状）。

（五）丝虫

两种微丝蚴染色（苏木素染色）玻片标本：高倍镜观察微丝蚴的体态、鞘膜、头间隙、体核的形态及排列和尾部有无尾核，注意班氏微丝蚴与马来微丝蚴的区别。

（六）旋毛虫

旋毛虫幼虫囊包玻片标本：注意观察幼虫囊包的外形（梭形）、大小、内容物（1～2条卷曲幼虫）及囊包长轴与肌纤维平行的特点。

## 二、线虫的检查（操作）

### （一）直接涂片法

1. 取洁净载玻片 1 张，在玻片中央滴加生理盐水 1～2 滴。

2. 用牙签挑取少许粪便，在生理盐水中涂匀，加盖片，镜检。

3. 涂片的厚度以透过涂片可辨认书上的字迹为宜（实验图-1）。

4. 一般用低倍镜检查，必要时换高倍镜观察。

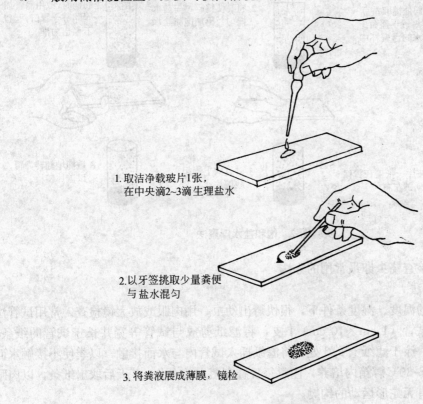

1. 取洁净载玻片1张，在中央滴2~3滴生理盐水

2. 以牙签挑取少量粪便与盐水混匀

3. 将粪液展成薄膜，镜检

**实验图-1　直接涂片法**

### （二）饱和盐水浮聚法

利用饱和盐水比重较高，使虫卵浮聚于液面的原理。本法主要用于线虫卵的检查。

1. 用牙签取黄豆大小的粪便（约 1 g）置浮聚杯内。

2. 加少许饱和盐水调匀。

3. 再加饱和盐水至杯口，除去漂浮的大块残渣。

4. 用滴管加饱和盐水，至液面略高于杯口，以不溢出为准。

5. 在杯口上轻轻覆盖一张洁净的载玻片，静置 15 分钟。

6. 将载玻片向上提取并迅速翻转，立即镜检（实验图-2）。

### （三）透明胶纸法

将透明胶纸（2 cm 宽）剪成与载玻片等长的胶纸条，贴于载玻片上备用。检查时将胶纸条掀起，用胶面粘取受检者肛门周围的皮肤，或用棉签按压无胶面，使胶面与皮肤充分接触。揭下胶纸条，贴于原载玻片上镜检。也可在胶纸与玻片间滴加二甲苯 1 滴，使胶纸平展，

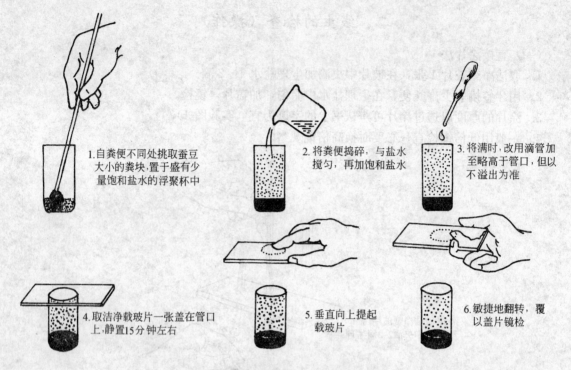

1. 自粪便不同处挑取蚕豆大小的粪块,置于盛有少量饱和盐水的浮聚杯中

2. 将粪便捣碎,与盐水搅匀,再加饱和盐水

3. 将满时,改用滴管加至略高于管口,但以不溢出为准

4. 取洁净载玻片一张盖在管口上,静置15分钟左右

5. 垂直向上提起载玻片

6. 敏捷地翻转,覆以盖片镜检

**实验图-2　饱和盐水浮聚法**

然后镜检。本法为检查蛲虫卵最常用的方法。

（四）钩蚴培养法

钩虫卵在适宜的温度、湿度条件下，很快孵出幼虫，用肉眼或放大镜检查。常用试管法培养钩蚴。取洁净试管（1 cm×10 cm）1 支，将滤纸剪成与试管等宽并长于试管的纸条；取黄豆大小的粪便，涂于滤纸上 2/3 处；将滤纸插入试管内与水面接触，以粪便不接触水面为宜；将试管置 25～30℃孵箱内培养，注意每日补充蒸发的水分；3 天后取出纸条，以肉眼或放大镜观察水中有无蛇形运动的钩蚴。

# 三、实 验 报 告

1. 绘蛔虫受精卵和未受精卵、钩虫卵、蛲虫卵、鞭虫卵、班氏微丝蚴、马来微丝蚴及旋毛虫幼虫囊包的形态图。

2. 识别蛔虫、两种钩虫、蛲虫、鞭虫成虫的形态特征。

3. 复述粪便直接涂片法、饱和盐水浮聚法的操作程序及注意事项。

4. 叙述透明胶纸法、钩蚴培养法的操作步骤及注意事项。

# 实验二　吸 虫 实 验

## 一、吸虫形态观察（示教）

（一）华支睾吸虫

1. 虫卵　镜下观察肝吸虫虫卵的形状、大小、颜色（黄褐色）、卵壳（稍厚）、卵盖及卵内容物（毛蚴），肝吸虫卵是蠕虫卵中最小的虫卵，注意观察芝麻粒状外形、卵后端小疣和卵内毛蚴特点。

2. 成虫大体标本　用肉眼观察成虫固定标本。注意虫体的外形（狭长，前端较窄，后端钝圆）、大小、厚度、颜色，口、腹吸盘的位置和大小比例及内部结构（肠支、分支状睾丸、受精囊、劳氏管和子宫等）特征。

3. 中间宿主　肉眼观察第一中间宿主豆螺、沼螺和涵螺，第二中间宿主淡水鱼、虾的形态特征。

（二）布氏姜片吸虫

1. 虫卵　镜下观察姜片虫卵的形状（长椭圆形）、大小、颜色（淡黄色）、卵壳（薄而均匀）、卵盖（一端有小盖）和卵内细胞（一个卵细胞和多个卵黄细胞）的特点。注意姜片虫卵是蠕虫卵中最大的虫卵。

2. 成虫大体标本的观察　用肉眼观察成虫固定标本。注意虫体的外形（扁平，长圆形）、厚度（肥厚）和腹吸盘的大小和位置（位于虫体前部，明显可见，呈漏斗状），内部结构不易看清。

3. 中间宿主　肉眼观察扁卷螺的形态特征。

4. 水生植物　肉眼观察水红菱、荸荠和茭白的外形。

（三）卫氏并殖吸虫

1. 虫卵　镜下观察肺吸虫卵的外形（不规则椭圆形）、大小、颜色（金黄色）、卵盖（大而明显）、卵壳（厚薄不均）和卵内细胞（1个卵细胞和多个卵黄细胞）的特征。

2. 成虫大体标本的观察　用肉眼观察成虫的固定标本，注意虫体的外形（卵圆形，似半粒花生米）、大小、颜色（新鲜时肉红色，固定后呈灰白色）及腹吸盘（位于虫体腹面中央稍前方，呈小点状），其他结构不易看清。

3. 中间宿主　肉眼观察第一中间宿主川卷螺，第二中间宿主溪蟹、蝲蛄的形态特征。

（四）日本血吸虫

1. 虫卵　镜下观察日本血吸虫卵的形状（宽椭圆形）、大小、颜色（灰黄色或淡黄色）、卵壳（有侧棘）、卵内容物（毛蚴），注意观察卵壳周围常粘附组织碎片或粪渣，卵的侧棘及卵内毛蚴。

2. 毛蚴和尾蚴　低倍镜观察毛蚴染色（卡红染色）玻片标本，注意观察毛蚴呈梨形，体表被有纤毛的特点。低倍镜下观察活的尾蚴或尾蚴染色玻片标本，注意观察尾蚴分体部和尾部，体部长椭圆形，尾部分叉。

3. 成虫大体标本　肉眼观察成虫的固定标本，观察虫体的外形、大小、颜色、雄虫的抱雌沟、雌雄合抱状态以及口、腹吸盘（不易看清），注意雌、雄虫的区别。

4. 中间宿主　肉眼观察钉螺的外形、大小、颜色，注意区别肋壳钉螺与光壳钉螺。

5. 受染动物的病理标本　肉眼观察病兔肠系膜静脉中深褐色（雌虫）或白色（雄虫）的虫体及病兔肝表面的灰白色虫卵结节。

## 二、吸虫虫卵的检查（操作）

（一）日本血吸虫卵的检查

1. 自然沉淀法　以牙签挑取粪便30 g左右，加水制成混悬液，用两层纱布过滤入锥形量杯内，加满水，静置20～30分钟，倒去上层粪便液，留下沉淀物；加清水至满杯，混匀后再静置 20～30 分钟，倒去上层粪便液，如此反复数次（需 3～4 次），直至上层液澄清为止。倒去上层液，取沉渣涂片镜检（实验图-3）。

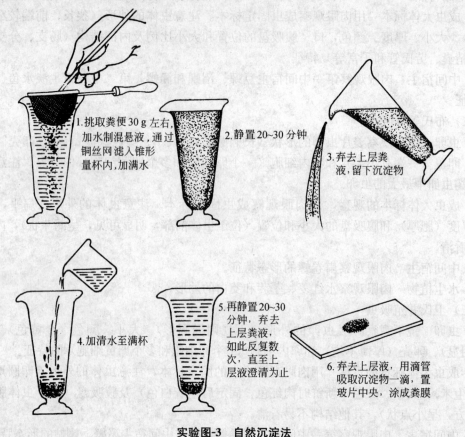

1.挑取粪便 30 g 左右，加水制混悬液，通过铜丝网滤入锥形量杯内,加满水

2.静置 20~30 分钟

3.弃去上层粪液，留下沉淀物

4.加清水至满杯

5.再静置 20~30 分钟，弃去上层粪液，如此反复数次，直至上层液澄清为止

6.弃去上层液，用滴管吸取沉淀物一滴，置玻片中央，涂成粪膜

**实验图-3　自然沉淀法**

2. **毛蚴孵化法**　自然沉淀法未检出日本血吸虫虫卵时，可用毛蚴孵化法检查。将自然沉淀法收集的沉淀物倒入三角烧瓶中，加清水至瓶口，置 25～30℃室温中或培养箱中在柔和灯光照射下孵化；经 2～6 小时后观察，如瓶颈部水中有作直线来往运动的白色虫体即为日本血吸虫毛蚴。观察时应将烧瓶对着光，并衬以黑色背景，目光齐瓶口观察。如未发现活动毛蚴，可将烧瓶中的水吸出，在低倍镜下观察毛蚴，如仍为阴性，每隔 4～6 小时（24 小时内）观察 1 次（实验图-4）。

（二）痰液中虫卵的检查

本法为检查肺吸虫卵最常用的方法：①直接涂片法：于载玻片的中央滴加生理盐水 1 滴，挑取病人铁锈色痰少许，与生理盐水混合，覆盖玻片镜检。②浓集法：将患者 24 小时痰液放入锥形量杯中，加入 1～3 倍 5％氢氧化钠溶液，用玻璃棒充分搅匀后，置 37℃温箱 2 小时。使痰液成稀液状，1500 转/分离心 10 分钟，弃上清，取沉淀镜检。

# 三、实验报告

1. 绘肝吸虫卵、姜片虫卵、肺吸虫卵、日本血吸虫卵的形态图。
2. 识别肝吸虫、姜片虫、肺吸虫、日本血吸虫成虫的形态特征。
3. 初步识别 4 种吸虫的中间宿主及植物媒介。
4. 说明毛蚴孵化法的操作步骤及注意事项。

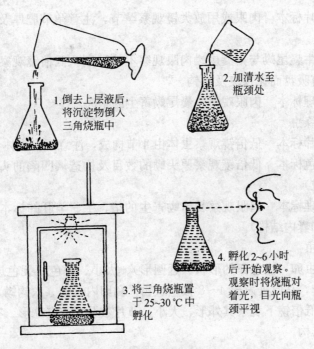

1.倒去上层液后，将沉淀物倒入三角烧瓶中

2.加清水至瓶颈处

3.将三角烧瓶置于25~30℃中孵化

4.孵化2~6小时后开始观察。观察时将烧瓶对着光，目光向瓶颈平视

实验图-4　毛蚴孵化法

# 实验三　绦虫实验

## 一、绦虫形态观察（示教）

（一）链状带绦虫

1. 带绦虫卵　镜下观察带绦虫卵的形状（球形）、大小、颜色（棕黄色）、胚膜（其上有放射状条纹）及内含物（六钩蚴）的特征。

2. 成虫大体标本　肉眼观察成虫的固定标本，注意观察虫体的外形（长带状）、长度（2~4 m）、节片数目（700~1000节）、头节（球形）、颈部、链体［幼节、成节（正方形）、孕节（长方形）］的特征。

3. 头节染色（卡红染色）玻片标本　低倍镜观察头节的形状、4个吸盘、顶突及顶突上的角质小钩（两圈小钩）。

4. 孕节的染色玻片标本　用肉眼或放大镜观察孕节的形状及子宫的侧支数（7~13支）。

5. 猪囊尾蚴　肉眼观察囊尾蚴的形状（椭圆形）、大小、颜色（乳白色）、囊状（囊泡状）特点、囊内结构（其内有一白色块状物，为凹陷头节）。

6. 受染动物病理标本　肉眼观察猪囊尾蚴寄生的猪肉，注意寄生的囊尾蚴特点。

（二）肥胖带绦虫

1. 成虫大体标本　肉眼观察成虫的固定标本，注意虫体的外形（长带状）、长度（4~8 m）、颜色（乳白色）、体壁（肥厚）、节片数目（1000~2000节），以及头节（方形）和孕节。

2. 头节染色标本　低倍镜下观察头节的形状及头节上4个吸盘。

3. 孕节染色玻片标本　肉眼或用放大镜观察孕节，注意孕节肥厚及子宫侧支数多（15支以上）的特点。

4. 牛囊尾蚴　牛囊尾蚴与猪囊尾蚴肉眼观察不易区别。低倍镜观察牛囊尾蚴的压片标本，囊内的头节仅有吸盘而无顶突及小钩。

5. 受染动物病理标本　肉眼观察牛囊尾蚴寄生的牛肉。

（三）细粒棘球绦虫

1. 成虫染色玻片标本　低倍镜观察虫体由 4 节构成，注意观察虫体各节的形态结构。

2. 棘球蚴砂染色标本　低倍镜观察原头蚴的数目及构造（凹陷的头节、吸盘 4 个以及小钩和亮点状钙颗粒）。

3. 受染动物病理标本　肉眼观察棘球蚴寄生的猪、牛、羊肝的标本，注意观察棘球蚴结构（外形、囊壁和囊内结构）。

（四）短膜壳绦虫

1. 短膜壳绦虫虫卵　注意卵的形状（近圆形）、大小、颜色（无色透明）、卵壳（薄）、胚膜（胚膜两端隆起，从此处发出 4～8 根丝状物）和卵内含物（六钩蚴）。

2. 成虫标本　低倍镜下观察其外形、大小、节片数及头节（球形，有 4 个吸盘和顶突，顶突上有小钩）的结构。

## 二、绦虫的检查（操作）

（一）猪囊尾蚴检查

将手术中摘除的小囊肿，剥去外层纤维被膜，用肉眼观察；或夹于两载玻片中间，轻轻挤压，低倍镜观察头节的结构。

（二）孕节检查

用镊子取孕节，夹在两载玻片间，轻压，肉眼或镜下观察子宫分支，鉴定虫种。或将墨汁注入孕节的子宫主干，待侧支充满墨汁后检查。注意在操作时应戴乳胶手套，用过的玻片等要消毒处理，以防感染。

（三）棘球蚴的检查

从手术摘除的囊状物中取囊壁组织一小块，夹在两载玻片间，观察组织切断处是否有粉皮状角质层。也可抽取囊内液体，经离心后，检查沉渣中是否有棘球蚴砂（原头蚴或小钩）。

## 三、实 验 报 告

1. 绘带绦虫卵及短膜壳绦虫虫卵的形态图。
2. 识别猪带绦虫与牛带绦虫成虫的形态特征。
3. 识别细粒棘球绦虫棘球蚴的形态特征。

## 实验四　原 虫 实 验

### 一、原虫形态的观察（示教）

（一）溶组织内阿米巴滋养体及包囊的铁苏木素染色玻片标本

用油镜、高倍镜观察滋养体的外形（圆形或椭圆形）及内、外质特点（外质不明显，内质颗粒状，内含有染成蓝黑色的红细胞），核的形状（圆形）、核膜、染色质粒（核膜内缘有一层排列整齐的染色质粒）及核仁大小与位置（位于核中央）等；观察包囊的形状（圆球形）、核的数目（1～4个）及结构（核结构同滋养体），未成熟包囊的拟染色体的形状（棒状）、数目，糠原泡的形状（空泡状）。

（二）结肠内阿米巴包囊及齿龈内阿米巴滋养体的铁苏木素染色玻片标本

观察内容及方法同溶组织内阿米巴，注意结肠内阿米巴与溶组织内阿米巴包囊的区别。

（三）阴道毛滴虫染色（瑞氏、姬氏染色）及活体玻片标本

观察其形状（梨形）、大小、核的特征、鞭毛的数目（5根）、轴柱（贯穿虫体，从末端伸出）及波动膜。用低倍镜观察活体标本，观察虫体形状、大小、透明度，及运动特点（虫体向前旋转运动）。

（四）贾第虫滋养体及包囊铁苏木素染色玻片标本

用油镜观察滋养体的形状（倒梨形）、大小、吸器（位于虫体腹面前半部）、中心体（半月形，在吸器后，虫体中间）、鞭毛的数目、核的数目（两个）及特征（并列在吸器底部）等。注意包囊的形状（椭圆形）、大小、囊壁特点（囊壁与虫体之间有明显间隙）、核的数目（2～4个）及位置（位于包囊一端）、丝状物等。

（五）黑热病原虫无鞭毛体姬氏染色玻片标本

注意其形状（椭圆形）、大小，以及核（大而圆）及动基体（杆状）等结构。

（六）间日疟原虫红细胞内各期瑞氏或姬氏染色薄血片标本

用油镜观察间日疟原虫的早期滋养体（环状）、晚期滋养体（细胞质形状不规则，分布不均匀，核1个）、未成熟裂殖体（核2个以上）、成熟裂殖体（12～24个核，由细胞质包绕，形成裂殖子，核排列不规则，疟色素聚集成堆）、雌配子体（核1个，致密，多位于虫体一侧，细胞质形状规则，分布均匀，疟色素均匀，散在）及雄配子体（细胞质略带粉红色，核大、疏松，多位于虫体中央），注意观察疟原虫细胞核、细胞质及疟色素的形态、颜色及分布，以及被寄生的红细胞大小（胀大）、着色（色浅）及薛氏小点。

（七）恶性疟原虫早期滋养体及配子体瑞氏或姬氏染色玻片标本

观察方法及内容同间日疟原虫（细胞核、细胞质、疟色素、茂氏小点，以及被寄生的红细胞），恶性疟原虫环状体细小，具有多核、多环和边缘形特点；配子体呈新月形（雌配子体）或腊肠形（雄配子体），核位于虫体中央，疟色素堆积于核周围。虫体凹陷面有时可见寄生的红细胞。注意两种疟原虫的区别。

## 二、原虫的检查（操作）

（一）溶组织内阿米巴的检查

1. 溶组织内阿米巴滋养体的检查　常用生理盐水直接涂片法。其操作方法基本同蠕虫卵的检查。取粪便的粘液部分，涂片应略薄。取材后应立即送检，高倍镜观察滋养体结构及活动特点。注意保温。

2. 溶组织内阿米巴包囊的检查　常用碘液染色法。在载玻片中央滴1～2滴碘液，用牙签挑取粪便，在碘液中涂匀，加盖玻片镜检。先用低倍镜寻找包囊，再换高倍镜观察内部结构（外形、颜色、细胞核和糖原泡、拟染色体）。

（二）阴道毛滴虫活体检查法

常用生理盐水直接涂片法和悬滴法。生理盐水直接涂片法：于载玻片中央加1滴生理盐

水，取阴道分泌物少许，置生理盐水中涂匀，加盖玻片，低倍镜观察虫体的外形和活动特点。

（三）疟原虫血片检查

1. 薄血片法

（1）取洁净载玻片2张，1张作涂片用（用拇指和示指执握载玻片两端，手指不可触及玻片表面），另1张作推片用。

（2）将被检者耳垂或指尖消毒后采血，第一滴血用消毒棉球擦去或作厚血膜用。

（3）用推片端缘中部在刺血点刮取血液一小滴。

（4）将血滴放在适当位置与载玻片接触，两玻片呈30°～45°夹角，待血液沿推片边缘散开后，立即由右向左、快而匀速推成舌形薄血膜。

（5）待血片晾干后，用甲醇固定，再用瑞氏（不用甲醇固定）或姬氏染液染色，清水冲洗，晾干镜检。

2. 厚血片法

（1）用推片一角刮取一大滴血于另一洁净载玻片上或薄血片的另一端。

（2）迅速从内向外旋转，涂成直径约为1cm的厚血膜。

（3）将血片平放晾干后，加蒸馏水2～3滴，待红细胞膜溶解，血膜呈灰白色后，倾去蒸馏水。

（4）同薄血片法第5步骤（实验图-5）。

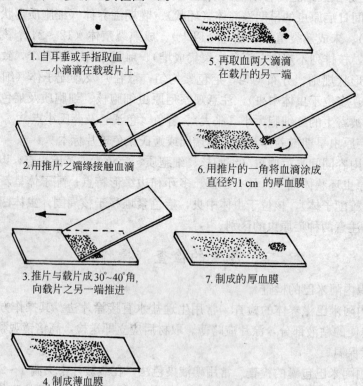

1. 自耳垂或手指取血一小滴滴在载玻片上

5. 再取血两大滴滴在载片的另一端

2. 用推片之端缘接触血滴

6. 用推片的一角将血滴涂成直径约1 cm 的厚血膜

3. 推片与载片成30°~40°角，向载片之另一端推进

7. 制成的厚血膜

4. 制成薄血膜

**实验图-5　厚、薄血涂片的制作**

## 三、实验报告

1. 绘溶组织内阿米巴滋养体及包囊，阴道毛滴虫滋养体，贾第虫滋养体及包囊，间日疟原虫早期滋养体、晚期滋养体、裂殖体及配子体，恶性疟原虫的早期滋养体及配子体的形态图。

2. 绘齿龈内阿米巴滋养体的形态图（口腔医学专业）。

3. 复述生理盐水涂片法检查溶组织内阿米巴滋养体及碘液染色法检查包囊的制作程序及注意事项（预防医学专业）。

4. 复述阴道毛滴虫活体检查法，疟原虫厚、薄血片法的制作程序及注意事项（口腔医学专业除外）。

# 实验五  医学节肢动物实验

## 一、节肢动物形态观察

（一）蚊的形态观察

1. 成蚊（针插及玻片标本）  用放大镜及低倍镜观察，注意三属成蚊的形态区别。按蚊体灰褐色，翅有黑白斑点，雄蚊与雌蚊触须与喙等长，雄蚊触须末端呈棒状；库蚊体棕黄色，翅多无黑白斑，雄蚊的触须与喙等长，雌蚊触须仅为喙的 1/4 左右；伊蚊体黑色，有白斑，翅无黑白斑，雌、雄蚊触须长短同库蚊。

2. 卵（玻片或活标本）  伊蚊卵单个，散在，呈纺锤状，无浮囊；按蚊卵呈舟状，两侧具浮囊；库蚊卵长圆锥形，聚结成块，无浮囊。

3. 幼虫（玻片或活标本）  按蚊幼虫无呼吸管，仅有呼吸孔，腹部有掌状毛；库蚊幼虫呼吸管长而细，有数对呼吸管毛，腹部无掌状毛；伊蚊幼虫呼吸管短而粗，有 1 对呼吸管毛，腹部无掌状毛。

4. 蛹（玻片或活标本）  按蚊蛹呼吸管短而粗，口有裂隙，似漏斗状；库蚊蛹呼吸管细长，口小，无裂隙；伊蚊蛹呼吸管短宽，口呈三角形，无裂隙。

5. 蚊翅  观察中华按蚊翅上鳞片及翅脉颜色和分布，翅前缘脉白斑数目（2 个）及位置。

6. 蚊头部  观察蚊头部的复眼、触角（雄蚊轮毛长而密，雌蚊轮毛短而稀）、触须，重点观察喙的特点（刺吸式口器）。

7. 其他  观察活蚊的静态、幼虫在水面下停留时，虫体与水面的关系（按蚊与水面平行，库蚊与伊蚊与水面成角度），以及摄食及活动情况，并观察卵的沉浮情况（按蚊卵和库蚊卵均浮于水面，伊蚊卵沉于水底）。

（二）蝇的形态观察（示教）

1. 观察家蝇、绿蝇、麻蝇及金蝇针插标本。观察蝇体大小、色泽（大头金蝇有青绿色金属光泽，丝光绿蝇有绿色金属光泽）、胸背黑色纵纹（家蝇有 4 条，麻蝇有 3 条）和翅脉。

2. 观察蝇头部及足部

（1）观察蝇头主要结构：复眼、眼间距雌宽雄窄及舐吸式口器（唇瓣）。

（2）观察蝇爪、爪垫及细毛特点。

3. 观察蝇卵→幼虫→蛹的瓶装标本，注意其各自的形态特点。

（三）蚤成虫的形态观察（示教）

观察蚤成虫外形（两侧扁平）、体色（棕黄色至深褐色），以及口器（刺吸式）、眼及眼鬃、颊栉、足（3 对足长而发达，基节粗壮）的形态特点，并观察雌蚤受精囊形态（印鼠客蚤为"C"形）（印鼠客蚤玻片标本）。

（四）人虱、耻阴虱成虫形态观察（示教）

1. 区别两种虱成虫的外形特征（人虱狭长形，耻阴虱体短似蟹形），足末端抓握器的组成情况（爪与胫突合拢呈钳状）。

2. 观察人虱、耻阴虱的卵、若虫的外形特征。

（五）硬、软蜱成虫形态观察（示教）

根据蜱的颚体（硬蜱颚体位于躯体前端，软蜱颚体位于躯体腹面前部）和躯体（硬蜱躯体背面有盾板，软蜱躯体背面无盾板）的特点，区分硬蜱和软蜱。

（六）螨的形态观察（示教）

恙螨幼虫、尘螨成虫、人疥螨成虫和蠕形螨成虫的形态特点。

# 二、实 验 报 告

1. 绘制蚊翅及雌蚊的口器形态图。

2. 绘制蝇的口器、爪及爪垫形态图。

# 三、蚊的采集（操作）

（预防医学专业）

（一）标本采集方法

1. 成蚊　在蚊虫的栖息场所，如人房、畜舍等处的墙壁上、蚊帐内。在有照明的情况下寻找蚊虫，用吸蚊管或电筒式自动捕蚊器采集成蚊，将成蚊（雌蚊）吸入管内或捕蚊器内，并放入集蚊管内，每放 1 只，塞入 1 个棉球，直至试管装满，以备制作成虫标本（实验图-6）；或将捕来而吸饱血的雌蚊，鉴别三属蚊种后，分别放入不同的养蚊笼内。

2. 卵　①在各养蚊笼内，放置一个较大的盛水玻璃缸，使雌蚊产卵，获 3 种蚊卵；②用小勺或纱布网在池塘、稻田等大型清洁水体捞取按蚊卵；在污水体捞取库蚊卵；在小罐或花盆的积水中或树洞、竹洞积水吸出具银白色花纹的黑色伊蚊卵置于大玻璃缸中备用。

3. 幼虫及蛹　用水勺在稻田、水沟、污水坑和缸中水面捞取幼虫及蛹，用大口吸管吸入广口瓶中备用或观察。

以上所采集的标本，应注明捕获地点、场所及日期，以便回实验室登记和处理。

（二）标本制作方法（示教）

1. 成蚊　将采集或养蚊笼中羽化的成蚊，置于乙醚或氯仿的毒瓶中熏死。

（1）针插法：用"00"号昆虫针插入硬纸片的一端（纸片长 1.5 cm，宽 0.7 cm），然后将针尖插入成蚊的胸部腹面（足基部中央），勿穿透胸背。再用"3"号昆虫针插入此纸片另一端，并先后再插入另 2 张同样纸片，分别标上蚊学名、采地和日期。最后将制成的蚊标本插于昆虫盒中保存。

（2）三角纸片法：将硬卡片纸剪成等腰三角形（长 0.8～1 cm，宽端 0.3 cm）其尖端蘸树脂少许，粘于蚊胸的侧面，使蚊虫背面向外，腹面向内。再用"3"号昆虫针或大头针插入纸片宽的一端。然后如上述再插 2 张纸片（长 1.3 cm，宽 0.7 cm），分别标明蚊学名、采地和日期，放昆虫盒中保存（实验图-7）。

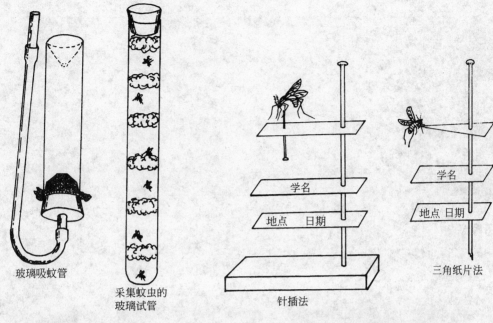

玻璃吸蚊管

采集蚊虫的
玻璃试管

**实验图-6　蚊的采集**

学名

地点　日期

针插法

学名

地点　日期

三角纸片法

**实验图-7　成蚊标本制作方法**

2. 幼虫及蛹

（1）幼虫活体：将捞取的幼虫用大口吸管吸到载玻片上，覆以盖玻片，观察其形态并鉴定虫种。

（2）标本固定与保存法：将幼虫及蛹置于小烧杯中，用 50～60℃热水杀死，或用 75％酒精固定，保存于玻瓶中（内装 75％酒精或 5％福尔马林液加 1％甘油混合剂）。标明学名、采地和日期。

（3）标本制作法：将保存于酒精中的虫体逐级置换于 80％、90％、95％、100％酒精中各 15 分钟，用二甲苯透明，加拿大树胶封片，制成永久标本，供观察及保存。标明学名、采地、日期。

3. 卵　卵的标本制作，可按幼虫制片方法进行。

（三）实验报告

比较 3 种蚊卵、幼虫和成虫的形态特征。

（高兴政）

# 医学微生物学彩图

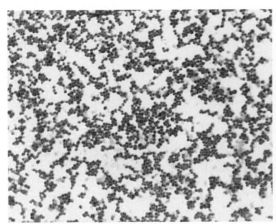

彩图 8-1 葡萄球菌（革兰染色，×1600）

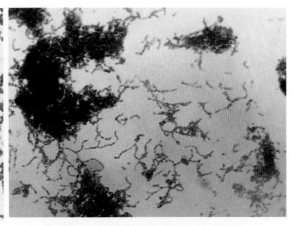

彩图 8-2 链球菌（革兰染色，×1600）

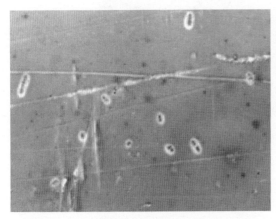

彩图 8-3 肺炎链球菌（革兰染色，×1600）

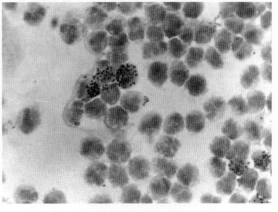

彩图 8-4 淋球菌（急性淋病病人尿道分泌物，革兰染色，×1600）

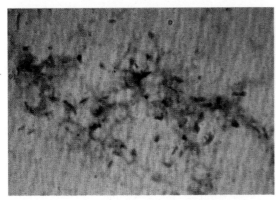

彩图 12-1 结核分枝杆菌（抗酸染色，×1600）

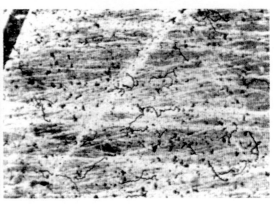

彩图 20-1 钩端螺旋体（镀银染色，×1600）

# 医学寄生虫学彩图

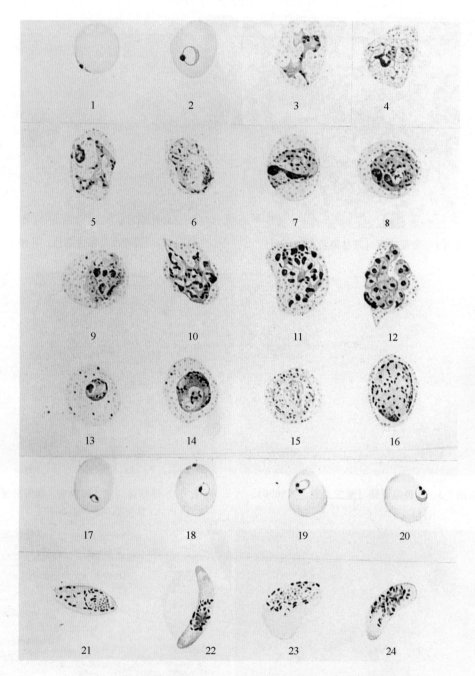

**彩图　间日疟原虫和恶性疟原虫红细胞内各期形态（姬氏液染色）**

1～16 间日疟原虫：1～2 环状体　3～7 滋养体　8～11 裂殖体　12 成熟裂殖体
13～14 发育中的配子体　15 成熟雄配子体　16 成熟雌配子体

17～24 恶性疟原虫：17～20 环状体　21 未成熟雌配子体　22 成熟雌配子体

23 未成熟雄配子体　24 成熟雄配子体